TRAITÉ PRATIQUE

SUR LES

MALADIES DES YEUX,

OU

LEÇONS

DONNÉES A L'INFIRMERIE OPHTHALMIQUE DE LONDRES EN 1825 ET 1826,

SUR

L'ANATOMIE, LA PHYSIOLOGIE ET LA PATHOLOGIE DES YEUX,

PAR LE DOCTEUR **W. LAWRENCE.**

TRADUIT DE L'ANGLAIS AVEC DES NOTES,

ET SUIVI D'UN

PRÉCIS DE L'ANATOMIE PATHOLOGIQUE DE L'ŒIL,

PAR LE DOCTEUR C. BILLARD (D'ANGERS),

MEMBRE DE PLUSIEURS SOCIÉTÉS SAVANTES.

———◄०००►———

PARIS,

J. B. BAILLIÈRE, LIBRAIRE

DE L'ACADÉMIE ROYALE DE MÉDECINE,

RUE DE L'ÉCOLE DE MÉDECINE, N° 13 (BIS).

LONDRES, même Maison, 219 Regent street.

BRUXELLES. Au Dépôt de la Librairie Médicale Française.

———

1830.

IMPRIMERIE D'HIPPOLYTE TILLIARD,

RUE DE LA HARPE, N° 88.

TRAITÉ PRATIQUE

SUR LES

MALADIES DES YEUX.

BILLARD (C.) De la membrane muqueuse gastro-intestinale dans l'état sain et dans l'état inflammatoire. Paris , 1825, in-8.   7 f.

— Traité des maladies des enfants nouveau-nés et à la mamelle, fondé sur de nouvelles observations de clinique et d'anatomie pathologique faites à l'hôpital des Enfants-trouvés de Paris. Paris , 1828 , in-8.   8 fr.

— Atlas d'Anatomie pathologique pour servir à l'histoire des maladies des enfants. Paris , 1828, in-4 , fig. gravées et coloriées.   10 fr.

COOPER (ASTLEY) et B. TRAVERS. OEuvres chirurgicales , contenant des Mémoires sur les luxations , l'inflammation de l'iris , la ligature de l'aorte , le phimosis et le paraphimosis , l'exostose, les ouvertures contre nature de l'urètre, les fractures du col du fémur et les tumeurs enkistées , trad. de l'Anglais par Bertrand. Paris , 1823, 2 vol. in-8 , avec 21 planches.   14 fr.

DESAULT. OEuvres chirurgicales , ou Exposé de sa doctrine et de sa pratique à l'Hôtel-Dieu de Paris , par Xav. Bichat , troisième édit. Paris , 1830 , 3 vol. in-8 , avec 15 planches,   18 f.

LARREY. Clinique chirurgicale exercée particulièrement dans les camps et hopitaux militaires depuis 1792 jusqu'en 1829. Paris , 1830 , 3 vol. in-8, et Atlas de 30 planches.   25 f.

DELARUE. Cours complet des maladies des yeux, suivi d'un Précis d'hygiène oculaire. Paris , 1823 , in-8.   6 f.

LUSARDI. Mémoire sur la cataracte congéniale , troisième édit. , augmentée d'observations et d'expériences sur les progrès de la vue chez les aveugles-nés opérés avec succès. Paris , 1827 , in-8. avec 3 planches.   5 f.

PELLIER DE QUENGSY. Précis ou Cours d'opérations sur la chirurgie des yeux. Paris , 1789 , 2 vol. in-8, avec 33 planches.   14 f.

RADIUS. *Scriptores ophthalmogici minores. Lipsiæ* , 1826—1830, 3 vol. in-8.   20 f.

SOEMMERING. Description figurée de l'œil humain, trad. du latin par A. P. Demours. Paris 1818 , in-4, avec 26 pl.   27 f.

DE GÉRANDO. De l'Éducation des Sourds-Muets de naissance. Paris . 1827 , 2 forts volumes in-8.   16 f.

BÉBIAN. Manuel d'enseignement pratique des Sourds-muets , ouvrage adopté et publié par le conseil d'administration de l'institution royale des Sourds-Muets de Paris ; suivi de l'Art d'enseigner à parler aux Sourds-Muets , par l'abbé de l'Epée. Paris , 1827, 2 vol. in-8 et in-4, avec 32 planches gravées.   16 f.

SENAC. Traité de la structure du cœur , de son action et de ses maladies ; seconde édit., augmentée par M. Portal , 2 vol. in-4. avec 23 pl.   20 f.

BANCAL. Manuel pratique de la lithotritie , ou Lettres à un jeune médecin sur le broiement de la pierre dans la vessie , suivi d'un rapport de MM. Percy , Chaussier , Deschamps , Pelletan er Magendie, à l'institut, en faveur de son nouvel instrument pour l'opération de la cataracte par extraction, et d'une lettre descriptive de la manière de la pratiquer au moyen de cet instrument. Paris , 1829 , in-8 , fig.   5 f.

A mon ami

LE DOCTEUR

C. P. Ollivier (d'Angers.)

C. BILLARD.

AVANT-PROPOS.

Pendant mon séjour à Londres, j'ai recueilli les leçons que M. Lawrence a données à l'infirmerie ophthalmique, et qui ont été publiées avec beaucoup de soin dans l'excellent journal *the Lancet*. L'empressement avec lequel ces leçons ont été accueillies en Angleterre, m'a engagé à les faire passer dans notre laugne. Il est sans doute inutile de dire qu'elles portent le cachet d'une vaste érudition et d'un jugement sévère : l'éloge que je pourrais faire du mérite bien connu de M. Lawrence semblerait intéressé, car un traducteur est l'apologiste obligé de l'auteur dont il

traduit l'ouvrage ; je me tairai donc sur ce sujet.
Je ferai seulement remarquer que l'expérience a
dicté les principes que renferment ces leçons, puisqu'ils ont été puisés dans un hospice uniquement
consacré aux maladies des yeux , et où plus de
quatre mille malades sont traités chaque année.

Rempli des idées et des préceptes de Ware ,
Saunders, Himly , Schmidt , Scarpa, Beer et Langenbeck , M. Lawrence a fait au lit des malades
la critique et l'expérimentation de leurs idées et
de leurs préceptes.

Si l'ouvrage de M. Weller, dont MM. Riestea
et Jallat ont donné une excellente traduction ,
nous offre sur-tout les idées de l'école de Beer , le
travail que je publie présentera , ce me semble ,
le tableau des opinions des médecins anglais sur
les maladies des yeux.

J'ai cru devoir ajouter quelques notes à l'ouvrage , et le terminer , pour le rendre plus complet , par un précis de l'anatomie pathologique
de l'œil.

En publiant ces leçons, j'ai sur-tout le désir d'être
utile à l'art de guérir , et je regarde comme nulle

la gloire d'un pareil travail ; car il me semble que tout l'honneur d'une traduction est pour celui dont on traduit l'ouvrage. Je joins ici une lettre dans laquelle M. Lawrence m'assure de l'exactitude avec laquelle le journal *the Lancet* a rapporté ses idées. Les épreuves de ce journal lui ont d'ailleurs été soumises avant la publication de chaque leçon.

18 Whitehall Place, 16 august, 1827.

My dear Sir,

My lectures on the anatomy, physiology, and diseases of the eye are accurately reported in *the Lancet*. Without making myself responsible for every particular in these reports. I acknowledge that they contain, on the whole, a faithful representation of my opinion.

It is gratifying to me to find that these lectures are thought worthy of publication in Paris, where medical science is cultivated with so much ardour and success, and where its literature is enriched every year with so many valuable works. Should the proposed publication succeed, I schall ascribe it in great measure to the fortunate circumstance of the translation having been undertaken by one, whose original writings shew him to be throughly conversant with medical science generally, while he is intimately acquainted with the language and medical literature of both countries. Wishing you that success, which your zeal and exertions so well deserve,

I Remain, my dear sir,

    With great esteem and respect,
   Your's very faithfully.

       Wm LAWRENCE.

18 Whitehall place, 16 août 1827.

MON CHER MONSIEUR,

Mes leçons sur l'anatomie, la physiologie et les maladies des yeux, sont rapportées avec la plus grande exactitude dans le journal *the Lancet*. Sans me rendre responsable de tous les petits détails de rédaction, j'avoue que c'est l'exposé fidèle de mes opinions.

Il est honorable pour moi que mes leçons soient jugées dignes d'être publiées à Paris où la science médicale est cultivée avec tant de zèle et de succès, et où la littérature s'enrichit chaque année d'une foule de productions remarquables. Si cette traduction reçoit un accueil favorable, j'en serai redevable sans doute à la circonstance heureuse qui l'a mise entre les mains d'un homme dont les écrits originaux sont généralement appréciés, et qui possède la connaissance approfondie du langage et de la littérature médicale de nos deux pays.

Je suis, avec estime et respect,

Monsieur,
Votre très obéissant et affectionné serviteur,

W. LAWRENCE.

Nota. Nous avons cru devoir donner ici la traduction textuelle de la lettre de M. Lawrence, quoique M. Billard s'y soit refusé à cause des choses obligeantes qui lui sont adressées par l'auteur. (L'ÉDITEUR.)

TABLE

DES MATIÈRES.

—

QUATRIÈME PARTIE.

FIN DE LA TABLE DES MATIÈRES.

INTRODUCTION.

Cet Ouvrage a pour but de faire connaître les maladies du globe de l'œil et de ses dépendances. Il serait inutile de chercher à démontrer l'importance d'un pareil travail, car personne n'ignore que la vue est le premier de nos sens, et qu'outre qu'elle est pour nous un moyen d'instruction et de relations avec les objets extérieurs, elle concourt encore à rendre plus complet l'exercice des autres sens, et favorise en cela le développement des facultés intellectuelles; aussi doit-on considérer la cécité comme une des plus grandes infirmités de l'espèce humaine, et l'on serait vraiment tenté de préférer la mort à cette espèce de vie imparfaite, à cet isolement auquel est réduit l'homme privé de la lumière.

Si le riche trouve à peine dans les secours qu'il solde quelque soulagement à son infirmité, quelle doit être l'infortune d'un homme à qui sa pauvreté ne permet pas une telle ressource, ou qui n'est pas à même d'éprouver les consolations que procure la culture de l'esprit? Toutefois, il paraîtrait que les ressources de la philosophie sont par fois impuissantes pour dissiper les soucis qui nous accablent dans cette position, puisqu'il est vrai que malgré ses vastes connaissances et sa raison supérieure, Milton laissait parfois échapper dans ses vers quelques murmures contre son sort (1).

(1) « Les saisons et les années reviennent, mais le jour ne revient pas
« pour moi. Les riantes couleurs du soir et du matin, ne me consolent
« point dans mes malheurs. Je ne verrai plus les fleurs variées du prin-

La perte ou le rétablissement de la vue peuvent dépendre de la manière dont les malades sont traités. C'est ainsi qu'une ophthalmie simple, négligée ou mal traitée, venant à troubler la transparence de la cornée, peut rendre la vision incomplète; l'inflammation de l'iris, causer la contraction de la pupille, et rendre difficile le passage des rayons lumineux. Une affection du nerf optique qu'on néglige de combattre dès le principe, amène inévitablement l'affaiblissement ou la perte de la vue, comme aussi ce fâcheux résultat peut être causé par un traitement peu convenable, mais conseillé et suivi, dans la confiance qu'inspire ordinairement l'autorité d'un nom célèbre; enfin, l'on sait que le succès de l'opération de la cataracte ou de la pupille artificielle peut dé-

« temps, ni les roses de l'été. J'ignore, pour toujours, le plaisir de
« suivre de l'œil un troupeau bondissant dans la plaine. La beauté du
« visage humain, où Dieu a lui-même imprimé les traits de sa ressem-
« blance, ne me touche plus. Hélas! je suis entouré de nuages épais :
« une nuit éternelle m'environne. Au lieu du spectacle de l'univers,
« précieux livre de nos connaissances, je n'ai devant moi qu'un tableau
« informe, qu'un plan confus des ouvrages de la nature, et la sagesse
« trouve dans le plus beau de mes sens un obstacle qui lui refuse
« l'entrée de mon ame. » (*Trad. de Dupré de Saint-Maur.*)

« . . . . *Thus with the year*
» *Seasons return; but not to me returns*
» *Day, or the sweet approach of ev' n or morn,*
» *Or sight of vernal bloom, or summer's rose,*
» *Or floks, or herds, or human face divine;*
» *But cloud instead, and ever–during dark*
» *Surrounds me, from the chearful ways of men*
» *Cut off, and for the book of knowledge fair*
» *Presented with a universal blank*
» *Of nature's works, to me expung'd and ras'd*
» *And wisdom at one entrance quite shut out.* »

(Milton, *lost paradise,* book. iii.)

pendre du savoir, du tact et de l'adresse de l'opérateur. Ces considérations suffiront sans doute pour engager l'homme de l'art à se livrer à l'étude approfondie des maladies des yeux.

S'il est des médecins qui demeurent insensibles à la douce satisfaction qu'on éprouve à connaître et à mettre en pratique les préceptes de son art; s'il en est pour qui le bonheur qu'on doit ressentir à rendre la vue à celui qui allait en être privé, n'est pas un motif suffisant pour les déterminer à étudier les maladies des yeux, on doit désespérer de leurs succès dans la carrière médicale, à moins toutefois que leur ame inaccessible à des sentiments si nobles, ne le soit pas à la voix de l'intérêt, ni à la crainte de voir un jour leur ignorance nuire à leur fortune. On ne doit point, en effet, perdre de vue, que les résultats malheureux d'un traitement empirique, sont là pour attester la funeste incapacité de l'homme ignorant; on a donc raison de regarder aujourd'hui l'étude des maladies des yeux comme une partie importante de l'éducation médicale. Cette recommandation doit surtout s'adresser aux chirurgiens destinés à exercer dans les campagnes, et qui, livrés à leurs propres ressources, ne peuvent dans un cas difficile, s'entourer des lumières que l'on peut rencontrer dans une grande ville.

En admettant donc l'importance de la chirurgie oculaire, on peut se demander si cette branche de l'art de guérir ne devrait pas être essentiellement liée à la chirurgie en général, et si les malades atteints d'affections ophthalmiques ne devraient pas être reçus indifféremment dans tous les hôpitaux (1)?

(1) Cette question se rapporte particulièrement à l'Allemagne et à l'Angleterre où des hôpitaux spéciaux sont uniquement destinés aux maladies des yeux.

(*Note du traducteur.*)

1.

On peut répondre à l'une et l'autre de ces questions
par l'affirmative. Cependant, il faut considérer que si
l'on disséminait dans tous les hôpitaux, les malades atteints d'affections ophthalmiques, ces malades seraient
trop peu nombreux, et il serait moins facile de se livrer
à l'étude de ces maladies, et à l'exercice des opérations
qui leur conviennent. Lorsqu'il en était ainsi, les chirurgiens instruits connaissaient peu la chirurgie oculaire, de sorte que le public se confiait à des oculistes
qui, ayant l'occasion de voir un grand nombre de maladies des yeux, s'habituaient à observer les symptômes,
à porter le diagnostic de ces maladies, et finissaient
aussi par acquérir l'habileté nécessaire aux opérations
qu'elles réclament. Il s'en suivait que cette étude était
négligée en général des praticiens et des professeurs, et
l'on donnait à peine dans un cours de chirurgie, deux
ou trois leçons sur les maladies des yeux ; en sorte que
les étudiants qui venaient à Londres pour s'y perfectionner dans l'art de guérir, ne trouvaient pas dans les
cours publics de développements suffisants sur le sujet
qui nous occupe, et se contentaient de suivre les leçons
des oculistes qui, étrangers aux lumières que peut répandre sur notre art l'étude approfondie de l'anatomie,
de la physiologie et de la pathologie générale, n'éten-
daient pas leurs observations hors du domaine de l'organe malade, et attachaient toujours le plus d'importance à ce qui quelquefois en mérite le moins, je veux
parler du traitement local ; ainsi, la chirurgie oculaire se
trouvait démembrée du corps auquel elle devait naturellement appartenir.

Ce fut pour remplir cette lacune dans l'instruction
médicale, que l'on forma le projet de cultiver cette
partie de la science d'une manière spéciale, et ce fut
aussi dans le but d'éclairer la nature et le traitement des

maladies des yeux que fut instituée l'infirmerie ophthalmique de Londres (1).

La marche à suivre dans l'étude des maladies des yeux, doit être la même que celle qui convient à toutes les maladies en général. En effet, la médecine, considérée dans un sens général, doit avoir pour base première l'anatomie, la physiologie, la pathologie et la thérapeutique, ou, en d'autres termes, il faut pour exercer l'art de guérir, connaître d'abord la structure et les fonctions d'un organe, afin d'étudier ensuite ses altérations de texture ou de fonctions, et rechercher les agents extérieurs dont l'action ait une influence telle sur l'économie, que le malade soit rappelé à la santé; mieux on connaît l'anatomie, la physiologie et la pathologie d'un organe, plus on est apte à combattre les maladies qui s'y développent. Il est donc important pour nous d'étudier de la sorte les maladies des yeux. Nous pouvons, d'ailleurs, faire concourir au profit de la pathologie générale, les notions que nous avons, et que nous acquerrerons sur la pathologie de

_____

(1) Quatre mille malades environ sont inscrits chaque année sur les registres de cette infirmerie; on peut donc se familiariser aisément avec l'observation des différentes formes de maladies, et étudier les effets des traitements qu'on essaie. On peut, en raison du grand nombre de cas qui se présentent ensemble, juger de leurs rapports et de leurs différences, et acquérir en trois mois plus de connaissances sur ces maladies qu'on ne le fait en cinq ans dans un grand hôpital. La majeure partie des malades qu'on traite habituellement dans cette infirmerie, habite au dehors, et se présente trois fois la semaine. Ces malades à leur arrivée sont examinés avec soin; on inscrit sur un registre l'histoire de leur maladie, le traitement qui leur est prescrit, ainsi que les noms, l'âge, la profession et la demeure du malade. On tient sur ce registre un compte exact de tout ce qui survient à ces malades, et lorsqu'ils sont atteints de maladies graves qui exigent des opérations ou un traitement suivi avec attention, ils restent à l'infirmerie.

(*Note du traducteur*)

l'organe de la vue; car, riche des données que nous possédons déjà sur l'anatomie et la physiologie de l'œil, nous pouvons, en outre, à l'aide de la transparence des parties qui le composent, voir, pour ainsi dire, ce qui se passe à l'intérieur, juger des effets que produisent sur lui les remèdes auxquels le malade est soumis, puis jugeant par analogie, et appliquant ces observations à l'étude des maladies des autres organes, éclairer ainsi la pathologie en général.

Il est encore un point important à considérer; c'est que bien que chaque organe ait pour ainsi dire sa vie individuelle, il n'en est pas moins lié étroitement aux autres parties du corps; il vit sous la dépendance de tous les autres appareils, et sans cette dépendance il cesserait de remplir ses fonctions. En effet, il y a pour tout le corps une source commune de nutrition, et un centre de circulation et d'innervation. Les diverses parties qui dépendent de ces foyers de la vie, ont, en outre, des rapports de contiguïté, ainsi que des connexions résultant de leur texture. Elles offrent des analogies d'organisation et des rapports de fonctions. Enfin elles correspondent entre elles par l'échange mutuel de leurs sympathies si faciles à observer dans leurs effets, si difficiles à connaître dans leurs causes et leur mode d'être! Or, il résulte de cette dépendance mutuelle des organes, que l'on doit rechercher le mobile de leurs fonctions, ainsi que la cause des altérations de ces fonctions, non-seulement en eux-mêmes, mais encore dans l'ensemble de l'organisation, ou au moins dans l'appareil d'organes dans la sphère desquels ils se trouvent placés. Ainsi donc, je suppose que vous soyez consulté pour un affaiblissement de la vue, vous ne pourrez vous borner à un traitement local, car il ne sera probablement indiqué par aucune altération particulière de l'œil:

mais il vous faudra consulter l'état de là circulation cérébrale, ou celui des organes digestifs. Vous devrez
tenir compte de la constitution du malade, de sa manière de vivre, et des causes particulières qui ont pu
agir directement sur l'œil. Sans cette observation analytique, il vous sera impossible de remonter à la cause
du mal, ni de saisir le mode de traitement qui lui convient. Cette marche, au contraire, vous fera connaître
que l'affection que vous avez à combattre ne pourra pas
seulement être guérie par l'application directe d'un topique, mais par des médicaments capables d'exercer
sur le corps une influence générale, tels pourront
être, par exemple, la saignée, les purgatifs, la
diète, etc.

Les médecins qui, dans le traitement des maladies,
sauront apprécier ces connexions réciproques de nos
organes, et comprendront l'indication d'un traitement
général, convenable au cas qu'ils auront à combattre,
seront toujours les meilleurs praticiens; en effet, lorsqu'on ne fixe son attention que sur la seule partie malade, et qu'on attache exclusivement sa pensée à un
point circonscrit de l'économie, la vue de l'esprit se
raccourcit, si l'on peut le dire, comme celle des méca-
niciens qui deviennent myopes à force de fixer de petits
objets. Tel est, dans un sens métaphorique, le cas des
oculistes qui, contractant l'habitude de ne considérer
l'œil que d'une manière exclusive, bornent pour l'ordinaire le manuel de leur art, à couvrir l'œil d'onguents
et de collyres.

Loin de nous renfermer dans une sphère aussi bornée, nous pensons qu'il est nécessaire d'invoquer dans
le traitement des maladies des yeux les lumières de
toutes les branches de l'art de guérir. Aussi la chirurgie
oculaire n'a-t-elle été enrichie de précieuses découvertes

que par les hommes qui possédaient des connaissances précises en anatomie et en pathologie générale. On a beaucoup agité la question de savoir, si des connaissances exactes en anatomie étaient plus nécessaires au médecin qu'au chirurgien, et quelques hommes se sont efforcés de répondre à cette question par la négative. On a surtout donné pour raison, que ni le médecin ni le chirurgien ne devaient remplir leur esprit uniquement de notions anatomiques, dans la crainte de ne plus y laisser de place pour d'autres notions plus directement applicables à l'exercice de la médecine (1); quant à moi, je ne partage nullement cette crainte, et je regarde comme absurde de penser qu'il est inutile à un médecin de connaître à fond la structure du corps humain. Si un mécanicien ignorait les détails de la construction d'une machine, aurait-on quelque confiance dans les moyens qu'il conseillerait d'employer pour la réparer? Eh bien! des connaissances exactes en anatomie ne sont pas moins nécessaires au chirurgien. Je sais, et loin de moi le désir de vouloir ravaler ici ma profession, je sais qu'on peut avec une petite somme de connaissances exercer jusqu'à un certain point la chirurgie, mais s'ensuit-il que nous devions nous contenter des notions indispensables? la santé, la vie de nos semblables est entre nos mains, le public nous les confie parce qu'il compte sur notre savoir, et quand on ne possède que des connaissances limitées, peut-on sans crainte se charger d'une telle responsabilité, et plonger sans fré-

---

(1) Cette question n'a pu être mise en discussion que chez nos voisins, parmi lesquels quelques médecins dédaignent encore d'approfondir l'étude de l'organisation. Mais parmi nous l'utilité de cette science n'est plus révoquée en doute à moins que ce ne soit par des hommes que l'âge ou les vieilles routines rendent étrangers à l'esprit du siècle.

(*Note du traducteur.*)

mir un instrument tranchant dans des parties dont on
ignore la structure? quels remords et quelles terribles
réflexions poursuivront un chirurgien qui, par ignorance ou par maladresse, viendrait à blesser gravement
un malade! Ainsi donc, il est important pour un chirurgien de posséder des connaissances exactes en anatomie, et certes elles lui seront de la plus grande utilité
pour les maladies des yeux, surtout lorsqu'il s'agira de
leur diagnostic et des opérations qui leur conviennent.
Nous dirons ici quelques mots sur l'historique des maladies ophthalmiques.

Dès l'enfance de l'art, l'étude des maladies ophthalmiques fut cultivée séparément. Les Égyptiens, chez
qui se trouvent les plus anciennes traces de notre art,
faisaient une étude particulière de ces maladies, il paraîtrait même qu'ils avaient l'habitude de pratiquer isolément plusieurs parties de la science, et Hérodote
rapporte que Cyrus envoya des députés auprès de Da-
masis, roi d'Égypte, pour avoir un célèbre oculiste.
Les Grecs et les Romains avaient des oculistes; c'est en
effet ce que nous apprenons, sinon par leurs écrits,
du moins par leurs inscriptions monumentales. Les an-
tiquaires ont trouvé qu'Auguste et Tibère avaient des
oculistes attachés à leur personne; ils allèguent pour
preuve l'inscription suivante, trouvée sur une pierre
antique : « *Publius Attius Atimetus Augusti medicus ab
oculis,* » et sur une autre : « *Tit. Lyrius Tiberii medicus
« ocularis.* » (1)

---

(1) Celse parle d'un oculiste célèbre de son temps; il dit dans le livre
VI, chap. VI de son ouvrage : *Euclipides autem, qui ætate nostrâ
maximus fuit ocularis medicus, utebatur collyrio quod ipse composue-
rat et* ταυρωδες *nominabat.* (Voy. pour plus de détails sur l'histoire des
oculistes, *Sprengel. Histoire de la Médecine, traduit par A. J. L.
Jourdan. tom. VIII, pag.* 10.) (*Note du traducteur.*)

Les Grecs et les Arabes ignoraient l'anatomie; ils ne pouvaient avoir par conséquent une connaissance exacte de la nature des maladies, ni des altérations organiques qui surviennent aux parties constituantes de l'œil. Ils ne pouvaient non plus signaler les symptômes ou les signes propres à ces maladies; toutes fois leur ignorance sur ce sujet, leur était moins désavantageuse qu'à l'égard des affections propres à quelques autres organes, puisqu'une partie du globe de l'œil est à découvert, et qu'il est possible de voir et de toucher les altérations qui y surviennent; de sorte que les Grecs, qui étaient d'excellents observateurs, ont très bien décrit certaines maladies des yeux. Et d'ailleurs, l'emploi journalier que nous faisons de leur langue impérissable, atteste encore aujourd'hui l'étendue de leurs connaissances sur ce point, puisqu'il est vrai que plusieurs affections oculaires ont conservé les noms que leur ont donné les auteurs Grecs. Les Romains ont également possédé des notions assez étendues sur cette branche de l'art, et l'on trouve dans Celse, un sommaire de tout ce que l'on savait de son temps sur ce sujet (1). Quoiqu'il ignorât le siége de la cataracte, il a décrit l'opération par abaissement avec la plus grande concision, sans omettre d'indiquer judicieusement les soins qu'il faut donner au malade avant et après l'opération. (2)

---

(1) Voy. liv. VII, chap. VII. *De oculorum vitiis quæ scalpello et manu curantur.*

(2) *Celse, liv. VI, chap. VI.* Le chapitre de Celse sur les maladies des yeux ne renferme pas des détails très étendus sur la nature de ces maladies. Cet auteur s'est surtout appliqué à donner les formules des collyres et des onguents assez nombreux conseillés de son temps pour les maladies du globe de l'œil; il a également décrit plusieurs opérations relatives aux maladies ophthalmiques.

(*Note du traducteur.*)

Pendant les quinzième, seizième et dix-septième siècles, et même durant la moitié du dix-huitième, le traitement des maladies des yeux fut abandonné à des charlatans ou à des chirurgiens ambulants. Il s'en trouva un grand nombre en Angleterre et sur le continent. Parmi eux se distingua Woolhouse, qui fut chirurgien oculiste de Jacques II. Les membres d'une famille Taylor eurent aussi, pendant plusieurs siècles, une grande réputation en Angleterre. L'un d'eux, après avoir guéri dans sa patrie toutes les maladies qui, suivant sa propre expression, étaient susceptibles de l'être, prit le parti d'aller visiter le continent, et se mit en route avec un équipage. Sa voiture était traînée par quatre chevaux brillamment harnachés ; il se faisait accompagner et suivre de huit piqueurs ; et il avait peint sur les panaux de sa voiture, des yeux, emblème de sa profession, avec cette devise : « *Qui visum dat, vitam dat.*»

On ne doit pas oublier de citer ici le baron Wenzel, dont la réputation s'étendit au loin sur le continent. Il voyageait aussi, et passait pour avoir une grande dextérité à pratiquer certaines opérations. Cependant il faut croire que sa pratique avait parfois des insuccès, et qu'il prenait soin de les cacher, car lorsqu'il avait pratiqué une opération, il recommandait de tenir l'œil exactement bandé pendant deux ou trois semaines, au bout desquelles notre opérateur avait eu soin d'aller s'exercer sur un autre théâtre, et d'éviter ainsi les échecs de son amour propre ; si le malade recouvrait la vue, sa guérison faisait un grand bruit, et l'on vantait partout l'habileté du chirurgien, tandis qu'on ne disait rien des cas où il échouait.

Ces praticiens routiniers ne connaissaient ni l'anatomie, ni la pathologie de l'œil ; aussi n'ont-ils rien fait

pour perfectionner le traitement des maladies ophthalmiques.

L'anatomie de l'organe de la vue, commença à être
cultivée par les Allemands au milieu du dix-huitième
siècle. Zinn, professeur d'anatomie, à Goettingue, publia un excellent ouvrage intitulé : *Descriptio oculi humani anatomica.* Sœmmering fit paraître ensuite ses
Icones oculi humani, ouvrage remarquable par la beauté
des planches (1).

Parmi les ouvrages anglais, je crois que la meilleure
description anatomique de l'œil est celle que l'on trouve
dans l'Encyclopédie de Rees, à l'article *œil*. Il renferme
tout ce qui avait été dit précédemment sur ce sujet
L'auteur de cet article est M. Barnes, actuellement résident à Exeter.

Jusqu'à nos jours, la pathologie de l'œil n'avait pas
été beaucoup cultivée ; Boerhaave, il est vrai, s'en était
occupé ; mais l'ouvrage qu'il nous a laissé sur ce sujet,
est très imparfait, comme on peut s'en convaincre en
jetant les yeux sur ce qu'il dit du mercure qu'il regarde
comme propre à dissoudre la cataracte : « *Mercurius*
« *sœpè perfectas cataractas solvit.* » Les Allemands
ont le plus avancé nos connaissances sur les maladies
des yeux ; Richter, professeur à Goettingue et contem-
porain de Haller, a donné sur ce sujet de longs développements dans son ouvrage intitulé : *Bibliotheca chi-
rurgica.* On trouve aussi d'excellentes remarques sur
les maladies des yeux dans ses éléments de chirurgie.

L'époque la plus importante de l'histoire des maladies ophthtalmiques, est celle de la fondation de l'école
de Vienne. L'Autriche a le mérite, non - seulement

_____

(1) Traduit en français par Demours, sous le titre de *Description
figurée de l'œil humain*, *Paris*, 1818, in-4, 13 *planches.*

d'avoir été le premier pays en Europe où se soit créée une école pour le perfectionnement de la chirurgie oculaire, mais encore d'avoir vu cette école s'établir sur des principes tellement libéraux, et dirigée par des hommes d'un si grand mérite, que ce pays a été pendant long-temps le seul où l'on ait pu puiser des connaissances précieuses sur les maladies des yeux. Joseph Barth, né à Malte, fut le premier professeur de cette école, en 1773. Marie-Thérèse l'honora de sa protection, et il devint ensuite l'oculiste de Joseph II. Il s'était beaucoup livré à l'étude de l'anatomie et de la physiologie, ce qui lui valut la chaire d'anatomie et de physiologie à l'Université de Vienne. Lorsqu'il fut devenu vieux, on désira qu'il désignât, pour lui succéder, deux professeurs de chirurgie ophthalmique, dans les hôpitaux militaires; il indiqua deux jeunes chirurgiens d'un talent distingué, et se retira après les avoir instruits pendant deux ans.

C'était Schmidt, et un autre chirurgien qui mourut quelques temps après. Quoique ces hommes fussent honorés du choix de Barth, ils furent, avant d'être promus au titre de professeur, soumis à l'examen public d'une commission de médecins et de chirurgiens nommés par le gouvernement, et tenus de pratiquer des opérations en leur présence.

Schmidt succéda à Barth, et publia son admirable essai sur l'iritis, dans l'année 1800. Il fit paraître ensuite un ouvrage sur les maladies des organes lacrymaux, et publia, conjointement avec Hymly, la Bibliothèque ophthamologique (*Ophthalmologische Bibliotek.*) Schmidt eut pour successeur le professeur Beer, dont le nom est depuis long-temps connu en Europe, par de nombreux ouvrages. Ce chirurgien célèbre a recueilli les faits les plus précieux que nous possédions sur les maladies des yeux ; et parmi les ouvrages importants qu'il a publiés, je citerai particulièrement le dernier. Quoiqu'il renferme en deux volumes considérables les données les plus étendues que l'on puisse désirer sur les maladies ophthalmiques, l'auteur s'est contenté de lui donner le titre modeste de *Guide* ou *Introduction à ses cours.* On y trouve une description exacte des maladies des yeux, et surtout des caractères qui les distinguent. Il est rare, comme on le sait, que les productions humaines soient parfaites ; or, l'ouvrage de Beer, partage en cela le sort de tout ce qui émane de la main des hommes. Si son livre est excellent sous le rapport de l'histoire et du diagnostic des maladies, il est imparfait sous le point de vue de la pathologie et du traitement. Ce dernier est toujours trop compliqué et jamais assez actif.

Le manuel des maladies des yeux, par Weller, est un abrégé de l'ouvrage de Beer et des autres auteurs Allemands ; il a été traduit en anglais, par le docteur Monteith de Glascow (1). Cet ouvrage peut mettre le lecteur au courant de la pratique des Allemands.

L'emploi de la Belladone et de la Jusquiame, pour obtenir la dilatation artificielle de la pupille, a été introduit dans la pratique par M. Hymly de Goettingue ; ce moyen a l'avantage de permettre l'examen des parties intérieures de l'œil, et peut aider à porter le diagnostic des maladies dont elles sont le siége. M. Langenbeck, actuellement professeur de chirurgie à Goettingue, a aussi dirigé ses travaux sur les maladies des yeux, et publié des recherches intéressantes sur ce sujet.

M. Graëfe et Rust, à Berlin, et Walther, à l'université

_____

(1) Il a été également traduit en français par M. F. J. Riester. Cette traduction est excellente.

de Bonn, ont également publié des travaux importants ;
enfin les médecins anglais se sont aussi livrés à l'étude
des maladies des yeux, et l'infirmerie ophthalmique
qui fut établie à Londres en 1804, et ouverte à l'instruction publique en 1810, devint un moyen puissant
de propager en Angleterre, les connaissances médicales
et chirurgicales sur ces maladies. Ce fut Saunders qui,
conjointement avec le docteur Farre, fonda cet établissement ; il le dirigea seul pendant quelque temps, il per-
fectionna l'opération de la cataracte chez les enfants, et
l'on ne peut douter que si la mort ne l'avait ravi pré-
maturément à la science, il eût encore fait plus pour son
perfectionnement.

D'autres infirmeries se sont établies à l'instar de celle
de Londres, à Exeter, Bath, Bristol, Manchester,
Liverpool, Dublin, et autres lieux. Il s'en est également formé en Amérique et dans les Indes occidentales (1).

Il ne sera pas inutile de citer à la fin de cette introduction, les ouvrages sur les maladies des yeux qui
méritent le mieux de fixer l'attention des médecins.
L'ouvrage de Ware a long-temps été le meilleur de tous
ceux que renferme sur ce sujet, la littérature anglaise ;
il offre un tableau exact des connaissances que l'on
possédait sur ce sujet, à l'époque où il a été écrit. Cependant les descriptions des maladies sont imparfaites,
il y a des inexactitudes dans les parties pathologique et
thérapeutique, les idées de l'auteur sur l'inflammation
ophthalmique sont confuses ; cet ouvrage ne peut
être précieux à nos yeux, que sous le rapport des

(1) Comment se fait-il que nous ne possédions pas encore en France
de semblables établissements ?

(*Note du traducteur.*)

faits qu'il renferme. L'ouvrage posthume de Saunders, publié par son ami et son collègue, M. Farre, est fort recommandable, quoique chaque sujet soit traité rapidement; les observations précieuses dont M. Farre a enrichi cette édition, font regretter qu'il n'ait pas donné au public une communication plus étendue du fruit de son expérience et de ses méditations.

On consultera avec avantage l'ouvrage de Scarpa, sur les maladies des yeux, traduit en anglais par M. Briggs, et en français par MM. Bousquet et Bellanger, et par MM. Fournier et Bégin. On pourra lire aussi la traduction anglaise de Weller, par M. Monteith, et la traduction française par M. Riester; les articles du dictionnaire de chirurgie pratique de Samuel Cooper, sont bien faits, et ont l'avantage de présenter un tableau des opinions des divers auteurs. Je dois aussi signaler à l'attention du public, l'ouvrage de M. Wardrop, et ceux de Vetch, Travers, Guthrie et Mackenzie; ces noms sont trop connus pour que je m'attache à faire prévaloir le mérite de ces travaux; les ouvrages des oculistes français, Maître Jean, Janin et Saint-Yves, quoique vieillis, sont cependant meilleurs que ceux de leurs contemporains anglais. L'ouvrage pompeux de M. Demours est trop long et peu remarquable. Les Allemands nous surpassent, et nous leur devons les ouvrages les plus précieux sur le sujet qui nous occupe. Les plus connus de leurs ouvrages, sont: le troisième volume des éléments de chirurgie de Richter, l'ouvrage de Beer dont j'ai parlé plus haut : les ouvrages de Schmidt, Langenbeck, Hymly, Graëfe, Walther et autres, devront être aussi consultés par ceux qui veulent approfondir la chirurgie des yeux.

TRAITÉ PRATIQUE

DES

MALADIES DES YEUX.

PREMIÈRE PARTIE.

ANATOMIE DE L'ŒIL.

§ I. DES PARTIES CONSTITUANTES DU GLOBE DE L'ŒIL.

L'œil de l'homme est à peu près sphérique; de là, la dénomination de globe ou boule de l'œil dont on s'est servi pour le désigner; expression qui a son analogue dans les différentes langues.

Les parties essentielles de l'œil sont certains milieux propres à réfracter les rayons de la lumière; une expansion nerveuse qui doit en recevoir l'impression; et enfin une membrane épaisse et opaque qui environne, contient, et protège ces différentes parties.

L'œil est composé de membranes et d'humeurs : les membranes ou tuniques enveloppent l'expansion nerveuse de l'œil, les humeurs sont les milieux transparents dont j'ai parlé. La partie extérieure de l'œil comprend la sclérotique et la cornée; cette dernière constitue la por-

2

tion transparente de l'œil; la première forme la plus
grande partie de son enveloppe extérieure. Si nous enle-
vons cette enveloppe, nous trouvons au-dessous une tunique membraneuse, remarquable par sa couleur noire :
c'est la choroïde dont l'étendue égale celle de la sclérotique. Elle se trouve étroitement unie antérieurement à l'iris
qui est placé à quelque distance de la cornée, et dont le
centre est perforé d'une ouverture ronde, destinée à
laisser passer la lumière dans l'intérieur de l'œil. Quand
on enlève la choroïde, on trouve la rétine ou l'expansion nerveuse. Les trois tuniques ou membranes de l'œil
que je viens d'indiquer, c'est-à-dire la sclérotique, la
choroïde et la rétine, sont appliquées concentriquement
comme les squammes d'un oignon.

Les humeurs sont au nombre de trois : 1° l'humeur vitrée
qui remplit la concavité de la rétine, et forme environ
les quatre cinquièmes du volume de l'œil; 2° l'humeur
cristalline ou le cristallin, corps à peu près sphérique,
qui se trouve en contact avec l'humeur vitrée; 3° l'humeur aqueuse dont la consistance et la transparence
sont analogues à celles de l'eau, et qui remplit le petit
espace situé entre le cristallin et la cornée.

A cette simple énumération des parties constituantes
de l'œil, j'ajouterai sur chacune d'elles quelques observations, afin que, connaissant mieux leur structure,
nous puissions mieux aussi étudier leurs maladies.

Lorsqu'on a isolé le globe de l'œil, on s'aperçoit qu'il
conserve sa forme sphéroïdale, ce qui tient à la disposition
et à la forme de la sclérotique : le mot sclérotique est
dérivé du grec σκληρος, qui signifie dur. C'est en effet la
partie la plus dense de toutes celles qui entrent dans la
composition de l'œil. La cornée semble aussi partager
cette densité, mais elle est transparente, au lieu d'être
opaque comme la cornée; les anciens auteurs désignent

ces deux membranes par le terme commun de cornée,
mais ils appellent l'une, cornée transparente, et l'autre,
cornée opaque. La solidité de la sclérotique fait qu'elle
conserve sa forme quand on l'a incisée, et qu'on a fait
évacuer les humeurs qui la distendaient; ses fragments
même, conservent leur forme primitive, et la reprennent aussitôt qu'on essaie de la leur faire perdre, en les
comprimant ou les distendant. Mais tandis que cette
membrane est remarquable par la fermeté de son tissu,
les autres parties constituantes de l'œil sont tellement
minces et délicates, qu'elles se déforment lorsqu'on les
dissèque. La sclérotique peut être mise au nombre des
membranes fibreuses, telles que la dure-mère et le périoste. Elle est composée de fibres analogues à celles
qui entrent dans la composition des ligaments et des
tendons, et ces fibres sont unies d'une manière tellement
inextricable, qu'on peut à peine les distinguer à l'œil nu.
Cependant il est possible de reconnaître sa texture fibreuse, par une dissection soignée et avec une grande
attention. D'ailleurs, ces fibres sont très apparentes sur
l'œil de quelques animaux, et elles le deviennent quelquefois chez l'homme, par l'effet de certaines maladies. Il résulte de cette organisation, que la sclérotique ne concourt pas précisément à l'exercice de la vision, elle n'a
vraiment d'autre fonction que celle de protéger et de
renfermer les parties délicates qui se trouvent dans l'intérieur du globe de l'œil. La solidité et la résistance de
son tissu sont si considérables, qu'il est quelquefois
impossible de la déchirer avec les doigts, de sorte que
l'on ne sera pas étonné de savoir que, lorsque les parties
internes de l'œil sont dans un état d'inflammation, la
sclérotique acquiert une tension si forte, qu'elle offre
au toucher, la dureté d'une pierre. La partie antérieure
de la sclérotique est plus épaisse que la postérieure; sa

surface extérieure est inégale et celluleuse, et offre des points d'insertion aux muscles moteurs de l'œil. Ces muscles sont, comme on le sait, fixés d'autre part, à la surface osseuse de l'orbite ; la substance de cette membrane offre une couleur blanche sans aucune apparence de vaisseaux ; je veux du moins parler de vaisseaux qui, pénétrant son tissu, pourraient, dans l'état de santé, charrier du sang rouge, car elle offre des ouvertures à travers lesquelles passent des vaisseaux pour se rendre aux parties internes de l'œil.

La cornée diffère tout-à-fait par son aspect, de la sclérotique, mais elle lui ressemble par la résistance et la fermeté de son tissu ; de sorte qu'en même temps qu'elle livre passage aux rayons lumineux, propriété qu'elle doit à sa transparence, elle protége aussi la partie antérieure du globe de l'œil, et quelle que soit en apparence sa délicatesse, on ne peut cependant la déchirer ni avec le doigt, ni avec des pinces.

La cornée et la sclérotique, sont intimement unies entre elles ; on peut cependant, par la macération, parvenir à les séparer. Toutefois la cornée offre quelques particularités dans sa structure ; ainsi quand on l'examine, et qu'on la presse entre l'indicateur et le pouce, on voit qu'elle est formée de lames superposées. La facilité avec laquelle ces lames se laissent enlever, démontre qu'elles sont lâchement unies entre elles. La texture de ces lames est d'apparence fibreuse, et c'est sans doute aux membranes de cette classe qu'il faut rapporter la cornée. Sa transparence résulte de ce qu'aucuns vaisseaux capables de charrier un fluide coloré ne la pénètrent. Quand on la comprime après la mort, on détruit sa transparence ; par l'exsiccation, elle ressemble à une portion de sclérotique desséchée. Elle oppose au bistouri une résistance analogue à celle des par-

ties cartilagineuses, et l'on a besoin d'appuyer avec assez
de force pour l'inciser ou la piquer, de sorte que lorsqu'on
pratique quelque opération sur les yeux, on éprouve en
incisant la cornée, plus de résistance que sa transparence ne permettait d'abord de s'y attendre. L'on doit
aussi craindre, en raison de la connexion assez lâche
des lames qui composent cette membrane, que la pointe
de l'instrument ne s'arrête entre elles, lorsqu'on croit
l'avoir perforée dans toute son épaisseur. L'opérateur
ne doit jamais perdre de vue la consistance de la cornée,
la résistance qu'elle oppose à l'instrument, et enfin sa
structure laminée.

La cornée de l'œil humain forme une portion assez
régulière d'une sphère; son épaisseur est la même au
centre et à la circonférence. Il résulte de cette disposition que sa face externe ou antérieure est convexe,
tandis que sa face postérieure est concave. La face antérieure de cette membrane est tapissée par une membrane muqueuse, qui n'est à proprement parler que
la continuation de la conjonctive; le reste de son épaisseur est formé, comme je l'ai dit, de lames fibreuses
ou fibro-cartilagineuses. Quant à sa surface interne,
on n'est pas encore certain si elle n'est pas formée par
une expansion de la membrane qui renferme l'humeur
aqueuse, ou bien si c'est un feuillet semblable à ceux
qui entrent dans la composition de la cornée, qui la
constitue. Toujours est-il qu'il est assez facile de séparer de la face interne de la cornée, une pellicule qui
diffère des lames proprement dites de cette membrane.
En admettant donc la présence d'un feuillet analogue
à la membrane de l'humeur aqueuse, à la partie postérieure de la cornée, nous devrons considérer cette
membrane comme étant composée de trois parties distinctes, la portion antérieure ou membrane muqueuse,

la portion moyenne ou lames fibro-cartilagineuses, et la portion postérieure, c'est-à-dire, celle qui est analogue à la membrane de l'humeur aqueuse. Ces membranes, et surtout les deux premières, forment par leur union, une tunique uniforme transparente.

La choroïde est une membrane épaisse, molasse et délicate, elle est remarquable par sa couleur noire, et sa grande vascularité. On trouve souvent après la mort, ses nombreux vaisseaux remplis de sang, et quand on réussit à injecter cette membrane avec du vermillon, elle acquiert une teinte d'un rouge éclatant ; ainsi donc sa structure est éminemment vasculaire, et quand on l'examine au microscope, on la voit composée d'un grand nombre de petits vaisseaux réunis d'une manière inextricable, ce qui lui a fait donner le nom de membrane vasculaire. Quand à sa couleur noire, elle résulte du dépôt ou de la sécrétion d'une matière appellée *pigmentum noir*. Cette matière ne doit pas être considérée comme une partie essentielle de la membrane, elle y est seulement accessoire, elle en est un simple produit.

L'iris, qui se trouve intimement uni à la choroïde, quoiqu'il en diffère sous d'autres rapports, est également très vasculaire. Nous devons à Sœmmering, les meilleurs figures de cet organe ; il en a représenté la structure avec un soin et une fidélité extraordinaires. Il est facile de s'apercevoir que ses planches sont la copie exacte de la nature, et non la production idéale du pinceau de l'artiste. Une portion de la surfarce interne de la choroïde, offre des replis radiés appellés procès ciliaires ; nous y reviendrons tout à l'heure.

J'ai dit plus haut que la matière colorante de la choroïde était une substance déposée dans le tissu de la membrane. En effet, si on plonge la choroïde dans l'eau, le pigmentum s'en détache aisément, il s'attache aux doigts et au linge, ou se dissout dans l'eau comme de l'encre de Chine. Une plus longue macération cause la dissolution totale de cette humeur, et la choroïde se décolore. C'est à tort qu'on a appellé cette substance *pigmentum nigrum*. Ce nom convient assez bien pour la choroïde de la brebis, du bœuf, ou d'autres animaux; mais dans l'espèce humaine elle est seulement plus ou moins brune selon les individus. Il serait donc plus convenable de remplacer ici le mot *pigmentum nigrum*, par celui de *pigmentum fuscum*. La face interne de la choroïde a, chez l'homme, la même couleur que la surface externe, mais il n'en est pas de même chez quelques animaux. Chez le chat, elle est d'un jaune éclatant; d'un beau bleu chez le cerf, et d'un bleu grisâtre chez la brebis. Cette partie colorée de la choroïde, chez ces animaux, a reçu le nom de *tapetum* ou *tapis*. On ne trouve rien d'analogue chez l'homme.

Ruysch avait cru remarquer que cette partie colorée de la choroïde des animaux, était séparée de la membrane, et supposant que la même disposition existait chez l'homme, il s'était appliqué à la décrire. C'est elle qu'on a désignée sous le nom de *membrane Ruyschienne*, mais je ne pense pas qu'il soit possible d'en démontrer clairement l'existence chez l'homme.

Les procès ciliaires sont une série de plis longitudinaux et parallèles, disposés d'une manière radiée, occupant la partie antérieure de la choroïde, présentant absolument la même structure vasculaire, et teinte comme elle par un pigmentum.

L'iris, qui remplit l'espace que laisse antérieurement la terminaison de la choroïde, est une partie importante sous le rapport de ses fonctions, de ses maladies, et des opérations qu'il est possible de pratiquer sur l'organe de la vue. Cette partie de l'œil n'est pas moins

intéressante sous le rapport de la physionomie, puisque
son éclat et ses diverses teintes peuvent en varier
l'expression ; c'est elle qui, pour le vulgaire, constitue la couleur de l'œil; enfin, c'est cette portion brillante de l'œil qu'on aperçoit au centre de l'organe,
derrière la cornée, au-devant du cristallin, et à travers
l'humeur aqueuse. L'ouverture centrale de cette partie
qui, chez l'homme, est régulièrement circulaire dans
l'état de santé, s'appelle la pupille. Sa figure varie suivant les animaux ; chez les brebis et les bœufs, par
exemple, elle est oblique. La partie antérieure de cette
cloison a reçu le nom d'*iris*, en raison de la variété de
couleur qu'elle offre chez les différents individus. Cette
partie varie non-seulement par sa couleur, mais encore
par son éclat. Quant à sa surface postérieure, elle est
colorée en noir chez quelques animaux, et en brun chez
l'homme, par une matière qui a reçu le nom d'*uvée*.

Ainsi donc, la cloison que nous venons de décrire
offre à considérer deux surfaces : une antérieure, c'est
l'*iris*; l'autre postérieure, l'*uvée*. Deux bords, l'un ciliaire correspondant au bord antérieur de la choroïde,
l'autre pupillaire qui forme l'ouverture centrale. Cette
ouverture n'est pas exactement située au centre de l'œil,
elle dévie un peu en dehors, de sorte que l'iris est un
peu plus large du côté du nez que du côté des tempes.
Cette différence a, je crois, été signalée pour la première fois par Sœmmering, et il est facile de l'apperce-
voir sur l'œil d'un individu vivant. Le bord ciliaire de
l'iris est la seule partie de cette membrane qui soit fixe ;
elle flotte, du reste, librement au milieu de l'humeur
aqueuse. La circonférence de la pupille qui est extrêmement mince, est colorée par le pigment, de sorte
qu'on peut dire que ce bord est plutôt formé par l'uvée
que par l'iris. La grandeur de cette ouverture varie

suivant l'intensité de la lumière à laquelle l'œil est exposé. Une lumière vive et forte rétrécit cette ouverture, et l'iris augmente de largeur ; le phénomène inverse a lieu par le contact d'une lumière faible.

La couleur de l'iris, qui varie selon les individus, offre aussi des différences entre l'homme et les animaux. Sa couleur est la même chez tous les animaux d'une même espèce. Les animaux domestiques, dont le poil offre des variétés de couleur extrêmement grandes, présentent jusqu'à un certain point, des variétés analogues sous le rapport de la couleur de l'iris. Cependant il est vrai de dire que les différences de couleur de l'iris sont encore beaucoup plus grandes chez l'homme. Cette couleur varie suivant le teint des individus, et même la couleur de leurs cheveux. L'iris est bleu ou gris chez les personnes blondes et faibles. La couleur de l'iris est en général plus foncée chez les individus dont les cheveux sont bruns ou noirs. Les yeux sont alors, comme on le dit vulgairement, bruns ou noirs. Cependant chez l'homme, l'iris n'est jamais noir, rigoureusement parlant. Les Allemands ont en général les cheveux blonds, le teint assez prononcé, et les yeux bleus ou gris. Ce caractère physique des Allemands avait été déjà signalé par Tacite dans son traité de Morbis Germanorum ; *Rutilæ comæ, cœrulei oculi*. Il a sans doute voulu désigner par *rutilæ*, les cheveux que nous appelons blonds ; et il est à remarquer que ce peuple offre encore aujourd'hui ce caractère indiqué par Tacite. Les habitants de l'Esclavonie, les Celtes, les orientaux, tels que les Turcs et les peuples de l'Asie occidentale, ont en général les cheveux et l'iris très colorés. Chez les nègres, la membrane dont il s'agit offre une coloration si prononcée, qu'on est obligé de l'examiner avec attention pour la distinguer du point obscur que forme la pupille. Il

paraît que la substance colorante des cheveux, de
l'iris, et de la peau, est un produit sécrété dont l'existence est indépendante de la structure propre de l'organe qu'elle colore, car elle peut manquer sans que
cette texture soit altérée. C'est, en effet, ce qui a lieu
chez les Albinos, dont l'iris, les cheveux et la peau
présentent une véritable décoloration morbide. On sait
que chez ces individus l'iris offre une teinte rouge, cela
résulte de ce que les vaisseaux dont, elle est formée,
apparaissent alors avec la couleur du sang dont ils sont
injectés, circonstance dépendant évidemment de l'absence de la substance colorante de l'iris. La choroïde est
également privée de la substance colorante qui la revêt, en
sorte qu'elle paraît rouge derrière l'ouverture pupillaire.
Le même phénomène a lieu chez les lapins blancs dont les
yeux sont remarquables par leur couleur particulière.

La rétine est d'une structure mollasse, et elle a presque la consistance mucilagineuse. Le nerf optique passe
à travers la sclérotique et la choroïde, et il se présente
ici une disposition difficile à expliquer, même pour
ceux qui prétendent pouvoir se rendre compte de
toutes les particularités de notre organisation ; c'est
que le nerf optique offre au niveau de son passage
à travers les tuniques de l'œil, une sorte d'étran-
glement qui rétrécit son diamètre, et qui ressemble à
la constriction d'une ligature. Au-delà de ce point, il
perd sa consistance filamenteuse, devient pulpeux, et
constitue là rétine, expansion membraniforme, dans
laquelle on peut distinguer deux portions différentes :
une pulpe médullaire, et une membrane vasculaire. Il
est facile, à l'aide d'un petit pinceau de poil de marthe,
de diviser en légers flocons flottants sur l'eau, la portion
médullaire de la rétine, et il reste une espèce de lascis
extrêmement fin, composé de vascules divisés, subdi-

visés et unis ensemble de manière à former une pellicule très délicate. Cette membranule et la portion pulpeuse, peuvent être considérées comme les analogues de la pie-mère et de la substance cérébrale. Le docteur Jacob, de Dublin, qui a poursuivi avec beaucoup de patience et de succès des recherches très minutieuses sur la structure de l'œil, a démontré l'existence d'une membrane encore plus mince et plus délicate que l'arachnoïde en dehors de la rétine.

La rétine est transparente sur l'œil d'un animal vivant, mais elle devient opaque après la mort. Quand on l'examine sur un animal vivant, elle laisse apercevoir derrière elle la choroïde, aussi bien que si elle ne la recouvrait pas, de sorte que la couleur de cette membrane constitue celle de la pupille, qui, comme on le sait, est ordinairement noire; tandis que chez quelques animaux la pupille offre une couleur différente résultant de la teinte particulière de leur choroïde. Toutes les altérations de couleur que peut offrir la pupille, sont causées par de semblables altérations de couleur de la rétine, de la choroïde, ou des humeurs de l'œil.

Après avoir expliqué la structure et la composition de ces parties, il est bon de dire un mot sur leurs connexions réciproques; d'abord, la rétine se trouve directement en rapport avec l'humeur vitrée, il n'existe entre ces deux parties qu'une simple contiguité; elles ne sont unies ni par des vaisseaux, ni par du tissu cellulaire. La partie antérieure de la rétine, c'est-à-dire la portion de cette membrane qui est en rapport avec les procès ciliaires, adhère solidement à la membrane de l'humeur vitrée.

La choroïde est appliquée sur la rétine comme celle-ci l'est sur l'humeur vitrée ; elles sont contiguës l'une à l'autre, mais non adhérentes entre elles. Sa surface interne adhère à la partie antérieure de l'œil, et par le

moyen des procès ciliaires à la membrane de l'humeur
vitrée; mais remarquons que le cristallin occupe le milieu et la partie antérieure de l'humeur vitrée, que cette
humeur offre au niveau de la circonférence du cristallin
une ligne noire, formée par une suite de petites lignes
rayonnées; cette ligne résulte de l'adhérence des procès
ciliaires, au-delà desquels ne peut s'étendre l'adhésion
de la rétine. Cette ligne noire et l'adhérence de la rétine
se remarqueront facilement, en détachant la choroïde
de la partie antérieure de l'humeur vitrée. La face externe de la choroïde adhère à la face interne de la sclérotique, par des filaments celluleux assez lâches pour que
l'on puisse séparer avec des ciseaux ces deux membranes sans les couper; mais ces deux membranes sont plus
intimement unies antérieurement par une substance
blanchâtre et dense, que l'on appelle ligament ciliaire.
Ce point d'union se trouve précisément derrière la
cornée et le bord ciliaire de l'iris. Quand on a détaché la
sclérotique et la choroïde de la partie antérieure de
l'œil, le ligament ciliaire se présente sous la forme d'un
cercle blanc, situé entre la choroïde et l'iris, et ressemble
au cercle qui circonscrit la circonférence de la cornée.

La connexion que je viens de décrire est importante à
considérer dans l'anatomie de l'œil, car il semblerait que
la sclérotique et la cornée seraient unies au même point
extérieurement, que la choroïde et l'iris le sont intérieurement; tandis que la choroïde adhère intérieurement
à l'humeur vitrée par le moyen des procès ciliaires, et la
portion de la membrane de l'humeur vitrée à laquelle
ces procès adhèrent, est intimement unie à la capsule du
cristallin. Nous considérerons donc cette partie comme
un point de réunion auquel viennent se rendre toutes les
parties essentielles du globe de l'œil, savoir : la sclérotique, la cornée, la choroïde, l'iris, l'humeur vitrée et

le cristallin; C'est encore sous le rapport pathologique
un point important à considérer : ainsi dans l'inflammation de l'iris ou de la cornée, la sclérotique en éprouve
bientôt les effets; et l'inflammation s'étendant à l'iris et
aux procès ciliaires, ne tarde pas à gagner tout le globe
de l'œil;

La ligne noire qu'offre l'humeur vitrée, quand on a
détaché les procès ciliaires; est quelquefois appelée zone
ciliaire, tandis que d'autres fois on désigne par le terme
collectif de corps ciliaire; le ligament, les procès et la
zone de ce nom;

La plus grande circonférence de l'iris correspond au
point où la choroïde et la sclérotique sont unies par le
ligament ciliaire ; ainsi donc ce ligament est non seulement en rapport avec ces deux membranes, mais encore
il réunit l'iris avec elles. L'iris paraît, pour me servir
d'une expression mécanique, enchassé dans le corps
ciliaire, et se trouve solidement compris entre la sclérotique et la cornée; de sorte que ces deux membranes,
mais surtout la première; peuvent aisément participer
aux maladies de l'iris;

L'humeur vitrée ressemble; dans l'état naturel, à un
diamant fort transparent. Toutefois, je pense que cette
humeur a pendant la vie plus de fluidité qu'elle n'en
offre après la mort; en effet, quand elle s'échappe de l'œil
pendant l'opération de la cataracte, elle coule sur les
joues du malade aussi fluide qu'un blanc d'œuf. Nous
ne pouvons découvrir dans cette humeur ni fibres, ni
vaisseaux, ni aucune trace d'organisation solide, elle est
aussi transparente qu'une goutte de cristal; cependant
on a dit qu'elle était composée d'un lascis celluleux, contenant de l'eau dans ses interstices : si on l'abandonne à
elle-même et surtout si on la presse entre les doigts, le
fluide s'écoule aussitôt. Elle offre ordinairement une

surface polie et uniforme, et elle peut intérieurement se condenser sous forme d'une membrane à laquelle on a donné le nom d'humeur hyaloïde ou vitrée. Elle forme dans sa totalité les quatre cinquièmes d'une sphère qui occupe toute la cavité de la rétine; et si on pratique au globe de l'œil une section verticale, on découvre dans tous les sens une foule de petites cellules ou cupules pleines d'un liquide vitré et transparent; au niveau de la ligne circulaire et noire dont nous avons parlé, cette membrane offre une gouttière peu profonde et irrégulière que l'on a appelée canal de Petit. Il est assez facile d'en démontrer l'existence en y pratiquant un petit pertuis et l'insufflant d'air. Cette membrane est pliée en deux replis longitudinaux et parallèles, correspondant aux procès ciliaires qui sont reçus dans les intervalles de ces replis. Le pigmentum noir couvre non-seulement les procès ciliaires, mais encore les plis auxquels ils adhèrent. Enfin, l'humeur vitrée présente une série régulière de stries noires et parallèles, disposées en rayons, à la circonférence du cristallin et adhérentes à sa capsule.

Le cristallin, qui est plongé dans l'humeur vitrée, offre une consistance plus ferme; il est maintenu en position par une membrane assez dense, qu'on appelle sa capsule, et qui est intimement unie à la membrane vitrée, qu'il surpasse en solidité et en densité. Le cristallin est un véritable instrument d'optique destiné à réfracter les rayons lumineux, pour les réunir en un foyer; si, après l'avoir récemment extrait de l'œil, on l'expose au trajet de la lumière d'une chandelle, cette lumière est réfractée comme avec un cristallin ordinaire. Il n'est pas exactement sphérique, mais il est composé de deux portions de sphère, dont la postérieure est moitié plus convexe que l'antérieure. La partie antérieure du cristallin, est plongée entièrement dans l'humeur

aqueuse, tandis que sa face postérieure dépasse cette humeur, et se trouve couverte par sa capsule ; l'extérieur
du cristallin est aussi mou qu'une gelée ; mais si l'on
enlève cette partie molle, le centre offre alors la consistance de la cire légèrement ramollie ; ainsi donc sa
consistance diminue du centre à la circonférence. On
appelle cette portion centrale, le noyau du cristallin. Le
cristallin semblerait avoir, au premier abord, des connexions étroites avec la capsule ; elle le renferme, en
effet, mais elle ne peut y être adhérente, on n'y peut
découvrir du moins, ni vaisseaux, ni tractus cellulaires,
ni aucune adhérence que ce soit. Le cristallin s'échappe
de la capsule dès qu'on la divise, et s'il y a là quelques vaisseaux, leur ténuité extrême ne permet pas de
les apercevoir (1). Quand on fait la moindre ouverture
à la capsule, il s'en écoule une humeur limpide, appelée
lymphe de Morgagni, qui, le premier, l'a découverte.

Pendant la vie, ou peu de temps après la mort, le
cristallin offre la transparence du cristal, qualité nécessaire pour la fonction qu'il doit remplir. Sur le cadavre
il perd peu à peu cette transparence, surtout si l'on vient
à le plonger dans l'eau ; l'eau chaude, l'alcool, les acides, le rendent immédiatement dense et opaque. Quand
on l'observe avant qu'il ait été ainsi altéré, on ne peut
y distinguer aucunes fibres ni traces d'organisation, mais
le cristallin rendu opaque, présente une structure fibreuse ; ce corps paraît divisé par trois lignes principales qui se rendent au centre : il semble en outre

(1) M. Watson a démontré par des dissections attentives, l'existence de vaisseaux provenant des procès ciliaires à la capsule, et
de celle-ci au cristallin : son mémoire se trouve traduit par extraits,
dans le tome XII des *Archives générales de médecine*, page 608. Il l'a
inséré dans le journal Médico-Chirurgical d'Édimbourg, oct. 1826.

(*Note du traducteur.*)

être formé de lames concentriques de nature fibreüse. Mais devons-nous considérer ces résultats de l'action d'un agent chimique, sur le cristallin privé de l'influence de la vie, comme propres à nous éclairer sur sa disposition naturelle? ou bien pouvons-nous en tirer quelques conséquences par rapport aux altérations qu'il subit pendant la vie? nous est-il permis enfin de regarder la portion extérieure ou molle du cristallin, comme étant de nature musculaire, contractile, et par conséquent susceptible de changer la forme naturelle de l'organe?

La capsule du cristallin est parfaitement transparente; la macération, la chaleur ou la lumière ne déterminent pas son opacité, mais il n'en est pas de même de l'eau bouillante ou des acides concentrés. Elle est d'un tissu compact et presque cartilaginiforme, il faut exercer sur elle une certaine traction pour la déchirer; la portion antérieure est plus épaisse que la postérieure, elle conserve mieux aussi sa forme quand elle a été séparée du cristallin; elle est faiblement adhérente à la membrane de l'humeur vitrée, au niveau de la circonférence du cristallin. La structure de ces deux membranes est trop différente pour qu'on puisse regarder l'une comme la continuation de l'autre.

Enfin, il reste à parler de l'humeur aqueuse qui consiste dans quelques gouttes d'un fluide clair, situé entre la cornée et le cristallin; l'espace qui sépare la cornée du cristallin est inégalement divisé en deux parties par l'iris. L'une est la chambre antérieure de l'œil, elle occupe le devant de l'iris, l'autre se trouve derrière cette membrane et porte le nom de chambre postérieure : elles sont remplies toutes les deux par l'humeur aqueuse. Cette humeur est plus abondante dans la chambre antérieure qui est la plus grande : cette chambre a pour limites la cornée et l'iris ; l'uvée et le cris-

tallin circonscrivent la chambre postérieure. On serait
tenté de croire que l'uvée est immédiatement en contact
avec la capsule du cristallin, mais il n'en est pas ainsi,
car il y a toujours une couche mince de liquide inter-
posée entre ces deux parties, qui du reste peuvent aisément contracter entre elles des adhérences par suite de
certaines ophthalmies.

Quelques anatomistes pensent que l'humeur aqueuse
est le produit de la sécrétion d'une membrane de l'ordre
des membranes séreuses, qui s'étendrait de la partie antérieure et postérieure de l'iris, sur la capsule du cristallin, ainsi que sur la concavité de la cornée. On peut
effectivement remarquer une membrane semblable sur
la cornée, mais je crois que l'anatomie n'a pu nous en
démontrer encore l'existence sur l'iris et la capsule du
cristallin.

---

§. II. DES DÉPENDANCES DU GLOBE DE L'OEIL.

Les dépendances de l'œil comprennent les muscles
qui meuvent le globe oculaire; les parties qui le couvrent et le protégent, comme les sourcils, les paupières et leurs muscles, la conjonctive et les organes
qui secrètent les humeurs propres à lubréfier cette membrane, et enfin, l'appareil lacrymal.

Le globe de l'œil est mis en mouvement par six muscles; quatre qui sont semblables et qu'on appelle muscles droits. Ils commencent au bord du trou optique,
se portent sur les côtés, en dessus et en dessous de l'organe, et viennent se terminer à la sclérotique par des tendons aplatis. Ils entourent le nerf optique à leur origine,
s'en éloignent à mesure qu'ils se portent en avant, et finis-

sent par embrasser le globe oculaire entre leurs tendons. Les muscles droits font mouvoir l'œil dans quatre sens opposés, ou bien dans une direction qui leur est intermédiaire lorsque deux d'entre eux agissent d'une manière combinée.

Il existe, en outre, deux muscles obliques, le supérieur et l'inférieur : leur direction est oblique, et ils font mouvoir l'œil en haut et en dehors, en bas et en dehors. Les fonctions de ces muscles ne semblent point évidentes, car les muscles droits peuvent à eux seuls exécuter tous les mouvements dont le globe de l'œil est capable. On les a appellés muscles pathétiques parce qu'on les a sans doute considérés comme chargés d'exprimer les passions tendres de l'ame, cependant il est vrai de dire que nous les rencontrons chez les animaux qui n'expriment point de la sorte les sentiments amoureux qui les agitent.

A l'aide de ces muscles le globe oculaire est porté dans tous les sens suivant lesquels les objets extérieurs se présentent à nous. Lorsqu'il est nécessaire d'exercer de grands mouvements, nous dirigeons alors l'axe visuel en faisant mouvoir la tête.

L'orbite contient quelques nerfs parmi lesquels se remarque le nerf optique ou le nerf de la seconde paire ; son volume et son étendue démontrent son importance dans l'exercice de la vision. Parmi les nerfs que l'on observe à la base du cerveau, il n'est inférieur en volume qu'à la 5ᵐᵉ paire. Les nerfs optiques ont cela de particulier de converger l'un vers l'autre depuis leur origine jusqu'à leur entrée dans l'orbite, tandis que les autres nerfs se rendent au contraire en divergeant de leur origine à leur destination. Ils s'unissent ensemble, et leur substance se mêle et forme une seule masse sur la face supérieure de l'os sphénoïde. On ne trouve dans aucun autre nerf cette disposition particulière ; le mélange de leurs substances peut rendre compte de la sympathie qui existe entre les deux yeux, et de divers phénomènes morbides. Ces nerfs, après s'être unis, se séparent de nouveau, se rendent chacun vers leur trou optique correspondant, et se terminent à la partie postérieure du globe oculaire. On observe une autre particularité dans leur trajet depuis le trou optique jusqu'au globe oculaire, c'est qu'ils sont étroitement enveloppés par une portion du prolongement de la dure-mère qui tapisse l'intérieur de l'orbite.

La cavité orbitaire contient encore le nerf de la troisième paire dont les rameaux sont destinés à se répandre dans trois des muscles droits, dans l'un des muscles obliques et dans l'élévateur de la paupière supérieure. Ils forment en outre le ganglion lenticulaire duquel partent les nerfs de l'iris. On observe dans cette cavité le nerf de la quatrième paire qui se rend au muscle oblique supérieur; la branche ophthalmique de la cinquième paire qui fournit de petits filets dans l'intérieur de l'orbite d'où elle sort par le trou sus-orbitaire; enfin, le nerf de la sixième paire qui se rend au muscle droit externe.

L'orbite renferme, en outre, l'artère ophthalmique dont les diverses ramifications se rendent aux parties constituantes et dépendantes du globe de l'œil. Elle est accompagnée de la veine ophthalmique qui reporte le sang dans le sinus caverneux de la dure-mère. Enfin, l'orbite contient la glande lacrymale.

Les différentes parties dont il vient d'être question sont unies entre elles par un tissu adipeux très abondant qui, chez l'homme vivant est demi-fluide, et peut de la sorte s'accommoder aux divers mouvements qu'exerce le globe oculaire. La face interne de la cavité orbitaire est tapissée par une membrane fibreuse qui semble être la continuation de la dure-mère, et que l'on appelle pé-

rioste de l'orbite. Cette membrane remplit en effet la
même fonction que le péricrâne à l'égard des os du crâne
et le périoste pour les autres os. Elle est une continuation
de la dure-mère, comme le prolongement de cette membrane qui recouvre le nerf optique dans l'orbite.

Le sourcil est l'arc prédominant qui termine le front,
et surmonte l'œil. Il est formé par la saillie osseuse de l'os
frontal, qui constitue le bord supérieur de la circonférence de l'orbite, le muscle sourcilier ou corrugateur
des sourcils qui s'applique sur cette portion osseuse, et
qui part de l'éminence nasale pour se porter dans la direction du sourcil, en mêlant ses fibres avec celles de l'orbiculaire des paupières et de l'occipito-frontal. Ce muscle
consiste en un faisceau considérable de fibres musculaires.
Il détermine les plis de la peau que l'on observe au front
dans l'action de sourcilier. Il concourt plus à déterminer l'expression de la physionomie qu'à l'acte physiologique de la vision. Ainsi, il semble plus particulièrement
destiné à faire connaître l'état et les passions de l'ame.
Il est donc particulier à l'espèce humaine, quoique je
ne veuille pas dire pour cela qu'on ne puisse le trouver chez le singe et les animaux de cette espèce dont la
conformation a quelque rapport avec celle de l'homme.

On trouve sur le muscle sourcilier une couche de
fibres musculaires appartenant à l'orbiculaire des paupières; ces fibres sont comme mélangées avec une portion de substance adipeuse que recouvre la prolongation
de la peau du visage sur laquelle se trouve implanté une
rangée de poils. Ces poils sont courts et forment un double rang. Ceux qui appartiennent au rang inférieur sont
dirigés en haut et en dehors; ceux du rang supérieur en
bas et en dehors.

Les paupières forment une espèce de voile mobile destiné à fermer l'entrée de l'orbite; leurs limites anatomi-

ques sont le front en haut, la joue en bas, les tempes en
dehors et le nez en dedans. On peut regarder comme
appartenant aux paupières tout ce qui se trouve compris
entre ces limites. Lorsqu'elles se rapprochent, elles ferment entièrement l'ouverture orbitaire ; comme elles
s'adaptent à la partie antérieure du globe oculaire, elles
sont convexes en dehors et concaves en dedans. Elles
sont formées par la peau, des fibres musculaires, un cartilage et une membrane muqueuse. Elles sont séparées
l'une de l'autre par une ouverture horizontale qui se
fermé par le rapprochement des paupières et qui présente une ouverture dont les dimensions sont très variables lorsqu'elles s'écartent l'une de l'autre. L'ouverture qui résulte de leur écartement, constitue ce que,
dans le langage vulgaire, on appelle l'ouverture de l'œil.
On dit généralement que la direction de cette ouverture
est horizontale, cependant cela n'est pas parfaitement
exact, car elle est un peu plus basse en dehors qu'en dedans. Les paupières sont plus solidement fixées aux os
de la face du côté du nez que du côté des tempes.

Les paupières sont mises en mouvement par deux
muscles, l'un situé dans la cavité orbitaire, et l'autre à
la face ; le premier porte le nom d'élévateur de la paupière supérieure, il naît avec le muscle droit supérieur
du bord du trou optique, se porte le long de la cloison de
l'orbite et vient se terminer par un tendon largement
épanoui au bord de la paupière supérieure. L'autre muscle est l'orbiculaire des paupières ; il consiste en une
couche de fibres musculaires fixées au côté externe de
l'éminence nasale par un tendon commun, placé au devant de l'excavation destinée à loger le sac lacrymal.

Les fibres de ce muscle sont situés immédiatement sous
la peau, et sont disposées en forme circulaire dans la
direction des paupières. Elles s'étendent depuis le bord

ciliaire de ces dernières jusqu'au front, aux tempes et à la joue. Lorsque l'œil est fermé, le muscle élévateur en détermine l'ouverture, en élevant la paupière supérieure et en l'écartant de l'inférieure. Mais dans cette action, les deux paupières n'éprouvent point un mouvement semblable : ainsi la paupière inférieure ne s'abaisse pas, elle reste au même point, et c'est la paupière supérieure qui s'élève seule. Les deux paupières ne couvrent point une égale partie du globe de l'œil. La paupière supérieure est beaucoup plus large et plus épaisse, de sorte que le point de jonction des deux paupières ne correspond pas au milieu de la face antérieure du globe de l'œil; il se trouve au-dessous du bord inférieur de la cornée transparente, tandis que la paupière supérieure couvre à elle seule toute cette membrane. Sœmmering donne, dans la première planche de son ouvrage, un dessin de face et de profil des paupières fermées, comme elles le sont dans le sommeil : il représente leur point de jonction à un huitième de pouce au-dessous du bord inférieur de la cornée transparente; le globe de l'œil se trouve sans doute alors un peu tourné en haut par la contraction du muscle droit supérieur. L'élévateur de la paupière supérieure, en élevant cette paupière, découvre la face antérieure du globe de l'œil. Pour maintenir cet organe à découvert, il est nécessaire que ce muscle continue d'agir, sans cela la paupière retomberait par sa propre pesanteur; aussi, lorsque le muscle est privé de sa propriété contractile, la paupière reste tombante au-devant de l'œil. C'est, en effet, ce que l'on observe chez les personnes très fatiguées, la contraction volontaire des muscles étant alors moins libre et moins facile, les paupières tombent au-devant de l'œil, ou deviennent pesantes, comme on le dit vulgairement. En un mot, l'œil s'ouvre plus ou moins large-

ment, suivant que l'élévateur des paupières est plus ou
moins paralysé dans son action. C'est ce que l'on observe
encore assez souvent, et même je ne sache pas qu'aucun
muscle du corps soit plus sujet à devenir le siége d'une
paralysie partielle et indépendante de celle de tout autre
muscle. La fréquence de cette paralysie ne proviendrait-
elle pas de ce que ce muscle est continuellement en contraction pendant la vie, et par conséquent plus exposé
à perdre promptement sa force contractile? On doit,
dans tous les cas, penser que cette espèce de paralysie
provient d'une affection propre au muscle, plutôt que
d'une maladie des nerfs qui s'y rendent, puisque les
autres muscles qui reçoivent des filets du même tronc
nerveux, n'éprouvent pas la même paralysie.

Le muscle orbiculaire est l'antagoniste du muscle élévateur de la paupière supérieure : la contraction plus ou
moins prononcée de ses fibres diminue, ou ferme complètement l'ouverture des paupières ; cependant, si l'élévateur de la paupière cesse de se contracter, l'œil peut, il
est vrai, se fermer, par l'abaissement graduel de la
paupière supérieure, qu'entraîne alors son propre poids,
mais cette espèce d'occlusion passive ne prouve pas que
l'orbiculaire soit ordinairement étranger à l'action de
fermer l'œil, car sans lui nous ne pouvons rapprocher
les paupières avec force, et c'est à l'aide de sa contraction soudaine, que nous pouvons soustraire l'œil à
l'action des corps étrangers qui menacent de le heurter,
ou à l'éclat de l'intensité de la lumière qui le frappe.
Dans ce cas, l'orbiculaire se contracte avec beaucoup
de force. C'est ce dont on peut se convaincre lorsqu'on
essaie d'ouvrir par force l'œil de quelqu'un, et c'est ce
que l'on voit encore chez l'enfant dont les yeux sont
irrités par l'approche d'une lumière trop vive ; l'orbiculaire des paupières exerce alors une contraction en

quelque sorte spasmodique, et non-seulement il produit l'occlusion de l'œil, mais encore il fronce et ride
les tégumens des parties environnantes, et surtout de
la région temporale.

Il entre dans la texture des paupières différentes parties, que je vais énumérer dans leur ordre de position.
Elles sont formées à l'extérieur par la peau, qui, chez
quelques personnes, est si fine et si transparente, que
l'on aperçoit à travers son tissu les branches, et les plus
petites ramifications vasculaires sous-cutanées. Chez les
jeunes sujets, cette partie des tégumens est très lisse;
mais elle perd son élasticité par les progrès de l'âge, et
forme alors des rides. Lorsque la paupière supérieure
est élevée, il se forme entre elle et les sourcils un pli
profond, que l'on n'observe pas à la paupière inférieure.
Immédiatement au-dessous de la peau, se trouve une
couche de fibres appartenant à l'orbiculaire des paupières.
Enfin, on rencontre au-dessous de ces fibres, le tendon
épanoui du muscle élévateur de la paupière supérieure.
Toutes ces parties molles sont soutenues par un fibrocartilage mince, ferme, flexible et élastique. Les deux
paupières en sont pourvues, on les appelle cartilages
tarses; ils sont convexes en dehors et concaves, en
dedans; ils ont un bord épais, correspondant au bord
ciliaire des paupières, et un autre bord plus mince
dirigé du côté du contour de l'orbite. On peut aisément
apercevoir ces cartilages en renversant les paupières :
le supérieur est trois fois plus épais environ que l'inférieur; cette différence d'épaisseur correspond à la différence d'épaisseur des paupières. Le cartilage de la
paupière inférieure est également épais dans tous ses
points. Celui de la paupière supérieure l'est plus à sa
partie moyenne que vers ses deux bords, et plus étroit
vers ses deux extrémités. Les bords adhérents des car-

tilages tarses sont unis au contour de l'orbite par une expansion fibreuse. Ces fibres, que l'on appelle quelquefois les ligaments larges des cartilages tarses, consistent en des couches assez distinctes du côté de l'os frontal, avec le périoste duquel elles se continuent, et deviennent plus minces en se rendant au cartilage. Ce ligament est plus solide et plus épais du côté de la région temporale de l'orbite où l'œil a le plus besoin d'être protégé.

Au-dessous du cartilage tarse se trouvent des follicules rangés sur une ligne parallèle, et auxquels on donne le nom de glandes Meibomius. On peut aisément distinguer, chez l'homme vivant, ces petites glandes blanchâtres, que l'on aperçoit à la face interne de la paupière, malgré l'épaisseur de la membrane muqueuse qui les recouvre. Lorsqu'on les soumet à la loupe, on voit que chaque glandule est formée d'une agglomération de plusieurs petits corps arrondis. Il est évident que ces petits corps agglomérés, font sourdre le produit de leur sécrétion dans un conduit central et commun, qui vient s'ouvrir au bord ciliaire de la paupière. Ces orifices glanduleux, qui, bien que fort petits, s'observent cependant assez bien chez l'homme vivant, ont reçu le nom de conduits ciliaires (1). Le nombre des glandes de Meibomius est très considérable, en raison de leur extrême petitesse. Il y a de trente à quarante rangées de ces follicules à la paupière supérieure, mais elles ne sont pas aussi nombreuses à la paupière inférieure. L'orifice des glandes est plus grand à la paupière inférieure qu'à la paupière supérieure, relativement à la différence de grandeur des deux paupières. La matière muqueuse

_____

(1) L'ouvrage de Sœmmering renferme deux gravures qui représentent ces organes avec une grande fidélité.

qu'elles secrètent, lubréfie les paupières, et les empêche
d'adhérer entre elles. Après la mort, cette substance
se concrète, ét peut être exprimée des conduits ciliaires,
sous forme de petits filaments blanchâtres. Enfin, ces
glandes sont recouvertes par la membrane muqueuse
qui est un prolongement de la conjonctive, et qui facilite les mouvements des paupières sur le globe de
l'œil.

Les paupières sont imperméables à la lumière ; elles
s'opposent à ce que ce fluide pénètre jusqu'à l'œil durant
le sommeil. Toutefois, elles n'interceptent pas la lumière
de telle sorte que, durant le jour, nous ne puissions
distinguer le moment où le jour d'une croisée vient à
tomber directement sur nos yeux, d'avec celui où il est
intercepté, lorsque même que nous tenons les paupières
fermées. En effet, les personnes qui dorment, leurs volets
et leurs rideaux habituellement fermés, les tiennent ouverts quand elles veulent se lever de bonne heure, parce
qu'on sait généralement que l'action inaccoutumée de
la lumière sur les paupières, suffit pour provoquer le
réveil.

Les parties qui constituent les paupières sont unies
entre elles par un tissu cellulaire qui ne renferme pas
de graisse ; s'il se déposait des couches adipeuses dans le
tissu cellulaire palpébral, comme dans celui des autres
parties du corps, cela déterminerait l'occlusion permanente des yeux. Mais d'un autre côté, ce tissu cellulaire
s'infiltre aisément de sérosité, aussi dans les inflammations érysipélateuses ou autres, voit-on une accumulation séreuse produire l'occlusion de l'œil pendant plusieurs jours.

La membrane muqueuse qui tapisse la face interne
des paupières, se continue sur leur bord avec le tégument externe ; cependant on peut dire que le bord pal-

pébral est recouvert d'une sorte de tissu intermédiaire
à la peau et à la membrane muqueuse, et qui n'offre point
une texture absolument analogue à l'une et à l'autre de
ces parties. Le tissu du bord palpébral est rouge, épais,
dense et compact, et adhère intimement au cartilage
tarse. Le bord de la paupière en est la partie la plus
épaisse, et il présente une surface dont la forme correspond et se trouve en contact avec celle de la paupière
opposée lorsque l'œil est fermé, et comme il est légèrement dévié en dedans, du côté du globe de l'œil, ces
deux bords offrent, en se réunissant, une sorte de canal
le long duquel circulent les larmes. On voit à la partie
la plus externe du bord ciliaire, une rangée de pores
dans lesquels les cils sont implantés. Les poils des cils
offrent, comme ceux des sourcils une particularité de
forme et d'arrangement. Chaque poil prend naissance
dans un bulbe, comme les poils des autres parties du
corps; ils sont minces à leur origine, augmentent encore
de finesse en avançant, et se terminent par une pointe
extrêmement fine. Tous ces poils sont courbes; la concavité des cils supérieurs, est tournée en haut, et celle des
cils inférieurs en bas, de sorte qu'ils se rencontrent quand
les paupières sont fermées. Les cils supérieurs sont plus
forts et plus longs que les inférieurs, ils diminuent de
force et de longueur vers les angles des yeux. Derrière
le bord des paupières, on aperçoit les conduits ciliaires,
et près de l'angle interne existe une espèce de papille
blanchâtre, au centre de laquelle se trouve un pertuis
que l'on désigne sous le nom de point lacrymal.

Les points de réunion des paupières, du côté de la
tempe et du nez, portent le nom d'angles interne et
externe, ou grand et petit angle des paupières. L'interne,
ou le grand angle est plus large et plus arrondi; l'externe plus petit ou plus aigu; l'angle interne est fixé aux

parties latérales du nez par le tendon de l'orbiculaire,
l'autre angle est fixé à la région temporale par le ligament
large du cartilage tarse. La grandeur de l'ouverture palpébrale est différente, suivant les divers individus, et
c'est d'après la dimension de cette ouverture que l'on peut
dire que les yeux sont grands ou petits, car il est à remarquer que le volume du globe de l'œil varie très peu.

_ L'organisation des paupières, telle que nous venons
de la décrire, les rend très propres à remplir les usages
auxquels elles sont destinées, et qui sont de protéger
l'œil contre les corps extérieurs, de le couvrir durant
le sommeil, de le garantir de l'éclat d'une trop vive lumière, d'entretenir la mollesse et l'humidité de la cornée,
de la nettoyer, et de disséminer le produit de la secrétion lacrymale sur tout les points de la surface de l'organe. Le cartilage des paupières entretient leur surface
uniforme, l'humeur des glandes de Meibomius lubréfie les bords palpébraux, et les empêche d'adhérer entre
eux durant le sommeil ou lorsqu'ils se mettent en contact; enfin, le mouvement des paupières nétoie constamment la cornée, et, en entretenant sa transparence, la
rend propre à recevoir et à laisser pénétrer les rayons
lumineux qui frappent sur elle.

Le nom de conjonctive indique que cette membrane
unit le globe de l'œil aux paupières, et elle adhère si
intimement à la partie antérieure du globe oculaire
qu'elle semble en être une des partie constituantes. La
rangée des cils de chaque paupière, peut être considérée comme la ligne de démarcation entre la peau et la
membrane muqueuse des paupières. La conjonctive est
là, perforée par les conduits ciliaires, ensuite elle s'étend
à la face interne de la paupière, dépasse un peu le bord
supérieur du cartilage tarse qu'elle abandonne pour se
porter sur le globe oculaire, dont elle recouvre les deux

tiers, savoir la partie antérieure de la sclérotique et la
cornée; de la partie inférieure du globe de l'œil elle se
réfléchit sur la face interne de la paupière inférieure
qu'elle tapisse pour venir ensuite gagner le bord ciliaire
de cette paupière, au niveau duquel elle est perforée par
les conduits ciliaires, et se continue enfin avec la peau;
ainsi cette membrane est réfléchie des paupières à toute la
circonférence du globe oculaire, et forme de la sorte un
repli circulaire dont le point de réflexion correspond à
la circonférence de l'orbite. C'est ce repli de la conjonctive
qui sert de limite entre les parties internes et les parties
externes de l'orbite; il est lâchement uni aux parties environnantes et se prête avec facilité aux mouvements de
l'œil, de sorte que de simple qu'il est naturellement, il se
double et se triple en haut ou en bas, suivant que l'œil est
abaissé ou élevé, tandis qu'il s'efface, au contraire, dans
le sens opposé.

On peut dire que la conjonctive contribue à former
le tégument externe du corps. Sa surface est en contact
avec l'air ambiant lorsque les paupières sont ouvertes.
Elle présente une surface unie qui est humectée par
l'exhalation muqueuse qui s'y opère, et une surface cellu-
luleuse qui est adhérente aux parties qu'elle recouvre.
C'est une membrane continue dont la structure et l'apparence diffère dans certains points; de sorte que les anatomistes ont désigné la partie de cette membrane qui couvre l'œil sous le nom de conjonctive oculaire, et celle qui
tapisse les paupières sous la dénomination de conjonctive palpébrale. La première se subdivise en conjonctive de la cornée et de la sclérotique; mais ces différentes
parties sont semblables en ce qu'elles présentent une
surface polie, humectée par le mucus qu'elles secrètent.

La conjonctive palpébrale consiste en une membrane
mince et vasculeuse, à laquelle les nombreuses ramifi-

cations vasculaires qui y existent donnent une couleur rougeâtre; cette membrane est en même temps demi-transparente, de sorte qu'on peut distinguer à travers son tissu le cartilage tarse et la série des glandes de Meibomius. Elle adhère au bord ciliaire du cartilage tarse, mais elle n'est que lâchement unie au reste de sa surface.

. La conjonctive de la sclérotique est d'une couleur blanche et d'une texture pulpeuse; elle revêt la portion blanchâtre de la sclérotique à laquelle on donne vulgairement le nom de blanc des yeux. Elle est remarquable en ce qu'elle ne présente aucun vaisseau sanguin ou du moins aucun vaisseau parcouru dans l'état normal par un fluide coloré, et l'on ne peut distinguer qu'un très petit nombre de vaisseaux rouges qui se rendent de la circonférence des paupières à la conjonctive. Elle n'adhère aux parties qu'elle recouvre que par un tissu cellulaire très lâche, qui permet au globe de l'œil d'exercer ses mouvements dans tous les sens. Ce tissu cellulaire devient dans certaines ophthalmies le siége d'infiltrations séreuses plus ou moins abondantes.

La conjonctive de la cornée diffère évidemment des deux portions de la même membrane qui viennent d'être décrites, et même quelques anatomistes ont douté que sa structure fût la même. On n'y aperçoit pas de ramifications vasculaires, et elle adhère si intimement à la cornée, qu'on ne peut l'en séparer par la dissection sur un œil frais. Cependant, tout porte à croire que la cornée est tapissée par la continuation de la conjonctive; en effet, la face antérieure de la cornée jouit de la même sensibilité que le reste de la conjonctive, et même la sensibilité de cette partie de l'œil, est plus grande dans ce point que dans tout autre, lorsque les lames de la cornée paraissent être insensibles. Certaines altérations

organiques qui surviennent au globe de l'œil, s'étendent de la conjonctive de la sclérotique à celle de la
cornée. Le. prolongement des vaisseaux rouges, et
l'épaississement du tissu de cette membrane, rend quelquefois si palpable l'identité de structure de la conjonctive de la cornée avec celle de la sclérotique, qu'il est
presque impossible de distinguer la limite qui sépare ces
deux parties; enfin, on trouve chez quelques animaux
une preuve évidente de la continuation de la conjonctive
sur la cornée. Dans les serpents, par exemple, qui chan-
gent tous les ans d'épiderme, la pellicule qui recouvre la
partie antérieure de la cornée, s'exfolie avec l'épiderme
des autres parties du corps. Lorsqu'on dépouille une
anguille, on enlève souvent en même temps la pellicule
qui recouvre la cornée. Un animal souterrain (*mus
typhlus* Lin.), dont les habitudes sont analogues à celles
de la taupe, a les yeux recouverts d'une pellicule garnie
de poils comme le reste des téguments.

Dans certaines circonstances particulières, la conjonctive oculaire est humectée par un fluide plus abondant que ne l'est le produit ordinaire de la sécrétion
muqueuse. Ce fluide provient de la glande lacrymale,
située dans l'orbite au dessous de l'éminence orbitaire
externe du frontal. Les conduits excréteurs de cette
glande s'ouvrent à la surface de la conjonctive vers
l'angle externe de l'œil. Ils sont au nombre de sept;
mais on ne les distingue qu'avec beaucoup de difficulté
sur l'œil humain, si ce n'est pourtant dans certaines
circonstances. Sur l'œil du cheval ou du veau, ces orifices sont assez larges pour admettre une petite sonde.
Le fluide que sécrète la grande lacrymale est aqueux;
mais il contient une certaine quantité de principes salins, de sorte qu'il a une saveur salée, et quand il devient très abondant, il irrite et rougit la conjonc-

tive et le bord des yeux.. Cette sécrétion est provoqué
et augmentée par le contact des corps étrangers, sur-
tout lorsqu'ils sont âcres et irritants. Elle s'accroît
encore par le développement d'une conjonctivite, et sur-
tout par l'influence sympathique des émotions de l'ame.
Le fluide sécrété par la conjonctive et par la glande lacrymale, est absorbé par un appareil excréteur, et conduit dans les fosses nasales. Les points lacrymaux, dont
il a déjà été question, sont le commencement de deux
petits tubes situés vers l'angle interne des yeux, et qui
se terminent au sac lacrymal. On nomme ces tubes canaux ou conduits lacrymaux; ils convergent l'un vers
l'autre, le supérieur se dirigeant en dedans et en bas, l'inférieur en dedans et en haut; ils ont environ un quart·de
pouce de longueur, et s'ouvrent ensemble au même point
dans le sac lacrymal. Ce sac, dont le volume est analogue
à celui d'une petite fève, est ovale, et situé à la partie
antérieure et interne de la cavité orbitaire; son extrémité supérieure est arrondie, l'inférieure légèrement
resserrée, forme un tube d'un demi pouce de long,
auquel on a donné le nom de canal nasal. Le sac lacrymal adhère à la goutière osseuse dans laquelle il est
logé. Sa face antérieure est recouverte par une lame fibreuse fixée au rebord osseux de l'enfoncement qui loge
le sac. Cette face antérieure est en outre couverte par
les fibres de l'orbiculaire et par la peau. Le tendon de
l'orbiculaire croise le sac un peu au-dessus de la partie
moyenne, de sorte qu'un tiers du sac se trouve au-dessus, et les deux autres tiers au-dessous de ce tendon.
Les conduits lacrymaux s'ouvrent précisément derrière
ce tendon, mais du côté du sac correspondant à l'œil.
Un retrécissment léger établit la ligne de démarcation
entre le sac et le canal lacrymal. Ce dernier se dirige
obliquement de haut en bas, et un peu en arrière; il est

enfermé dans un canal osseux qui s'ouvre dans le méat inférieur des fosses nasales.

Le sac et le canal lacrymal sont tapissés par une membrane muqueuse épaisse, analogue à la membrane pituitaire, et pourvue comme elle de nombreux cryptes muqueux. Les conduits et les points lacrymaux sont tapissés par une membrane plus épaisse et plus compacte; qui est la continuation de la conjonctive; ainsi ces divers organes établissent une communication évidente entre l'œil et les fosses nasales, et le fluide absorbé par les points lacrymaux, se trouve transporté dans le sac; et de là dans le canal et les fosses nasales: Il nous est difficile d'expliquer comment les orifices des conduits lacrymaux pompent les larmes. On voit un petit espace à l'angle interne de l'œil, entre les deux paupières, vers lequel les larmes coulent, et dans lequel existe un petit conduit triangulaire résultant du rapprochement des paupières. On l'a désigné sous le nom de lac des larmes, et l'on remarque que les points lacrymaux se dirigent vers cet espace. Lorsque la sécrétion lacrymale se trouve surexcitée par une des causes mentionnées ci-dessus, ce fluide ne pouvant être absorbé en totalité, s'écoule sur les joues.

A l'angle interne des yeux, et non loin des points lacrymaux, se trouve un petit corps proéminent d'une couleur rougeâtre, et que l'on nomme caroncule lacrymale. Cette partie s'observe mieux sur le vivant que sur le cadavre où elle ne tarde pas à pâlir et à se flétrir. La caroncule lacrymale est formée par une agglomération de petits follicules analogues aux glandes de Meibomius. Entre la caroncule lacrymale et le globe de l'œil se trouve un petit repli de la conjonctive, appelé pli semilunaire. Il paraît être le rudiment de celui qui, chez les animaux, constitue ce que l'on a nommé la troisième paupière.

DEUXIÈME PARTIE.

PHYSIOLOGIE DE L'OEIL.

L'optique, considérée sous le rapport de la vision et des couleurs, forme une branche très étendue de la physique. Je me contenterai d'exposer ici, d'une manière générale, ce que cette science a de commun avec la physiologie de l'œil, considérée comme base ou point de départ de l'étude des maladies de cet organe.

La nature de la lumière n'a pas encore été parfaitement bien expliquée, ou du moins il existe une grande variété d'opinions parmi les hommes qui ont essayé d'approfondir ce sujet. Quant à nous, il nous suffira d'admettre, avec le plus grand nombre des savants, que la lumière consiste en une matière extrêmement subtile qui émane, en forme de rayons, dans toutes les directions, des corps lumineux ou de ceux qui, n'étant pas par eux-mêmes lumineux, sont éclairés par d'autres.

Un rayon de lumière peut donc être considéré comme une ligne arrivant d'un corps lumineux ou éclairé, jusqu'à l'œil de l'observateur. Nous employons l'expression *rayon de lumière*, et nous parlons si souvent des variétés de formes qu'éprouve ce rayon, que nous finissons par croire à l'existence d'une chose matérielle qui

serait parfaitement démontrée pour nous. Quoi qu'il en
soit, nous devons considérer les rayons de lumière
comme émanant, dans tous les sens, de quelque corps
lumineux. C'est ainsi qu'une bougie, placée au centre
d'une chambre, en éclaire toutes les parties d'une manière plus ou moins intense. Si l'on prenait une portion
des rayons lumineux qui en partent, ils auraient la
forme d'un cône dont le sommet serait à la flamme de
la bougie. Ces rayons s'écartent l'un de l'autre à mesure
qu'ils s'éloignent de leur point de départ; la distance
qui les sépare l'un de l'autre finit par devenir extrêmement grande; cependant cette divergence très prononcée
à une certaine distance du corps lumineux devient moins
grande lorsque cette distance s'accroît, et il arrive un
point où il est si difficile de la saisir, qu'on dirait que
tous les rayons lumineux sont alors parallèles, de là une
distinction entre les rayons divergents et les rayons
parallèles.

La nature si subtile de la lumière, celle des causes et
des effets qui constituent la science de l'optique, permettent si peu d'invoquer à l'appui des explications qu'on
en donne, les preuves matérielles par lesquelles sont ordinairement démontrés les phénomènes de la physique,
que je ne puis présenter ici ce sujet avec toute la clarté
possible. Cependant, quelques-unes des modifications
que la lumière éprouve, offrent de l'analogie avec certains phénomènes plus sensibles de la matière, tel est
par exemple la réflexion des rayons lumineux. Ces
rayons traversent certains corps en tombant sur eux, et
ces corps sont appelés transparents. La lumière en arrivant sur certains autres est réfléchie, ou revient sur elle-
même, comme une bille en rencontrant la bande d'un
billard. Un des exemples les plus communs de la réflexion de la lumière est la réflexion du corps par un

4.

miroir. Les rayons lumineux arrivent par réflexion aux yeux de l'observateur, et lui font voir son image comme s'il était placé derrière la glace.

Un autre phénomène offert par la lumière est appelé réfraction, ce qui signifie littéralement brisement. Les rayons lumineux, dans certaines circonstances, au lieu de s'avancer en lignes droites, sont détournés de leur trajet comme s'ils étaient brisés ou interrompus. Ce phénomène a lieu toutes les fois que la lumière passe d'un milieu dans un autre de densité différente. En parcourant le même milieu, le rayon lumineux poursuit invariablement son trajet, quelque soit l'espace qu'il doive encore franchir pour arriver à l'œil de l'observateur. Il est des milieux qui, bien qu'offrant à peu près la même transparence, sont cependant d'une densité différente : tels sont l'air, l'eau et le verre. Quand la lumière passe d'un milieu plus rare dans un milieu plus dense, elle est déviée de sa première direction, et elle est rapprochée de la perpendiculaire, c'est-à-dire qu'elle tend à faire, avec la surface sur laquelle elle tombe, un angle droit à son point d'incidence. Le contraire a lieu si la lumière passe d'un milieu plus dense dans un milieu moins dense. On peut avoir une idée du phénomène que nous signalons, par ce que l'on observe en plongeant un bâton dans l'eau ; on sait qu'il paraît alors brisé ou courbé à partir de la surface de l'eau ; c'est que la partie plongée dans ce liquide est vue à travers la lumière réfractée par l'eau, en passant de l'air dans ce liquide, tandis que la portion du bâton restée en dehors a conservé sa perpendiculaire par rapport à l'eau.

On peut dire en général que la réfraction de la lumière se fait en raison directe de la densité du milieu par lequel elle passe. L'eau réfracte plus que l'air, le

verre plus que l'eau, le diamant plus que le verre, mais
on a remarqué, à l'égard du diamant, une autre loi,
c'est que plus la nature du corps est inflammable, plus
sa réfraction est grande. On fait un grand nombre d'expériences que tout le monde connaît, pour démontrer
la réflexion et la réfraction des rayons lumineux. La
lumière qui émane des corps célestes est réfractée par
l'atmosphère de la terre.

Il résulte encore de ce phénomène que nous aperce-
vons la lumière du soleil avant que cette planète soit
au-dessus de notre horizon, et qu'elle nous éclaire encore quand elle est au-dessous : c'est ainsi que s'accroît
et décroît insensiblement l'éclat du jour, ce qui constitue le crépuscule.

Lorsque les rayons de la lumière tombent sur un
corps dense, transparent et convexe, la réunion en un
seul point des rayons divergents, à une certaine distance
du corps transparent, et le degré de réfraction de chaque point de la surface convexe, dépendent de principes
calculés mathématiquement sur la nature de la cour-
bure qui reçoit le rayon lumineux. L'exemple le plus
commun de cette loi d'optique nous est fourni par les
verres convexes. Comme il y a une connexion très
grande entre la lumière et la chaleur, lorsque, par le
moyen de ces verres, on réunit en un point les rayons
de la lumière, il se développe une chaleur assez grande
pour brûler les corps placés au point de réunion de ces
rayons. C'est à cause de cela que ce point a été désigné
par le terme latin *focus*, foyer, et on l'indique toujours
par cette expression, soit qu'il se développe, soit qu'il
ne se développe pas de combustion. Un verre concave
produit le phénomène contraire ; il disperse les rayons
au lieu de les concentrer, ainsi on dit, en optique, que
les rayons de la lumière sont dispersés ou concentrés.

L'œil humain renferme des milieux transparents qui jouissent de la propriété de réunir les rayons lumineux en un point ou foyer, où se trouve la rétine. L'œil peut donc être considéré, sous ce rapport, comme un véritable instrument d'optique, et comme l'action des différents milieux sur la lumière peut être calculée mathématiquement, il est possible, la densité et la forme des parties de l'œil étant données, d'imiter jusqu'à un certain point artificiellement cet organe ; toutefois cette imitation sera toujours imparfaite, car la théorie la plus exacte ne pourrait jamais produire un instrument dont la composition offrît toute la perfection de celle de l'œil.

La vision se compose de deux parties : l'une, purement mécanique, comprend les phénomènes d'optique que nous venons de faire connaître ; l'autre consiste dans l'impression de la lumière sur le nerf optique d'où résulte la sensation et la perception des objets qui se trouvent dans le champ de la vision. Si les milieux transparents possèdent une densité et une forme données, et sont situés dans des rapports convenables par rapport à eux et par rapport à la rétine, il en résultera que les rayons lumineux venant d'un objet à une certaine distance, seront recueillis en un foyer commun sur la rétine, où se trouvera peint en miniature l'objet dont il s'agit, mais cet objet sera renversé.

Nous pouvons démontrer que les milieux transparents de l'œil agissent sur la lumière comme les lois de l'optique nous l'indiquent. En effet, si l'on prend l'œil d'un animal tué récemment, et si l'on incise la partie postérieure de la sclérotique, de manière à mettre à découvert la rétine sans altérer sa forme, on voit, en plaçant cet œil à une certaine distance d'une bougie, la représentation de la bougie sur la rétine, mais le som-

met de la flamme est tourné en bas. Voici ce qui arrive
dans l'état naturel, lorsque la lumière qui nous environne arrive à l'œil.

La cornée reçoit d'abord les rayons lumineux ; comme
elle est convexe, et que sa densité est plus grande que
celle de l'air, elle commence à réfracter la lumière, et
en concentre les rayons ; mais leur concentration n'est
pas assez grande, et leur foyer se trouverait au-delà de
la rétine. Tous les rayons qui frappent la cornée ne
la traversent pas ; il faut, pour qu'ils la traversent,
qu'ils fassent, en tombant sur elle, un angle de 48 degrés : ceux de ces rayons qui tombent plus obliquement,
sont réfléchis par sa surface, et constituent cet éclat
particulier qu'offre l'œil vivant, et qu'il est nécessaire
d'exprimer sur les portraits, pour leur donner un air de
vie. C'est encore la même lumière qui nous fait voir
notre propre image peinte sur notre cornée, lorsque
nous fixons nos yeux sur une croisée éclairée d'une certaine manière. Mais la portion moyenne de la lumière
réfractée par la cornée traverse la pupille, tandis que
ses rayons latéraux se réfléchissent sur l'iris dont ils
produisent l'éclat, et cet éclat est si prononcé chez quelques individus et chez certains animaux, qu'on peut
dire, sans faire ici de métaphore, que leurs yeux sont
étincelants. Ce phénomène change promptement, si
l'iris est altéré par quelques maladies ; l'œil offre alors
un aspect particulier, et prend en quelque sorte l'expression de la mort.

La pupille est une ouverture analogue à celle qui
permet à la lumière de pénétrer dans une chambre
obscure. Les rayons lumineux ayant franchi cette ouverture, tombent sur le cristallin qui peut réfracter considérablement la lumière.

Ces rayons lumineux ainsi réfractés, tombent ensem-

ble sur la rétine qui se trouve à leur foyer. L'œil nous
offre donc une exacte application des lois, suivant lesquelles sont construits les instruments d'optique. Il est
inutile d'ajouter que, bien que nous puissions apercevoir les objets situés à une assez grande distance de
nous, il est cependant des limites au-delà desquelles la
vision ne peut plus s'exercer.

Le cristallin, avons-nous dit, est l'agent principal de
la réfraction, par conséquent dès qu'il vient à manquer,
comme après l'opération de la cataracte, la propriété
réfractive de l'œil est considérablement diminuée, et il
est nécessaire de remplacer ce corps par l'usage de lunettes très convexes. Il est difficile d'apprécier exactement l'effet que produit le cristallin sur les rayons
lumineux, par suite de sa structure particulière et de ses
différences de consistance du centre à la circonférence.
Les opticiens prétendent que cette disposition rend l'œil
acromatique, c'est-à-dire qu'elle en fait un instrument
d'optique propre à représenter exactement les objets,
sans la moindre décomposition des rayons du prisme,
qualité que les fabricants d'instruments s'efforcent de
donner aux lunettes et aux télescopes. Si la densité du
cristallin était partout uniforme, s'il était aussi ferme au
centre qu'à sa circonférence, la lumière aurait été réfléchie à ses deux surfaces, et l'image n'aurait pas été
peinte sur la rétine d'une manière distincte. Mais en
raison de la mollesse des couches extérieures de ce
corps, la densité de cette surface se rapproche de celle de
l'humeur aqueuse et de l'humeur vitrée, et la lumière
passe de l'une à l'autre sans éprouver la moindre décomposition.

Les rayons de la lumière, en traversant le cristallin, éprouvent un entrecroisement qui produit,
comme nous l'avons dit, le renversement de l'image. Ce

n'est point un phénomène physiologique, c'est le résultat physique de la manière dont les rayons lumineux s'entrecroisent en traversant le cristallin.

L'humeur vitrée livre passage aux rayons convergents sans les altérer; cette humeur donne au globe de l'œil la forme et l'étendue nécesssaires; elle constitue un milieu dont la molle consistance ne s'oppose point à l'expansion de la rétine, qu'elle maintient en même temps à une distance convenable du cristallin et des autres parties constituantes du globe oculaire.

L'iris, par la faculté qu'il a d'élargir ou de resserrer l'ouverture pupillaire, règle la quantité de lumière qui doit pénétrer dans la chambre postérieure de l'œil; ainsi lorsque l'organe se trouve exposé à une faible lumière, la pupille se dilate; elle se resserre au contraire lorsque la lumière est trop vive, de sorte qu'on voit dans un œil vivant des différences dans la pupille correspondre à des différences dans l'intensité de la lumière. L'iris se contracte ou se rétrécit pour dilater la pupille; le bord pupillaire est par conséquent entraîné vers le bord ciliaire. Le resserrement de la pupille se fait par un mouvement inverse. On peut observer ces phénomènes, en plaçant une personne à l'opposé d'une fenêtre, et en mettant le main entre son œil et la lumière; la pupille se resserrera ou se dilatera, suivant qu'on donnera accès au jour ou qu'on l'interceptera. Si l'œil reçoit tout-à-coup une lumière vive, la pupille se resserrera considérablement. La personne soumise à cette expérience éprouvera d'abord une sensation douloureuse, et sera éblouie, mais bientôt la pupille venant à se rétrécir s'oppose à ce qu'il pénètre au fond de l'œil plus de lumière qu'il n'en doit recevoir, et modère ainsi l'impression soudaine et désagréable que l'organe avait reçue lorsque l'œil, après avoir éprouvé l'éclat d'une

lumière très vive, est soumis tout à coup à un jour faible ; des changements inverses surviennent dans la pupille ; elle a besoin de se dilater, mais elle ne le fait que
graduellement, et le premier effet de ce changement
de milieu est la suspension de la vision jusqu'à ce que
cette dilatation soit assez grande pour que la rétine reçoive toute la quantité de lumière nécessaire à la vision.

Maintenant il s'agit de savoir comment s'opèrent ces
différents phénomènes ; ils ne sont pas produits par l'action immédiate de la lumière sur l'iris, car si nous dirigeons le rayon d'une vive lumière sur cette membrane,
en ayant soin de ne pas faire pénérer ce rayon par la pupille, on ne voit pas celle-ci se contracter, l'iris reste
immobile, et la pupille ne subit aucun mouvement à
moins que la rétine ne se trouve affectée par cette lumière.

Ainsi donc, si les mouvements de l'iris sont déter-
minés par l'action de la rétine, cette dernière devenant
insensible à la lumière, l'intensité plus ou moins grande
de la lumière ne doit plus opérer aucun changement sur
la pupille, et l'insensibilité plus ou moins grande de
l'une doit être attestée par l'immobilité plus ou moins
prononcée de l'autre. C'est, en effet, ce que l'on observe
le plus généralement. Cependant certaines maladies apportent ici quelques différences dont il faut tenir compte.
D'abord, nous devons distinguer les mouvements indé-
pendants de l'iris de ceux qui résultent de ses relations
sympathiques avec la rétine. Quelquefois le nerf optique
est complètement insensible à un œil, et la lumière ne
produit aucun effet sur l'iris de cet œil, si l'on a soin
de tenir l'œil sain exactement couvert, mais dès qu'on
détermine quelque mouvement dans l'iris de ce dernier,
en variant la quantité de lumière qu'on y fait tomber, on

voit s'exécuter des mouvements correspondants dans l'iris de l'œil malade.

Un autre fait sert à prouver que l'impression de la lumière sur la rétine n'est pas toujours nécessaire pour déterminer les mouvements de l'iris. Dans certains cas d'amaurose, non-seulement partielle, mais même complète, l'iris jouit quelquefois de toute sa mobilité; dans l'amaurose causée par l'hydrocéphale, lorsque la rétine est insensible au point que le malade ne peut distinguer le jour de l'obscurité, j'ai souvent vu à l'infirmerie ophthalmique la pupille offrir également ses mouvements de resserrement et de dilatation. Ces faits jettent un grand doute sur l'exactitude des explications données jusqu'à ce jour sur la cause et la nature des mouvements de l'iris, et sur la manière dont nous rendons ordinairement compte des dimensions variables de la pupille.

Je signalerai ici deux faits qui peuvent répandre quelque clarté sur le sujet qui nous occupe. Si l'on demande, par exemple, dans quel état est la pupille durant le sommeil, on répondra sans doute qu'elle est dilatée, puisque l'œil est privé de la lumière, et que l'organe se trouve dans l'état de repos le plus complet. Mais le contraire a justement lieu, elle est alors très contractée ainsi qu'on peut s'en convaincre si l'on examine les yeux d'un enfant endormi en soulevant légèrement sa paupière sans l'éveiller. Vous serez alors très surpris de trouver que dans cet état de repos où se trouve l'organe, repos que partagent les sens, le centre nerveux et les muscles volontaires, la pupille soit considérablement contractée. L'autre fait dont je voulais parler, est l'état dans lequel se trouve la pupille lorsque les nerfs qui se rendent à l'iris sont paralysés. J'ai vu dernièrement deux cas dans lesquels il y avait une paralysie de toutes les parties auxquels la troisième paire fournit ses rameaux, savoir trois

des muscles droits, un des obliques, et l'élévateur de la
paupière supérieure, de sorte que le malade ne pouvait
soulever cette paupière, et le globe de l'œil était tourné
en dehors par le muscle droit externe. Dans ces deux cas,
la pupille était très dilatée. On pensera peut-être que le
nerf optique était paralysé, mais il n'en était rien ; car
chez l'un de ces individus, en regardant à travers une
ouverture extrêmement petite qu'on avait pratiquée à
une carte afin de faire ce que l'on appelle une pupille
artificielle, la vision s'opérait parfaitement bien. Si la
mobilité parfaite de la pupille peut exister même lorsque la rétine est insensible, on ne peut rapporter les
changements qui surviennent dans le diamètre de cette
ouverture à l'action de la lumière sur le nerf optique :
quelle peut donc être la cause des mouvements de l'iris?
J'avoue que je ne puis l'expliquer.

On a fait beaucoup de recherches sur la structure et les
mouvements de l'iris, on s'est demandé si cette membrane
était ou non musculaire; mais cette question ne consiste
en grande partie qu'en une question de mots, et la réponse
qu'on doit y faire dépendra du sens que l'on attache aux
expressions *muscularité, mouvements musculaires.* Si
l'on en juge d'après son apparence extérieure, l'iris offre
l'aspect ordinaire des muscles soit volontaires, soit in-
volontaires, puisqu'elle présente une structure fibreuse
à sa face antérieure et postérieure : à sa face antérieure
on distingue des stries ou fibres qui convergent vers
l'ouverture pupillaire. Cette face antérieure semble être
divisée en deux parties qui forment un cercle externe ou
plus large et un autre interne ou plus étroit. Ces deux
cercles offrent deux teintes différentes, l'interne est ordinairement plus foncée et assez souvent d'une couleur
différente, le cercle externe présente une disposition de
fibres radiées qui, en arrivant au cercle interne, se divi-

sent en deux branches unies latéralement ensemble de
manière à former une bande ondulée qui est la ligne de
démarcation entre les deux cercles. De cette ligne beaucoup de fibres fines et parallèles se rendent directement
au bord pupillaire. Lorsqu'on a enlevé le pigment noir
de l'uvée, la partie postérieure de l'iris offre des fibres
droites qui convergent du bord ciliaire au bord pupillaire, et se comportent ainsi de la même manière que
les fibres antérieures. La structure de l'iris ressemble
encore à celle du tissu musculaire par sa grande vascularité, et par l'abondance des nerfs qui s'y distribuent.
Ceux-ci, au nombre de 12 à 20, de la grosseur d'une
aiguille à coudre, partent du ganglion lenticulaire et
rampent entre la sclérotique et la choroïde, où on les
les distingue par le contraste qu'offre leur blancheur
avec la couleur noire de la choroïde. Il est vrai que l'on
n'a pas encore démontré directement par le scapel la
structure musculaire de l'iris, quoiqu'on se soit livré à
de nombreuses et brillantes recherches pour y parvenir
(1); la délicatesse de l'organe rend d'ailleurs ces recherches fort difficiles, et comme ces travaux n'ont souvent d'autre but que de déterminer la couleur, la disposition et la forme de l'organe, l'observateur ne voit
souvent que ce que son imagination lui fait concevoir d'a-
vance; de sorte que tandis que les uns ne trouvent dans
l'iris qu'un lascis inextricable de vaisseaux sanguins, les
autres y distinguent un arrangement de fibres rayonnées,
qui, par leur contraction, rétrécissent l'iris en augmentant son ouverture pupillaire, et pensent qu'il existe

(1) Maunoir chirurgien distingué à Genève a fait des recherches in-
génieuses sur ce sujet. Consultez : *Mémoires sur l'organisation de l'i-
ris et l'opération de la pupille artificielle. Paris et Genève*, 1812, par
J. P. Maunoir.

à la face postérieure de l'organe un muscle circulaire ou un sphyncter qui peut être considéré comme l'antagoniste du premier. L'iris ne se contracte pas après la mort comme les autres muscles sous l'influence de l'étincelle électrique ou par l'action de quelque stimulant physique ou chimique ; et, si la lumière peut être regardée comme son stimulant propre pendant la vie, elle détermine l'alongement et non la contraction de ses fibres.

La largeur de la pupille varie suivant la distance à laquelle se trouve l'objet de la vision. Cette ouverture se dilate lorsque l'objet qu'on regarde est éloigné afin d'admettre une grande quantité de rayons lumineux, elle se resserre au contraire lorsque l'objet est rapproché, de manière à ce que la lumière n'arrive qu'en moindre quantité, toutefois ces différences de dimensions sont fort variables et ne s'accordent exactement pas avec les différences de distances. Les degrés dans l'intensité de la lumière, apportent également des différences dans l'étendue de l'ouverture pupillaire, de sorte que si le corps sur lequel se fixent les yeux est très éclairé, quoique très éloigné, la pupille demeure contractée : c'est ce qui nous arrive quand nous fixons le soleil.

Pour que la vision s'exerce pleinement, il faut nonseulement que les humeurs de l'œil soient transparentes, et que la rétine reçoive nettement l'image de l'objet, mais il est encore nécessaire que l'intérieur de l'œil constitue une chambre obscure parfaite, afin d'absorber tous les rayons de lumière, hors ceux qui doivent transporter l'image de l'objet sur la rétine ; c'est pour cela que la choroïde, les procès ciliaires et l'uvée ont une couleur noire, et c'est pour cela que l'homme, chez qui toutes ces parties sont teintes d'un pigment noir, a besoin de beaucoup de lumière pour y voir, et voit mal dans l'obscurité ; les animaux, au contraire, ont une partie de la face interne de la choroïde colorée, et susceptible par conséquent de réfléchir les rayons lumineux. Or, une partie de ces rayons, au lieu d'être absorbée, se trouve réfléchie et concourt ainsi à l'exercice de la vision, même dans un demi-jour, ce qui est d'une grande importance surtout chez ceux qui sont obligés de poursuivre leur proie pendant la nuit. Ainsi, l'on voit quelques animaux herbivores, marcher et manger durant la nuit; les carnivores sommeillent paisiblement le jour, et pourvoient la nuit à leur existence. La réflexion de la lumière par le tapis rend les yeux de ces animaux brillants dans l'obscurité, la pupille se dilate alors et la lumière réfléchit la couleur du tapis, ce phénomène se fait, en effet, observer d'une manière remarquable chez le chat, dont les yeux sont très brillants pendant la nuit, et même dans l'espèce humaine, les individus dont la choroïde est pâle, voient mieux à un faible jour, que ceux dont la face interne de cette membrane est plus noire. La lumière du jour est trop forte pour l'albinos qu'elle éblouit et dont elle obscurcit la vue, de sorte que pour examiner en plein jour les objets qui l'environnent, il est obligé de froncer le sourcil et de tenir ses paupières presque fermées. Il voit mieux au contraire dans un demi-jour, et distingue passablement bien la nuit. Le furet, sur la choroïde duquel n'existe pas de pigment, est un animal qui voit et poursuit sa proie sous la terre, et le lapin, qui vit à peu près de la même manière, présente presque toujours la même disposition des yeux.

C'est au point d'intersection du nerf optique avec la rétine que se passe l'impression de l'objet de la vision sur cette expansion nerveuse. L'axe visuel se trouve dans la direction d'une ligne droite, passant par la cornée, la pupille, le cristallin, l'humeur vitrée, et tombant sur la rétine, au centre de l'hémisphère postérieur du globe oculaire. La lumière est réfractée par la cornée, et le cristallin a son foyer ou son point d'incidence à l'endroit que je viens d'indiquer. Pour voir parfaitement un objet, il faut qu'il soit placé de manière à ce que les rayons lumineux qui en émanent, viennent se réunir à ce foyer; autrement l'image de l'objet ne se forme qu'imparfaitement sur la rétine, et plus cet objet est éloigné de la direction de l'axe visuel, plus la représentation de l'image est imparfaite; les limites de la vision autour de l'axe visuel, sont indiquées par la circonférence de la face. La plus grande étendue que puisse prendre la direction de l'axe visuel est en dehors, puis en bas, en dedans, et enfin en haut, de sorte que le sens le plus étendu dans lequel nous puissions diriger la vue, se trouve aussi dans la direction des objets qui se trouvent en plus grand nombre à notre portée. La rétine est beaucoup plus étendue que le champ de la vision, et même une portion considérable de cette membrane est placée de manière à ce qu'une partie de la lumière qui traverse les milieux transparents de l'œil, ne peut être réunie dans le foyer central.

L'axe visuel vient tomber sur la rétine, à la terminaison du nerf optique, qui se trouve placée beaucoup plus du côté nasal que du côté temporal du globe de l'œil. Le point où le nerf pénètre à travers la choroïde, se présente sous forme d'une petite tache blanche et ronde, que l'on appelle *pore optique*. On dit que ce point n'est pas doué de sensibilité, nous ne pourrions supposer à *priori*, que cette partie est privée de sensibilité, puisque la substance nerveuse, qui est évidemment répandue dans la rétine, se trouve concentrée dans ce point; mais des expériences ont prouvé que non loin de l'axe visuel se trouve un point insensible à la lumière. On peut d'ailleurs se convaincre de ce fait, d'une manière bien simple. En effet, étendez devant vous les bras dans toute leur longueur, de manière à ce que les deux pouces se trouvent parallèlement rapprochés l'un de l'autre, fixez l'œil droit sur le pouce gauche et fermez l'œil gauche, si vous éloignez doucement la main droite en dehors, en tenant toujours l'œil fixé sur la main gauche, il arrivera un instant où vous cesserez d'apercevoir le pouce droit, qui reparaît ensuite aussitôt qu'il ne se trouve plus dans la direction du point insensible dont nous parlons.

On trouve dans la rétine, chez l'homme, sinon dans la direction de l'axe optique, du moins non loin de cette direction, une petite ouverture pouvant admettre à peu près une grosse soie de sanglier ; elle est accompagnée d'une tache jaune et d'un léger pli formé par la membrane. Nous devons à Sœmmering la découverte de ces parties, mais nous ignorons entièrement comment elles concourent à l'acte de la vision. Cette disposition s'observe particulièrement chez les mammifères, dont les axes optiques sont parallèles ; on a cru long-temps que cela ne s'observait que dans cette classe d'animaux, mais le docteur Knox en a démontré chez les reptiles (1).

On a fait des hypothèses sur la grandeur que devait avoir l'image qui se peint sur la rétine. Il est probable qu'elle est extrêmement petite. En effet, un paysage de plusieurs lieues d'étendue, avec ses prairies, ses montagnes, ses rivières, ses châteaux, et mille autres objets qui s'y trouvent, peut être représenté sur un espace membraneux, large à peine comme un ongle, à l'aide d'un

---

(1) *An account of the foramen centrale of the retina, as seen in the eyes of certain reptiles. — Transactions of the Wernerian society :* * c.-à-d. recherches sur l'ouverture centrale de la rétine chez quelques reptiles.

rayon de lumière qui pénètre par une ouverture, (*la pupille*), dont le diamètre n'est souvent pas plus grand que celui d'un tuyau de plume d'oie. Il n'est aucune fonction de notre économie plus capable d'exciter notre surprise et notre admiration, et qui présente à l'observation des phénomènes si variés et si importants, produits par des moyens si simples en apparence.

Les physiologistes, admettant la situation renversée de l'image sur la rétine, ont été embarrassés pour expliquer comment il se faisait que l'on voyait l'objet dans sa direction véritable. Buffon, Condillac et d'autres auteurs assurent qu'en effet les objets se peignent d'abord renversés sur la rétine, mais que par l'habitude et par le toucher nous corrigeons cette sorte d'erreur, et que nous voyons effectivement les objets extérieurs, tels qu'ils sont. Cependant, aucun fait ne vient à l'appui de cette opinion; bien au contraire, les observations que nous pouvons faire sur l'enfant naissant, l'aveugle-né rendu à la lumière, ou une foule d'animaux qui dès leur naissance se trouvent en relation directe avec les objets extérieurs, nous démontrent que ces divers êtres n'éprouvent point dès le principe cette erreur de la vue, et d'ailleurs, si nous avions besoin de cette espèce; de rectitude apportée à notre jugement par l'habitude et le toucher, elle ne s'exercerait toujours qu'à l'égard des objets que nous avons souvent l'occasion de voir, et n'aurait pas lieu dès l'abord pour les objets qui frappent notre vue pour la première fois. Il est vrai que nous jugeons quelquefois de la situation des choses extérieures, seulement d'après la direction dans laquelle les rayons de lumière viennent frapper l'œil, et si l'expérience ne corrigeait pas le jugement que nous portons alors, nous serions trompés par notre sens. En effet, nous errons souvent par rapport à la situation d'un objet, lorsque l'expérience ne vient point rectifier cette erreur; c'est ainsi que nous voyons notre image derrière un miroir : nous la voyons alongée, raccourcie, renversée suivant la forme du miroir ; et le bâton que nous plongeons dans l'eau, nous semble être coudé lors même que nous savons qu'il est droit.

Si nous croyons que les objets se peignent renversés sur la rétine, c'est que nous ne considérons et n'étudions qu'une partie du phénomène de la vision, comme si cette fonction se passait toute entière dans l'orbite, et si le *sensorium commune* se trouvait placé immédiatement derrière la rétine; mais n'oublions pas que la représentation de l'image sur cette membrane, ne constitue qu'une partie du phénomène visuel, et n'en est qu'une des conditions. Considérons le long trajet du nerf optique dans le crâne, sa jonction avec celui du côté opposé, son passage à travers le trou orbitaire, ses connexions avec diverses parties de la masse encéphalique, et ne perdons pas de vue que l'image visuelle peut être considérablement modifiée, avant que le cerveau en reçoive l'impression. Il nous est sans doute difficile d'expliquer comment la rétine peut recevoir la représentation de tous les point variés et multipliés que renferme l'objet de la vision, mais nous est-il plus aisé de comprendre comment il se fait qu'une image renversée, nous donne l'idée de la situation véritable des choses environnantes, et d'ailleurs, nous est-il mieux donné de comprendre la perception qui résulte de l'action des divers corps extérieurs sur nos autres sens?

Les naturalistes ont donné une solution semblable du problème de la *vision simple,* malgré la peinture *des deux images,* une sur chaque rétine. La difficulté de cette solution consiste en ce que l'on a admis que l'image de l'objet se trouvait réellement peinte sur la rétine. Mais la même difficulté ne se présente-t-elle pas pour expliquer une audition simple avec deux oreilles, une pensée simple avec un cerveau, composé de deux parties latérales, et une perception simple du toucher, quoique mille filets nerveux reçoivent sous la peau l'impression d'un objet soumis à notre tact? Ici les naturalistes disent encore que nous voyons les objets doubles, et que l'expérience corrige cette erreur ; mais de quelle preuve appuient-ils cette étrange assertion, lorsque nous avons à leur opposer l'exemple des enfants, des gens opérés de la cataracte, et celui des jeunes animaux, chez qui l'expérience n'a nullement besoin de corriger cette double vision. Du reste, l'expérience n'est point toujours capable de corriger cette erreur de la vue, car dans les maladies du système nerveux accompagnées de strabisme, et dans celles qui causent le déplacement du globe oculaire, enfin dans l'action de pousser l'œil avec le doigt de manière à produire une double vision, le raisonnement ne suffit pas pour corriger cette erreur, et nous continuons de voir double, lors même que nous savons fort bien qu'il n'y a qu'un seul objet soumis à notre vue. Enfin, il est d'observation que lorsque nous voulons examiner quelque chose avec attention, nous n'avons recours qu'à un seul œil, quoique les deux restent ouverts, et semblent être dirigés vers l'objet qu'on examine : une expérience bien simple vient à l'appui de cette assertion. En effet, placez quelque objet (un crayon par exemple) entre une bougie et vos yeux, tenez ce crayon de manière à ce qu'il soit parallèlement situé dans la direction de la lumière, lorsqu'on le regarde les deux yeux ouverts : après cela fermez un œil, si l'œil qui reste ouvert est le plus faible, la flamme de la bougie et le crayon demeureront toujours dans la même ligne, mais si l'œil ouvert est le plus fort, la

flamme de-la chandelle dépassera latéralement le crayon,
dans la direction duquel elle ne se trouvera plus. Chez
le plus grand nombre des individus, c'est l'œil droit
qui est le plus fort, et c'est de lui que nous nous servons lorsque nous voulons voir avec attention.

TROISIÈME PARTIE.

PATHOLOGIE DE L'OEIL.

CHAPITRE PREMIER.

DE L'INFLAMMATION EN GÉNÉRAL.
DE LA CLASSIFICATION DES MALADIES OPHTHALMIQUES.

Nous voyons, d'après les détails anatomiques dans lesquels nous sommes entrés précédemment, que l'œil offre une organisation très compliquée, et que les parties qui entrent dans sa composition, présentent des différences de texture. Nous trouvons, en effet, dans l'appareil de la vision trois espèces de membranes, des membranes muqueuses, séreuses et fibreuses, telles sont la conjonctive, la sclérotique, la cornée, et les membranes qui sécrètent et renferment les humeurs de l'œil. Cet appareil renferme encore des nerfs, des muscles et des glandes, et en outre différents tissus qui n'ont pas leur analogue dans d'autres parties de l'économie, tels que l'iris, le corps ciliaire, la choroïde et le cristallin.

Par son mode d'organisation, par la nature de ses fonctions, et par sa situation, l'appareil de la vision est exposé à l'influence morbide de mille agents extérieurs, et de causes internes non moins nombreuses. Ainsi, nous avons besoin à chaque instant de nous servir de cet organe, qui, de la sorte, se trouve incessamment en action; d'un autre côté, sa situation, qui l'expose au contact des corps qui nous environnent, et le place sous l'influence directe de la circulation cérébrale en raison des relations de ses vaisseaux avec ceux du cerveau, augmente encore le nombre des causes propres à déterminer les maladies des yeux.

Enfin, nous ferons remarquer que l'œil, situé à la surface extérieure du corps, a des connexions avec les téguments par l'intermédiaire de la conjonctive, ce qui l'expose à partager encore diverses affections de la peau, comme on le voit non-seulement dans quelques maladies aiguës, telles que la variole, la scarlatine et la rougeole, mais encore dans beaucoup d'affections chroniques.

Les parties constituantes de l'œil étant très nombreuses et très différentes sous le rapport de leur structure, et se trouvant exposées à toutes les maladies et à toutes les lésions qui peuvent s'observer sur les tissus qui leur sont analogues dans l'économie, on conçoit combien les diverses formes de maladies ophthalmiques doivent être multipliées et variées : s'il fallait donner un nom à chacune de ces affections différentes, le catalogue en serait excessivement long ; le docteur Rowley a publié un ouvrage intitulé : *Description des 118 principales maladies de l'œil.* Pour moi, je m'attacherai à étudier ces maladies, comme étant les modifications ou les résultats d'une seule affection, l'inflammation.

Mais une question se présente aussitôt à résoudre : Qu'est-ce que l'inflammation? Nous faisons continuellement usage de ce mot, sans chercher à approfondir la nature du phénomène qu'il exprime. Cependant, il est chaque jour de mieux en mieux démontré, que l'inflammation est la source du plus grand nombre de nos maladies, et qu'à elle seule elle remplit presque tout le domaine de la pathologie. Aussi ce phénomène a-t-il fixé l'attention des médecins; il a été l'objet de minutieuses recherches, et de nombreux ouvrages publiés sur ce sujet, ne l'ont point encore suffisamment éclairé. On dit ordinairement, en chirurgie, que quatre phénomènes constituent l'inflammation, la tuméfaction, la rougeur, la chaleur et la douleur; mais cette définition n'est point applicable aux maladies inflammatoires de l'œil, dont quelques parties peuvent être malades, sans offrir tous les caractères précités. Dans quelques inflammations de la cornée, de l'iris ou de la capsule du cristallin, on ne voit pas de tuméfaction ni de rougeur, et la chaleur n'est pas appréciable; d'ailleurs, si l'on admettait ces quatre phénomènes, comme caractères distinctifs de l'inflammation, ils ne pourraient du moins en être considérés que comme les symptômes ou comme les signes extérieurs, mais ils n'indiquent nullement la nature de cette lésion, et l'altération profonde qu'elle détermine au sein de nos organes. Je pense que cette notion nous échappe encore, nous connaissons assez bien les phénomènes et la marche de certaines phlegmasies, comme celles du tissu cellulaire, des muscles et de la peau, parce que la situation des parties qu'elles affectent, nous permet de suivre les progrès de la maladies; mais lorsque nous nous efforçons de démontrer en quoi consiste l'inflammation en général, nous paraissons réduits à raisonner sur un mot, sur une pure abstraction. Sous ce point de vue, l'inflammation semble être une création de notre esprit, on ne peut y rattacher une idée précise, et l'on cherche en vain à montrer ses rapports avec la nature, notre meilleur et véritable guide : peut-être pourrait-on, pour se faire une idée la plus exacte possible de l'inflammation, la considérer simplement comme un surcroît d'activité dans la circulation capillaire, activité démontrée par le développement des vaisseaux, par la rougeur de la partie malade, ou enfin, par le dépôt dans le tissu de cette partie, d'une matière qui en augmente l'épaisseur, en détruit la transparence, etc. ; mais l'inflammation ne cause pas seulement de tels effets, il y a encore quelqu'autre chose dans la nature et les effets de ce phénomène pathologique.

Les agents de l'inflammation, sont donc les vaisseaux capillaires, à l'aide desquels s'effectuent divers mouvements qui se passent dans l'économie, tels que la nutrition, l'accroissement, les sécrétions, les excrétions. Mais nous ne pouvons savoir comment s'opèrent ces phénomènes, ni expliquer comment il se fait que certains capillaires déposent ou secrètent la substance osseuse, musculaire, etc.; comment d'autres secrètent l'urine, le sang et d'autres humeurs. Si donc ces différents phénomènes nous sont inconnus, nous devons penser que la nature intime de l'inflammation, sera pour nous long-temps un mystère.

Les physiologistes qui ont cherché à éclairer ce sujet par des expériences, sont arrivés à des résultats tellement différents, qu'ils ne peuvent servir de base à aucune théorie fixe. En effet, les uns ne voient dans l'inflammation, qu'un afflux de sang vers un centre irrité ; d'autres pensent que l'accumulation des fluides dépend d'une obstruction ou d'un rallentissement dans le cours du sang. On pense généralement, comme je l'ai dit plus haut, que dans l'inflammation, les vaisseaux capillaires deviennent le siége d'un surcroît d'activité, et cependant quelques auteurs pensent, au contraire, que ces vaisseaux tombent dans un état de débilité.

Au milieu de ces controverses, nous pouvons admettre que l'inflammation n'est point toujours *une et invariable.* S'il en était ainsi, le traitement propre à la combattre, serait extrêmement simple; mais les phénomènes qui lui appartiennent varient considérablement. Elle peut, dans son début, se dessiner d'une manière plus ou moins tranchée, et faire ensuite des progrès plus ou moins rapides, aussi a-t-on distingué les maladies inflammatoires, en aiguës et chroniques. Ces expressions indiquent une différence dans la durée et le dégré d'intensité, mais non dans l'espèce de l'inflammation. Cependant quelques médecins pensent qu'il y a non-seulement une différence de degré, mais encore une différence d'espèce entre l'inflammation aiguë et l'inflammation chronique; ils admettent une excitation contre nature, et conséquemment une exaltation d'action, comme cause de l'inflammation aiguë, tandis qu'ils supposent que l'inflammation chronique tire sa source ou son essence d'une condition opposée de l'économie, c'est-à-dire, d'un état d'asthénie, de là, les expressions d'inflammation active et passive, sthénique et asthénique. Quant à moi, je considère l'expression *d'inflammation passive*, comme un véritable contre-sens, car s'il est vrai que l'inflammation consiste dans une augmentation d'action dans les vaisseaux capillaires, toute théorie qui rapportera ce phénomène à la faiblesse, sera évidemment erronée.

Il est vrai que l'inflammation peut se développer dans un état de faiblesse aussi bien que dans un état d'excitation de l'économie, et les symptômes locaux ou généraux qu'elle détermine, peuvent varier dans ces deux circonstances; mais la nature intime de la maladie n'en reste pas moins la même; en effet, l'inflammation qui se développe chez les sujets les plus affaiblis, donne toujours lieu à des altérations locales constamment identiques; n'est-ce pas ce qui s'observe dans la dernière période des fièvres typhoïdes. Ainsi donc, je le répète, l'expression d'inflammation active ou passive, sthénique ou asthénique, ne convient nullement, en ce qu'elle est fondée sur une erreur de fait et de théorie. Je ferai la même remarque au sujet des dénominations de l'inflammation artérielle ou veineuse. En effet, comment pourrons'-nous distinguer si ce sont les veines ou les artères qui sont particulièrement affectées. De quelle utilité pratique sera d'ailleurs cette distinction. Et d'ailleurs, lorsque nous voulons suivre les vaisseaux capillaires d'un organe, ne nous est-il pas excessivement difficile de distinguer les ramifications artérielles de celles qui appartiennent aux veines.

Il est indubitable que l'état actuel de la constitution est une cause propre à modifier le caractère de l'inflammation. Lorsque ce phénomène pathologique survient chez un individu sain, on l'appelle inflammation commune (*Common inflammation*). On se sert encore en pareil cas, des termes d'inflammation vraie, simple, propre et idiopathique. Si le malade est jeune, fort et pléthorique, l'inflammation sera aiguë, active ou phlegmoneuse. On donnera à l'inflammation l'épithète de sympathique, spécifique, compliquée, selon les modifications qu'elle recevra de différents états de l'économie plus ou moins différents de l'état sain. Le caractère et la marche des maladies inflammatoires seront encore modifiés par certaines nuances de l'organisation et du tempérament, comme celles causées par les scrophules, par certaines maladies accidentelles ou acquises, comme la goutte, le rhumatisme, la syphilis. Il est évi-

dent que sous l'influence de ces altérations de la constitution, et de la santé, l'inflammation présentera des
caractères différents de ce qu'elle est chez les individus
sains et robustes.

L'inflammation peut encore être modifiée par beaucoup d'autres circonstances, telles que le sexe, l'âge,
le tempéramment, la manière de vivre, les saisons,
l'état de l'atmosphère, et par d'autres causes qui produisent des maladies épidémiques et endémiques.

Mais une des causes les plus importantes des modifications que reçoivent les caractères de l'inflammation,
gît dans la différence de structure des parties affectées;
et l'on peut dire que chaque organe présente des caractères inflammatoires qui lui sont particuliers. L'inflammation d'une membrane, par exemple, diffère de celle
d'un muscle, et ces deux premières ne peuvent être confondues avec une phlegmasie cutanée.

D'après les principes que nous venons de développer,
et lorsque l'on considère l'organisation complexe de
l'œil, et les causes nombreuses qui peuvent modifier les
caractères de l'inflammation dans cet organe, on doit se
figurer sans peine combien les maladies des yeux peuvent
être nombreuses. La classification de ces maladies établie par Beer, est simple. Il traite d'abord de l'inflammation et de ses résultats. Comme il est impossible
de rapporter toutes les affections de l'œil à ces deux
chefs principaux, Beer a été obligé de former une
troisième division, qui comprend une simple énumération des affections indéterminées que l'on ne peut placer
dans les deux premiers ordres. Quoiqu'il soit difficile de
déterminer dans tous les cas la nature inflammatoire des
maladies, et que d'ailleurs certaines affections de l'œil
ne sont pas encore suffisamment connues, cependant je
suis porté à adopter une partie des divisions établies
par Beer.

Les maladies inflammatoires occuperont la première partie. Elles seront rangées suivant leur siége : c'est ainsi que l'on étudiera successivement les maladies de l'orbite, du globe de l'œil et des paupières. Dans la seconde division, il sera question des accidents consécutifs et concomitants de l'inflammation. Dans la troisième, des tumeurs situées aux paupières, au globe de l'œil ou dans l'orbite. Dans la quatrième, des affections dites malignes, comme le squirrhe, le cancer, le fongus hæmatodes, la mélanose. La cinquième comprendra les maladies que l'on ne peut pas rapporter à l'inflammation. Enfin, dans la sixième se trouveront rangés les vices de conformation congénitaux ou particuliers. Nous pourrons comprendre, sous ces six chefs, toutes les maladies auxquelles l'appareil de la vision peut être exposé.

On a toujours traité d'une manière trop générale des inflammations de l'œil, en Angleterre. M. Ware, dans son traité de l'ophthalmie, comme il l'appelle, renferme sous ce titre toutes les maladies inflammatoires de l'œil. Scarpa a suivi la même méthode ; mais l'acception du mot ophthalmie est trop générale et trop étendue pour que nous puissions l'employer ici dans le même sens, car il est impossible de désigner par ce terme général, toutes les différentes affections inflammatoires dont le globe oculaire peut être le siége. D'ailleurs, beaucoup d'entre elles ont très peu de points de ressemblance; en effet, quels sont ceux que présenteront entre elles les inflammations de la conjonctive, de la cornée, de l'iris et de la rétine? L'inflammation des tuniques externes, diffère de celle des tuniques internes. Ainsi donc, on répandrait une véritable obscurité sur ces maladies, si l'on se bornait à les désigner par le même nom, et à les confondre dans une description générale. Il est

vrai qu'on peut rencontrer l'inflammation de tout le
globe de l'œil, c'est-à-dire, une véritable ophthalmie
proprement dite; mais cela est fort rare, et le plus souvent on ne rencontre que les tuniques internes ou les
tuniques externes enflammées à la fois. On pourrait distinguer l'inflammation ophthalmique suivant ses espèces.
Je préfère la diviser suivant son siége; cette méthode
est plus simple et moins sujette à la controverse.

Il est à remarquer que l'inflammation de l'œil est toujours limitée dans son origine, et que ce n'est que par
ses progrès qu'elle s'étend aux parties environnantes.
Elle se fixe d'abord à l'une des parties constituantes de
l'œil, et peut ne pas s'étendre aux autres parties, si on la
traite rationnellement.

CHAPITRE II.

DE L'INFLAMMATION
QUI AFFECTE TOUT LE GLOBE DE L'OEIL,
OU DE L'OPHTALMIE IDIOPATIQUE.

Je parlerai d'abord de l'inflammation qui affecte tout
le globe de l'œil, celle à laquelle Beer donne le nom
d'ophthalmie idiopathique. Cette maladie s'observe particulièrement chez les individus robustes et pléthoriques.
Elle est caractérisée par une douleur considérable du
globe de l'œil qui est en même temps fort injecté; les
parties externes sont plus ou moins tuméfiées, les larmes
s'écoulent en abondance, et la paupière supérieure est
rouge et gonflée; la douleur, qui est le symptôme pré-

dominant, fixe d'abord l'attention du malade et du médecin; elle est excessivement aiguë, et paraît quelquefois pongitive, d'autres fois pulsative et brûlante. Le malade croit que le globe oculaire est trop petit pour être contenu dans l'orbite, et il lui semble qu'il est prêt à s'en échapper; la douleur n'est point fixée à la partie antérieure de l'organe; elle s'étend profondément, et paraît quelquefois se propager aux joues, aux tempes et à la partie postérieure de la tête. La rougeur est d'abord peu considérable, mais elle augmente progressivement, et l'œil présente à la fin une rougeur écarlate. La congestion sanguine s'étend des vaisseaux de la sclérotique au tissu même de cette membrane. La conjonctive prend part à cette congestion vasculaire, et l'injection de ses vaisseaux ne permet plus de distinguer la teinte bleuâtre de la sclérotique. Le tissu cellulaire interposé entre ces deux membranes, venant à s'infiltrer, la conjonctive se tuméfie; cette tuméfaction forme un bourrelet arrondi qui dépasse la cornée dont la surface est en partie couverte; ce bourrelet constitue un véritable chemosis auquel on pourrait à juste titre donner le nom de chemosis inflammatoire.

L'exhalation de la lymphe par les vaisseaux de la conjonctive enflammée et son infiltration dans le tissu cellulaire sous-jacent, occasionent ce gonflement qui est tout-à-fait analogue à celui que l'on voit survenir à l'extérieur, dans une partie où se développe une inflammation aiguë. La tuméfaction de la conjonctive n'est point due à l'épanchement du sang dans le tissu celluleux de cette membrane, comme Scarpa le suppose lorsqu'il confond le *chemosis inflammatoire* avec *l'ecchymose*(1). Il a con-

---

(1) Trattato delleprincipali malattie degli occhi di Antonio Scarpa, edizione quinta, vol. 1, pag. 191 et 193.

seillé, d'après cette hypothèse erronée, d'inciser cette partie tuméfiée pour en évacuer le sang. On trouve encore dans quelques ouvrages un chapitre particulier consacré au chemosis, comme s'il constituait une maladie particulière, tandis que ce n'est réellement qu'un effet ou un symptôme de l'inflammation de l'œil.

Comme le malade ne peut, dans ce cas, supporter la lumière, les paupières restent sans cesse contractées spasmodiquement. Le globe de l'œil et les paupières, n'ont d'autre mouvement que celui qui détermine leur occlusion; les parties externes de l'œil sont excessivement sensibles et douloureuses, ce qui fait que le malade les tient immobiles le plus qu'il peut. L'œil est sec dans le commencement de la maladie; mais bientôt à cette sécheresse succède un écoulement abondant de larmes qui augmente aussitôt qu'on veut exposer l'œil à la lumière. Les paupières, la supérieure surtout, sont très rouges.

Tels sont les symptômes que présente la première période de l'inflammation du globe de l'œil. Différentes altérations de structure surviennent au second degré de cette maladie. L'iris change de couleur, perd son éclat, et demeure insensible à l'action de la lumière. La pupille contractée ne présente pas à son centre la couleur noire qu'on y distingue ordinairement; la cornée devient plus ou moins opaque, et le malade cesse de voir. Il arrive quelquefois que la pupille subisse les altérations que nous venons de signaler, bien que la cornée n'ait pas encore perdu la transparence. Ces altérations de forme que subit la pupille, sont l'effet de l'état pathologique de la rétine. Le malade croit voir encore; mais ce ne sont que des hallucinations; il aperçoit, même durant la nuit, des bandes de feu devant ses yeux; ces diverses aberrations de la vue sont produites par le trouble survenu dans la circulation de la rétine.

A mesure que l'inflammation fait des progrès, le globe de l'œil se tuméfie, et il devient, en effet, trop volumineux pour être contenu librement dans l'orbite. Nous ne pouvons assurer positivement que toutes les parties internes de l'œil soient dans un état d'inflammation ; mais nous pouvons en juger par analogie, car lorsque nous observons une augmentation de volume dans le globe de l'œil, une altération de texture dans l'iris, la perte de sensibilité de la rétine, nous devons être portés à croire que les parties internes de l'œil, sont réellement enflammées. Quoi qu'il en soit, on voit le globe de l'œil fixé à la partie antérieure de l'orbite où il reste immobile ; les paupières tuméfiées font saillie, il survient un ectropion de la paupière inférieure, et l'on voit une partie de l'œil faire saillie, et présenter une couleur rouge de chair. La conjonctive palpébrale s'enflamme avec une égale intensité ; le tissu cellulaire sous-jacent devient le siége d'une infiltration séreuse, et la paupière supérieure, rouge et tuméfiée, forme un bourrelet convexe, saillant et arrondi au-dessus de l'œil.

On doit s'attendre, par suite d'une ophthalmie portée à un si haut degré, à voir se développer les symptômes généraux et sympathiques que doit nécessairement faire naître l'inflammation d'un organe aussi voisin du cerveau. En effet, une fièvre inflammatoire se manifeste dès le début de l'ophthalmie : le pouls est fréquent, dur et plein ; il y a congestion de la face, céphalalgie, sécheresse de la peau, blancheur et aridité de la langue, perte d'appétit, agitation, insomnie.

Si la maladie n'est pas combattue, la douleur locale et l'excitation générale augmentent considérablement. La douleur change de caractère, elle devient pulsative, le malade éprouve des frissons, la suppuration du globe de l'œil s'établit, la cornée devient blanche, puis jau-

nâtre, et l'œil ne consiste plus qu'en un véritable abcès.
La formation du pus ne produit pas le soulagement qui
survient ordinairement avec ce résultat de l'inflammation, et cela provient de la fermeté, de l'épaisseur, et
du peu d'élasticité de la sclérotique et de la cornée. La
douleur et les battements de l'œil persistent pendant
quelques jours, jusqu'à ce que la cornée venant à s'ulcérer et à s'ouvrir, livre issue aux matières contenues
dans l'intérieur de l'œil. Alors, seulement, le malade
éprouve du soulagement, les tuniques de l'œil s'affaissent sur elles-mêmes, et la forme de l'organe est détruite.
On voit l'humeur vitrée et le cristallin s'échapper aussitôt que la cornée vient à s'ouvrir.

Telle est la terminaison de la maladie portée à son
plus haut degré d'intensité. Lorsqu'elle n'arrive pas à
ce degré, ou bien lorsque le traitement en suspend la
marche, la cornée devient et reste opaque. La pupille
est très contractée, fermée entièrement, ou remplie
d'un flocon de membrane accidentelle produite par
l'inflammation. La vue est perdue plus ou moins complètement ; mais le globe de l'œil conserve sa forme
naturelle. L'issue la plus heureuse qu'on puisse espérer
de cette maladie, est l'intégrité de la cornée, et la liberté
de l'ouverture pupillaire. Encore arrive-t-il souvent
que malgré cela, la rétine a été trop gravement affectée
pour qu'elle puisse concourir à l'acte de la vision, de
manière à ce que celle-ci s'opère comme dans l'état
naturel.

La maladie qui vient d'être décrite, peut être considérée comme une inflammation commune ou franche,
ayant pour siège tout le globe de l'œil. Je ferai remarquer qu'elle a pour caractère d'envahir en même temps
les tuniques externes et les tuniques internes, soit
qu'elle passe des membranes externes aux internes

et réciproquement. On observe encore que les principaux caractères de l'inflammation, se développent ici régulièrement ensemble. Tels sont la rougeur, la douleur, la tuméfaction et l'augmentation de la sécrétion lacrymale. Ces symptômes, d'abord modérés, vont toujours en augmentant jusqu'à leur entier développement. Enfin, cette ophthalmie présente, pour dernier caractère remarquable, l'intensité des symptômes généraux qui l'accompagnent.

Si, dès le début, la maladie est traitée avec activité, on peut espérer de ralentir la désorganisation du globe oculaire, et de conserver la vue. Mais si l'on n'est appelé à donner ses soins au malade qu'à une période déjà avancée de l'affection, on doit craindre de ne pouvoir s'opposer aux altérations de tissu des divers membranes. Lorsque le chemosis est formé, la cornée opaque, la couleur de l'iris altérée, et la pupille contractée, on doit désespérer de conserver la vue. On doit surtout alors fixer son attention sur l'intensité de l'inflammation dont les parties internes de l'œil sont affectées, sur les altérations qu'elle y produit, sur l'état dans lequel se trouvent l'iris, la pupille, la rétine, car on ne pourra baser son pronostic que sur ces différents points.

CHAPITRE III.

DE L'INFLAMMATION DES MEMBRANES EXTERNES DE L'OEIL. — CAUSES DE L'INFLAMMATION OPHTHALMIQUE.

L'inflammation externe du globe oculaire, c'est-à-dire celle qui affecte ses membranes externes, a été appelée *ophthalmie idiopathique externe* par Beer, et *ophthalmie sclérotique,* par le docteur Vetch. Mais l'épithète de sclérotique ne me paraît pas convenir ici à l'inflammation dont il s'agit. On ne peut s'en servir pour désigner le siége de l'inflammation, que lorsque celle-ci a pour siége la membrane sclérotique.

L'ophthalmie externe varie considérablement d'intensité. En effet, elle peut consister en une simple congestion vasculaire de la conjonctive, en une inflammation très aiguë de cette membrane avec chemosis et complication de la phlegmasie des autres membranes, et notamment de la sclérotique et de la cornée. On l'a désignée par différents noms, d'après ces différences d'intensité : ainsi, on l'a appelée ophthalmie légère, ophthalmie modérée (*mild ophthalmia*), ou taraxis; on lui a encore donné le nom d'ophthalmie angulaire, d'après son siége; xerophthalmie, ophthalmie sèche, épithète qui indique la sécheresse de l'œil à une certaine période de la maladie, et enfin chemosis, lorsque les progrès de l'inflammation amènent la lésion que l'on désigne ordinairement par ce mot.

L'inflammation externe de l'œil peut affecter la conjonctive, la sclérotique ou la cornée. Quoique ces différentes inflammations puissent être désignées sous le nom général d'ophthalmie, et qu'elles appartiennent toutes à l'inflammation externe de l'œil, cependant elles présentent des différences remarquables, sous le rapport de leurs symptômes, de leurs progrès, de leur terminaison et de leur traitement.

L'inflammation simple de la conjonctive est, en général, une affection très légère. La vascularité de cette membrane, fait qu'elle s'injecte et rougit promptement, mais sa sensibilité n'est souvent que médiocrement exaltée, et l'intégrité de la vue n'est pas compromise. Je parlerai d'ailleurs plus longuement de cette inflammation, lorsqu'il sera question de l'ophthalmie catarrhale.

L'inflammation de la sclérotique et de la cornée est plus douloureuse, en raison de la densité de ces membranes. Elles se laissent difficilement distendre ; la résolution de l'inflammation se fait avec lenteur, en raison du peu d'élasticité de leurs vaisseaux, et la facilité avec laquelle l'inflammation peut passer de la cornée à l'iris, rend cette variété de l'ophthalmie externe très dangereuse. J'ai fait voir plus haut la connexion intime qui existe entre la sclérotique, la cornée et l'iris. Nous avons vu qu'il était impossible d'apercevoir dans l'état naturel, la trace des vaisseaux qui charrient le sang de la sclérotique à l'iris et à la cornée. Néanmoins il est présumable que ces vaisseaux existent, car l'iris et la cornée ne sont jamais enflammés que la sclérotique ne soit rouge. D'un autre côté, lorsque l'inflammation affecte les tuniques externes du globe de l'œil, cette inflammation se propage promptement à l'iris, et s'étend ainsi aux parties internes de l'œil.

Les symptômes de l'ophthalmie externe sont la rougeur de l'œil, la douleur, l'impossibilité de supporter la lumière, l'augmentation de la sécrétion lacrymale, et enfin un mouvement fébrile plus ou moins intense.

La rougeur extérieure de l'œil commence à la circonférence de la cornée, où elle forme une espèce de zône rougeâtre. Si l'on examine la circonférence du globe oculaire, on voit de nombreux vaisseaux sanguins, qui viennent de la partie postérieure de la sclérotique, et se divisant en rameaux nombreux, se joignent et se confondent autour de la cornée. Dans l'inflammation de la conjonctive, la rougeur commence à la circonférence de l'œil, tandis que sa partie moyenne et antérieure reste saine, et la sclérotique conserve sa blancheur naturelle. Dans l'inflammation de la sclérotique, la rougeur présente une nuance différente; les vaisseaux injectés, recouverts par la conjonctive, ont une couleur d'un rose rougeâtre; ils sont même quelquefois livides, ce qui diffère évidemment de la rougeur écarlate des vaisseaux dans l'inflammation de la conjonctive. La rougeur est d'ailleurs uniformément répandue à la surface de la sclérotique, comme si cette membrane avait été teinte par quelque substance colorante. Cela prouve que la sclérotique est pourvue de vaisseaux nombreux, dans lesquels le sang circule, quoique nous ne puissions les voir à l'œil nu dans l'état naturel. Lorsque l'inflammation est très intense, on voit à la surface de la sclérotique un nombre de rameaux vasculaires si considérable, qu'on serait porté à croire que l'inflammation en aurait développé de nouveaux. Dans l'inflammation de la conjonctive, les rameaux injectés semblent ramper à découvert sur la surface de la membrane, et enfin, si

l'inflammation, sans être violente, a pour siége les deux
membranes en même temps ; on peut distinguer la
teinte propre à chaque ordre de vaisseaux.

Dès le début de la maladie, la conjonctive est injectée ;
la cornée, sans être opaque, semble perdre sa transparence et son poli. Le malade éprouve une sensation
d'engourdissement, de sécheresse, et quelquefois de
brûlure et de battements dans l'œil ; quelquefois il y
éprouve un sentiment de tension et de compression. La
douleur ressemble souvent à la sensation douloureuse
et incommode que fait éprouver la présence d'un grain
de poussière ou de sable dans l'œil. La douleur augmente avec les progrès de l'inflammation ; elle s'étend
quelques fois à la partie postérieure de l'orbite, et plus
ou moins profondément dans la partie correspondante
de la tête ; l'impossibilité de supporter la lumière se remarque principalement lorsque l'inflammation commence à s'emparer de la sclérotique. La pupille se resserre, et le malade évite l'éclat du jour. Ce symptôme
établit une différence tranchée entre l'inflammation de
la sclérotiqne et celle de la conjonctive, car dans ce dernier cas, le malade expose sans douleur son œil à la
lumière. Si l'on se demande quelle peut être la cause de
cette différence dans les symptômes de l'inflammation
ayant pour siége deux membranes contiguës, on trouvera probablement que cela provient de ce que la conjonctive peut être violemment enflammée, sans que le
globe oculaire prenne part à cette inflammation. Mais
l'inflammation de la sclérotique et de la cornée exigent pour se développer une excitation plus forte ; et
cette excitation se développant dans le globe de l'œil
même, il en résulte que les tuniques internes et la rétine en particulier, sont plus ou moins affectées. De là
l'intolérance de la lumière qui accompagne l'inflam-

mation de la sclérotique et de la cornée, ce que l'on observe lors même que cette dernière membrane a perdu
sa transparence. Cette circonstance remarquable devrait
nous porter à conclure *à priori* que l'impression de la
lumière sur l'œil sera moindre ; mais l'état d'irritation
de la rétine, la rend sans doute impressionable au
moindre éclat du jour.

La conjonctive s'injectant de plus en plus, sa rougeur
augmente, elle devient d'un rouge foncé, elle se tuméfie
et forme un chemosis. La cornée perd sa transparence,
et prend une teinte grisâtre. La fièvre et la douleur augmentent en même temps. Les mouvements de l'œil sont
si douloureux, que le malade s'efforce de le maintenir en
repos; la partie de la conjonctive qui tapisse les paupières,
et surtout la supérieure, rougit et s'enflamme. A la sécheresse de la conjonctive, succède un épiphora fort abondant; aussi dès que le malade entr'ouvre les paupières,
on voit une effusion abondante de larmes qui résulte de
l'excitation sympathique qu'à reçue la glande lacrymale.

Telle est la marche ordinaire de l'inflammation externe de l'œil; lorsqu'après avoir atteint son plus haut
degré d'intensité, elle persiste pendant quelque temps,
elle peut donner lieu à plusieurs altérations de texture
plus ou moins graves. Ainsi, l'inflammation venant à
passer de la sclérotique à la cornée, celle-ci devient
d'abord grisâtre. Lorsque le chemosis est formé, elle
devient blanche, puis jaunâtre, et du pus s'épanche
entre ses lames. On peut, en effet, dire alors que la
cornée a suppuré. La seule objection que l'on puisse
élever contre cette expression, c'est que la matière déposée entre les lames de la cornée, bien que jaunâtre
comme du pus, n'est pas fluide, mais épaisse et visqueuse. Si l'on perce le point de la cornée que cette
matière occupe, elle ne s'épanche point à la surface de

l'œil, ainsi que le ferait la matière d'un abcès. On voit
la cornée s'ulcérer, et à la surface de cette ulcération,
une matière puriforme, semblable à la première, se reproduire sans cesse. On observe quelquefois une sécrétion semblable dans la chambre antérieure de l'œil,
où s'accumule une substance blanchâtre, dont la présence produit un *hypopion*. Si l'ulcération envahit toute
l'épaisseur de la cornée, elle se perfore dans plusieurs
points, livre passage à l'humeur aqueuse, et l'iris se
trouve en contact avec la cornée enflammée, ou fait
saillie par les points ulcérés. Si, après cela, l'inflammation diminue, la cornée reste opaque, l'iris continue d'y
adhérer, la chambre antérieure de l'œil est détruite, et la
vision entièrement perdue. Quelquefois la matière puriforme dont il vient d'être question, n'est déposée que
dans un point de la cornée. Elle forme une tache d'un
aspect jaunâtre; le reste de la membrane présente une
blancheur nébuleuse. Si ce point vient à s'ulcérer, il est
possible qu'il se cicatrise; ou bien on peut par un traitement actif, empêcher l'ulcération de se produire; la
matière qui forme la tache est absorbée, la cornée recouvre sa transparence, et la vue est entièrement ou
presque entièrement rétablie.

L'inflammation externe de l'œil, quoiqu'à un degré
moindre d'intensité, peut également être accompagnée
d'un épanchement interstitiel de matière puriforme dans
l'épaisseur de la cornée, qui, dans ce cas, ne tarde pas à
s'ulcérer et à donner issue à l'humeur aqueuse; l'iris
fait saillie par cette ouverture, à la circonférence de laquelle elle adhère quelquefois par un ou plusieurs points.
Si cette ouverture est petite, la portion de l'iris qui y
adhère, peut s'en détacher lorsque l'ulcère se cicatrise.
Mais il arrive le plus ordinairement, que l'iris fait hernie
à travers l'ouverture de la cornée, lorsque cette mem-

brane est ulcérée l'adhérence de l'iris persiste après
la guérison de la cornée, dont la cicatrice est marquée
par un point opaque, entourée d'un cercle blanchâtre.
L'iris peut, sans offrir de prolapsus, adhérer à la cornée,
et cette adhérence a été désignée sous le nom de *synechia anterior*.

Les vaisseaux de la cornée peuvent acquérir un tel
volume sous l'influence de l'inflammation, qu'ils permettent l'introduction du sang dans leur calibre, et font
paraître la cornée plus ou moins injectée. Ces vaisseaux,
qui sont des ramifications des branches qui tapissent la
sclérotique, consistent en de nombreux capillaires d'un
rouge brun, se dirigeant de la sclérotique vers la cornée.

Tels sont les divers changements que subit la cornée dans l'inflammation que nous décrivons. Quelquefois cette membrane n'éprouve qu'un peu d'opacité
sans autre altération de structure. Lorsque la phlegmasie
est légère, sa transparence n'est pas même altérée, et
l'organe recouvre promptement le libre excercice de
ses fonctions.

L'inflammation externe de l'œil se distingue par plusieurs caractères particuliers. Tels sont l'apparition de la
rougeur de l'œil, d'abord à la sclérotique, l'écoulement
des larmes sans sécrétion de mucosités, l'intolérance
de la lumière, et enfin les altérations qui surviennent
à la cornée. Lorsque c'est la conjonctive qui est particulièrement affectée, il y a une sécrétion abondante de
mucosités ; il y a peu ou pas de douleur, excepté dans le
principe, et la cornée ne subit pas d'altérations. L'intensité du danger que subit l'œil, dépend de l'acuité de
l'inflammation et de son transport des autres membranes
à la cornée. Lorsque cette membrane reste intacte, on
ne doit craindre aucun danger pour la vision, le degré
de la rougeur de la sclérotique dans la période avancée

de la maladie, indiquera la gravité plus ou moins grande
de l'issue de la maladie, s'il survient à la fin un chemosis ; si la cornée devient grise ou blanchâtre, s'il se fait
un épanchement de matière puriforme entre ses lames,
la vue sera plus ou moins troublée. Lorsque l'épanchement n'occupe qu'un seul point dans l'épaisseur de la
cornée, cela est ordinairement fort grave, car cet épanchement n'a point lieu sans une violente inflammation,
et sans que le reste de la membrane ait perdu sa transparence. Le résultat de l'opacité ou de l'ulcération de
la cornée, dépendra de la situation de ces altérations par
rapport à la pupille.

Après avoir étudié les phénomènes généraux de l'inflammation externe et interne de l'œil, on peut se demander quelles en sont les causes.

Cette inflammation peut être produite par des agents
mécaniques, tels que les plaies accidentelles, ou les solutions de continuité nécessitées par les opérations. Il
survient alors presque toujours une inflammation dont
le degré varie suivant plusieurs autres circonstances. La
prédisposition des malades à l'ophthalmie, après les
opérations pratiquées sur les yeux, doit particulièrement
fixer notre attention, afin de prendre les mesures propres
à éviter le développement de ces phlegmasies. L'irritation de l'œil peut encore avoir pour cause mille agents
différents avec lesquels l'œil se trouve en contact. C'est
ainsi que de petits corps étrangers peuvent s'introduire
dans l'œil, s'y fixer et devenir la source de l'irritation
et de l'inflammation de l'organe. Quelques-uns de ces
corps agissent d'une manière toute mécanique : tels sont
les grains de sable ou de poussière. D'autres ont une
action chimique, comme les substances âcres ou acides :
le tabac, le poivre et les vapeurs irritantes. Il en est
d'autres qui agissent mécaniquement et chimiquement :

les fragments de fer rouge, par exemple. Il ne faut pas oublier de signaler ici, parmi les corps qui produisent sur l'œil une irritation chimique et mécanique, ceux dont on se sert comme médicament. Il semblerait vraiment qu'on s'est appliqué à employer des remèdes locaux les plus irritants sur l'organe le plus irritable. Tels sont en effet le cristal et le sucre porphyrisés; le vin et la teinture d'opium, l'électricité et le galvanisme, encore ces divers agents sont-ils les plus doux de tous les topiques dont on fait usage contre les maladies de l'œil. Je puis citer après eux le précipité rouge et blanc, le nitrate d'argent, l'hydro-chlorate de mercure, l'oxide de zinc, le gaz ammoniaque, l'alun, les sulfates de zinc et de cuivre que l'on emploie sous différentes formes. On a recours encore aux escharotiques les plus actifs, aux acides nitrique et hydrochlorique concentrés, et à l'hydro-chlorate d'antimoine. Il est à noter que l'éclat dans lequel se trouve l'œil lorsqu'on emploie ces remèdes, ne peut nullement en altérer l'action; tandis que si l'on applique une parcelle d'un de ces agents chimiques sur un œil sain, on la verra produire une inflammation plus ou moins vive. C'est donc une raison de plus pour croire qu'ils ne manqueront pas d'irriter l'œil, lorsque cet organe sera enflammé; ils aggraveront, ou au moins entretiendront la maladie pour laquelle on les aura mal à propos employés.

L'exercice immodéré de la vue, est une cause fréquente d'inflammation de l'œil. Nous devons, sous ce rapport, établir une distinction entre la vision passive et la vision active. Pendant la veille, la lumière agit constamment sur la rétine, et son action ne peut exciter ni enflammer l'œil, du moins dans la plupart des cas; mais lorsque nous exerçons notre vue sur de petits objets, le jour ou même la nuit, pendant plusieurs heures successives; il peut en résulter une ophthalmie. Beaucoup de personnes se trouvent dans ce cas; telles sont les femmes occupées à des travaux d'aiguille; les hommes qui lisent ou écrivent beaucoup, comme les hommes de lettres, les avocats, les commerçants, ceux qui exercent des arts manuels très minutieux, comme les compositeurs, les peintres, ou enfin les fabricants d'instruments de physique et de mathématiques.

L'inflammation de l'œil peut être provoquée par différentes causes externes, et particulièrement par l'état de l'atmosphère. J'insisterai sur ce sujet, en parlant de l'ophthalmie catarrhale. Je dirai seulement en passant, qu'un hiver rigoureux, et une atmosphère chargé de brouillards comme ceux de Londres, sont propres à irriter et enflammer les yeux chez les personnes les plus saines. Nous considérerons encore comme une des causes de l'ophthalmie purulente, l'action d'un air impur, et des effluves nuisibles, et nous devons noter un fait que nous ne pouvons pas expliquer, c'est que l'air des hôpitaux, des ateliers et des lieux renfermés, est très nuisible à la vue; cet air entretient l'inflammation, et retarde la guérison des plaies faites dans les opérations. On voit, en effet, les malades soulagés des douleurs qu'ils éprouvent, aussitôt qu'ils s'exposént à un air moins malfaisant; et même ce soulagement est si subit, qu'il est impossible de ne pas admettre que cet air concentré ne soit nuisible, non-seulement à toute l'économie, mais encore à l'organe de la vue.

L'impression de la lumière sur les yeux, est souvent une cause d'inflammation; c'est ce qui arrive ordinairement lorsqu'on fixe une lumière très brillante, comme celle du soleil, ou lorsque les yeux sont exposés à l'éclat des lampes, du gaz enflammé, ou de certains métaux. L'action de la lumière est encore plus funeste s'il y a en

même temps émission de calorique, comme cela a lieu
dans les forges, les fonderies et les verreries. La lumière
réfléchie est plus propre à exciter l'inflammation que la
lumière directe. La lumière éblouissante que réfléchissent de grandes surfaces, comme les sables des déserts
d'Afrique, est une cause puissante d'ophthalmie. Il arrive même que dans nos contrées, où nous ne sommes
pas habitués à un trop vif éclat de la lumière solaire, on
voit des personnes éprouver une assez vive irritation des
yeux en passant d'une contrée ombragée dans des lieux
chauds et découverts. Ce sont surtout les personnes chez
lesquelles existe une inflammation des tuniques externes
de l'œil, qui ressentent cette irritation. L'ophthalmie résultant de l'action de la lumière réfléchie sur les yeux,
est très fréquente chez les Esquimaux et autres peuples
vivant sous les latitudes du Nord; leurs yeux s'enflamment par suite de l'irritation que produit la lumière du
soleil réfléchie par la neige dont la terre est couverte une
grande partie de l'année. Aussi a-t-on désigné l'état
dans lequel se trouvent alors les yeux sous le nom
de *cécité par la neige* (*Snow-Blindness*). Ces peuples
sont très ingénieux dans les moyens qu'ils emploient
pour protéger leurs yeux contre cet accident.

Enfin, je signalerai comme cause d'ophthalmie, l'habitude de regarder des couleurs particulières ou plutôt
des combinaisons de couleurs, ainsi l'on sait que le vert
plait à la vue, tandis que le rouge produit un effet contraire. On doit éviter de fixer les yeux sur des surfaces
qui présentent une grande variété de couleurs ; aussi
voit-on assez souvent les personnes qui se livrent au
commerce des indiennes être affectées de légères ophthalmies. Ces causes de l'inflammation ophthalmique
sont de deux sortes ; les unes agissent d'une manière mécanique ou chimique, et produisent une in-

flammation plus ou moins forte, mais ne manquent jamais d'enflammer l'œil à quelque degré que ce soit. Quant aux causes d'une autre espèce, comme l'influence de l'air atmosphérique et l'impression de la lumière, elles varient considérablement dans leur action. En effet, certains individus resteront long-temps exposés à l'influence de ces causes, sans en ressentir aucun effet; d'autres s'y trouveront à peine soumis que déjà ils en sentiront les atteintes funestes. Pour qu'une ophthalmie se développe, il n'est pas essentiel que la cause excitante soit appliquée directement sur l'œil, il suffit qu'une partie de l'individu ou l'un des organes de l'économie se trouve sous l'influence de cette cause. Le même agent qui, chez certaines personnes, du reste fort saines, ne produit pas d'ophthalmie, cause au contraire cette affection chez d'autres individus dont l'économie se trouve dans un état morbide particulier. Nous devons chercher à connaître ces causes prédisposantes, qui sans avoir une influence directe sur l'organe, le rendent susceptible de s'enflammer. Il est vrai qu'elles ne se présentent point aussi clairement à notre investigation que les causes indiquées plus haut, mais nous pouvons du moins les entrevoir; les personnes qui se sont, pendant long-temps, exposées à l'action des causes directes de l'ophthalmie, finissent insensiblement par contracter une disposition singulière à cette maladie; nous ne pouvons saisir leur influence immédiate, mais nous en jugeons par leurs effets; c'est ainsi que nous ne voyons pas marcher la petite aiguille d'une montre, et que nous jugeons cependant de son mouvement, d'après l'espace que nous voyons qu'elle a franchi dans un temps plus ou moins considérable.

Comme les yeux sont une partie de l'organisation, qu'ils communiquent avec les autres parties du corps par le moyen de vaisseaux et de nerfs, ainsi qu'à l'aide de relations sympathiques, soit dans l'état de santé, soit dans l'état de maladie, les causes éloignées ou prédisposantes de leurs affections doivent être les mêmes que pour les maladies des autres organes du corps humain. L'une de ces causes, la plus importante, est la pléthore résultant d'un régime de vie trop succulent, et surtout de l'abus des aliments et des boissons. Ces excès produisent une excitation continuelle de laquelle découle une foule d'affections inflammatoires. Il en résulte principalement une irritation directe de l'estomac et des intestins qui, par leurs relations étroites avec les autres viscères de l'économie, réagissent sur l'appareil circulatoire qu'ils maintiennent dans une sorte d'érétisme que l'on peut regarder comme cause d'une prédisposition particulière aux inflammations locales.

Lorsqu'on introduit une quantité considérable d'aliments dans l'estomac, la présence de ces aliments, au bout d'un certain temps, trouble les fonctions de l'organe, suspend la digestion, et entrave la marche des phénomènes d'absorption et d'assimilation qui constituent cette fonction. Les aliments arrivent donc dans le canal alimentaire sans avoir subi l'altération convenable; ces aliments mal digérés ainsi que les fluides secrétés par la membrane muqueuse irritée, sont absorbés par les vaisseaux lactés, et portent dans l'économie non des principes nutritifs naturels et salutaires, mais bien de véritables éléments de maladies. Les personnes chez lesquelles se passe cette sorte de nutrition morbide, n'offrent qu'à la fin les symptômes des maladies qui en résultent, car ces maladies ne se développent qu'insensiblement. Le développement de la constitution pléthorique se manifeste d'abord par un accroissement de l'embonpoint et

par un teint rouge et fleuri ; ces individus offrent l'aspect
de la santé, mais ce ne sont que de trompeuses apparences : c'est, en effet, ce dont on peut juger à mesure que la
pléthore fait des progrès. Londres nous offre, à cet égard,
un large champ d'observations. Un grand nombre des
individus qui sont employés dans les ateliers ou les divers
chantiers, reçoivent de très forts gages, qu'ils consa-
crent presqu'entièrement à satisfaire les besoins grossiers
de leurs sens ; il n'est pas rare de voir les charbonniers,
les brasseurs, les commissionnaires, les charretiers, les
crocheteurs, et autres individus robustes, nés dans la
campagne, et doués d'une forte constitution, boire six,
huit, dix et douze pots de bière par jour, outre la liqueur de genièvre, et l'abondante nourriture qu'ils
prennent. Leur teint fleuri et leur énorme embonpoint
semblent indiquer une santé brillante; mais loin de là :
cet état pléthorique les prédispose aux affections inflammatoires, dont les symptômes et les résultats sont, pour
l'ordinaire, des plus graves. Les plus légers accidents
qui, chez d'autres personnes, n'auraient aucune suite,
produisent chez eux de funestes effets, tels que l'érysipèle, qu'on voit souvent se terminer par la gangrène et
la mort. J'ai vu, dans l'espace de trente-six heures,
l'extrémité inférieure se gangréner jusqu'à l'aine, chez
un charretier, par suite d'une simple écorchure de
la peau. On pourrait dire que ces hommes se trouvent
continuellement sur les limites de la maladie. L'habitude qu'ils ont de se livrer à l'intempérance, les expose
aux inflammations des organes thoraciques et abdominaux ; et si ces maladies ne les emportent pas dans la
période d'acuité, elles impriment au tissu des organes
certaines altérations, dont les progrès ultérieurs minent
insensiblement la santé des malades, qui succombent,
soit à l'hydropisie, soit à d'autres maladies graves. Le

plus grand nombre de ces hommes ne vit pas au-delà de cinquante ans ; nous les voyons périr en grand nombre dans nos hôpitaux, et les altérations organiques que nous trouvons dans leurs viscères, nous mettent à même d'observer les funestes effets de l'intempérance.

Si nous voulons observer et comparer les effets d'une manière de vivre tout opposée, nous pouvons jeter les yeux sur les peuples de l'Inde. Les opinions religieuses des Indous leur imposent l'abstinence de la viande ; ils ne vivent que de riz et de végétaux ; ils sont d'une petite ; stature ; leurs membres sont grêles et bien faits ; la symétrie de leur visage n'est point altérée par des masses de tissu adipeux, inégalement réparties ; aussi nos Anglais pourvus d'embonpoint ne peuvent-ils rivaliser avec eux en vitesse et en activité, dans les entreprises laborieuses qu'ils font au milieu d'eux. Des accidents ou des maladies locales qui seraient de nature à donner lieu à une réaction fébrile très intense chez les européens, ne produisent que de légers symptômes chez les habitants de l'Inde.

Les habitudes et les besoins de luxe dans la classe élevée de la société, l'usage des liqueurs et des vins recherchés, l'indolence des personnes de cette classe, leurs moyens artificiels d'embellir la vie et d'en multiplier les jouissances, produisent des effets semblables à ceux que nous avons assignés à l'intempérance ; et si de telles habitudes paraissent ici moins grossières et moins sensuelles, elles n'en sont pas moins pernicieuses à la santé.

Les excès dans l'usage des liqueurs fermentées, non-seulement déterminent des symptômes de pléthore et d'excitation, mais encore irritent particulièrement la tête, dont l'appareil circulatoire a des relations directes avec les yeux. Un simple repas copieux cause vers la face, de la rougeur, de la chaleur et d'autres signes de congestion ; il survient, en outre, une douleur de tête, de l'assoupissement et de la lenteur dans les idées. S'il en est ainsi après un seul repas, nous devons penser combien devront être graves les conséquences d'un tel régime de vie habituel. La congestion sanguine qui se manifeste alors, est souvent encore augmentée par l'obstacle que les vêtements et les cravates apportent à la liberté du cours du sang ; sous ce rapport, les cravates trop fermes, et surtout celles des militaires, sont extrêmement nuisibles.

D'après les considérations précédentes, nous devons voir qu'il faut non-seulement diriger son attention sur l'organe malade, mais encore sur toute l'économie dont l'état particulier peut avoir une grande influence sur le développement de la maladie que l'on est appelé à traiter. Et si l'activité du mal exige que l'on dirige les moyens curatifs vers la partie qui en est le siége, les désordres fonctionnels et généraux que cette maladie peut entraîner, nous indiquent en même temps qu'il ne faut pas perdre de vue l'ensemble de l'économie.

La suppression d'hémorragies habituelles peut favoriser le développement de la pléthore générale, et donner lieu à quelques affections des yeux ; c'est ainsi que l'ophthalmie a souvent pour cause la suppression des menstrues. Un état pathologique du canal alimentaire et de ses annexes, peut devenir la cause prédisposante de quelque maladie locale, sans que cette maladie des intestins soit produite par un abus de régime et des excès d'intempérance. Des occupations sédentaires, et particulièrement celles qui ne permettent pas de changer et de renouveler l'air que l'on respire, et qui est aussi nécessaire à l'existence que les aliments dont nous nous nourrissons, peuvent causer le trouble des digestions, la constipation, et tout le cortége des accidents qui s'en suivent. Cette manière de vivre trouble la régularité des fonctions du système nerveux : elle en exalte la sensibilité; et si l'on commet, en outre, quelques écarts de régime ces circonstances en aggravent encore les effets. Quand nous considérons combien d'individus se trouvent exposés journellement à l'influence de ces diverses causes, nous pouvons nous expliquer le grand nombre d'individus qui réclament nos conseils pour les maladies des yeux.

Il se présente ici un dernier point à aborder, c'est la question de savoir lesquels, des yeux bruns ou des yeux clairs, sont le plus sujets à être malades. On suppose généralement que ce sont les yeux clairs; mais on peut révoquer en doute cette opinion. Le docteur Smith, chirurgien militaire, a trouvé que sur 176 yeux malades, il y en avait 116 clairs et 60 bruns, ce qui fait 2 sur 1; mais sur 2,163 yeux sains, il y en avait 1500 clairs et 663 bruns, ce qui fait environ 5 sur 2. (1)

CHAPITRE IV.

TRAITEMENT DE L'INFLAMMATION OPHTHALMIQUE.

Le premier précepte qu'on ait à suivre dans le traitement des maladies en général, est d'éloigner la cause qui les produit. Ce précepte est surtout applicable au cas dont il s'agit, lorsque cette cause est mécanique, et consiste dans l'introduction d'un corps étranger dans l'œil; sa présence irrite l'organe, augmente la sécrétion

(1) Edimb. med and surg. journal, n° 68.

lacrymale, et il suffit de l'extraire pour dissiper cette irritation. Toutefois il n'est pas toujours aussi facile de parvenir à détruire cette cause; ainsi, quelques agents chimiques ont déjà produit toute leur action sur l'œil, lorsqu'on est appelé à traiter le malade. Une particule de nitrate d'argent détruit la surface avec laquelle elle se trouve en contact; mais, d'un autre côté, ce corps est si promptement décomposé par les fluides dont l'œil est lubréfié, que son action ne peut être profonde; la chaux pure appliquée sur la cornée, lui fait prendre une couleur blanchâtre comme celle du marbre ou comme celle d'un cristallin de poisson qu'on a soumis à l'ébullition; et dans ce cas, non-seulement la transparence de la cornée est altérée, mais encore le tissu de cette membrane est décomposé, et sa surface est réduite en une poussière blanche que l'on pourrait détacher avec un pinceau. Le mortier qui s'introduit dans l'œil plus souvent que la chaux, produit un effet moins nuisible; il altère l'éclat de la cornée, mais ne la décompose pas pour cela. La chaux et le mortier détruisent la surface de la conjonctive à laquelle ils donnent une consistance molle, pulpeuse et en apparence coagulée. Les portions de cette membrane qui sont altérées, offrent un aspect blanchâtre; et comme cette altération ne se présente que partiellement, la conjonctive est alors comme marbrée. On peut enlever immédiatement quelques portions de ces matières caustiques; et si l'on s'aperçoit qu'elles n'ont pas encore produit leur effet caustique, on peut bassiner l'œil avec de l'eau vinaigrée.

Nous sommes, le plus souvent, appelés pour des cas où de petites particules de poussière ou d'autre matière se sont introduites dans l'œil, et se fixent, soit à la surface du globe oculaire, soit en dedans des paupières. Pour découvrir ces corps, il faut d'abord fixer attentivement l'œil ouvert et exposé à une lumière claire; si l'on n'aperçoit rien dans ce premier examen, il faut déprimer la paupière inférieure, et engager le malade à regarder en haut. Si l'on ne voit rien encore, il faut soulever la paupière supérieure, et recommander au malade de diriger l'œil vers ses pieds ; le plus ordinairement ces corps étrangers se fixent sur la concavité de la paupière supérieure, et causent une vive douleur par les mouvements de la paupière sur le globe de l'œil : cette douleur est ordinairement plus intense que lorsque ces corpuscules sont fixés au globe oculaire et adhèrent à la cornée. Pour découvrir et pour enlever ces corps étrangers, il faut renverser la paupière supérieure; ce que l'on fait de la manière suivante : on appuie horizontalement, au-dessus du cartilage tarse de la paupière supérieure, la tige d'une sonde cannelée, tandis qu'avec le pouce et l'indicateur de la main droite, on saisit le bord inférieur de la paupière qu'on abaisse d'abord pour le relever ensuite en le renversant; ce cartilage fait en quelque sorte un mouvement de bascule sur la tige de la sonde appliquée contre son bord supérieur. Cette petite opération n'est nullement douloureuse, et elle permet de découvrir la face interne de la paupière, ainsi que les corps étrangers qui y adhèrent. Lorsqu'on abandonne la paupière, elle se replace d'elle-même, ou bien on la rétablit dans sa place et dans sa direction en soulevant légèrement l'extrémité supérieure du cartilage tarse.

Lorsqu'il s'échappe sous le marteau ou la lime du forgeron, quelques parcelles de fer ou d'acier, elles sont lancées avec force contre l'œil, et s'implantent dans la cornée : elles s'y font distinguer par un petit point brun ou rougeâtre. On peut les extraire avec la pointe d'une aiguille à cataracte : on fait asseoir le malade au-devant d'une fenêtre, le chirurgien se place devant lui, écarté d'une main les paupières, et de l'autre saisit l'aiguille. Lorsqu'on a découvert le siége du corps étranger, on engage le malade à fixer un objet, pour qu'il tienne son œil immobile. Alors on porte l'extrémité de l'aiguille sur un des bords du corps étranger, pour tâcher de glisser l'instrument derrière lui, et pour l'extraire. Les particules de fer ou d'acier laissent après elles, sur la cornée, une teinte brunâtre qui disparaît au bout de quelques jours. Lorsque ces substances étrangères sont trop profondément implantées dans le tissu de la cornée, leur extraction est d'autant plus difficile, que l'œil, irrité par les tentatives que l'on fait, devient le siége de mouvements continuels ; et il vaut mieux alors suspendre ces tentatives, car il arrive que la nature se débarrasse elle-même de cette cause irritante. La cornée s'enflamme, se ramollit, et s'ulcère dans le point occupé par le corps étranger, qui tombe de lui-même. D'autres fois, ces corps restent des jours et même des semaines fixés à la surface de la cornée, qui s'habitue à leur contact, et ne s'enflamme ni ne s'ulcère ; tandis que le contraire arrive très promptement dans quelques circonstances.

On voit des corps étrangers d'une certaine grosseur se loger dans les replis de la conjonctive, et y demeurer un temps considérable. Je me souviens d'avoir enlevé un petit fragment de branche d'arbre qui se trouvait ainsi enchatonné depuis plusieurs semaines. Le malade ne se doutait nullement du séjour de ce corps étranger dans son œil.

Un individu me consulta pour une sensation incommode qu'il éprouvait dans l'œil. Il me dit qu'il avait fait un voyage, trois semaines ou un mois auparavant, et qu'en traversant une route, un insecte avait voltigé contre son œil. Toutefois, il n'était pas porté à croire que la

cause du malaise qu'il éprouvait dans l'œil remontât à cette
époque. En renversant la paupière inférieure, je trouvai
l'aile d'un petit escarbot fixée à sa face inférieure. Le malade me dit qu'il éprouvait encore du malaise dans l'œil,
et l'inspection de la face interne de la paupière supérieure me fit y découvrir l'autre aile du même insecte.

Voilà tout ce que j'avais à dire sur l'introduction des
corps étrangers dans l'œil ; cependant les ouvrages
d'ophthalmologie renferment ordinairement de longs
et inutiles détails sur ce sujet. Beer, par exemple, décrit minutieusement les espèces et variétés des corps
étrangers qui peuvent pénétrer dans l'œil, mais il omet
même de décrire la manière de renverser la paupière
inférieure, pour en observer la face interne ; ce qui,
dans la majorité des cas, offre aussitôt le moyen
le plus sûr de soulager le malade. Il recommande les
injections d'eau et de lait, ou d'eau simple, entre les
paupières ; mais ce moyen est irritant et des plus insuffisants : car si jamais une injection est nécessaire, en
pareil cas, qui peut mieux remplir ce but que l'écoulement de larmes, provoqué par la présence de la matière
étrangère. L'extraction de ces corps, même lorsqu'ils
n'ont pas de propriété malfaisante, n'empêche pas l'inflammation une fois développée, de parcourir sa marche. Il faut donc s'empresser de garantir l'œil contre
l'action des excitants extérieurs ; car l'inflammation ne
ferait que s'accroître si l'organe continuait de remplir
ses fonctions. Quand l'inflammation est légère, on doit
se dispenser de lire et d'écrire ; mais on peut, d'un autre
côté, ne pas bander l'œil et le livrer à la simple action
de voir, sans le fixer avec attention sur des objets minutieux. L'œil sain même doit être privé de tout exercice,
dans le cas d'une inflammation grave. Il est inutile d'insister ici sur la nécessité d'éloigner l'œil de toute lu-

mière vive, et de maintenir le malade dans un endroit
où le jour pénètre peu. Il serait également nuisible
d'exposer les yeux à un air froid et humide, au vent, à
la pluie, ou à tous les grands mouvements de l'atmosphère et de la température; un air tempéré, doux et
chaud, est celui qui convient le mieux, non-seulement à
l'organe malade, mais encore à la santé générale du sujet.

Les différents soins que je viens de passer en revue,
ne sont en quelque sorte que les moyens préliminaires
de l'objet principal qu'on se propose dans le traitement
de l'ophthalmie. Bien que l'inflammation cause, par ses
progrès, des douleurs et une incommodité plus ou moins
grandes, cependant son but et ses effets tendent le plus
ordinairement vers la guérison. Le travail inflammatoire, jusqu'à certaines limites, ne tend point à désorganiser la partie qu'il affecte; il semble, au contraire,
destiné à disposer le tissu des organes à recouvrer son
état naturel, et concourt ainsi à rétablir l'exercice des
fonctions de la vie. On peut voir, en effet, l'inflammation naître et finir au sein des organes, sans la partici-
pation de nos moyens curatifs, et cependant la partie
malade recouvrer toute son intégrité.

Mais lorsque les phénomènes inflammatoires dépassent les limites dont nous parlons, et développent une
activité trop grande, l'organe malade peut suspendre
tout-à-fait ses fonctions; et si leur continuité est nécessaire à l'entretien de la vie, celle-ci se trouve dès-
lors éminemment compromise, et finit même par s'é-
teindre. Mais l'œil ne doit pas être rangé parmi les
organes dont l'action physiologique soit indispensable
à la vie; la destruction de cet organe n'entraîne pas
nécessairement celle de l'individu; et ce n'est point
dans le but d'arracher à la mort le malade qu'il traite,
que l'homme de l'art met en œuvre les moyens propres

à combattre l'ophthalmie ; il doit surtout faire attention
à ce qu'il ne survienne, dans les membranes de l'œil,
aucune altération de tissu, qui les empêche de concourir
à la vision ; il doit chercher à s'opposer aux épanchements de matières puriformes ou autres, qui troublent
la transparence de ces membranes, et à borner les ravages de certaines ulcérations, qui peuvent séparer et
détruire les parties constituantes du globe oculaire.

Pour parvenir à modérer la marche et les symptômes de l'inflammation, il faut d'abord s'occuper de
savoir s'il convient de faire une évacuation sanguine
locale ou générale. Quelques auteurs pensent qu'il faut
se borner à la saignée locale, et prétendent qu'il ne faut
autre chose que des applications de sangsues dans le
traitement de l'ophthalmie ; mais souvent il devient
indispensable de faire en même temps une saignée générale. Il arrive même que l'on combat mieux l'inflammation de l'œil, par une évacuation sanguine générale,
que par une application de sangsues. C'est peut-être, de
toutes les affections inflammatoires, celle contre laquelle
la saignée a une efficacité plus prompte. Ainsi, lorsque
l'on saigne jusqu'à défaillance, une personne affectée
d'une violente ophthalmie, on voit, presque instanta-
nément, disparaître l'injection des vaisseaux de l'œil,
et la sensibilité de l'organe se modère à tel point, que
le malade supporte sans aucune douleur l'intensité d'une
lumière vive ; et l'œil n'offre pas, seulement pour le
moment, cette amélioration, il la conserve et reprend
son état naturel. Une seule saignée abondante suffit
souvent pour guérir une ophthalmie. Il est impossible
d'indiquer et de régler la quantité de sang qu'on doit
tirer : il faut saigner jusqu'à ce que le mouvement circulatoire soit sensiblement modéré ; et dans le cas d'une
ophthalmie grave, il faut saigner jusqu'à syncope.

Il convient sur-tout d'user de la saignée générale dans l'inflammation générale du globe de l'œil. On peut également employer avec succès les ventouses scarifiées, appliquées au cou, à la nuque ou aux tempes. En appliquant les ventouses dans cette dernière partie, on retire sur-tout beaucoup plus de sang, parce que quelques ramifications de l'artère temporale se trouvent ordinairement comprises dans les incisions, sans qu'il en résulte le moindre accident. Nous avons très souvent recours avec avantage à ce moyen, dans cette infirmerie.

Quant à l'application des sangsues, elle doit se faire aussi près que possible de l'organe malade; sur les paupières, par exemple. Il ne s'ensuit d'autre inconvénient qu'une ecchymose légère. On a également proposé de les appliquer à la face interne de la paupière inférieure; quant à moi, je trouve qu'on obtient les mêmes effets de leur application à l'extérieur de cette paupière.

L'art possède encore d'autres moyens de pratiquer des évacuations sanguines : telle est l'ouverture de l'artère temporale; mais ce moyen n'est point, à mon avis, aussi avantageux que les ventouses scarifiées; car il arrive souvent que nous ne pouvons obtenir assez de sang, ou qu'il est difficile de l'arrêter après la saignée. Il faut d'ailleurs employer une compression circulaire à la tête pour arrêter cette hémorrhagie; et cette compression augmente encore les douleurs du malade. On voit enfin un petit anévrysme se former après la saignée, et cette nouvelle maladie expose le malade à la nécessité d'une autre opération. L'ouverture de la veine jugulaire a encore été préconisée dans le cas dont il s'agit; mais c'est une opération incommode, quelquefois même difficile, et que, par ces raisons, on a généralement abandonnée; du moins dans le traitement de l'ophthalmie.

Quelques médecins du continent ont conseillé d'ap-

pliquer les sangsues loin de l'organe malade. Ces médecins regardent la suppression de certaines évacuations
habituelles comme une des causes les plus communes
de l'ophthalmie; et c'est dans le but de combattre cette
cause qu'ils sont d'avis d'appliquer les sangsues près
de l'organe qui pouvait être le siége de l'évacuation sup-
primée, afin d'y suppléer ou de rappeler vers cet organe
la congestion qui semble l'avoir abandonné. C'est par
suite de cette manière de voir, qu'ils sont d'avis d'appliquer des sangsues en dehors des grandes lèvres, à
l'anus ou aux ailes du nez, parce qu'ils supposent que
l'inflammation de l'œil succède ordinairement à la suppression des règles, des hémorrhoïdes ou de l'épistaxis.
Mais cette pratique singulière ne paraît-elle pas avoir été
suggérée par une simple théorie spéculative? N'est-elle pas
un exemple des bizarreries que peut quelquefois enfanter
le cerveau des hommes instruits. Le simple bon sens au-
rait-il jamais inspiré l'idée d'aller appliquer des sangsues à l'anus lorsque l'inflammation existe à l'œil? (1)

(1) Les médecins du continent ne méritent pas tout-à-fait le reproche
que leur adresse ici M. Lawrence. Sans doute il conviendrait mieux d'appliquer des sangsues dans le voisinage de l'inflammation. Mais il ne
faut pas perdre de vue que souvent l'ophthalmie est accompagnée d'un
état de congestion de la face et de la tête, ainsi que l'auteur l'a fait voir
dans l'énumération des causes de cette maladie. Or, en appliquant des
sangsues à la face, on augmente le raptus sanguin qui s'y porte, et l'on
ajoute ainsi à la cause de l'ophthalmie. Combien de fois n'a-t-on pas vu
un erysipèle de la face survenir après une application de sangsues autour des yeux enflammés? Le but que l'on se-propose en appliquant
des sangsues au siége, est de diminuer la quantité du sang et d'en
soustraire la portion surabondante. Lorsque le malade ne veut pas
se soumettre à la saignée, on ne peut mieux la remplacer que par
une application de sangsues au siége. D'ailleurs, l'expérience en dé-
montrant l'efficacité de ce moyen, a prouvé qu'il ne s'agissait pas seulement ici d'une théorie de cabinet, mais d'un fait d'observation.

(*Note du traducteur.*)

Les scarifications de la conjonctive, conseillées par quelques médecins, sont trop souvent employées. On ne peut espérer de guérir l'organe malade en multipliant des blessures à sa surface; et ce moyen ne peut convenir que dans un très petit nombre de cas d'ophthalmie chronique.

Il entre dans le plan du traitement antiphlogistique, non-seulement de soustraire du sang au malade, mais encore d'affaiblir ses forces par la diète et les évacuations intestinales. Ainsi donc, on peut administrer le calomélas avec la rhubarbe, l'extrait de coloquinte, le jalap ou les potions purgatives composées avec les décoctions de séné, de manne, et les solutions salines. On peut ensuite faire prendre avec succès l'antimoine ou le nitre, pour exciter la transpiration cutanée. Lorsque l'inflammation est très intense, le malade ne doit se nourrir qu'avec des bouillons, et même dans le cas où l'inflammation est moins vive, il doit s'abstenir des liqueurs fermentées et de la diète animale. Les aliments convenables au malade, doivent consister en consommés, *Puddings,* et préparations féculentes. On peut encore lui permettre le thé, le café, le beurre et le pain (2). Après ces moyens, on a recours à ceux qui peuvent déterminer une contre-irritation. Ainsi, l'on applique des vésicatoires au cou ou derrière les oreilles; et lorsque l'inflammation est élevée à un certain degré d'intensité, il faut se garder d'appliquer ces irritants trop près de l'organe malade, comme au front, sur les

---

(1) Le thé, le café et les tartines de beurre forment le déjeuné ordinaire des Anglais. Ces aliments nous paraîtraient encore trop excitants, et nous les condamnerions dans le cas dont il s'agit. Mais l'habitude que les Anglais ont de s'en servir, les rend moins excitants pour eux.   (*Note du trad.*)

tempes ou aux joues, parce qu'ils se trouvent alors
dans la sphère de l'irritation dont l'œil est le centre
principal, et ne font que l'augmenter.

On a conseillé l'antimoine à large dose, de manière
à produire des vomissements abondants pendant deux,
trois ou quatre heures, dans le but de suspendre en
quelque sorte tout-à-coup la marche des ophthalmies
aiguës. Il est évident qu'un émétique administré de cette
manière peut avoir de puissants effets, en raison des
sympathies étroites et multipliées de l'organe qui les
reçoit avec les autres points de l'économie. En effet,
il diminue les mouvements du cœur, rallentit la force
du pouls, et peut de la sorte combattre l'activité du stimulus inflammatoire; mais quelque violent que soit
l'effet de ce moyen, il ne remplit pas toujours le but
qu'on se propose; les efforts du vomissement, en déterminant un afflux de sang vers la tête, agissent défavo-
rablement sur l'organe enflammé, bien que les mouvements du cœur et du pouls aient été modérés. Il convient
mieux de n'administrer qu'un vomitif à dose modérée,
lorsque l'état de la langue, les nausées et le dégoût du
malade indiquent le trouble des fonctions de l'estomac;
toutefois il ne faut avoir recours à ce vomitif qu'après
les évacuations sanguines. Si cet état morbide de l'estomac est accompagné de constipation, et si l'inflammation de l'œil en est le résultat, on peut, sans avoir
recours à la saignée, faire suivre l'administration de
l'émétique de celle d'un purgatif. On peut combiner
ensemble l'ipécacuanha et le tartrite d'antimoine ou la
liqueur d'antimoine tartarisé, que l'on donne à la dose
d'une cuillerée à bouche, de demi-heure en demi-heure,
jusqu'à ce qu'on obtienne l'effet qu'on se propose. Dans
tous les cas, il convient d'administrer, après les saignées, les préparations antimoniales à dose nauséabonde,

comme un quart de grain d'émétique dans une potion,
afin de modifier l'état inflammatoire.

Je viens d'énumérer les moyens les plus propres à
combattre l'inflammation de l'œil, et qui sont, en résumé, les saignées générales et locales, les purgatifs,
les vomitifs, les diaphorétiques, la diète et la soustrac-
tion de l'œil à la lumière. On peut continuer, varier et
modifier ces moyens suivant l'exigence et l'opiniâtreté
du mal; et ces divers agents sont réellement ceux auxquels on doit attacher le plus d'importance. Il en est
d'autres que je me suis abstenu de placer en première
ligne, parce qu'ils ne méritent pas, à mon avis, le degré
de confiance qu'on leur accorde vulgairement; je veux
parler des moyens topiques sur lesquels les malades
comptent toujours beaucoup, et que les médecins ont
l'habitude d'employer par une sorte de condescendance.
Ces moyens extérieurs peuvent diminuer la chaleur et
la douleur, et causer un soulagement momentané; mais
en leur prêtant même une plus grande efficacité, il s'agira
toujours de décider si ces topiques devront être employés
chauds ou froids, et dans quels cas il faudra préférer
les uns aux autres. Ce point de thérapeutique a souvent
été la source de longues discussions. Je me souviens
que dans un temps on n'employait que des topiques
froids sur les parties enflammées, tandis qu'aujourd'hui
on donne la préférence aux applications tièdes. Un malade ayant essayé contre une affection inflammatoire dont
il était atteint, une foule de topiques froids, vint enfin
consulter le célèbre Hunter. « Eh bien ! lui dit ce médecin, puisque vous avez tenté les applications froides,
ayez recours maintenant aux applications chaudes. » Je
pense que l'on pourrait suivre généralement le conseil
de Hunter, et faire tour-à-tour usage des topiques froids
et des topiques chauds, suivant les circonstances parti-

culières dans lesquelles se trouve le malade. L'application du froid sur une partie enflammée, peut diminuer la chaleur et la douleur causées par l'inflammation ; mais il en résulte ensuite une réaction plus ou moins douloureuse. Parmi les collyres froids, nous signalerons les lotions saturnines, l'eau de roses, et les mélanges d'eau et de vinaigre. L'eau froide seule peut, à mon avis, produire tout l'effet désirable, et je crois que l'addition de l'acétate de plomb ajoute peu à l'efficacité de ce moyen. Toutefois il est assez agréable pour le malade de se servir de l'eau de roses. On a vanté les solutions opiacées comme douées de vertus sédatives; quand on veut faire sur l'œil des fomentations chaudes, on peut employer la décoction de pavot sou de fleurs de camomille, et la vapeur de l'eau bouillante. Mais je le répète, ces différents topiques sont moins utiles que les évacuations sanguines qu'il faut recommencer à plusieurs reprises, jusqu'à ce que l'inflammation cède enfin, et sans craindre de trop affaiblir le malade.

L'inflammation de l'œil n'offre pas toujours des symptômes aussi graves que ceux que nous avons signalés. Quelquefois l'œil offre seulement une rougeur qui n'est pas naturelle, et dès qu'on l'expose à la lumière il devient douloureux et se baigne de larmes; cet état peut persister plus ou moins long-temps, et se convertir en une véritable inflammation chronique. L'inflammation ne suit pas non plus constamment la même marche. Une ophthalmie aiguë présente des phénomènes de développement, d'accroissement et de décroissement, qui se succèdent avec plus ou moins de régularité; mais l'inflammation chronique bien qu'identique par sa nature à la première, ne décroît point avec la même rapidité, soit que le malade ait fait un usage abusif de l'organe malade, soit qu'il ait enfreint les règles d'hygiène et de diététique auxquelles on l'avait soumis, de sorte que l'ophthalmie se prolonge indéfiniment; l'organe reste toujours irrité, et les vaisseaux se trouvent dans un état de congestion permanente. Chez les personnes faibles et malsaines, l'état aigu de l'inflammation passe rapide-ment, les symptômes douloureux disparaissent, et l'in-flammation reste long-temps à l'état chronique; on voit, l'ophthalmie revêtir ce caractère dès son début, chez les vieillards.

Scarpa regarde comme une des conditions nécessaires de toute ophthalmie, de présenter un état aigu et un état chronique : ce sont, suivant lui, deux périodes distinctes, et en quelque sorte deux affections opposées par leur nature et par leurs causes; et réclamant deux modes de traitement différents. L'un, purement anti-phlogistique, convient à l'état aigu, l'autre consiste dans la combinaison des astringents locaux et des toniques à l'intérieur; il convient principalement à l'état chronique. D'après cela, il regarde comme une chose très importante de pouvoir saisir le degré où finit l'état aigu, et commence l'état chronique. Cette distinction me paraît erronée en principe comme en pratique. En effet, plus une congestion inflammatoire est rapide, vio-lente, plus la résolution en est prompte; et si, par le traitement qu'on emploie, on active le travail inflam-matoire, il est rare qu'il prenne un caractère chroni-que; dès-lors on ne peut plus attendre ce développe-ment en quelque sorte obligé de l'état chronique. Mais enfin, si par une cause quelconque, l'inflammation passe à l'état chronique, il reste à savoir si l'on doit suivre pour la combattre les préceptes de Scarpa. Faut-il avoir recours aux toniques, aux astringents, aux stimulants? On ne peut conseiller l'emploi de ces médicaments d'une manière absolue. Ce n'est point la longueur de la durée de l'inflammation qui décide de son état chronique, et nous devons régler les modifications du traitement sur la nature des symptômes qui se présentent. Ainsi donc, si l'ophthalmie conservait encore ses caractères primitifs d'acuité, malgré le terme avancé de sa marche, il n'en faudrait pas moins avoir recours aux saignées abondantes, et ne les modérer que lorsque la phlegmasie devient moins active; et c'est enfin, lorsqu'elle passe réellement à l'état chronique, que l'on fait succéder aux évacuations sanguines, les dérivatifs, soit au moyen de vésicatoires, soit à l'aide de laxatifs et de purgatifs, comme le séné, la rhubarbe, les sels d'Epsum et de magnésie, l'extrait de coloquinte ou d'aloës donnés à petite dose et combinés avec la pilule bleue (blue pill). (1)

Les exutoires permanents à l'aide d'un cautère ou d'un séton établis à la nuque ou aux tempes, produisent d'excellents effets. Dans les ophthalmies chroniques, il n'y a pas de meilleur moyen pour arrêter les progrès de l'altération que les parties constituantes de l'œil peuvent subir, et pour tarir l'écoulement puriforme dont elles sont le siége. On retirera surtout d'excellents effets de cette médication, si on la seconde par l'emploi des mercuriaux à l'intérieur, donnés à faible ou à forte dose, et par l'influence du repos, d'un air pur, et d'un régime de vie convenable.

---

(1) Les pilules bleues se composent de la manière suivante :

Mercure,

Conserve de Cynnorrhodon, aa un gros.

Triturez jusqu'à extinction et faites avec la poudre de réglisse 36 pilules égales.

Voy. *Pharmacopée universelle par Jourdan*, t. 2, p. 39.

Je viens de faire voir que l'ophthalmie aiguë ne différait pas, par sa nature, de l'ophthalmie chronique, mais que cette dernière n'était en quelque sorte qu'un autre degré de la première; qu'elle n'offrait qu'une différence d'intensité dans la marche et les symptômes. Lors donc que l'ophthalmie est passée à l'état chronique, il faut avoir recours à quelques précautions particulières que je vais signaler.

Quand l'inflammation de l'œil vient d'être combattue par un traitement antiphlogistique très actif, et que les phénomènes de l'inflammation sont modérés, il ne convient pas d'employer immédiatement d'autres moyens; il faut abandonner pendant quelque temps l'organe malade aux efforts de la nature, et ne point s'occuper sans relâche à épuiser, contre la maladie, toutes les ressources de la thérapeutique.

Comme il arrive assez ordinairement que le malade a été épuisé par la diète et les évacuations sanguines pendant le traitement de la phlegmasie aiguë, on doit d'abord se proposer de relever les forces du malade. On lui conseillera donc une nourriture tonique, l'usage modéré des liqueurs fermentées, l'exposition à un air pur, et l'exercice. Il faut surtout seconder l'effet de ces précautions par le repos de l'organe malade, qu'il faudra tenir libre à l'air, sans pour cela l'exposer à l'éclat d'un jour trop vif. Si l'alimentation tonique ne suffit pas pour relever les forces du malade, on peut y ajouter l'usage intérieur des acides minéraux, et des médicaments toniques pris dans le règne végétal.

Les cas d'ophtalmie chronique que l'on peut regarder comme les plus graves, sont ceux qui résultent d'une ophthalmie négligée ou traitée sans succès; c'est ce que l'on observe souvent chez le peuple. Il est communément fort difficile de combattre ces sortes de phlegmasies; on voit souvent échouer le traitement local ou général, chez les individus qui ont entretenu leurs yeux dans un état habituel d'irritation, en ne cessant pas de se livrer à leurs occupations, et l'on emploie souvent alors sans succès, les évacuations sanguines, locales et générales, des sétons ou les cautères établis aux tempes.

C'est ici le lieu d'aborder la question de l'emploi des astringents et des stimulants; lorsque les yeux sont habituellement rouges, qu'ils sont faibles, et s'irritent au moindre contact de la lumière, tandis qu'ils sont sans douleur dans le repos et dans l'ombre, on peut employer les collyres astringents et stimulants dans le but de déterminer le dégorgement des vaisseaux. De tous les stimulants, c'est le vin ou la teinture d'opium qu'emploient avec le plus de succès les médecins d'Angleterre et du Continent. Ce remède a été employé d'après M. Ware, qui passe pour l'avoir préconisé un des premiers avec son collègue M. Wathen, dans le traitement des ophthalmies chroniques (1). Il faut en introduire une ou deux gouttes entre les paupières, de manière à ce que ce liquide se trouve en contact avec la conjonctive enflammée. Pour introduire ce médicament, on en dépose une goutte à l'angle interne de l'œil, et le mouvement des paupières suffit pour le faire pénétrer sur les surfaces avec lesquelles il faut qu'il soit mis en contact. Le premier effet est une douleur vive et un larmoiement; mais au bout de quelques minutes le malade sent que sa douleur a diminué. On fait cette instillation deux ou trois fois par jour. Le vin d'opium est la teinture thébaïque de l'ancienne pharmacopée de Londres.

(1) Je ne sais, dit M. Lawrence, auquel des deux attribuer la priorité de ce conseil.

Cette teinture se composait de la manière suivante :

Opium. . . . . une once.
Canelle. . . . . . .⎫
Clous de girofle.⎭ aa demi-gros.
Vin d'Espagne . . une livre.

On faisait macérer l'opium et les substances aromatiques, pendant huit jours, dans le vin, et l'on passait
ensuite la liqueur. La teinture thébaïque ne se trouve pas
dans les pharmacopées modernes ; elle est remplacée par
une teinture alcoolique d'opium. M. Ware attribuait une
vertu particulière à la combinaison des ingrédients que
prescrit la formule de l'ancienne pharmacopée. Il pensait
que la teinture alcoolique n'avait pas la même propriété,
non plus que l'opium et le vin seuls. Je pense que c'est
d'après la recommandation que M. Ware avait faite de
ce remède, et l'usage habituel que l'on en faisait dans
le traitement de l'ophthalmie, que le collége de médecine a fait paraître de nouveau la formule du vin d'opium
dans sa pharmacopée ; mais je suis surpris que ce corps
savant ait diminué d'une demi-once la dose de ce médicament. Toutefois, M. Ware dit, dans une seconde
édition de son ouvrage, que même à cette dose, le vin
d'opium conserve son efficacité. Cet auteur préconise
ce topique, et l'emploie avec un égal avantage dans le
traitement de l'inflammation aiguë ou chronique des
yeux. Dans le premier cas, il avait en même temps recours aux sangsues, aux vésicatoires et aux purgatifs.
Pour moi, je ne partage pas cette opinion, je réserve
l'usage du vin d'opium aux cas d'ophthalmie chronique,
dans lesquels ce médicament n'a point encore tout le
succès qu'on lui attribue. Je l'ai souvent employé, et je
n'ai trouvé que quelques cas où il ait pleinement rempli

mes espérances. Il soulage le malade pour le moment, mais on n'obtient pas plus de cures en s'en servant qu'en renonçant à son usage. Il en est de même d'un mélange d'eau-de-vie et de vin, qui est d'une pratique vulgaire, et qui ne peut servir que comme lotions de propreté.

Quand au laudanum liquide de Sydenham, que les auteurs étrangers recommandent si souvent dans le cas dont il s'agit, il ne diffère de la teinture thébaïque que par l'addition d'une demi-once de safran : ce médicament mérite les mêmes éloges et les mêmes reproches que le précédent.

On emploie encore contre l'ophthalmie chronique, différentes solutions de sels métalliques : tels que l'alun, dans la proportion de 4 à 10 grains sur une once d'eau distillée ; le sulfate de zinc et de cuivre, à la dose de 2, 6 et 10 grains ; le nitrate d'argent, depuis 1 jusqu'à 6 grains ; le deuto-chlorure de mercure, à la dose de 1 à 2 grains par once d'eau distillée. Ces différentes solutions doivent être introduites entre les paupières ; elles ont été pour le moins autant vantées que le vin d'opium dans le traitement de l'ophthalmie chronique. J'ai remarqué qu'elles produisaient surtout de bons effets, dans le cas d'ophthalmie puriforme. L'acétate de plomb liquide s'emploie comme astringent ; mais il faut employer ce sel dissous, autrement il serait trop irritant. De Saint-Yves, ancien oculiste français, a vanté, sous le nom de *pierre divine,* un remède qui a été fort en usage sur le continent. Il entre dans sa composition un singulier assemblage de médicaments ; en effet, il se compose d'une once d'alun, de nitre et de sulfate de cuivre, que l'on fait fondre ensemble dans un creuset. Vers la fin de la fusion, on y ajoute un demi-gros de camphre. La solution de ce mélange, ou de cette pierre, en contient dix grains sur six onces d'eau ; on peut en augmenter la force, suivant les circonstances. Je ne crois pas que la dissolution de ce mélange puisse avoir un effet différent de celui des sels simples indiqués plus haut. Un auteur allemand, Conradi, a recommandé un collyre, composé avec un grain de sublimé, six onces d'eau de roses et un demi-gros, ou un gros de lauda-num liquide de Sydenham.

Je ferai remarquer ici que, si l'ophthalmie a été traitée dès le début par des moyens anti-phlogistiques rationnels et énergiques, l'inflammation cède, et l'on a rarement besoin d'avoir recours aux collyres que je viens d'indiquer ; dans le cas même où cette inflam-mation prend un caractère chronique, ces collyres, le vin d'opium, tant préconisé, ne sont capables de la guérir.

Je n'ai pas encore épuisé l'énumération des topiques contre l'ophthalmie. Les Allemands vantent une foule de plantes sèches, qu'ils renferment dans de petits sa-chets de mousselines, et qu'ils appliquent sur l'œil. Mais conçoit-on que des hommes, si recommandables d'ailleurs par leurs connaissances médicales, aient con-fiance en de pareils moyens. Vous verrez, dans l'ou-vrage de Scarpa, qu'il recommande les cataplasmes de mie de pain, de lait, de safran, etc.

Je ne connais rien de plus nuisible que l'application d'un cataplasme sur un œil enflammé, et je ne puis pas avoir plus de confiance en un pareil moyen, que dans la pratique vulgaire de couvrir l'œil de conserve de roses. J'aimerais mieux encore employer la pulpe de pomme cuite, car elle forme un cataplasme plus léger, et plus propre à conserver la chaleur et l'humidité

Chez les personnes fortes et pléthoriques, chez celles qui se livrent à la bonne chère, on peut, en général, combattre l'ophthalmie avec succès par la diète et le traitement anti-phlogistique, et alors l'inflammation ne prend point un caractère chronique, parce que l'état et la constitution du malade s'y opposent.

Chez les sujets vieux et débiles, chez les femmes et les individus affaiblis par les travaux excessifs, par une nourriture malsaine, par l'exposition aux intempéries de l'air, par la privation de chaussures et des choses utiles à la vie, il faudra se montrer très réservé dans l'emploi des débilitans et des antiphlogistiques ; et aussitôt que l'on aura suspendu les progrès de l'inflammation, il sera bon de relever les forces du malade, par un régime tonique, par l'usage modéré des liqueurs fermentées, et, s'il est possible, par le changement d'air. On secondera l'effet de ces moyens généraux, par l'emploi de médicaments toniques, et de topiques astringents. Toutefois, il ne faut pas perdre de vue qu'on voit souvent des inflammations locales très violentes, chez des sujets faibles. Chez les vieillards et les femmes, il survient par fois des ophthalmies si violentes, qu'on est obligé d'avoir recours à des évacuations considérables. Il semble, dans maintes circonstances, que la faiblesse générale de l'économie permet à la lésion locale de se développer avec plus d'intensité.

J'ajouterai quelques réflexions aux principe généraux que je viens d'émettre, et qui seront applicables aux particularités que peut offrir l'ophthalmie chronique. Si les tuniques internes de l'œil se trouvent comprises dans l'inflammation qui envahit tout le globe oculaire, il est nécessaire, après avoir employé les moyens antiphlogistiques ordinaires, d'user du mercure, suivant la dose et les précautions que j'indiquerai, lorsque je parlerai de l'ophthalmie interne. Quand la suppuration du globe de l'œil s'établit, l'évacuation de la matière, à l'aide d'une petite ouverture faite à la cornée, procurera au malade un soulagement qu'il aurait long-temps attendu de l'ouverture spontanée de la sclérotique et de la cornée. Comme la perte de l'œil est alors inévitable, on ne craindra pas de causer, par cette opération, la difformité de l'organe. Enfin, lorsqu'on voit se déposer entre les lames de la cornée une matière, qui n'a que la couleur du pus sans en avoir la liquidité, il sera inutile de perforer la cornée pour évacuer cette matière, parce que sa consistance ne lui permet pas de s'écouler.

CHAPITRE V.

DE L'INFLAMMATION DES PARTIES MOLLES QUI ENTOURENT LE GLOBE DE L'ŒIL, OU DE L'INFLAMMATION ORBITAIRE.

Je veux parler ici de l'inflammation des parties molles contenues dans la cavité orbitaire, et qui peuvent s'enflammer indépendamment des parties constituantes de l'œil. Il semblerait que cette inflammation dut accompagner celle du globe oculaire, mais cette concomitance est très rare, et pour ma part, je ne l'ai jamais observée. En considérant la structure des parties que cette inflammation envahit, nous pourrions déterminer *à priori* les symptômes qui s'y rattachent. Il s'agit, en effet, d'une inflammation phlegmoneuse de l'orbite, qui tend à se terminer par suppuration et par la formation d'un abcès. Mais lorsque nous songeons au siége profond du mal, aux connexions réciproques des muscles, des vaisseaux et des nerfs que renferme l'orbite, à la com-

munication du périoste de l'orbite avec l'enveloppe
fibreuse du nerf optique et la dure-mère, on ne s'éton-
nera pas de voir l'inflammation orbitaire donner lieu
aux symptômes les plus violents, et surtout à la douleur la plus aiguë, douleur qui de l'orbite s'étend au
crâne, où elle s'accompagne d'un sentiment de pesanteur, de tension et de compression, comme si les parties
malades étaient devenues trop volumineusres pour être
contenues dans l'orbite. Cette cavité ne pouvant laisser
échapper les parties malades et tuméfiées, celles-ci
poussent en dehors le globe de l'œil, qui devient singulièrement saillant. L'inflammation ne tarde pas à
s'étendre aux paupières, qui deviennent rouges et présentent un gonflement œdémateux. Le moindre mouvement de l'œil est douloureux, ce qui force le malade à
le tenir fixe. Il se développe en même temps une forte
fièvre ; le malade tombe en délire, surtout la nuit, et ce
délire dure plusieurs jours. A mesure que la maladie
fait des progrès, les symptômes s'aggravent au plus
haut degré, et deviennent intolérables ; l'œil fait saillie
entre les paupières, et produit ce que l'on appelle une
exophthalmie. La rétine perd sa sensibilité ; enfin, la
douleur cède un peu ; elle s'accompagne d'un sentiment
de frisson et de pulsation, et la suppuration s'établit
sans s'ouvrir une issue, parce que l'épaisseur et la dureté des parois osseuses de l'orbite s'y oppose. Mais
bientôt le pus se fait jour, soit au bord de l'orbite,
soit en repoussant le pli de la conjonctive, au point
où elle passe des paupières sur le globe oculaire. Beer
dit que cette inflammation s'étend quelquefois jusqu'au globe de l'œil. Quand cette complication survient,
on voit s'ajouter aux symptômes que je viens de
décrire, ceux qui se rapportent à l'inflammation des
tuniques de l'œil ; cet organe se tuméfie, la sclérotique

s'injecte, l'iris change de couleur, et les douleurs du malade redoublent d'intensité.

Lorsque l'on songe à la violence des symptômes dont je viens de faire le tableau, on conçoit aussitôt la nécessité du traitement antiphlogistique le plus actif, et c'est par là qu'il faut débuter dès que la suppuration se reconnaît par la fluctuation; il faut aussitôt faire une incision dans le point où elle se manifeste, le malade s'en trouvera soulagé, et l'étendue de la désorganisation sera limitée. Lorsque la nature des symptômes permet de croire qu'il existe du pus, bien qu'aucune fluctuation n'en dénote l'existence, il convient de faire une ouverture en plongeant une lancette ou un bistouri mince, à double tranchant, dans un point où l'on ne puisse intéresser les parties essentielles de l'organe de la vision.

J'ai vu dans ma pratique deux exemples de l'inflammation dont il s'agit; les symptômes locaux et généraux étaient portés au dernier degré de violence. J'ai observé l'un de ces cas sur un jeune homme de 30 ans environ, il vint me consulter accompagné de son épouse qui me dit qu'il avait tellement souffert les trois nuits précédentes, qu'elle croyait qu'il avait perdu la raison. J'observai de la fluctuation au niveau du bord supérieur de l'orbite : après avoir pratiqué dans cet endroit une petite ouverture, il sortit une quantité énorme de pus, et en sondant la plaie, je pus faire pénétrer ma sonde jusqu'au fond de l'orbite. J'ai rencontré l'autre cas sur un enfant de trois à quatre ans, les symptômes locaux et généraux étaient également très violents; la fluctuation se manifesta entre la paupière inférieure et le globe de l'œil. Je fis une incision, mais il ne s'en écoula pas une aussi grande quantité de pus; dans l'un et l'autre cas, le globe de l'œil était saillant, et lorsque le pus fut écoulé, il reprit sa situation naturelle. Chez l'enfant, la vue se rétablit, mais l'adulte fut affecté d'amaurose, quoique le globe de l'œil n'ait pas paru prendre part à l'inflammation.

CHAPITRE VI.

PLAIES DE L'OEIL ET DE SES DÉPENDANCES.

J'ai dit que l'inflammation de l'œil avait souvent pour cause l'action des agents extérieurs; il convient donc de parler ici des plaies de l'œil et de ses dépendances. Les principes généraux du traitement de ces plaies, sont les mêmes que pour les autres plaies en général; il faut extraire les corps étrangers, réunir les parties divisées, tenir le malade en repos, et employer les moyens locaux et généraux, propres à combattre l'inflammation. Ces préceptes devront être suivis avec d'autant plus d'exactitude que l'organe dont il s'agit est plus important, plus délicat et plus irritable.

§ I. LÉSIONS DES DÉPENDANCES DU GLOBE DE L'OEIL.

Ecchymoses. Il peut se développer des ecchymoses aux paupières, aux sourcils et à la surface antérieure de l'œil; cet épanchement de sang dans le tissu cellulaire des parties que j'indique, produit ce que l'on appelle vulgairement *l'œil noir* (Black-Eye), comme il entre dans la structure des paupières un tissu cellulaire lâche et abondant, il arrive souvent que les ecchymoses dont elles sont le siége sont très considérables ; les paupières sont quelquefois en même temps ecchymosées et tuméfiées, de manière à ce que l'œil soit fermé, comme on le voit chez les personnes qui se livrent aux luttes de boxeurs. Dans cette circonstance les témoins de ces combattants ont l'habitude de pratiquer une opération chirurgicale quoiqu'ils n'aient pas reçu de diplôme du collége. Ils font avec une lancette des incisions aux paupières, qui se dégorgent de la sorte, et permettent au boxeur de voir encore un peu plus longtemps, et de continuer la lutte.

On voit parfois des ecchymoses succéder à l'application des sangsues sur les paupières. Quelque soit la cause et le peu de danger de ces épanchements sanguins, les malades réclament cependant nos soins pour s'en débarrasser. Il est évident que le temps seul peut provoquer l'absorption de ce sang, et je doute que l'on puisse accélérer par les répercussifs cette opération de la nature ; néanmoins on emploie assez communément des lotions faites avec une dissolution de muriate d'ammoniaque, d'eau et de vinaigre ou d'eau-de-vie et d'eau. On peut se servir, dans le même but, de l'acétate d'ammoniaque mêlé avec l'eau de roses, ou de l'ammoniaque liquide mélangé avec un liniment savoneux, avec lequel on pratique des frictions sur la paupière engorgée. Il existe encore une préparation empirique, décorée du nom de *pommade divine*, composée probablement d'ingrédients onctueux et aromatiques (1); elle est d'un usage assez agréable, mais je ne sache pas

---

(1) C'est sans doute ce que nous appelons en France l'embrocation aromatique.   (*Note du traducteur.*)

qu'elle ait plus spécialement que les autres préparations;
la propriété de hâter la résorption des ecchymoses. On
voit quelquefois des ecchymoses se manifester à la conjonctive après des coups portés sur l'œil; cette membrane offre alors une couleur rouge uniforme comme si
elle avait été injectée. Ce phénomène morbide peut survenir spontanément par suite d'un surcroît d'action
des vaisseaux capillaires.

Ces ecchymoses sont sans douleur; elles disparaissent
au bout de quinze jours, et je ne sache pas qu'on doive
rien employer pour accélérer leur résolution. Je n'ai jamais vu ces taches sanguines persister long-temps ni laisser après elles de traces ou de résultats désagréables (1).

Plaies. Dans les plaies par incision ou par déchirement
des sourcils et des paupières, il faut s'occuper d'abord de
réunir leurs bords divisés, sans cela on expose l'œil à
quelques difformités, lorsque la plaie se cicatrisera. J'ai
vu après une plaie longitudinale de la paupière que l'on
avait négligée, un écartement en forme de V, produire
un aspect analogue à celui d'un bec de lièvre. Il peut
également résulter de cette négligence une inversion ou
une extro-version des paupières, qui donne lieu à une
grave incommodité. Dans un cas où l'on avait négligé
une plaie horizontale de la paupière supérieure, j'ai vu
se former une espèce de boutonnière, et, ce qui était
pire encore, la conjonctive palpébrale, dans le point
correspondant, avait contracté une adhérence telle que
l'œil recouvert par la paupière, ne pouvait plus remplir

(1) La conjonctive est le siége d'ecchymoses dans la maladie que
Werlhoof a désignée sous le nom de *morbus maculosus hemorrhagicus*,
hemacélinose des auteurs plus récents. Je ne sache pas qu'elles soient
dues ici à un surcroit d'action de la capillarité de cette membrane ; car
les toniques et les lotions excitantes sont les moyens qui combattent le
mieux cette maladie.   (*Note du traducteur.*)

ses fonctions. Cela prouve avec quelle attention on doit traiter les plaies des paupières, même les plus légères. Je fus consulté, il y a quelque temps, par une personne de distinction qui était tombée de cheval sur le sourcil. Le tiers moyen en avait été déchiré et renversé sur la paupière Cette plaie ayant été mal pansée, se cicatrisa au-dessus du lambeau, ce qui produisit un aspect désagréable. Je conseillai d'abord à ce malade de ne rien faire ; mais comme il tenait à la beauté de sa physionomie, il insista pour que j'employasse quelque moyen propre à corriger cette difformité. Voici ce que je fis : je pratiquai une incision verticale de chaque côté de la partie déplacée, je la dégageai des adhérences qu'elle avait contractées, et je la réunis inférieurement au point où la première cicatrice s'était faite. Cette opération ayant été suivie de succès, le malade partit pour un long voyage sur le continent.

Dans les plaies des sourcils et des paupières, le taffetas toujours emplastique ne suffit pas pour maintenir en contact les parties divisées ; il faudra avoir recours à la suture que l'on pratiquera à l'aide de quelques aiguilles courtes maintenues par un ou deux tours de fil. Le nombre des points de suture sera proportionné à l'étendue de la plaie qu'on veut unir, et l'on se bornera, pour tout pansement, à appliquer un léger plumasseau de charpie imbibé d'eau froide. On renouvellera cette imbibition plusieurs fois par jour ; il faudra condamner le malade au repos, et maintenir son ventre libre ; au bout de 24 ou 48 heures, on enlèvera la suture : ce temps suffit pour que l'adhésion, entre les bords de la plaie, se soit faite à l'aide du sang ou de la lymphe coagulés. En enlevant de la sorte la suture, on s'opposera aux progrès de l'irritation dont elle pourrait être la cause. Il est étonnant avec quelle promptitude arrive la guérison des plaies des paupières traitées de cette manière.

Jusqu'à présent nous n'avons parlé que des plaies simples et non compliquées des paupières. Mais il n'en est pas toujours ainsi; un coup violent, par exemple, peut, sans produire de solution de continuité, affecter le globe de l'œil, de manière à produire une cécité plus ou moins complète. Je parlerai plus tard de la concussion ou commotion de la rétine. L'os frontal peut être fracturé, et le cerveau lésé; ou bien encore l'os fracturé, peut s'étendre à la lame mince du frontal qui concourt à former la cavité orbitaire, et s'étendre jusqu'au nerf optique ou à l'union des deux nerfs. Dans ce cas, la plaie extérieure se trouve compliquée d'une imperfection plus ou moins grande de la vue, mais cette lésion de la vue ne mérite que secondairement notre attention; c'est sur le danger de la vie que nous devons la fixer, et d'ailleurs les moyens thérapeutiques auxquels cette lésion nous force à recourir, conviennent également au rétablissement de la vue. Néanmoins, il est nécessaire que le chirurgien constate l'état du globe oculaire afin de s'assurer, autant que les symptômes le permettront, si la vision est perdue sans retour ou non.

On a cité quelques cas où un choc violent avait été porté sur l'œil et ses dépendances, sans plaie extérieure, sans commotion du globe oculaire, et qui pourtant avait tôt ou tard été suivi de faiblesse de la vue ou de cécité complète. Hippocrate avait remarqué que les plaies des sourcils causaient souvent l'aveuglement; plusieurs auteurs ont commenté cet aphorisme, mais je ne sache pas qu'aucun d'eux ait cherché à l'appuyer de quelques faits. Beer, cependant affirme avoir observé et guéri des cas d'amblyopie (*faiblesse de la vue*), et même d'amaurose survenus à la suite des plaies du

sourcil. M. Wardrop parle de ces faits comme s'il en
avait vu quelquefois de semblables.

Cet accident peut sur-tout avoir lieu lorsque des plaies
avec déchirement comprennent le tronc ou les branches
principales du nerf frontal ; et Beer considère la blessure de ce nerf comme une cause possible de cécité. Il
fait remarquer, à l'appui de cette assertion , que la vue
se rétablit pendant ou après la cicatrisation de la plaie.
Il ajoute qu'on ne voit pas d'accident fâcheux arriver
lorsque ces plaies sont pansées et réunies méthodiquement; mais que lorsque la suppuration s'établit, et que
des bourgeons charnus se développent pour déterminer
la réunion de la plaie par seconde intention , les extrémités du nerf enveloppées dans la cicatrice, se trouvent
comprimées et irritées. Parmi les cas nombreux de blessures de cette espèce, il n'a vu que deux exemples d'a-
maurose complète, qui n'était survenue qu'au bout d'un
certain temps. Le traitement à suivre en pareil cas, dit-
il, consiste à diviser la portion du nerf comprise dans
la cicatrice. Les deux malades dont il parle, furent
guéris par l'incision que l'on fit du nerf au-dessus du
trou sus-orbitaire , de manière à diviser toutes les branches du nerf frontal (1).

Je n'ai jamais vu de faits analogues à ceux que Beer
a signalés, c'est-à-dire, d'exemples d'amblyopie ou
d'amaurose causée par les plaies du sourcil , sans lésion
du globe de l'œil. Je n'ai pas vu d'exemple d'amaurose
que l'on ait pu attribuer à une plaie de cette espèce;

(1) Si la section du nerf guérit la cécité, il faut croire que cette
maladie est produite par l'irritation sympathique qui s'étend du nerf
lésé à la rétine ou au nerf optique, irritation que l'on suspend, en in-
terceptant la continuité entre les branches irritées et le tronc nerveux d'où elles partent.

(*Note du traducteur.*)

9

et enfin, lorsque je considère la fréquence de l'amaurose indépendante de lésions extérieures, je pense que si elle ne survient que long-temps après qu'une plaie a été faite, ainsi que Beer a eu soin de le consigner dans les deux observations qu'il a citées, nous n'avons point de raison suffisante pour regarder ici la plaie du sourcil et du nerf frontal, comme la cause de la cécité.

S'il est vrai que la lésion du nerf frontal soit la cause de la perte incomplète ou complète de la vue, les plaies du nerf sous-orbitaire doivent avoir le même effet. Beer avance, en effet, qu'elles ont le même résultat, mais il ne cite pas de faits à l'appui de cette opinion. Toutefois, ce dernier nerf est tellement protégé par les parties environnantes, que ses lésions sont beaucoup plus rares que celles du nerf frontal.

Le canal et le sac lacrymal offrent si peu de surface, et sont si profondément situés, qu'ils sont rarement atteints par l'action des corps vulnérants. Cependant, s'ils devenaient le siége de quelque plaie, il n'y aurait rien de mieux à faire que de maintenir le malade en repos, et d'avoir recours aux moyens propres à combattre l'inflammation. J'ai vu un des canaux lacrymaux et le point lacrymal correspondant oblitérés à la suite d'une blessure, sans que l'absorption des larmes ait été suspendue. Il y a plus, l'extrémité inférieure du canal était oblitérée, la moitié interne de la paupière était renversée, et cependant le malade n'avait aucun larmoiement.

J'ai vu trois ou quatre fois le sac lacrymal déchiré par un coup frappé sur l'œil; l'air s'était échappé par la plaie, et avait pénétré dans le tissu cellulaire des paupières qui étaient devenues emphysémateuses: cet accident disparut au bout de quelques jours.

Lorsqu'on reçoit quelques blessures au bord de l'orbite, leur profondeur est, en général, plus dangereuse que leur étendue, et même on peut dire que les plus petites sont les plus graves, parce qu'étant ordinairement produites par un instrument piquant, celui-ci a sans doute pénétré plus avant que ne l'aurait fait un instrument large. Un fer piquant introduit dans l'orbite, percera facilement les parois si minces de cette cavité, et pourra atteindre la substance cérébrale. Les muscles, les nerfs ou les vaisseaux contenus dans la cavité orbitaire, peuvent être lésés; de là quelque changement dans la disposition ou les mouvements du globe de l'œil, et par suite l'altération de la vue. En outre, l'introduction d'un corps étranger dans l'orbite, peut pousser l'œil en dehors et produire une exophthalmie. Toutefois, le globe de l'œil peut éviter, en raison de sa forme sphéroïdale, l'atteinte des corps étrangers qui se dirigent contre lui, c'est pourquoi ses blessures sont plus rares que celles des parties environnantes.

Toutes les plaies pénétrantes de l'orbite doivent être regardées comme graves, tant qu'on ne connaît pas leur profondeur et leur étendue, et l'on doit les traiter comme telles jusqu'à ce que la période du danger soit passée. Ainsi donc on recommandera au malade le repos du corps et celui de l'organe lésé; on le soumettra à la diète, et l'on aura soin de tenir le ventre libre.

Exophthalmie. Si le globe oculaire a été poussé en dehors entre les paupières, la rétine peut avoir perdu sa sensibilité. Il faut d'abord s'assurer s'il ne reste point de corps étranger dans l'orbite afin de l'enlever aussitôt, puis on tâche de replacer doucement le globe de l'œil : il reprend aisément sa situation, et s'y maintient. S'il ne restait pas à sa place, on pourrait le soutenir à l'aide de compresses imbibées d'eau, et maintenues par quelques tours de bande légèrement compressifs. On devra recourir en même temps aux moyens antiphlogistiques ordi-

naires, et faire observer au malade le repos et la diète. Si
le globe de l'œil n'a été que poussé entre les paupières,
la vue ne tarde pas à se rétablir, parce que le nerf optique
n'a pas été violemment tiraillé. Beer cite l'observation
d'un jeune homme qui avait reçu d'un étudiant un
coup violent par lequel sa pipe fut brisée contre l'angle externe de l'œil. Il en était résulté une exophthalmie complète, de manière que la cornée se trouvait
tournée vers le nez. Beer appelé auprès de ce malade
retira de l'orbite un fragment de pipe d'un pouce
de long environ ; le globe de l'œil rentra dans sa
cavité, mais la direction de la cornée resta la même, et
cinq semaines après, bien que la vue fût rétablie, la
cornée se dirigeait encore vers le nez, et le malade ne
pouvait complètement tourner l'œil en dehors.

On a rapporté des cas d'exophthalmie produite par
des accidents, où l'œil ne s'est replacé que quelques jours
ou quelques semaines après, et cependant la vue s'est
rétablie.

Quand la lésion des muscles et des nerfs a été considérable, l'œil peut demeurer tout-à-fait insensible à la lumière, et sortir de nouveau de l'orbite, après y avoir été
replacé ; c'est sur-tout dans ce cas qu'il faut tâcher de
maintenir doucement le globe oculaire à sa place, tout
en cherchant à combattre les accidents qui sont la cause
de cette exophthalmie.

§ II. LÉSIONS DU GLOBE DE L'OEIL.

L'organisation du globe de l'œil, sa structure nerveuse et vasculaire, sa sensibilité le rendent très irritable, et facile à s'enflammer ; par conséquent les plaies
dont il est le siége peuvent être dangereuses. En effet,

on voit les opérations chirurgicales, pratiquées sur cet organe avec les instruments les plus déliés, et avec toute l'adresse et toutes les précautions possibles, causer souvent une violente inflammation. On concevra donc sans peine que des plaies faites par des corps durs, irréguliers, projetés avec force, puissent y produire une vive inflammation., même chez les individus les plus sains.

Il est important de tenir compte de l'étendue de la plaie, de la violence du choc, et de l'état de la constitution du malade, pour pouvoir apprécier d'avance les symptômes de réaction. De petites plaies faites légèrement, ne sont pas, en général, dangereuses : telles sont les piqûres que l'on fait dans l'opération de la cataracte par abaissement; de larges incisions faites avec précaution ne causent pas non plus d'accident fâcheux : c'est ce que l'on voit dans l'extraction du cristallin. Des plaies également petites, mais faites avec violence, sont souvent accompagnées d'un danger imminent, parce qu'elles déchirent les membranes et les filets nerveux de l'œil. J'ai vu une amaurose causée par l'égratignure d'une petite épine qui avait froissé la sclérotique sans y pénétrer. L'état de santé ou la disposition particulière dans laquelle se trouve le blessé au moment de l'accident, est souvent plutôt la cause des résultats fâcheux, que la profondeur et l'étendue de la plaie. Ainsi, chez un individu pléthorique qui a l'habitude de se livrer à des excès de table, ou dont la santé est troublée par un désordre dans les fonctions digestives, la plus petite plaie cause une inflammation considérable; tandis que l'on sera surpris de voir des blessures graves n'être suivies d'aucun accident, chez des personnes qui se trouvent dans des conditions opposées.

En considérant combien l'ophthalmie interne peut

devenir dangereuse, on doit toujours regarder les plaies
pénétrantes du globe de l'œil comme excessivement graves. Il faut avant tout que le malade reste en repos, que
l'on stimule le canal alimentaire, et que l'on recommande
une diète sévère. Chez les sujets jeunes, vigoureux et
pléthoriques, ou bien chez ceux qui, sans offrir cette
constitution, présentent des symptômes inflammatoires
très graves, il faut pratiquer une large saignée de bras.
En supposant que le succès de la saignée fût douteux, il
y aurait encore plus de danger à l'oublier qu'à la faire.
Chez un enfant, on appliquera 10 à 12 sangsues aux paupières ; si l'on ne tire pas de sang sur-le-champ, il faut
observer le malade avec attention et le saigner dès que
la douleur se manifeste dans l'orbite. On aura recours
aux ventouses, aux saignées, aux sangsues, jusqu'à ce
que le malade en éprouve quelque soulagement.

Il est bien entendu qu'on se hâtera d'extraire de l'œil
les corps étrangers qui s'y seront introduits ; cependant
on ne peut faire cette recommandation d'une manière
absolue. Ainsi, j'ai vu la pointe d'un couteau à cataracte
se briser pendant l'opération, rester dans la chambre
antérieure de l'œil, et en disparaître sans donner lieu
au moindre accident. Je crois qu'il vaut mieux laisser
dans la chambre antérieure de l'œil une parcelle d'acier
que de faire de pénibles tentatives pour l'extraire, lorsque cette extraction est difficile.

Les plaies de la cornée, produites par l'introduction
de parcelles de métal ou d'autres corps, causent plus ou
moins d'inflammation, suivant les divers individus.
Chez les uns, il ne se manifeste d'autre symptôme qu'une
douleur produite par le mouvement des paupières; chez
les autres, qui sont pléthoriques, ou que leur état expose à la chaleur et aux intempéries de l'air, on peut
voir survenir l'inflammation de la cornée, de la chambre

antérieure, et même un hypopion. Lorsque cette inflammation commence, un cercle rouge se manifeste à la sclérotique autour de la cornée; cette rougeur se prononce et s'étend davantage, la cornée perd sa transparence, et devient opaque et trouble. Cette membrane se ramollit et s'ulcère autour du corps étranger, qui se détache et tombe; il faut, dans ce cas, avoir recours aux moyens antiphlogistiques les plus actifs, sans quoi on voit survenir la suppuration de la cornée, et l'extension de l'inflammation jusqu'à la chambre postérieure. Lorsque la cornée est perforée, l'humeur aqueuse s'épanche en dehors; l'iris vient s'appliquer à la face postérieure de la cornée, mais l'humeur aqueuse peut se reproduire, et les bords de la plaie se réunir par adhésion. Si la plaie de la cornée est large, l'iris fait hernie au dehors, et la portion de cette membrane qui se trouve sortie ne peut reprendre sa situation naturelle; il s'établit alors un prolapsus de l'iris, qu'il faut traiter suivant des règles que j'exposerai plus tard.

Les plaies de la sclérotique ne sont pas graves par elles-mêmes, mais elles le deviennent par la violence du choc qui les a produites et la complication presque constante de la lésion des tuniques internes de l'œil dans le point correspondant. Un coup violent déchire quelquefois la sclérotique, sans blesser la conjonctive à travers laquelle on entrevoit la déchirure de la membrane sous-jacente; ces accidents ont pour résultat ordinaire la commotion de la rétine, un épanchement de sang à l'intérieur de l'œil, et souvent l'amaurose. Les plaies de la sclérotique ne se réunissent pas, les déchirures de cette membrane restent permanentes; il en est de même de la piqûre que l'on pratique à cette membrane pour l'abaissement de la cataracte.

Les plaies de l'iris sont ordinairement graves, en ce

qu'elles sont toujours accompagnées d'une plaie pénétrante, faite avec violence ; mais une simple division de
cette membrane n'est jamais une lésion grave par elle-
même. Quoique l'iris semble être composé d'un lacis
vasculaire extrêmement fin quand on l'examine au
microscope, cependant les incisions ou déchirures de
cette membrane ne laissent point épancher de sang.
L'iris est irrité considérablement par une pression accidentelle ; ainsi, dans l'état naturel, cette membrane flotte
librement au milieu de l'humeur aqueuse ; mais lorsqu'elle
fait hernie par suite d'une blessure de l'œil, cette
portion herniée de la membrane se trouve comprimée
au niveau de la plaie qui lui donne issue, et froissée par
les mouvements de la paupière, avec laquelle elle est
en contact : il en résulte une irritation continuelle qui
s'étend à tout le globe de l'œil, et qui augmente considérablement les souffrances du malade.

Un coup violent peut détacher l'iris à son bord ciliaire, et produire une pupille artificielle de la formation de laquelle résulte l'occlusion de la pupille naturelle. Cet accident est ordinairement accompagné d'un
épanchement de sang dans la chambre antérieure de
l'œil.

Lorsqu'une plaie du globe de l'œil pénètre derrière
la cornée, le corps ciliaire ou la choroïde peuvent être
atteints ; il se fait alors un épanchement de sang dans les
chambres de l'œil. On a conseillé, en pareil cas, d'ouvrir
la chambre antérieure pour donner issue au sang coa-
gulé ; mais cette précaution est tout-à-fait inutile,
puisqu'il est reconnu que l'absorption se fait avec rapidité dans cette partie, et que le sang extravasé peut être
résorbé dans quelques jours. D'ailleurs l'incision que
l'on pratique pour cela à la cornée, ne fait encore qu'aggraver la plaie de l'œil, et ajouter aux causes d'in-

flammation. Le sang ne se mélange point avec l'humeur aqueuse; il se précipite dans la partie déclive de la chambre antérieure; il paraît même, ainsi que je l'ai constaté deux fois, qu'il peut conserver sa fluidité, car on peut le faire changer de place en inclinant la tête du malade d'un côté et de l'autre; mais je ne puis affirmer si cela a toujours lieu. Cet épanchement de sang dans la chambre antérieure n'est d'aucune conséquence; il prouve seulement que les vaisseaux ciliaires ou la choroïde ont été lésés. On aperçoit quelquefois du sang épanché derrière l'iris; c'est d'un fâcheux augure, parce que cela démontre que la blessure s'étend jusqu'aux parties centrales et importantes de l'organe.

Lorsque le corps ciliaire ou la choroïde sont blessés, il se passe dans l'iris quelque changement remarquable que l'on doit attribuer à la lésion partielle de quelques nerfs ciliaires. Comme ces nerfs, en se rendant à l'iris, rampent entre la sclérotique et la choroïde, ils doivent nécessairement souffrir des lésions qui arrivent à ces membranes. Ainsi on observe une paralysie partielle de l'iris; la partie qui reçoit les nerfs blessés se contracte quelquefois, au point de disparaître, et par conséquent le cercle pupillaire offre, dans le point correspondant, une dilatation partielle.

Le cristallin et sa capsule sont souvent blessés lorsque la cornée et l'iris ont reçu l'atteinte d'instruments piquants. On voit presque toujours le cristallin et sa capsule devenir opaques, lorsqu'ils ont été piqués, même le plus légèrement possible; on peut produire une cataracte artificielle en introduisant une aiguille au centre de la cornée et de la pupille jusqu'au cristallin, et cela, sans causer le plus léger accident, et même sans laisser de trace à la cornée qui puisse indiquer cette manœuvre. On raconte que des soldats ont eu recours à ce moyen

pour se faire exempter du service militaire. Il est difficile
d'expliquer le développement de ce phénomène, car nous
ne pouvons suivre les vaisseaux de la capsule du cristallin dans le cristallin même : le mode de nutrition de
cet organe est encore pour nous un problème, et par
conséquent on se rend compte difficilement des altérations qui surviennent dans sa texture. Toutefois on peut
dire que l'altération dont il s'agit ici n'est point de nature inflammatoire, car elle survient avant ou sans que
l'inflammation se développe. C'est ici le lieu de nous
occuper de la *cataracte traumatique*.

Elle se développe dans différentes circonstances :
1° Une simple piqûre du cristallin faite par un instrument introduit à travers la cornée et la pupille, peut la
produire ; 2° Elle survient encore par suite de la déchirure de la capsule, qui laisse sortir une portion du
cristallin, sous forme d'une gelée blanchâtre qu'on voit
s'épancher dans la chambre antérieure, où ne tarde pas
à s'introduire encore une nouvelle portion de la même
substance ; 3° Par la piqûre où le déchirement de leur
capsule, avec déplacement du cristallin qui se trouve
pressé contre l'iris, ou chassé à travers la pupille dans
la chambre antérieure contre la cornée ; 4° Par suite
d'un choc à peu près semblable, le cristallin encore
enveloppé dans sa capsule, peut être chassé dans la
chambre antérieure ; 5° Il peut y avoir réunion de
l'un et l'autre des deux cas précédents avec une plaie
de la cornée, du corps ciliaire ou de l'iris ; le cristallin déplacé comprime l'iris qu'il irrite, et donne
lieu à une vive inflammation ; 6° Enfin, il arrive que
le cristallin devient opaque par suite d'un coup sur
l'œil, sans qu'il y ait eu de solution de continuité. J'ai
observé plusieurs cas analogues (1).

(1) On peut ajouter aux variétés ci-dessus énoncées le fait suivant

Lorsque le cristallin a été rendu opaque par suite d'un coup ou d'une blessure, il ne tarde pas à être absorbé, et à mesure que cette absorption s'opère, il disparaît de l'ouverture pupillaire qu'il interceptait; de sorte que l'accident devient en même temps la cause et le remède de la cataracte. La portion du cristallin sortie de la capsule, est promptement absorbée, tandis que celle que la capsule renferme encore, résiste plus long-temps à l'absorption ; et lorsque la substance du cristallin se trouve ainsi résorbée, il reste ordinairement une cataracte membraneuse ou capsulaire. D'ailleurs, les plaies pénétrantes de l'œil venant à provoquer l'inflammation de cette capsule, celle-ci s'épaissit, et comme elle se trouve derrière la pupille, elle remplit complètement cette ouverture.

Le traitement applicable aux différents cas que je viens de citer, doit être basé sur les principes généraux du traitement des plaies pénétrantes de l'œil. On doit insister avec persévérance sur le traitement antiphlogistique, jusqu'à ce que l'inflammation commence à céder. Il conviendra de dilater la pupille par l'emploi de la belladone, afin de tâcher de mettre le cristallin plus directement en contact avec l'humeur aqueuse qui doit activer son absorption. Lorsque l'inflammation de l'œil est passée, et qu'il ne reste plus à combattre que l'opacité du cristallin, on pratiquera l'opération de la cataracte. La capsule devenue opaque ne s'absorbe pas

---

que j'ai observé à l'hôpital de la Pitié à Paris, dans le service de Béclard. Une femme ayant reçu d'une autre femme un coup de poing sur l'œil, la cornée avait été déchirée à son tiers inférieur, et présentait une incision analogue à celle de l'opération par extraction ; la violence du coup avait en outre comprimé l'œil, et chassé par l'ouverture de la cornée, le cristallin que nous trouvâmes dans les plis du mouchoir de la malade.　　　　　　　　　　　　　　　(*Note du traducteur.*)

comme le cristallin ; elle reste des années entières sans se modifier derrière la pupille. Je doute même qu'elle puisse jamais être absorbée. Beer rapporte qu'un cristallin a séjourné pendant 26 ans dans la chambre antérieure, sans changer de volume. Nous voyons venir à cette infirmerie un malade chez lequel le cristallin, environné de sa capsule, occupe ainsi la chambre antérieure depuis 28 ans (1).

Certaines plaies peuvent causer la perte de l'humeur vitrée ; ce qui non-seulement occasione la cécité, mais encore la difformité du globe oculaire.

Une simple piqûre de la rétine n'est pas dangereuse ; elle doit être souvent piquée dans l'opération de la cataracte par dépression, et cependant ses propriétés ne sont nullement altérées. Une large incision produira

---

(1) Les blessures du cristallin ont été le sujet de recherches fort intéressantes de la part de M. Dieterich (*Expériences sur les blessures du cristallin et de sa capsule. Tubinge*, 1824, in *Archives générales de méd.*, t. XII, oct. 1826). Cet ouvrage a été couronné par la Faculté de médecine de Tubinge en 1821. L'auteur a été conduit à admettre : 1° que la partie antérieure de la capsule ne contribuait pas à la nutrition du cristallin ; de sorte que cette partie de la capsule peut être blessée sans *cataracte*. Quand elle est blessée, il s'épanche un flocon blanc (probablement de lymphe coagulable) qui se résorbe ensuite ; 2° les blessures de la partie postérieure de la capsule guérissent avec peine, et les incisions ne se réunissent jamais ; 3° les lésions de la surface antérieure du cristallin sont moins souvent suivies de cataracte que celles de la face postérieure ; 4° l'application d'acides concentrés sur l'œil ne produit pas de cararacte.

M. Watson, dans son ouvrage sur les maladies des yeux, s'est longuement occupé de la cataracte traumatique : il s'est sur-tout appliqué à démontrer que l'atrophie du cristallin n'avait lieu que lorsqu'il était entièrement séparé de sa capsule, c'est-à-dire, lorsqu'il n'avait plus de communication vasculaire, et par conséquent nutritive, avec cette enveloppe. (Voy. *Archives gén. de méd.*, déc. 1826.)

(*Note du traducteur.*)

l'amaurose. Les accidents les plus graves que la rétine puisse éprouver sont ceux qui résultent des coups portés sur l'œil, et de l'espèce de commotion que la rétine en reçoit. Le danger de ces accidents est d'autant plus grand, que le coup a été plus violent. Il ne faut pas toujours mesurer la gravité des blessures faites à la rétine sur l'état extérieur de la plaie de l'œil. Cette membrane, en raison de sa structure éminemment nerveuse, souffre autant dans ce cas, que le cerveau dans certaines plaies de tête ; et le terme de *commotion* convient aussi bien ici, pour indiquer les affections dont il s'agit, qu'il est propre à désigner la commotion du cerveau dans les plaies de tête. Toutefois, cette expression ne doit pas exclure toute idée de déchirement ou de blessure à la rétine; seulement nous voulons signaler par-là les symptômes que présentent la rétine et le cerveau, à la suite de coups violents qui n'ont point déterminé de lésions extérieures.

Lorsque la sclérotique est rompue, il peut y avoir, ou déchirement, ou simple commotion de la rétine, et ce dernier accident survient souvent dans les circonstances les plus simples en apparence, lors même que la plaie extérieure paraît être très superficielle, ou presque nulle. En effet, la rétine éprouve principalement cet accident, lorsque le coup a été porté sur le globe de l'œil pendant qu'il ne se trouvait pas protégé par les paupières, qui, sous ce rapport, sont extrêmement importantes, en ce qu'elles parent la violence du choc, comme on l'observe dans les rixes du pugilat.

Le premier symptôme de la commotion de la rétine, est la diminution ou la perte de la vue ; la pupille reste insensible et fixe ; quelquefois elle est élargie, ou présente quelque altération dans sa forme, et elle offre une dilatation partielle plus ou moins grande, lorsque les

nerfs ciliaires ont été en même temps divisés ou contus.
Il peut se faire un épanchement de sang dans la chambre antérieure, ou derrière la pupille; et lorsque l'on
rencontre cette complication, il faut apporter la plus
grande attention à tous les symptômes que présente le
malade, et aux circonstances de son accident. Ainsi, il
faut examiner la nature, le degré et la situation de la
plaie, l'état de l'iris, de la pupille et le degré de la vision.
S'il n'y a qu'une simple commotion de la rétine, sans
complication, et sans aucune blessure apparente du
globe oculaire, on doit espérer de voir la guérison s'o-
pérer assez promptement, à l'aide de quelques précautions, consistant dans le repos de l'œil et l'éloignement
de toutes les causes propres à l'exciter. Lorsqu'une
amaurose complète survient aussitôt après un coup
ou une blessure, c'est du plus fâcheux augure. On doit
sur-tout désespérer du rétablissement de la vue, s'il
survient une altération de forme de la pupille, avec un
épanchement de sang, signe probable d'un déchirement
de la rétine. Quand cette dernière complication existe,
l'œil, dès le principe, n'est ni rouge, ni douloureux;
mais ces symptômes ne tardent pas à se manifester : l'inflammation s'empare des membranes internes de l'œil,
qui devient rouge, larmoyant et douloureux, au point
de ne pouvoir résister à l'intensité de la lumière. A
mesure que la violence des symptômes diminue, l'œil
perd son volume, et finit par s'atrophier.

On voit quelquefois cette commotion de la rétine succéder à des accidents qui, en apparence, ne semblaient
pas devoir produire un pareil effet. J'ai été consulté par
un jeune gentilhomme de campagne, qui s'était froissé
l'œil avec la lame d'un couteau, en coupant un morceau
de corde. Le coup avait porté sur la partie inférieure de
la cornée : les premiers soins avaient été administrés

très judicieusement ; on avait appliqué des sangsues à
l'œil ; l'inflammation disparut, et ce ne fut pas sans
étonnement que le malade, au bout d'un certain temps,
s'aperçut qu'il ne voyait pas. Il se transporta donc à la
ville pour me consulter. La pupille était dilatée, immobile, et n'avait pas changé de couleur. La plaie semblait
avoir pénétré à travers la cornée jusqu'à l'iris qui
avait contracté des adhérences avec la cicatrice ; mais
le cristallin ne paraissait pas avoir été atteint. Je consi-
dérai l'œil comme perdu , et il ne me parut pas qu'il y
eût quelque chose à faire. Toutefois , les parents de ce
jeune homme étant inquiets, convoquèrent une consultation où mon opinion fut partagée. Trois ou quatre
mois après, le malade vint de nouveau à Londres ; l'a-
trophie de l'œil avait déjà fait des progrès considérables.

J'ai encore eu l'occasion, il n'y a pas long-temps, de
voir un jeune homme de la campagne, qui avait reçu sur
l'œil un coup de baguette , de la part d'un de ses cama-
rades. Le coup avait atteint l'angle interne de l'œil,
et quoiqu'il ne se fût manifesté ni rougeur , ni tuméfaction , il survint une amaurose. Quelques semaines
après, l'autre œil devint sympathiquement insensible à
la lumière, et je craignis que cet œil ne perdît aussi la
faculté de voir, mais la rétine recouvra sa sensibilité.

Il n'est pas rare de voir un des yeux partager sympathiquement la faiblesse ou les maladies de l'autre, quoiqu'il n'y ait eu de lésion qu'à un œil.

Les seuls moyens de guérison contre la commotion
de la rétine, doivent consister dans le repos de l'œil
malade, les saignées locales, soit à l'aide des sangsues,
soit au moyen des ventouses , et enfin dans tout l'ensemble des moyens antiphlogistiques généraux. Après
les évacuations sanguines, on doit avoir recours aux vé-

sicatoires. On apporta à cette infirmerie un enfant de six ans dont les yeux avaient été brûlés par une explosion de poudre à canon. Il y avait un léger épanchement de sang dans la chambre antérieure. La pupille était fixe, irrégulière et dilatée, et le malade ne voyait pas. Malgré le pronostic fâcheux que l'on porta dans ce cas, le malade soumis à un ·traitement antiphlogistique énergique recouvra peu à peu la vue.

CHAPITRE VII.

DE L'OPHTHALMIE CATARRHALE.

· Les termes vulgaires d'*ophthalmie du froid ou des brouillards,* dont on s'est servi pour désigner cette inflammation, expriment assez bien la cause qui la produit, sa nature et les particularités qu'elle présente. La dénomination d'ophthalmie muqueuse, indique l'abondance des mucosités que l'œil sécrète dans cette maladie. Quoi qu'il en soit, c'est une inflammation de la conjonctive oculaire ou palpébrale, et quelquefois des deux à la fois, produite ordinairement par le froid, ainsi que cela s'observe pour le catarrhe pulmonaire; car telle est la cause la plus ordinaire des inflammations catarrhales en général.

Je ne veux point exprimer seulement ici par le mot *froid* un abaissement de température; je désigne par-là tout ce qui peut causer une impression irritante, comme celle du froid et de l'humidité sur un organe, ou sur tout le corps, de manière à produire localement ou gé-

néralement les symptômes de l'inflammation. Quelle
est la nature de l'influence du froid sur nos organes?
comment ses effets se manifestent-ils? Chacun a la notion grossière de l'effet du froid, parce que tout le
monde l'a éprouvé; mais il est aussi difficile aux hommes
versés dans la science qu'à ceux qui la possèdent le moins,
d'expliquer d'une manière positive comment le froid ou
la pluie agissent sur notre peau, et produisent les phénomènes morbides qui en résultent ordinairement. Il n'est
pas moins difficile de dire pourquoi l'influence de cet
agent s'exerce particulièrement sur les membranes muqueuses. Quelques-unes de ces membranes sont librement et constamment exposées à l'air, et par conséquent
doivent en ressentir toutes les vicissitudes : telles sont
la membrane des fosses nasales, celles de l'arrière-gorge,
de la bouche, de la trachée artère et des poumons ; la
membrane muqueuse qui revêt l'œil et les paupières, est
exposée au contact direct de l'air, aussi bien que celles
que je viens d'énumérer. Les inflammations catarrhales
de l'œil peuvent occuper le second rang dans l'ordre de
fréquence de ces inflammations.

On sait que toutes les membranes muqueuses sont
continues avec la peau : c'est peut-être à cette continuité de tissu qu'est due la promptitude avec laquelle
les causes extérieures qui agissent sur la peau, réagissent sur les membranes muqueuses. Cette continuité
de tissu avec le système cutané, et cette disposition
à recevoir l'influence des agents extérieurs à notre
corps, est surtout remarquable pour la conjonctive,
dont presque toute la surface est libre et en dehors.
Ainsi, la moindre exposition au froid et à l'humidité
devient une cause d'ophthalmie catarrhale. Il en est de
même de l'action d'un vent froid, sur-tout s'il est accompagné de brouillards, de pluie, de neige ou de

grêle. Certains vents, indépendamment du degré de température, sont plus propres que d'autres à causer l'inflammation de l'œil. Je signalerai sous ce rapport les vents de l'est et du nord. Ainsi, les individus prédisposés aux inflammations de l'œil, qui s'exposent seulement quelques minutes à ces vents, pourront être presque aussitôt atteints d'ophthalmie. Quand on reste inactif au milieu de ces vents, ils agissent encore avec plus d'activité. C'est, en effet, ce que l'on observe pour les soldats ou les matelots, soit au camp, soit sur les navires. Le passage brusque de la température chaude à la température froide, favorise singulièrement le développement des affections catarrhales. On observe surtout les effets de ces vicissitudes atmosphériques dans les climats chauds, où la chaleur du jour est remplacée par le froid et la rosée de la nuit, auxquels s'exposent les militaires qui sont forcés de coucher en plein air. Les officiers, qui peuvent trouver un abri, sont moins exposés que les soldats à ces affections. Parmi les causes des inflammations catarrhales, nous devons signaler encore le changement de vêtements, et par conséquent le refroidissement du corps ; l'exposition à ce que l'on appelle vulgairement un courant d'air, l'humidité des vêtements, et par suite le frisson qu'elle détermine. Si ces différentes causes agissent particulièrement sur la tête ou sur les parties voisines de l'œil, elles produiront une inflammation catarrhale de cet organe, surtout si l'individu est prédisposé à ces affections par sa constitution. Enfin, nous n'oublierons pas de noter ici l'influence de certaines constitutions atmosphériques dont nous ne pouvons saisir la nature intime, et qui produisent les maladies épidémiques. Mais nous devons faire une remarque : c'est que bien que l'ophthalmie catarrhale sévisse quelquefois d'une manière épidémique, il

faut néanmoins convenir qu'elle n'étend jamais ses ravages sur des pays ou des royaumes entiers, comme cela
s'observe pour d'autres maladies.

L'ophthalmie catarrhale a pour siége la conjonctive,
au-delà de laquelle l'inflammation ne s'étend guère. Elle
peut attaquer les paupières seulement, ou le globe oculaire en même temps. Les médecins du continent l'appellent, dans le premier cas, *blepharo-conjonctivite catarrhale*, et dans le second cas, *ophthalmo-conjoncti-
vite catarrhale*.

Symptômes de l'ophthalmie catarrhale.

On observe, au début de la maladie, de la tension et du
gonflement aux paupières, de la douleur au contact de
la lumière, un larmoiement, et de la rougeur à la conjonctive. A mesure que l'inflammation se développe, la
rougeur augmente, le larmoiement se transforme en un
écoulement muqueux, le malade souffre moins, et supporte mieux le jour. La rougeur, dans l'inflammation
catarrhale, est d'un rouge écarlate luisant. Elle contraste
avec la couleur rose qui appartient à l'inflammation
simple des tuniques externes de l'œil. Les vaisseaux injectés sont superficiels; on peut les dégorger en faisant
mouvoir les paupières. La rougeur est ordinairement
irrégulière; elle se montre sous forme de taches, ou
sous forme de lacis de petits vaisseaux, d'où résulte
un aspect comme bigarré. Mais la rougeur devient uniforme lorsque l'inflammation est arrivée à un plus haut
degré. La rougeur commence à la circonférence du globe,
et avance graduellement vers la cornée; dans le commencement il arrive qu'elle est bornée à la conjonctive palpébrale ou à l'angle interne de l'œil. Quelquefois, outre
la rougeur résultant de la congestion vasculaire, sur-
tout si l'inflammation est intense, on aperçoit des ta-

ches rouges sur la conjonctive. Elles sont formées par de
petites ecchymoses dépendant du sang extravasé sous la
membrane. Quelquefois il y a de petites vésicules ou
pustules sur la conjonctive ; elles consistent en de petites élevures de la membrane qui contiennent un fluide
séreux ; elles apparaissent particulièrement au bord de
la cornée.

L'inflammation catarrhale produit rarement une tuméfaction considérable de la conjonctive, comme dans le
chemosis qui s'observe, au contraire, plus fréquemment dans l'ophthalmie décrite précédemment. On voit
seulement survenir un épanchement séreux, qui soulève la conjonctive, et l'écarte de la sclérotique.

La douleur n'est pas très considérable au commencement de l'inflammation, excepté cependant lorsque l'ophthalmie est très intense, et donne lieu à un sentiment
de sécheresse, de chaleur et de douleur, telle que l'on
croirait avoir du sable dans les yeux. Le contact de la
lumière, d'abord un peu douloureux, devient presque
insensible ; et c'est au point, que le malade peut regarder
le jour en face, quoiqu'il ait l'œil très rouge. Le sentiment
d'un corps étranger dans l'œil, que l'on éprouve communément alors, provient de la distension partielle des
vaisseaux de l'œil, et de l'irritation mécanique que détermine le mouvement des paupières ; cette sensation
disparaît, si l'on désemplit les vaisseaux par la saignée.

La sécrétion purulente qui remplace le larmoiement,
est produite par la surface même de la membrane enflammée, et ce pus change d'aspect à mesure que la
maladie fait des progrès. Il devient peu à peu plus épais,
blanchâtre, et enfin jaunâtre. L'augmentation progressive de cette suppuration caractérise l'inflammation
dont il s'agit. Sa quantité dépend ordinairement du
degré et de l'étendue de l'inflammation. Il se borne

quelquefois à une petite goutte qui remplit l'angle interne de l'œil. Quelquefois ce pus existe en quantité suffisante pour déterminer, pendant la nuit, l'agglutination du bord des paupières. Enfin, il se forme et s'écoule en très grande abondance, et c'est ce qui s'observe le plus ordinairement.

Les membranes muqueuses environnantes partagent quelquefois l'irritation de la conjonctive. C'est ainsi que la douleur s'étend aux sinus frontaux et maxillaires. Alors il s'élève une fièvre plus ou moins forte, accompagnée de frisson, de chaleur, de douleur à la tête, et d'un trouble dans les fonctions de l'estomac ; la langue est chargée, et le malade perd l'appétit. Ici je ferai remarquer que l'état particulier de l'estomac peut provoquer le développement d'une ophthalmie catarrhale, indépendamment de toute cause extérieure ou atmosphérique.

Les symptômes de l'ophthalmie catarrhale se modèrent ordinairement pendant le jour, et s'exaspèrent pendant la nuit. Pendant le jour, la rougeur est moindre; il n'y a ni douleur ni difficulté de supporter la lumière ; mais le soir, la sécrétion puriforme, la rougeur et la chaleur de l'œil augmentent.

Terminaison et pronostic. Lorsque l'inflammation est bornée à la conjonctive, elle parcourt régulièrement ses périodes, cède promptement au traitement dirigé contre elle, et disparaît sans danger ; mais si elle débute avec violence, est négligée ou traitée peu méthodiquement, elle peut s'étendre à la sclérotique et à la cornée, causer l'ulcération de l'une et l'opacité de l'autre, et amener de la sorte le plus grand désordre dans l'organe de la vision. Toutefois, on peut réussir encore à guérir cette affection, si la cornée n'est pas profondément altérée.

Diagnostic. Les caractères distinctifs de cette inflammation, sont la sécrétion catarrhale qui l'accompagne, la rémission des symptômes pendant le jour et leur exacerbation pendant la nuit, l'absence de la douleur et la possibilité de supporter la lumière, même lorsqu'il existe une rougeur intense, la nuance écarlate de cette rougeur, la situation superficielle des vaisseaux injectés, et enfin l'état naturel de la sclérotique, la conjonctive seule étant enflammée. L'ophthalmie catarrhale ne diffère de l'ophthalmie purulente que par la bénignité de l'écoulement. Toutefois, il est vrai de dire que les caractères propres à ces deux ophthalmies se confondent, surtout si l'on compare le degré supérieur de l'une avec le degré inférieur de l'autre. La différence de ces deux maladies consiste plutôt dans le degré que dans l'espèce, à moins que l'on ne prouve que l'une est contagieuse et que l'autre ne l'est pas; ce qui, jusqu'à présent, n'a point encore été suffisamment démontré.

Traitement. L'inflammation catarrhale de l'œil exige, avant tout, un traitement antiphlogistique; mais comme cette inflammation n'est point sérieuse par-elle-même, et ne peut, lorsqu'elle existe sans complication, causer la destruction de l'organe, il suffira d'avoir recours à des moyens peu énergiques. La saignée n'est pas généralement nécessaire. Cependant elle conviendrait chez un sujet jeune, vigoureux et pléthorique, surtout si l'inflammation est intense, et affecte les deux yeux. Dans les cas ordinaires, les ventouses et les sangsues suffiront. On entretiendra le ventre libre au moyen de purgatifs actifs, et si la langue est chargée, il sera avantageux d'administrer un émétique après la saignée. On peut ensuite faire prendre les sudorifiques et les purgatifs salins, et l'on remplira cette double indication par l'usage de l'acétate d'ammoniaque, du nitre et du tartrite d'antimoine. On tiendra le malade chaudement, on lui fera prendre des boissons diurétiques chaudes, on lui recommandera de s'abstenir de nourriture animale et de liqueurs fermentées. Si l'on a, le matin, tiré du sang par la saignée ou l'application des sangsues, et si ensuite on a eu soin d'administrer un vomitif ou un purgatif, on pourra, le soir, donner un bain chaud ou un pédiluve, et faire prendre ensuite la poudre de Dower à la dose de dix à vingt grains. Le malade se trouve généralement mieux les jours suivants ; mais si le mal continuait de faire des progrès, il serait nécessaire de recourir de nouveau aux évacuations sanguines, aux purgatifs, aux diurétiques, et peut-être même à l'application d'un vésicatoire à la nuque. Lorsque l'inflammation est légère, et semble provoquée ou entretenue par le trouble des fonctions digestives, la saignée devient inutile ; il suffit d'administrer quelque léger laxatif, comme le calomelas, par exemple, et de recommander une diète peu sévère.

Le meilleur topique, dans ce cas, paraît être l'eau tiède ou la fomentation de pavot ; dans l'inflammation catarrhale, ces moyens sont préférables aux lotions d'eau froide. Les Allemands évitent, dans le cas dont il s'agit, d'appliquer sur l'œil des topiques froids et humides, parce qu'ils regardent le froid et l'humidité comme causes des inflammations catarrhales : ils ont soin de ne faire que des lotions chaudes sur l'œil malade qu'ils s'empressent ensuite d'essuyer. Cependant il faut convenir que les malades se lavent quelquefois les yeux avec de l'eau froide sans en éprouver d'accidens.

Pour éviter que les paupières s'accolent ensemble durant la nuit, on peut avoir soin de frotter légèrement le soir, leurs bords libres avec un peu d'axonge ou de beurre frais ; on peut employer dans le même but l'on-

guent d'adipocire; à l'emploi de ces moyens succèdera
celui des vésicatoires. Mais avant d'y recourir il faut insister avec persévérance sur les moyens antiphlogistiques
que je viens de passer en revue; ils suffiront, dans la
plupart des cas, pour combattre l'inflammation.

Il est inutile de couvrir l'œil, si ce n'est pour le protéger contre une lumière trop vive; mais alors on pourrait se contenter de l'usage d'un garde-vue de taffetas
vert. On peut remarquer qu'en général les malades se
trouvent bien du contact d'un air frais, qui dissipe
cette sensation de grains de sable dans l'œil.

J'ai dit plus haut que l'inflammation catarrhale de
l'œil existait, tantôt au globe de l'œil, tantôt aux paupières. Les détails qui précèdent, se rapportant particulièrement à l'ophthalmie du globe oculaire, je vais
maintenant entrer dans quelques considérations sur l'inflammation des paupières.

ARTICLE I.

OPHTHALMIE CATARRHALE DES PAUPIÈRES.

Les premiers symptômes consistent dans un sentiment
de cuisson, de chaleur et de douleur, accompagné de
sécheresse au bord des paupières qui deviennent rouges et tuméfiées. C'est à l'angle de l'œil que se développe
d'abord l'inflammation ; et bientôt toute l'étendue de la
paupière est malade. La conjonctive palpébrale rougit,
se tuméfie et devient villeuse; les mouvements de l'œil
sont douloureux, et donnent la sensation de la présence
d'un corps étranger dans l'œil : il en résulte que le malade tient continuellement les yeux fermés. Aussitôt
que le malade veut lire, sur-tout devant le feu ou la lumière, il éprouve une vive douleur, un écoulement

abondant a lieu ; et la douleur est remplacée par une
démangeaison vive. On voit les glandes de Meibomius
prendre part à l'inflammation, qui souvent débute au bord
des paupières, dans le point correspondant aux conduits
excréteurs de ces glandes ; dans le principe, la secrétion
de ces glandes est suspendue, et le bord des paupières
n'étant plus lubréfié par ce fluide, s'accole par l'agglutination des matières que sécrète la conjonctive enflammée ; cette concrétion est tellement solide qu'on ne peut
souvent la détruire qu'en bassinant l'œil avec de l'eau
tiède. La sécrétion des glandes de Meibomius ne reste
pas toujours suspendue, elle se rétablit ; mais la matière
qui s'en écoule est altérée ; elle est visqueuse, épaisse,
et contribue elle-même à faire adhérer les paupières.
Cette matière s'étend et s'applique sur la cornée dont
elle trouble la transparence, comme le font les impure-
tés qui s'attachent à la surface d'un cristal ou d'une
glace ; ainsi, la vue est troublée, ce qui alarme beaucoup
les malades ; et comme ils s'aperçoivent qu'elle se rétablit en nettoyant la cornée, cette observation les engage à clignoter continuellement. Ce dépôt de matières
puriformes produit plusieurs effets résultant de la manière dont les rayons lumineux sont réfractés en tombant sur l'œil : tels sont les auréoles ou les cercles irri-
sés que le malade aperçoit devant lui, sur-tout lorsqu'il fixe une bougie dont la lumière lui paraît quelquefois divisée comme les rayons d'une étoile.

A mesure que la maladie fait des progrès, le bord des
paupières s'excorie, et la matière irritante des glandes de
Meibomius s'étendant aux parties environnantes, surtout à
l'angle interne de l'œil, y détermine de légères ulcérations.

Lorsque cette irritation passe à l'état chronique, on
la désigne sous le nom de *lippitudo*. Elle dure souvent
des mois et des années ; elle revient par la cause la plus

légère; quelquefois elle débute et marche lentement, et
ne présente jamais un caractère aigu; la continuité de
sa durée détermine à la fin l'épaississement des paupières, sur-tout de la paupière inférieure dont elle produit l'ectropion, et amène enfin la destruction des cils.

Causes. Les causes de l'inflammation catarrhale des
paupières sont nombreuses et faciles à expliquer. En
effet, cette inflammation commence au bord ciliaire où
la membrane mince et vasculaire se trouve sans cesse en
contact avec les corps étrangers et les matières puriformes
qui se logent à l'angle interne de l'œil; cette membrane
éprouve aussi directement l'influence des intempéries
de l'air. Suivant Beer, l'ophthalmie catarrhale des paupières se développe souvent à Vienne, en quelque
sorte épidémiquement, sous l'influence des vents froids
et humides qui surviennent à certaine époque de l'année. Quoique nous ne voyons point à Londres cette
maladie se développer d'une manière aussi générale que
Beer l'a observée à Vienne, cependant elle se manifeste
chez un assez grand nombre de malades, pendant les
vents froids et humides, sur-tout lorsque ces vents du-
rent long-temps; de sorte qu'on doit admettre l'influence
atmosphérique comme pouvant être réellement la cause
de cette ophthalmie. Mais l'ophthalmie des paupières
à proprement dire (*ophthalmia tarsi*), que l'on ne peut
essentiellement séparer de l'ophthalmie catarrhale, se manifeste souvent par d'autres causes que celles que je viens
de signaler. Il suffit, par exemple, de l'application de
quelque corps irritant sur le bord ciliaire des paupières,
sur-tout chez les personnes blondes, et, comme on le dit
vulgairement, douées d'une fibre molle. Cette inflammation se manifeste encore chez les individus qui vivent dans
des lieux renfermés et souvent remplis de fumée, chez
ceux qui travaillent à la lumière, et qui s'exposent à des

vapeurs irritantes. Ces causes agissent avec d'autant plus de force, que les malades négligent les soins de propreté, se livrent avec abus à l'usage des liqueurs fortes et des aliments propres à irriter l'appareil digestif. Aussi trouve-t-on souvent cette maladie invétérée chez certains domestiques, des blanchisseuses et autres personnes de la classe du peuple, qui commettent toutes sortes d'abus de régime, et s'excitent continuellement par une intempérance habituelle.

Traitement. Il faut, dans le principe, et lorsque la maladie présente un caractère aigu, n'employer que de légers moyens antiphlogistiques, comme l'application de quelques sangsues dans le voisinage des paupières, des lotions tièdes, quelques boissons apéritives et des potions légèrement laxatives. Si l'inflammation persiste et augmente, il conviendra de répéter l'application des sangsues, ou d'appliquer aux tempes des ventouses scarifiées. Ensuite on peut recourir aux vésicatoires. Lorsque l'inflammation passe à l'état chronique, les astringents et les stimulants sont non-seulement avantageux, mais nécessaires. On ne doit pas oublier non plus les scarifications pratiquées à la face interne de la paupière, que l'on renverse, et sur laquelle on promène dans toute son étendue le tranchant de la lancette. On peut employer le vin d'opium et les sels métalliques en solution. Mais le meilleur moyen qu'on puisse mettre en usage, consistera dans les frictions stimulantes faites sur le bord des paupières. Cette application modifie la sécrétion des glandes de Meibomius, et délivre le malade de l'incommodité insupportable que lui cause l'agglutination des paupières. Ce but est parfaitement rempli par l'onguent de nitrate de mercure ou la pommade citrine. Après avoir ramolli la pommade à la flamme d'une chandelle, on y trempe un petit pinceau, avec lequel on frotte légèrement le bord de chaque paupière, une fois par jour. Si l'organe n'est pas trop irrité, on peut d'avance introduire une goutte de vin d'opium entre les paupières. La pommade avec le précipité rouge peut encore être employée dans le même but. On pourra diminuer de la moitié ou des deux tiers l'activité de ces pommades, en les mélangeant avec de l'axonge ou du cérat. La pommade de Janin, si souvent recommandée par Scarpa et d'autres auteurs étrangers, se compose de la manière suivante :

Bol d'Arménie ⎫
Tutie   ⎬ aa ℥ jj.
          ⎭
Précipité blanc   ℈ j.
Axonge   ℥ ß.

La substance active qui entre dans la pommade de Singleton, dite pommade dorée, est l'orpiment ou sulfure d'arsenic.

Tous ces topiques stimulants ne doivent jamais être employés dans la première période de la maladie, parce qu'ils l'aggraveraient inévitablement. Il ne faut y avoir recours que lorsque l'inflammation passe à l'état chronique, et n'offre plus l'acuité de ses premiers symptômes.

ARTICLE II.

OPHTHALMIE PURULENTE.

L'ophthalmie catarrhale forme le degré intermédiaire entre l'inflammation simple et l'inflammation purulente de l'œil. Cette dernière est beaucoup plus intense que l'ophthalmie catarrhale ; elle se distingue, en outre, par le produit de la sécrétion, dont la couleur et la consistance ressemblent à celles du pus : de là l'épithète qu'on lui a donnée. Le terme de purulent me paraît donc le

meilleur, en ce qu'il indique particulièrement le caractère prédominant de la maladie. L'expression de *Blennorrhée*, dérivée du grec, et dont les auteurs du
continent se servent presque toujours, me semble
équivalente. Le nom d'*ophthalmie muqueuse* ne convient
pas, en ce qu'il a été appliqué à l'ophthalmie catarrhale. On peut reprocher à la dénomination d'ophthalmie suppurative d'être inexacte, en ce que le produit
de la sécrétion, bien que ressemblant à du pus, n'est
pas d'une nature analogue, et diffère d'une véritable
suppuration.

L'inflammation commence à la face interne des paupières, pour s'étendre ensuite à la conjonctive oculaire;
et lorsqu'elle est intense et rapide dans ses progrès, elle
ne tarde pas à affecter la cornée, au point d'altérer, de
désorganiser son tissu, et de nuire ainsi à l'acte de la
vision. La conjonctive enflammée se tuméfie considérablement; ses vaisseaux se développent, s'injectent et
se gorgent de sang; la membrane muqueuse devient
villeuse, pulpeuse, granulée, comme cela s'observe
d'ailleurs sur la membrane muqueuse enflammée du
canal alimentaire. Il s'écoule alors de l'œil un fluide
puriforme abondant : mais il est à remarquer que ce
fluide est le produit d'une sécrétion, et non d'une
exhalation; ce qui fait que la dénomination d'ophthalmie suppurative serait inexacte; il n'y a pas de
suppuration. Les altérations que subit la cornée, sont
le ramollissement, l'ulcération, ou l'épanchement entre
ses lames d'une matière qui altère sa transparence. La
perforation de la cornée peut donner lieu à la sortie
des humeurs de l'œil et des parties qu'il renferme;
d'où résultent la perte de la vue et la difformité de
l'organe.

L'ophthalmie purulente n'a son siége, dans le prin-

cipe, que sur la membrane muqueuse de l'œil, souvent
même elle parcourt ses périodes sans s'étendre plus
loin; et si l'inflammation pénètre plus avant, c'est
qu'elle s'étend par l'intermédiaire des tissus qui sont
contigus à celui qu'elle avait primitivement envahi,
comme cela s'observe dans les progrès de l'ulcération
de la cornée.

L'ophthalmie dont il s'agit, attaque tous les âges, et
paraît être toujours essentiellement identique. Toutefois
elle offre quelques modifications que je rapporterai à
trois divisions principales :

1° Ophthalmie purulente des nouveau-nés.

2° Ophthalmie purulente après l'enfance.

3° Ophthalmie-gonorrhée.

Les deux premières constituent évidemment une seule
et même affection qui n'offre des différences que sous le
rapport de l'âge des malades; quant à la dernière, elle
a quelques caractères qui lui sont propres, et qu'il faut
sans doute rapporter à la cause spécifique qui la produit.

_____

§ Ier OPHTHALMIE PURULENTE DES ENFANTS.

L'ophthalmie purulente des enfants ou des nouveau-
nés, a été appelée *ophthalmia purulenta neo-natorum*,
ou encore *œil purulent* des enfants, par M. Ware. Je ne
sache pas qu'aucun autre médecin ait employé cette dernière dénomination, et elle me paraît trop vague pour être
admise. Cette ophthalmie se développe dès les premiers
jours de la naissance; elle est d'autant plus redoutable,
qu'elle débute ordinairement avec assez peu d'intensité
pour ne point éveiller l'attention ni les craintes des mères
ou des nourrices. L'enfant ne peut exprimer la douleur
qu'il éprouve, et le gonflement de la paupière cachant

les progrès du mal, il arrive souvent que ces progrès
sont assez considérables lorsqu'on est appelé auprès du
malade. La maladie se dérobe donc à notre observation
dans sa première période, et lorsque nous commençons
à la combattre, nos moyens sont déjà insuffisants ; de
sorte que cette inflammation cause plus souvent la cécité que toutes les autres affections de l'œil; et beaucoup
d'enfants conservent pour toujours les traces de cette
funeste maladie. Aussi voyons-nous arriver en foule
à cette infirmerie, des enfants affectés de staphylôme, d'opacité de la cornée, de prolapsus de l'iris, et
même de la destruction totale du globe oculaire. Les
parents, lorsque cette maladie débute, l'attribuent à un
coup de vent, et la négligent, dans l'espérance que la
rougeur qu'ils observent disparaîtra d'elle-même : mais
souvent les altérations que je viens d'énumérer sont déjà
existantes et irrémédiables, lorsque l'on songe à ré-
clamer les secours de l'art.

L'inflammation débute ordinairement deux ou trois
jours après la naissance, et quelquefois plus tard ; elle
se borne d'abord à la membrane muqueuse des paupières ; celles-ci se trouvent collées ensemble lorsque
l'enfant s'éveille. Leur bord libre, sur-tout vers l'angle
interne, est plus rouge que dans l'état naturel. L'enfant
ne peut supporter l'approche de la lumière qu'il évite
en détournant la tête. Si l'on renverse les paupières, on
trouve leur membrane interne, rouge et villeuse, et l'on
voit une nappe de liquide blanchâtre tapisser la face interne de la paupière inférieure : dans cette première période, le globe oculaire reste sain.

Dans la seconde période, tous les symptômes prennent de l'accroissement; l'inflammation s'étend de la
conjonctive palpébrale à celle qui recouvre le globe oculaire. La congestion et la rougeur augmentent. Les pau-

pières se tuméfient et rougissent à l'extérieur (1); la
sécrétion purulente augmente; les paupières agglutinées
retiennent ce fluide qui s'écoule comme par jet, quand
on décolle le bord des paupières. L'enfant ne peut plus
du tout supporter la lumière, au contact de laquelle il
semble contracter fortement les sourcils et les paupières,
comme si le simple gonflement de celles-ci ne suffisait
pas pour protéger l'œil contre la cause de son irritation.
A cette époque, le gonflement et la rougeur des paupières
sont portés au plus haut degré; toute la conjonctive
palpébrale et oculaire est gonflée, et d'un rouge écarlate. Cette membrane offre alors, comme le dit Saunders, l'aspect de la membrane muqueuse d'un estomac
de fœtus, injectée avec du vermillon. Les adhérences
plus intimes de la conjonctive palpébrale avec les cartilages tarses l'empêchent de se tuméfier autant que celle
qui revêt le globe de l'œil. Mais il n'en est pas de même
des plis que forme cette membrane entre le globe oculaire et les paupières; ces replis, rouges, tuméfiés et
granulés, pressés par les contractions du muscle orbiculaire, compriment et renversent les cartilages tarses;
ce qui cause l'ectropion de l'une ou de l'autre paupière,
et même des deux à la fois. Ce renversement peut encore
avoir lieu lorsqu'on écarte les paupières pour observer
l'œil, où pendant que l'enfant crie. Il disparaît ordinai-

(1) Cette rougeur extérieur des paupières a souvent lieu même au
début de l'inflammation. J'ai vu chez des nouveau-nés, une ligne rouge
transversale se manifester à l'extérieur de la paupière avant que la sécrétion purulente eût commencé. J'ai souvent vu M. Baron pronostiquer à
l'hospice des enfants-trouvés le début prochain de l'ophthalmie purulente, sur le simple aspect de cette rougeur. Lors donc qu'on l'observe
chez les nouveau-nés, on ne saurait trop y prendre garde.

(*Note du traducteur.*)

rement quand on cesse d'exciter l'œil ; mais aussi il peut demeurer permanent.

L'infiltration séreuse du tissu cellulaire des paupières augmente leur tuméfaction ; et comme elles rougissent en même temps, la paupière supérieure sur-tout présente l'aspect et la forme d'une tumeur arrondie ; cette tumeur, augmentée et poussée en avant par le globe oculaire pendant les efforts que fait l'enfant pour crier, descend jusque sur la paupière inférieure qu'elle recouvre.

Un écoulement abondant se fait par l'œil, et coule sur la figure de l'enfant pendant qu'il crie ou pendant qu'on examine l'œil en écartant les paupières. Durant la nuit, les paupières s'accollent avec une telle force qu'il faut les humecter avec de l'eau ou du lait tièdes, pour les décoller. Dès qu'elles le sont, on voit sortir une assez grande quantité de fluide qui se renouvelle à mesure qu'on l'absterge, jusqu'à ce qu'enfin la surface de l'œil ne soit plus recouverte que par une couche épaisse et demi-concrète de matière qu'on enlève en nettoyant l'œil avec un courant d'eau tiède lancé par une seringue. La matière purulente est quelquefois blanchâtre comme du pus sécrété à la surface d'un ulcère de bonne nature, et alors elle est peu abondante ; mais elle est le plus souvent jaunâtre, et se présente alors en plus grande quantité. Quand elle prend un aspect jaune, elle offre les diverses nuances de cette couleur ; ainsi, on la voit d'un jaune citron, ou d'un jaune plus clair ; comme cela s'observe, du reste, pour l'écoulement de la gonorrhée. Parfois cette matière est épaisse, rougeâtre, ichoreuse, sanieuse, et enfin, dans quelques circonstances, elle est mélangée de sang.

Lorsque l'inflammation, par ses progrès, s'est étendue au globe de l'œil, celui-ci subit différentes altérations

11

plus ou moins graves, que nous allons passer en revue.

1° La cornée devient le siége d'un ramollissement partiel ou général. Lorsque ce ramollissement commence, la cornée offre une coloration d'un blanc obscur; elle perd son poli et sa finesse, et bientôt elle se convertit en une matière grisâtre ou brunâtre que la vie semble évidemment avoir abandonnée. Une ligne de démarcation s'établit entre la partie saine et la partie désorganisée, qui ne tarde pas à se détacher. Si la cornée se détruit ainsi en totalité, l'iris vient faire par l'ouverture une saillie *en masse*, et présente une protubérance irrégulière, épaisse et brune. L'iris peut être, ou exposé à nu, et alors les humeurs de l'œil s'échappent, ou recouvert par une pellicule qui n'est autre chose que ce que l'on appelle la membrane de l'humeur aqueuse. Ces altérations déterminent l'affaissement du globe de l'œil; la séparation des parties désorganisées, laisse un ulcère irrégulier, blanchâtre, recouvert de matières floconneuses, à moins que l'ulcère qui résulte de cette séparation, ne soit assez large pour donner sur-le-champ issue à l'iris qui remplit alors toute la chambre antérieure de l'œil.

2° Il peut survenir à la cornée une ulcération plus ou moins considérable, soit en étendue, soit en profondeur. Cet ulcère peut, comme le ramollissement, être local ou général, et donner lieu au prolapsus de l'iris. L'iris alors contracte des adhérences avec le contour de l'ulcère, dont les progrès s'arrêtent ou s'étendent dans l'intérieur de l'œil.

3° L'opacité de la cornée est encore un des résultats de l'inflammation purulente; cette opacité peut résulter, ou de l'épaississement de la conjonctive oculaire dans une étendue plus ou moins considérable, ou du dépôt de matière albumineuse entre les lames de la cornée;

ce qui produit une opacité complète. Ces diverses altérations sont partielles ou générales.

4° Enfin, on voit survenir dans la maladie qui nous
occupe, des adhérences de l'iris avec la cornée enflammée ou ulcérée.

Tels sont, en général, les accidents et les conséquences
de l'ophthalmie purulente des nouveau-nés, lorsqu'elle est portée à un certain degré d'intensité, et sur-
tout lorsqu'elle s'étend de la conjonctive au globe de
l'œil. Souvent cette complication ne s'aperçoit que lorsque déjà la cornée a subi l'altération de texture qui
trouble sa transparence. Ces accidents marchent avec
une telle rapidité que l'on peut presque les prévoir *à
priori* dès le début de l'inflammation, tant est rapide la
marche de cette ophthalmie, en raison de son acuité et
de l'activité de la circulation capillaire chez les enfants.

Il est difficile d'examiner l'œil à cause du gonflement
des paupières, et de la petitesse de l'ouverture palpébrale. Cependant cet examen est de la plus grande importance pour s'assurer de l'état du globe oculaire et
de l'étendue des ravages du mal; sans cette notion nous
ne pouvons porter notre pronostic. Mais lorsqu'on essaie
d'ouvrir l'œil d'un enfant, l'impression de la lumière
le force à contracter les muscles des paupières, et dès
qu'on les soulève, l'action du muscle orbiculaire détermine un ectropium qui recouvre la cornée et empêche de la voir. Le meilleur moyen d'examiner l'œil
d'un enfant, est de l'ouvrir pendant le sommeil. Si
l'on cherche à soulever les paupières avec précaution,
on peut très bien apercevoir la cornée sans éveiller le
malade. Si l'on veut faire cet examen pendant que l'enfant est éveillé, il faut saisir le moment où les muscles
palpébraux n'ont pas encore eu le temps de se contracter, et soulever les paupières avant qu'ils se contractent;

si l'enfant crie, il est inutile de chercher à observer
l'œil, parce que l'orbiculaire des paupières se contracte
alors avec trop de force, et résiste puissamment aux efforts de la main. Il arrive qu'en soulevant la paupière
supérieure, le cartilage tarse se trouve renversé par l'action de l'orbiculaire; mais on évitera ce renversement
si l'on pousse ce cartilage en haut et en arrière, au lieu
de saisir la paupière supérieure par son bord libre.
Dans tous les cas, il est très facile de replacer la paupière
supérieure lorsqu'elle s'est ainsi renversée, en repoussant doucement en arrière et en haut, le bord du cartilage dans le sens de sa direction naturelle.

Dans la troisième période de l'ophthalmie purulente,
tous les symptômes cessent graduellement. La rougeur, le gonflement et l'écoulement diminuent. L'enfant entr'ouvre les yeux, et fixe plus hardiment la
lumière; et même il ouvre les paupières, spontanément
et sans effort, le soir ou dans un jour peu intense; on
ne voit plus d'ectropion survenir pendant les cris ou
lorsqu'on veut examiner l'œil. Alors on peut aisément
découvrir les ravages produits par l'inflammation, et
recourir aux moyens propres à y remédier. Lorsque le
ramollissement total de la cornée a provoqué l'évacuation des humeurs de l'œil, on trouve l'iris faisant saillie,
et le globe oculaire, réduit au tiers de son volume, apparaît sous forme d'un petit tubercule mou et opaque;
si l'évacuation des humeurs n'a pas eu lieu, l'iris recouvert d'une pellicule ne fait qu'une saillie légère, et
le devant de l'œil présente une surface affaissée et flétrie. Lorsqu'il y a eu une large ulcération, on trouve
l'iris adhérent avec les débris de la cornée, et un staphilôme partiel ou général. Si le ramollissement circonscrit de la cornée a donné lieu à un prolapsus de
l'iris, on voit celle-ci se porter en dehors sous forme

d'une petite tumeur brunâtre qui disparaît peu à peu en
se résorbant. Après cette disparition, il reste à la
cornée un point obscur environné d'un cercle blanc,
qu'on peut considérer comme la cicatrice de l'ulcère
de la cornée. L'iris adhère solidement à ce point cica-
trisé, ce qui change sa forme et détermine un resserrement plus ou moins prononcé de la pupille. La vue
reste imparfaite ou tout-à-fait perdue, suivant l'étendue
de ces diverses altérations.

Lorsque les ulcères de la cornée sont larges, ils sont
d'un blanc sale ou jaunâtre, leur surface est irrégulière, et leurs bords souvent déchirés ; quand ils commencent à guérir, ils prennent un aspect grisâtre ou
bleuâtre, deviennent plus unis, offrent une apparence
gélatineuse, ce qui est dû au dépôt de la substance qui
doit remplir la solution de continuité, et l'on voit des
vaisseaux rouges venir de la conjonctive jusqu'à eux, en
passant au-devant de la portion intacte et transparente
de la cornée qui les sépare ; ils guérissent en laissant une
cicatrice opaque et permanente ; et cette cicatrice est plus
ou moins nuisible, suivant qu'elle se trouve au devant de
la pupille, ou à une certaine distance de cette ouverture.

L'épanchement de certaines matières entre les lames
de la cornée, détermine une opacité permanente d'une
étendue et d'une densité variables ; quand cette tache
est dense (*Leucoma albugo*), et lorsque la cornée s'est
enflammée à la circonférence de cette matière épanchée, l'inflammation passe à l'iris, et l'on doit s'attendre à voir contracter bientôt des adhérences avec
la cornée. C'est à cette adhérence que l'on a donné le
nom de Synéchie antérieure (*Synechia anterior*). A
ces désordres, se joint encore assez souvent l'inflammation des parties environnantes dans la chambre antérieure, et même la capsule du cristallin présente

quelquefois un point opaque ; de sorte que le malade
porte en même temps un leucoma, une synéchie antérieure et une cataracte. Toutefois, l'opacité de la cornée peut survenir sans les deux autres complications.

Lorsque la maladie ne s'élève qu'à un médiocre degré
d'intensité, la tuméfaction de la conjonctive disparaît
graduellement, l'écoulement cesse peu à peu, et la
membrane enflammée reprend son aspect et sa disposition naturelle.

Loin de céder avec autant de régularité, on voit
quelquefois l'ophthalmie purulente faire des progrès continuels, causer l'affaiblissement et l'agitation de l'enfant, troubler ses digestions et le réduire au marasme,
jusqu'à ce que la désorganisation de l'œil soit complète.
Les deux yeux sont ordinairement malades ; cependant la
maladie ne commence point sur les deux à la fois, elle
ne s'y développe qu'à quelques jours d'intervalle.

Causes de l'ophthalmie purulente des enfants. Le
plus souvent, la principale cause est un écoulement
du vagin, existant à l'époque de la naissance, une
leucorrhée, et quelquefois une gonorrhée. Les yeux
de l'enfant, au moment où il franchit le vagin, se
trouvent en contact avec la matière de ces écoule-
ments. Ce qui pourrait faire croire que cette ophthalmie se développe par contagion, c'est qu'elle se manifeste environ trois jours après que les yeux se sont
trouvés en contact avec les matières du vagin. J'ai vu
un homme marié contracter la gonorrhée et la communiquer à sa femme pendant qu'elle était enceinte ; l'enfant que je ne vis que quatre mois après sa naissance,
avait eu une ophthalmie purulente ; il avait, quand je le
vis, un staphylôme à l'un des yeux, et la cornée de
l'autre était considérablement brouillée. La maladie
avait été tout-à-fait négligée dès le principe, parce que

l'accoucheur avait considéré l'inflammation de l'œil
comme le résultat d'un coup de vent (1). J'ai vu plusieurs fois une ophthalmie purulente très grave, se développer chez des enfants nés de mères affectées de gonorrhée à l'époque de l'accouchement, et même l'ulcération de la cornée et la désorganisation des parties
constituantes de l'œil, s'étaient déjà manifestées, lorsque
j'ai été appelé auprès de ces enfants. D'un autre côté,
l'ophthalmie purulente s'observe assez souvent chez des
enfants nés de mères très saines, du moins si l'on en juge
d'après leurs réponses aux questions qu'on leur adresse
à ce sujet ; de sorte que, comme il est impossible de
dissiper toute l'obscurité qui le plus souvent environne
l'origine de cette ophthalmie, la question de savoir si
cette maladie se développe par contagion, me paraît
être encore en litige.

Néanmoins, nous pouvons regarder comme démontrée
la possibilité que l'ophthalmie purulente se développe
par contagion, puisque des faits assez nombreux prouvent que certaines circonstances peuvent favoriser ce
mode de développement. Et si l'application sur l'œil
d'une matière puriforme, a produit l'ophthalmie dont
il s'agit, il n'en est pas moins vrai que la même affection
s'est manifestée sous l'influence des causes ordinaires
de l'inflammation. En général, toutes les causes extérieures capables d'affaiblir l'économie peuvent donner lieu à l'ophthalmie purulente. Cette affection est, en
effet, plus fréquente et plus désorganisatrice chez les

---

(1) Je traduis a cold par le mot coup de vent. Il signifie littéralement froid ; mais l'expression vulgaire i have a cold j'ai un froid,
s'emploie généralement en anglais pour désigner une légère incommodité, qu'elle soit ou non le résultat du froid. C'est dans le même sens que
nous disons en parlant d'une ophthalmie légère, c'est un coup de vent.
(*Note du traducteur.*)

enfants faibles, chez ceux qui respirent un mauvais air, qui éprouvent du froid, et sont mal vêtus et mal nourris. Elle est aussi plus fréquente chez les enfants qui naissent avant terme, et chez les jumeaux. Les nouveau-nés y sont plus sujets que les enfants plus âgés, et ceux-ci y sont plus sujets que les adultes. Il paraît donc que plus l'organisation a de force et de développement, moins cette maladie devient commune. Elle est plus fréquente pendant les temps froids et humides, que dans les saisons chaudes et sèches; elle exerce ses ravages plus particulièrement sur les enfants de la classe indigente que sur ceux des riches. Elle règne avec plus d'intensité, et produit les plus grands désordres dans les hospices, où les enfants sont recueillis en grand nombre, et privés de ce qui est le plus nécessaire à leur existence; je veux parler des soins et des attentions que peut seule inspirer la tendresse des mères. Je ne parle pas ici de l'hospice des Enfants-trouvés de Londres, où l'on ne reçoit pas tous les enfants sans distinction, mais de ceux de Paris, de Saint-Pétersbourg, de Moscou et de Vienne, où l'on reçoit tous les enfants que l'on présente (1). La morta-

---

(1) L'hospice des enfants-trouvés à Londres a pour objet l'entretien et l'éducation des enfants abandonnés. Pour qu'un enfant y soit reçu, il ne faut pas qu'il ait plus d'un an. Il faut qu'il soit présenté par la mère et qu'elle constate qu'elle est dans le besoin et que le père de l'enfant l'a abandonnée. Il y a ordinairement 200 enfants mâles et femelles dans cet hospice, et 180 sont envoyés à la campagne où des inspecteurs veillent sur eux. Quand ils reviennent à l'établissement on leur fait apprendre un état.

A Paris, l'hospice des enfants-trouvés est établi sur des bases plus larges. C'est un asile ouvert à tous les nouveau-nés abandonnés; ils sont gardés quelque temps à l'hospice en attendant qu'on puisse les envoyer à la campagne. S'ils tombent malades, on suspend leur départ, et on les place dans une infirmerie où ils reçoivent les secours de l'art. C'est là que le plus souvent se développe l'ophthalmie purulente à laquelle il

lité est immense dans ces établissements ; un grand nombre de ces enfants périt des suites de l'ophthalmie purulente. Il est nécessaire qu'un enfant naissant reçoive les soins minutieux qu'une mère seule peut donner ; et dans ces hospices, l'attention et la philantropie des personnes qui les dirigent, ne peuvent jamais remplacer la sollicitude maternelle.

Langenbeck a observé qu'à l'hôpital d'accouchement, à Vienne, où l'on admet ordinairement les femmes de la basse classe, et qui ont presque toujours la gonorrhée quand elles accouchent, mais où les enfants restent et sont soignés avec leurs mères, l'ophthalmie purulente est rare ; tandis qu'à l'hospice des Enfants-trouvés, où les enfants sont éloignés de leurs mères, et n'en reçoivent pas les soins, cette affection est très commune (1).

---

en succombe un assez grand nombre, malgré l'empressement avec lequel cette maladie est prévenue et traitée. Mais il est à remarquer qu'avant d'entrer à l'hospice, les enfants ont souvent souffert du froid, de la faim et de la misère, et sont déjà malades quand on les reçoit. Les causes de leurs maladies sont donc le plus souvent étrangères à l'établissement.

(*Note du traducteur.*)

(1) On reçoit à l'hospice des enfants-trouvés de Paris, les enfants qui naissent à la maternité où les femmes qui y viennent accoucher sont souvent suspectes. Cependant il n'y a pas pour cela plus d'enfants affectés de l'ophthalmie purulente parmi ceux qui viennent de la maternité que parmi ceux qui viennent du dehors. L'écoulement du vagin n'est pas toujours la cause de la maladie qui nous occupe ; j'ai vu naître un enfant d'une dame qui, à l'époque de l'accouchement, avait un chancre, un écoulement et un bubon à l'aine. L'enfant n'eut pas d'ophthalmie ; il se porta bien pendant quatre mois au bout desquels il eut un chancre au prépuce, et des pustules vénériennes qui ne cédèrent qu'à un traitement anti-vénérien. Je crois que les enfants naissants sont singulièrement disposés à l'ophthalmie palpébrale, par l'état de congestion sanguine et lymphatique de la conjonctive et des paupières ; état qu'ils présentent presque toujours

Pronostic. Il se présente un singulier contraste entre
la violence de cette ophthalmie, chez les nouveau-nés,
la rapidité de ses ravages et la facilité avec laquelle elle
cède à un traitement approprié. Ainsi donc, si vous
êtes appelé à traiter une ophthalmie puriforme chez
un enfant, avant que la cornée soit alterée, vous pou-
vez assurer d'avance les parents que le malade ne perdra
pas la vue. Si l'inflammation est bornée aux paupières,
ou si elle s'est étendue au globe de l'œil, pourvu que la
cornée ne soit pas altérée, on ne peut pas considérer
ce cas comme très dangereux, parce qu'il est encore
possible d'éloigner et de combattre toutes les conséquences fâcheuses, au moyen d'un traitement rationnel.
Mais si l'on rencontre la cornée ramollie, ulcérée, ou
détruite dans une étendue plus ou moins grande, la perte
de la vue devient inévitable. Il est même très probable que
le malade perdra la vue, du moins incomplétement, si
la cornée offre un blanc mat et perd sa transparence ;
car alors il est à craindre qu'il ne survienne une ulcération de la cornée, le prolapsus de l'iris ou l'opacité
permanente de la membrane enflammée. Lorsque l'opacité est superficielle, et semble due à un épaississement
inflammatoire de la conjonctive, il est probable que cette
tache disparaîtra (1).

en naissant, et que leurs cris continuels augmentent encore. Si donc le
froid, le contact inaccoutumé de la lumière, et sur-tout la malpropreté
irritent l'œil, cette irritation fait de rapides progrès, et cause bientôt
l'ophthalmie purulente et tous ses accidents. Je crois donc que l'âge
du malade, l'état de ses paupières et la condition dans laquelle il naît
et se trouve élevé, sont plutôt les véritables causes de l'ophthalmie purulente, que l'infection par l'écoulement du vagin de quelque nature
qu'il soit. Je signalerai encore comme cause de cette ophthalmie la contusion et le froissement des paupières pendant l'accouchement.

(*Note du traducteur.*)

(1) L'opacité très étendue de la cornée n'est pas toujours une cause

On peut encore baser son pronostic sur la nature de l'écoulement; plus il est blanc et médiocre, moins l'inflammation est intense; elle l'est bien davantage, lorsque l'écoulement est jaunâtre et abondant. Si la matière est claire, ichoreuse ou-sanieuse, on doit en conclure que le ramollissement de la cornée s'est fait, ou qu'il existe un ulcère plus ou moins étendu. Le mélange du sang ou du pus dénote la violence de la congestion inflammatoire; mais il ne doit point donner d'inquiétude, quoique cette complication alarme ordinairement beaucoup les mères et les nourrices. Quelquefois, ces évacuations sanguines dégorgent les vaisseaux palpébraux, et servent ainsi à combattre l'inflammation (1).

Traitement. Dans l'état aigu de l'inflammation, lorsque la conjonctive palpébrale et la conjonctive oculaire sont très rouges, et tuméfiées, et sur-tout lorsque la cornée commence à s'épaissir et à devenir trouble, que les paupières sont, à l'extérieur, rouges et tuméfiées, quoique l'on ne puisse voir l'intérieur de l'œil, il faut tirer du sang par les sangsues. C'est au centre de la paupière supérieure qu'il faut les appliquer; comme les morsures des sangsues fournissent beaucoup de sang, en raison de l'acti-

---

de cécité permanente. J'ai vu à l'hospice des enfants-trouvés de Paris un enfant être complètement aveugle après une ophthalmie purulente; la cornée était entièrement opaque sur les deux yeux. L'enfant resta un an à l'infirmerie sans que l'on s'occupât de ses yeux. Cependant l'opacité s'effaça peu-à-peu; les taches diminuèrent d'étendue au point de permettre aux rayons lumineux d'arriver à la pupille. Cet enfant fut environ un an aveugle. (*Note du traducteur.*)

(1) J'ai vu chez un enfant de six jours, affecté d'ophthalmie purulente, une hémorrhagie abondante survenir par les paupières et hâter la mort de l'enfant qui était excessivement faible. Dans ses derniers moments le corps se couvrit de pétites pétéchies, et à l'ouverture du cadavre on trouva le cœur et les gros vaisseaux vides de sang.

(*Note du traducteur.*)

vité de la circulation capillaire chez les jeunes sujets, une seule appliquée sur chaque paupière suffira pour combattre avec succès la rougeur et le gonflement, et pour diminuer la congestion de la conjonctive. Je n'ai jamais vu qu'on fût obligé de recourir à plus d'une sangsue, et j'ai quelquefois vu des enfants devenir très pâles et presque tout-à-fait décolorés à la suite de cette simple application ; aussi, je n'en emploie jamais plus d'une au-dessus de chaque œil, même chez les enfants les plus robustes.

Si l'on est incertain sur l'état de la cornée, et si la congestion de la conjonctive paraît être considérable, il faut encore appliquer des sangsues, quoique les paupières ne soient pas très gonflées. On peut aussi se servir de lotions faites avec l'extrait de saturne et l'eau de roses. Il faut entretenir le ventre libre, à l'aide de l'huile de ricin et la magnésie ; et si la langue est blanche et chargée, on peut faire prendre un ou deux grains de calomélas avant d'administrer un purgatif. On a conseillé l'usage des vésicatoires, mais je n'en suis pas très partisan, à moins qu'il ne soit absolument nécessaire d'employer un dérivatif. Un médecin de l'hospice d'accouchement de Vienne, recommande pour tout traitement l'application de compresses imbibées d'eau froide sur les yeux, et n'emploie aucun autre moyen extérieur ou intérieur. Lorsque je considère l'intensité de cette maladie, la rapidité de sa marche et la violence de ses progrès, je ne puis me contenter d'une méthode de traitement aussi simple.

Après avoir combattu la violence de l'inflammation, par les moyens anti-phlogistiques que je viens d'indiquer, il faut employer les topiques astringents. J'ai observé que l'on usait de cette espèce de médicaments avec beaucoup plus d'avantage dans cette ophthalmie que dans toute autre. Une simple dissolution d'alun, à la dose de deux à quatre grains par once d'eau distillée, suffit généralement. Il faut injecter trois ou quatre fois par vingt-quatre heures cette solution entre les paupières, de manière à les nétoyer des matières puriformes qu'elles recèlent; puis on applique sur les yeux une compresse molle imbibée de ce liquide. Il faut, en même temps, administrer quelque boisson apéritive. Par l'action de ces moyens, le gonflement et la rougeur des paupières diminuent, l'écoulement cesse; mais il reste encore quelque temps un certain épaississement de la conjonctive, accompagné d'une sécrétion muqueuse plus ou moins abondante. Dans un grand nombre de cas, lorsque la conjonctive oculaire ne partage pas l'inflammation, on peut, dès le principe, avoir recours aux astringents. Nous suivons cette méthode dans les quarante-neuf cinquantièmes des cas qui se présentent à cette infirmerie; nous n'employons pas autre chose que la solution d'alun à l'extérieur, et la magnésie à l'intérieur; et sur plusieurs centaines de sujets, je ne me rappelle pas un seul enfant dont les yeux aient été perdus, lorsque nous avons commencé à traiter la maladie avant que la cornée fût le siége de quelque altération. Si l'on est obligé de changer le topique extérieur, parce que l'œil s'habitue au contact de l'alun, on peut user avantageusement du nitrate d'argent, en commençant par un ou deux grains dans une once d'eau, et en augmentant graduellement la dose jusqu'à six grains. On peut introduire cette solution entre les paupières deux ou trois fois par jour.

M. Ware que l'on peut citer comme ayant le premier donné une description exacte de cette maladie, recommande une composition astringente très compliquée que l'on désigne sous le nom de liqueur de Bates ou eau camphrée de Bates. Elle se prépare en versant huit onces d'eau bouillante sur huit grains de sulfate de cuivre, sur la même quantité de bol d'Arménie et deux grains de camphre; on laisse refroidir cette liqueur, pour ensuite la tirer au clair. Je ne pense pas que cette préparation soit plus avantageuse qu'une simple dissolution de cuivre ou d'alun, à laquelle je donne la préférence.

Lorsque la cornée est ulcérée, l'inflammation perd sa violence, et il s'établit un travail d'ulcération et de désorganisation progressive ou d'inflammation ulcérative, qui bientôt met à nu l'extérieur de l'organe. L'élimination de la portion ramollie laisse un ulcère dont la surface est floconneuse et les bords déchirés, les forces et l'état d'irritation de l'enfant disparaissent, et il reste pâle et affaibli, ainsi que nous l'avons dit plus haut; alors il faut avoir recours aux toniques, parmi lesquels j'indiquerai sur-tout l'écorce de quinquina. C'est sous forme d'extrait qu'il convient le mieux de l'administrer; on le broie et on le mélange avec du lait: on peut en donner de 4 à 10 grains par 4 ou 6 heures.

Les considérations dans lesquelles nous venons d'entrer, ne sont pas seulement applicables à l'ophthalmie purulente des nouveau-nés, elles peuvent très bien s'appliquer au traitement de cette maladie chez les enfants de deux à trois ans; mais alors les évacuations sanguines et intestinales doivent être plus actives. Ainsi, on pourra appliquer deux, trois et quatre sangsues sur l'œil; on peut mettre en usage les lotions froides et les purgatifs, tels que le calomélas, la rhubarbe, le jalap et l'huile de ricin. On peut augmenter la quantité des évacuations sanguines à mesure que les sujets avancent en âge. J'ai rarement été obligé d'employer la saignée et les ventouses scarifiées chez les malades au-dessous de la puberté.

----

§ II. OPHTHALMIE PURULENTE CHEZ L'ADULTE.

L'ophthalmie purulente qui se développe chez les individus plus âgés que ceux dont nous venons de nous occuper, est la même que la précédente ; mais elle présente quelques modifications sous le rapport de sa marche, de ses symptômes et de sa durée, qui tiennent aux différences d'âge, et qui exigent quelques changements dans le traitement. C'est originairement et essentiellement une inflammation de la membrane muqueuse palpébrale et oculaire, accompagnée d'un écoulement. Elle borne quelquefois son siége à la conjonctive et d'autres fois s'étend au globe de l'œil; elle produit aussi, comme chez les nouveau-nés, certaines altérations de la cornée et de l'iris et la destruction même de l'organe entier.

Lorsque l'on considère le caractère distinctif de cette maladie, ainsi que le danger de ses résultats, on a droit de s'étonner qu'elle ait été si long-temps méconnue. Cependant les premières notions que nous en ayons eue, datent de l'époque de la campagne et du séjour des Français en Egypte. Je ne connais aucune description de cette maladie avant cette époque. Scarpa n'en a pas parlé dans sa première édition qui date de 1801 ; et dans celle de 1818, il n'a consacré à ce sujet qu'un simple paragraphe. M. Ware n'y a porté son attention que lorsque nos chirurgiens militaires en firent mention après que nos armées eurent évacué l'Egypte. Richter, qui paraît avoir observé les maladies des yeux avec une grande attention pendant une longue suite d'années, et qui les a décrites

avec une rare fidélité, n'a pas signalé l'ophthalmie dont
il s'agit. Beer ni les autres médecins de l'école de Vienne
n'en ont parlé. Beer l'a entièrement passée sous silence
dans sa première édition de 1793. Dans la seconde édition de 1812 à 1816, il n'en parle que dans une
note où il dit qu'il a long-temps désiré posséder
des détails exacts sur cette affection, et qu'enfin ces
détails lui ont été fournis par l'ouvrage d'Assalini;
que d'après cet ouvrage, il s'est convaincu que la
maladie dont il s'agit, n'est autre chose que l'ophthalmie catarrhale ordinaire, rendue plus violente par
les circonstances locales auxquelles les Français et les
Anglais se sont trouvés exposés, et par le traitement
peu rationnel qu'on leur a fait subir (1).

On a donné à cette maladie différents noms, tels que
*ophthalmie purulente, ophthalmie d'Egypte, ophthal-
mo et blepharo-blénorrhée, ophthalmie contagieuse,*
etc.

Dans la première période, il se manifeste une rougeur de la conjonctive palpébrale accompagnée d'un
peu de raideur de la paupière; il s'écoule en même
temps un mucus blanchâtre. A cette époque, le médecin est rarement appelé à soigner le malade qui ne fait
pas encore beaucoup d'attention à sa maladie; mais bientôt la maladie s'étend au globe oculaire; et alors commence ce que l'on appelle sa seconde période. La membrane enflammée est remarquable par sa rougeur et sa
tuméfaction; l'écoulement augmente, la rougeur devient

(1) Cette maladie a pu être étudiée depuis en Angleterre où elle s'est
déclarée plusieurs fois. On y a même attaché une très grande importance depuis qu'on l'a vue se manifester dans les différents corps d'armée, dans l'hospice des invalides de Chelsea, près Londres, où
M. Mac Gregor l'a observée et décrite avec soin, et enfin dans une
grande école du comté d'Yorck.   (*Note du traducteur.*)

écarlate et uniforme, et l'on aperçoit même quelquefois
des taches rouges ou ecchymoses. La conjonctive oculaire se boursouffle, et forme un chemosis qui recouvre
quelquefois toute la cornée : à cette époque, toute la
paupière est gonflée, en raison de l'épanchement de
sérosité dans son tissu. On voit alors les deux paupières
former deux bourrelets blanchâtres ou légèrement rouges, qui recouvrent entièrement les yeux, et qui empêchent, avec le chemosis, de pouvoir observer l'état
de la cornée. On reconnaît ordinairement l'étendue du
gonflement de la conjonctive, aux adhérences que l'on
trouve après la guérison de l'inflammation. J'ai vu la
conjonctive qui revêt la partie supérieure de la sclérotique adhérer à la cornée par une petite lame triangulaire, et une large adhérence semblable entre le
bord orbitaire du cartilage tarse supérieur et le bord
inférieur de la cornée.

Le malade éprouve dans le principe, comme je l'ai dit,
un simple engourdissement dans l'œil; mais ensuite il ac-
cuse une sensation semblable à celle que détermine la présence du sable dans l'œil. La matière puriforme devient
de plus en plus abondante, s'écoule des paupières sur
la face du malade ; et à mesure que l'inflammation s'é-
tend au globe de l'œil, la douleur augmente et devient
déchirante. Son siége paraît être au fond de l'œil;
elle s'accompagne d'un sentiment de chaleur et de douleur à la tête avec des battements aux tempes. Les souffrances du malade présentent des rémissions et des
exacerbations. La douleur, après avoir été calmée, revient souvent encore, accompagnée de la sensation de
sable dans l'œil.

Les symptômes généraux sont légers ; le pouls n'est
point agité, la couleur de la langue est peu altérée,

l'appétit presque dans l'état naturel, et le sommeil à peine troublé.

La cornée subit les mêmes altérations que chez les enfants; mais ici le gonflement des paupières et de la conjonctive ne permet pas d'observer ces altérations.

Dans la troisième période, il survient une rémission graduelle des symptômes; la douleur, le gonflement et l'écoulement diminuent. L'œdème externe cesse, et le gonflement de la conjonctive ne diminuant pas à proportion, les paupières, l'inférieure sur-tout, se trouvent renversées.

Les accidents que produit l'ophthalmie purulente aiguë sont : 1° le ramollissement de la cornée, général ou partiel; dans le premier cas, à l'instant où la membrane ramollie se détache, le cristallin s'échappe, le malade recouvre la vue pour un instant, mais il la perd presque aussitôt. Lorsque la partie détruite a été détachée, l'altération fait des progrès en dedans, et donne lieu à l'issue des tuniques internes de l'œil; 2° un autre accident est l'ulcération de la cornée, quelquefois avec adhérence de l'iris, et se terminant par un staphylôme général ou partiel; 3° il survient une ulcération profonde le long du bord de la cornée, dont elle occupe d'abord les deux tiers ou la moitié, et qui s'étend ensuite dans la chambre antérieure de l'œil. On voit quelquefois sur les bords de l'ulcération, les lames qui composent la cornée séparées les unes des autres d'une manière distincte; 4° on voit se développer de petites ulcérations, sans prolapsus de l'iris; 5° enfin, l'opacité plus ou moins étendue, et quelquefois une synéchie antérieure. L'épaississement et les granulations des paupières, sont le résultat de cette inflammation, lorsqu'elle passe à l'état chronique, et l'on voit persister encore long-temps la rougeur, avec un léger gonflement de cette membrane. La maladie a une grande tendance à récidiver, même par la plus légère cause. Je l'ai vue se reproduire plusieurs années après son premier développement.

Diagnostic. Les caractères de la maladie sont telle- ment tranchés, qu'il est inutile d'insister sur ce point. On ne pourrait la confondre qu'avec l'ophthalmie catarrhale ; mais ici nous avons de plus le gonflement considérable des paupières, le chemosis, la rougeur écarlate de la conjonctive et l'abondance de l'écoulement. Enfin, les altérations que subit la cornée dans l'ophthalmie purulente, et qui sont rares dans l'ophthalmie catarrhale, ajoutent encore un dernier trait caractéristique au tableau des symptômes de la maladie qui nous occupe.

Pronostic. Cette maladie est excessivement dangereuse ; ici le danger que court l'organe de la vue est plus grand que chez les nouveau-nés et les enfants. Cette affection est moins facile à traiter, et son issue doit être par conséquent plus incertaine. Cependant si l'on voit que la cornée conserve sa transparence, on peut avoir quelque espoir de guérison, en suivant un traitement actif. Si la douleur a son siége profondément dans l'œil, cela dénote l'étendúe de l'inflammation, et doit faire craindre pour ses résultats. Après le ramollissement et l'ulcération de la cornée, il est possible que la vue se rétablisse, sur-tout si le sujet n'est pas très pléthorique.

Causes. On a émis, et l'on soutient encore beaucoup d'opinions diverses, sur les causes et l'origine de cette ophthalmie. Quelques auteurs la considèrent comme une maladie spécifique, qui se communique par le contact de la matière de l'écoulement. Ils la regardent comme endémique en Égypte, et importée

en Europe par les armées françaises et anglaises, qui
en furent atteintes lors de l'expédition d'Egypte.
D'autres croient que cette ophthalmie est purement
catarrhale, et ils pensent qu'elle est plus grave en
Egypte, à cause des circonstances propres à développer les inflammations catarrhales, et qui se trouvent
en foule dans cette contrée. Nous ne possédons pas de
données suffisantes pour décider quelle est la plus exacte
de ces deux opinions. Il serait nécessaire de faire des
expériences qu'il est difficile d'entreprendre. Il faudrait,
par exemple, appliquer sur un œil sain l'écoulement
d'un œil malade, et cela n'est pas toujours praticable; et
d'ailleurs, est-il possible de produire cette maladie par
la simple application de la matière de l'écoulement sur
l'œil ? Dans l'impossibilité donc où nous sommes de
raisonner ici sur des faits positifs, nous nous bornerons
à passer en revue les cas qui se sont présentés aux différents observateurs, et nous tâcherons d'établir nos
idées par le raisonnement, ne pouvant le faire d'après
l'observation directe. M. Mac Gregor, dans le compte
qu'il a rendu de cette maladie, lorsqu'elle se développa
à l'asile royal des militaires à Chelsea (1), parle de trois
femmes de salle qui, en seringuant les yeux des malades,
contractèrent une ophthalmie purulente très grave.
L'une de ces femmes perdit l'œil quatre jours après le
développement de la maladie. Ce fait semblerait prouver que l'application de la matière de l'écoulement sur
l'œil, est capable de produire une inflammation purulente (2).

(1) Transactions of a society for the improvement of medical and
surgical Knowledge vol. 3. p, 31—40.

(2) M. Mac Gregor rapporte le fait suivant dans son ouvrage, p. 51.
C'est sans doute une des observations dont parle ici M. Lawrence.

» Le 21 octobre 1809, à 4 heures après midi, une garde-malade

Cette maladie semble s'être communiquée par contagion, depuis son importation d'Egypte en Europe. En effet, on sait que les armées françaises et anglaises furent singulièrement ravagées par cette maladie, durant leur séjour en Egypte; qu'en Sicile, à Malte et à Gibraltar, où nos soldats séjournèrent en revenant d'Egypte, cette maladie se développa sur plusieurs individus qui avaient communiqué avec nos soldats : qu'en Angleterre on a vu différents corps d'armée, qui avaient eu des relations plus ou moins directes avec les soldats de l'armée d'Orient, être atteints de l'ophthalmie dont il s'agit.

La manière dont la maladie se développe semble prouver en faveur de la contagion. Ainsi, elle se manifeste rapidement sur les personnes réunies dans un même local, comme les soldats casernés, qui sont obligés de se servir du même linge et des mêmes ustensiles ; tandis que les officiers, qui mangent à part et se logent mieux, n'en sont pas atteints.

La garnison de Mayence était composée d'Autrichiens et de Prussiens. La maladie dont il s'agit, fit des progrès considérables sur les soldats Prussiens, tandis que les Autrichiens, qui se trouvaient dans une autre partie de la ville et dans d'autres casernes, n'en furent nullement atteints.

On voit souvent dans une même famille, le père, la mère et les enfants, être successivement affectés de cette maladie. On l'a vue sévir sur des hommes réunis

nommée Flanelli, après avoir seringué l'œil malade d'un enfant, se lança dans l'œil droit un reste de la lotion dont elle venait de faire usage pour d'autres malades. Elle ressentit peu ou pas de douleur dans le moment, mais vers 9 heures du soir, son œil devint rouge et un peu douloureux, et lorsqu'elle se leva le lendemain matin, ses paupières étaient tuméfiées, un écoulement purulent s'était déclaré ; tous les symptômes de l'ophthalmie purulente se manifestèrent ensuite.

(*Note du traducteur.*)

en corps, et l'on parvenait à les guérir en les isolant et en les engageant à se servir chacun de leur linge et des ustensiles nécessaires à la vie. Tous ces faits ont été signalés en faveur de la contagion de l'ophthalmie. Les médecins qui ont partagé cette opinion sont sur-tout MM. Mac Gregor, Edmonstone (1) et Vetch (2), en Angleterre; en Allemagne, ces idées ont également été admises par Rust, Walther et Graëfe.

Voici maintenant les raisons qui ont été alléguées contre la contagion.

L'Egypte a été, comme on le sait, le berceau des sciences et des arts, aussi a-t-elle été fréquentée dans les temps les plus reculés par les savants et les philosophes. Dès lors, l'Egypte était regardée comme très propre au développement des maladies des yeux. En effet, Hérodote qui la parcourut dans un but scientifique, et qui nous en a laissé une excellente description, a fait remarquer que, de son temps, il régnait dans ce pays beaucoup de maladies d'yeux. Nos voyageurs modernes ont fait la même remarque; Volney dit que, dans les rues du Caire, on trouve, sur cent personnes, vingt aveugles, dix borgnes et plus de vingt individus dont les yeux sont rouges, purulents ou couverts de taches. Savary rapporte qu'à la grande mosquée du Caire, il a compté jusqu'à huit mille personnes aveugles. Haller, dans sa Bibliothèque chirurgicale, appelle l'Egypte, « *Cæcorum in omni tempore fœcunda nutrix.* » Cependant ces écrivains anciens et modernes, n'ont jamais

---

(1) M. Edmonston a publié une brochure sur l'ophthalmie purulente qui a régné en 1802 dans l'argylshire.

(2) Le docteur Vetch a donné une excellente description de cette maladie dans une brochure publiée en 1807. *On account of the opthalmia Which has appeared in England since the return of the bristish army from Egypt. London* 1807,   (*Note du traducteur.*)

dit que cette maladie fût contagieuse ; les Égyptiens eux-mêmes ne le pensent pas , et les chirurgiens anglais et français, qui ont traité la maladie dans le lieu que l'on pourrait considérer comme la source de son infection , n'ont jamais supposé qu'elle fût contagieuse. Assalini qui a suivi l'armée d'Egypte , en qualité de chirurgien du prince Eugène, attribue cette maladie aux causes ordinaires des maladies ophthalmiques qui se trouvent en plus grand nombre en Egypte.

La chaleur insupportable du jour , à laquelle succède le foid et la rosée des nuits , les inondations périodiques des eaux du fleuve, l'évaporation qui en résulte, toutes ces causes agissent sur l'œil , et l'irritent d'autant plus qu'il y est disposé par la chaleur de l'atmosphère , l'éclat de la lumière , l'éblouissement que produisent les plages de sable, et la poussière soulevée par les vents. Assalini et les autres écrivains qui ont recueilli leurs observations en Egypte , regardent donc cette maladie comme une ophthalmie catarrhale aiguë , qui affecte particulièrement ceux qui sont plus exposés aux causes excitantes , comme le sont les soldats et les gens de la basse classe; tandis que les officiers et les gens riches peuvent s'y soustraire.

Toutes les fois que l'ophthalmie purulente régnait sur des hommes réunis en masse , elle a cessé de les affecter aussitôt qu'ils se sont séparés, comme cela s'observe pour les soldats qui quittent leurs corps, et se rendent dans leurs foyers. Or, si elle eût été nécessairement contagieuse, ces hommes l'auraient communiquée à leurs parents , et l'auraient propagée dans les pays où ils se sont rendus.

Enfin , si l'on cherche à s'éclairer par l'expérience directe, sur la contagion ou la non contagion de cette maladie, de nouvelles difficultés environnent la question. On sait que quelques médecins n'ont pas balancé, dans le but d'éclairer certains points de la science, de s'inoculer un virus malfaisant, pour prouver sa contagion ou démontrer le contraire : c'est ce qu'on a fait pour la peste et la syphilis. Une semblable expérience a été faite pour l'ophthalmie purulente. On trouve dans le douzième volume du Journal médico-chirurgical d'Edimbourg, que M. Mackesy, qui avait été en Egypte avec son régiment, se décida, à son retour à Messine, en Sicile, à faire une expérience sur la contagion de l'ophthalmie puriforme. Il imbiba un morceau de linge du pus sorti des yeux d'un malade, il le tint appliqué sur ses yeux pendant plus d'une heure, le pressa à différentes reprises entre les paupières, ce qui produisit une légère cuisson; il fit ensuite un mille de marche contre un vent assez fort qui balayait la poussière. Il appliqua de nouveau, pendant la nuit, un linge sali de pus sur les yeux, le renouvela et l'humecta de nouveau le lendemain matin, et cependant il ne survint pas d'inflammation.

Nous venons d'exposer les raisons pour et contre la contagion, et les unes et les autres semblent se combattre avec une certaine apparence de vérité. Mais il est possible de concilier, jusqu'à un certain point la contradiction qui s'élève entre elles. Je n'admettrai point, avec le docteur Vetch, la supposition que la plus petite particule de pus peut donner naissance à l'ophthalmie, et que celle-ci peut être contagieuse tant que dure l'écoulement puriforme, ce qui a lieu parfois pendant plusieurs mois. Cela n'est point, à mon avis, suffisamment prouvé. Si la contagion existe, elle est différente de celle de la petite vérole, de la scarlatine, de la rougeole ; elle est moins active et moins certaine. D'un autre côté, lorsque je vois cette maladie se développer et s'étendre sur de grands corps d'armée, je penche à croire qu'elle est contagieuse, quoique les arguments contre la contagion me semblent être plus faibles que ceux qu'on invoque en sa faveur ; enfin, je ne puis voir de similitude parfaite entre les maladies que nous reconnaissons parfaitement bien pour être contagieuses et celle dont il s'agit ici. Nous voyons, en effet, la scarlatine, la rougeole et la petite vérole, se propager et se développer d'une manière constante et régulière, et cela n'a pas lieu pour l'ophthalmie purulente.

Si l'on s'en rapporte au récit des malades, je ferai remarquer qu'il est évident que souvent l'ophthalmie naît par d'autres causes que par le contact ou par l'application de la matière de l'écoulement. Beaucoup de malades viennent à cette infirmerie, avec une ophthalmie purulente, sans avoir jamais communiqué avec aucun individu qui fût affecté de la même maladie, et je sais, pour ma part, que cette inflammation peut se développer sous l'influence des causes ordinaires de l'inflammation, sans contact et sans communication plus ou moins directe. Mais une fois développée, cette maladie peut se propager d'une manière en quelque sorte contagieuse. Ainsi, lorsque des individus sont entassés en grand nombre dans des habitations resserrées, qu'ils dorment dans les mêmes chambres, se servent du même linge et des mêmes ustensiles, qu'enfin ils n'observent pas rigoureusement les soins de propreté, il en résulte une influence défavorable à la santé, par l'effet du mauvais air, des émanations mal saines et des autres causes morbides que produit inévitablement une grande réunion d'hommes. S'il est difficile d'expliquer le mode d'action de ces influences délétères, leurs effets sont du moins palpables, et ces effets sont encore secondés par une nourriture insuffisante, de mauvais vêtements et une ventilation défectueuse; aussi a-t-on vu l'ophthalmie purulente, exercer sur-tout ses ravages dans les casernes, les navires, les colléges, les prisons et les grands ateliers.

L'ophthalmie purulente, si toutefois elle est contagieuse, présenterait sous ce rapport quelque analogie avec le typhus. En effet, ces deux maladies ne me paraissent évidemment contagieuses que sous l'influence de causes locales, que dans les lieux viciés par des effluves de mauvaise nature, et parmi des hommes entassés dans des lieux resserrés et manquant des choses nécessaires à la vie. Si donc la question de la contagion n'est point encore résolue pour le typhus, on ne doit pas s'étonner de la même incertitude à l'égard de l'ophthalmie purulente (1).

Les détails que nous avons donnés précédemment, sont propres à démontrer que cette inflammation peut naître et se propager sous l'influence de certaines causes extérieures, et l'on a pu prouver jusqu'à l'évidence, par certaines circonstances particulières, que cette ophthalmie peut se développer et s'étendre, comme par contagion, sans avoir été importée d'Égypte, et sans que l'on ait appliqué la matière purulente sur l'œil. Le docteur Edmonstone a rapporté l'histoire d'un développement accidentel de cette maladie parmi les gens de l'équipage d'un vaisseau de guerre, dans les Indes occidentales. Un exemple plus remarquable encore, est celui qu'on a recueilli à bord d'un vaisseau français qui quitta l'Afrique, exempt de toute maladie des yeux; mais durant la traversée pour aller aux Indes occiden-

(1) L'ouvrage du docteur Vetch renferme des faits intéressants relatifs à l'influence des lieux, et des circonstances extérieures sur le développement de cette maladie.

tales, une ophthalmie puriforme très violente se développa d'abord sur les matelots, et s'étendit ensuite à tout l'équipage, et lorsque le vaisseau arriva aux Indes, il restait à peine un nombre suffisant d'hommes qui eussent assez bien conservé leur vue, pour travailler à la manœuvre du navire. Certes, il n'y avait point eu, dans ce cas, de contagion par suite de l'application sur l'œil, de la matière purulente de l'ophthalmie, et cependant cette maladie prit naissance, et fit de très rapides progrès. Je pense donc qu'il a suffi, dans ce cas, de l'influence d'un air mal sain, d'une mauvaise nourriture et de la négligence dans les soins de propreté, pour faire naître cette maladie.

D'après les considérations dans lesquelles nous venons d'entrer, il me semble raisonnable d'admettre la contagion de l'ophthalmie purulente dans un sens limité. Elle peut se développer sur un grand nombre de personnes réunies ensemble, et se trouvant exposées à des causes extérieures propres à développer une inflammation violente de l'œil; mais on ne peut la regarder comme le résultat de l'inoculation d'un virus actif et violent, et encore moins comme une maladie spécifique et contagieuse, importée d'Égypte, d'Afrique ou d'Asie. Il n'est donc pas convenable de l'appeler ophthalmie d'Égypte. Nous ne pouvons d'ailleurs affirmer qu'elle n'ait pas existé dans nos contrées, avant le séjour des armées d'Europe en Égypte. Il ne résulte pas de ce qu'elle n'a pas été décrite, qu'elle n'ait jamais existé parmi nous; il en est de même d'une foule d'autres affections. Ainsi, il n'y a pas long-temps encore que l'on sait distinguer avec exactitude, les éruptions varioliques de la rougeole, et celle-ci de la scarlatine; néanmoins ces maladies n'étaient pas étrangères à notre pays.

Dans tous les cas, il me paraît convenable, sous le

rapport pratique, d'admettre jusqu'à un certain point la contagion de cette ophthalmie, et de recommander aux malades de ne pas se servir des mêmes éponges, du même linge et des mêmes ustensiles; en un mot, de les priver de toute communication, comme s'il était évidemment démontré que la maladie fût contagieuse.

Traitement. Notre premier soin doit être de combattre la violence de l'inflammation; on fera donc de larges saignées du bras; on les prolongera même jusqu'à syncope. Il vaut mieux avoir recours à une abondante saignée, qu'à plusieurs petites. On peut ensuite appliquer des ventouses scarifiées aux tempes, et des sangsues dans le voisinage de l'œil. On emploiera ensuite les lotions froides ou tièdes; à ces moyens on fera succéder les laxatifs et les purgatifs dont on secondera l'effet par la diète et le repos; enfin on appliquera des vésicatoires. On peut prolonger l'emploi de ces moyens jusqu'à ce que l'on ait vu cesser le gonflement des paupières, le chemosis et la douleur. Les symptômes inflammatoires étant dissipés, on aura recours aux topiques astringents, aux toniques à l'intérieur, et à un régime fortifiant. Je place en tête des astringents, la solution d'alun, puis celles de nitrate d'argent et d'acétate de plomb.

On introduira deux ou trois gouttes de ces solutions entre les paupières, plusieurs fois par jour, et l'on bassinera l'œil par intervalle avec une solution d'alun. Outre l'emploi de ces collyres astringents, on peut encore appliquer sur le bord des paupières, pendant la nuit, la pommade de nitrate de mercure; on augmente graduellement l'activité de ces topiques, jusqu'à ce que la face interne des paupières ait recouvré son aspect naturel. La limonade sulfurique ou nitrique, avec ou sans la décoction d'écorce de cascarille, et l'administration d'un laxatif, compléteront le traitement intérieur. Il faut observer et suivre les effets de l'emploi des astringents; ils produisent d'abord un peu de douleur, puis à cette irritation succède un certain état de calme et de vigueur. Mais si la douleur continue, si la rougeur de la conjonctive se manifeste de nouveau, au lieu de persister dans l'emploi des astringents, il faut revenir aux moyens antiphlogistiques, et ne les suspendre que lorsque l'intensité de l'inflammation sera passée.

Lorsque la cornée se ramollit ou menace de s'ulcérer, et qu'il se manifeste des signes de faiblesse, il faut recourir au traitement tonique et stimulant. Ainsi, on conseillera le vin, le porter, de bons aliments; le sulfate de quinine et des topiques astringents. Mais on négligera ces derniers, lorsque l'ulcération sera formée; il convient mieux de l'abandonner à la nature, et de relever la faiblesse du malade par l'emploi des toniques à l'intérieur. Les collyres astringents et stimulants, causent alors plus de mal que de bien.

Lorsqu'il reste un ectropion de la paupière inférieure, après la disparition des symptômes inflammatoires, et que la tuméfaction est pâle et insensible, il faut la toucher tous les jours ou tous les deux jours, avec le nitrate d'argent. Quelques médecins ont conseillé de combattre dès le principe cette inflammation, au moyen des astringents, sans avoir primitivement recours aux antiphlogistiques; mais cette méthode me paraît peu rationnelle, et je suis loin de la conseiller.

§ III. OPHTHALMIE BLENNORRHAGIQUE.

Cette inflammation purulente de l'œil, se développe ordinairement sous l'influence d'une affection vénérienne; les désordres qu'elle cause sont assez rapides, et souvent le médecin n'est appelé à la traiter, que lorsqu'elle a déjà fait de profonds ravages.

Symptômes. Il y a, comme dans l'ophthalmie purulente, un écoulement puriforme très abondant; la congestion des vaisseaux est au plus haut degré, la conjonctive est très tuméfiée, il se forme un chemosis plus ou moins considérable, et le malade éprouve de fortes douleurs à la tête et dans l'orbite. Pendant que ces symptômes ont lieu, on voit survenir le ramollissement, l'ulcération de la cornée, et même la désorganisation entière du globe de l'œil.

Diagnostic. On ne peut établir de différence marquée entre cette maladie et l'ophthalmie puriforme ordinaire; elle n'a d'autre caractère particulier, que d'être extrêmement violente, et de se développer sous l'influence de la maladie syphilitique; ainsi, elle succède toujours à une blennorrhagie, elle n'attaque qu'un œil, tandis que les deux yeux sont ordinairement le siége de l'ophthalmie purulente. Toutefois ce caractère n'est point éminemment distinctif, puisqu'il peut se présenter aussi bien pour l'une que pour l'autre de ces deux maladies; mais il est vrai de dire que l'ophthalmie purulente attaque le plus souvent les deux yeux à la fois. Ainsi, le docteur Vetch a fait remarquer que sur mille cas d'opthalmie purulente, on n'observera pas une fois un seul œil affecté.

Les symptômes de l'ophthalmie blennorrhagique, ainsi que la destruction de l'organe, marchent avec une étonnante rapidité; mais cela s'observe aussi quelquefois pour l'ophthalmie purulente; et l'on ne peut admettre cette rapidité dans la marche de la maladie, comme un de ses traits spéciaux. Enfin, on observe que dans l'ophthalmie purulente, la maladie commence par la conjonctive palpébrale, tandis que dans l'ophthalmie blennorrhagique, l'inflammation envahit à la fois la conjonctive palpébrale et oculaire. Mais le caractère le plus remarquable, et le fait sur lequel on peut le plus sûrement baser son diagnostic, consiste, à mon avis, dans l'existence antécédente d'une blennorrhagie.

Pronostic. On conçoit aisément que le pronostic d'une maladie aussi rapide, doit être grave. En effet, la perte de l'œil sera presque inévitable, si l'on n'est pas appelé dès le principe à combattre et à suspendre les progrès de l'inflammation.

Causes. Il se présente ici plusieurs questions à résoudre. Ainsi, l'on peut se demander si l'inflammation de l'œil est le résultat de l'application de la matière de l'écoulement; si cette ophthalmie peut être produite par la matière sécrétée par l'urètre de la personne même qui est malade, ou si elle a été déterminée par le pus provenant d'une personne étrangère, ou enfin, si cette ophthalmie se développe sous l'influence de la syphilis dont le malade se trouve atteint, et est ainsi le résultat d'une sorte de métastase? Malheureusement, nous ne pouvons résoudre ces questions par des faits. Enfin, il s'en présente une dernière, celle de savoir s'il y a quelque rapport entre la maladie de l'urètre et celle de l'œil. On trouve dans la traduction anglaise de l'ouvrage de Scarpa, par M. Briggs, une note que M. Pearson, lui

a communiquée, et dans laquelle ce savant et estimable
chirurgien prétend qu'il n'y a pas de rapport entre
l'inflammation de l'urètre et celle de l'œil. Sur plus de
mille cas de blennorrhagie, il n'a pas vu, dit-il, une ophthalmie qu'on pût attribuer à l'inflammation urétrale.
Cette assertion peut être d'un grand poids en raison de
l'immense expérience et du mérite connu de M. Pearson ;
mais ce praticien ne semble pas avoir eu l'occasion d'observer d'ophthalmies syphilitiques, et il ne paraît pas
avoir rencontré l'iritis syphilitique. On doit s'en étonner
d'autant plus que cette complication n'est pas très rare,
et qu'elle se présente avec des caractères assez tranchés.
On doit, ce me semble, considérer comme une preuve du
rapport qui existe entre l'ophthalmie et la blennorrhagie,
la violence de cette ophthalmie qui souvent détruit l'œil
malgré nos efforts ; cette insidieuse activité ne se montre
pas dans l'ophthalmie purulente ordinaire, car je n'ai
jamais vu un seul cas de cette inflammation qui n'ait
pas cédé à un traitement rationnel, et commencé à
temps.

Nous devons encore considérer comme un point en
litige, la question de savoir si l'application de la matière
de l'écoulement de l'urètre sur l'œil, peut produire une
ophthalmie blennorrhagique; en effet, on n'a encore émis
aucune preuve évidente à cet égard. Scarpa et Beer se
sont contentés de dire que cette inoculation causait seulement une légère ophthalmie, sans appuyer, par des
faits, cette simple assertion; le docteur Vetch a fait
quelques expériences sur ce sujet. Il a pris la matière
s'écoulant des yeux de quelques personnes atteintes
d'ophthalmie purulente, il l'a introduite dans l'urètre
des mêmes individus, et il n'a pas provoqué d'écoule-

ment. Mais lorsqu'il a appliqué la même matière sur
l'urètre d'une autre personne, il a excité une blennorrhagie très violente. Il déduit de ces expériences, que la
matière de l'écoulement, prise dans l'urètre, et appliquée
sur l'œil du même individu, n'excite pas l'inflammation
de l'œil. Le fait est possible, mais la conclusion de
M. Vetch ne me paraît pas exacte. Car, de ce que la matière
purulente de l'œil n'affecte pas l'urètre, nous ne pouvons conclure que la matière de l'urètre n'affecte pas
l'œil. Nous ne pouvons établir, dans tous les cas, que
cette influence morbide soit réciproque. Prenons pour
exemple l'inflammation de l'urètre et celle du testicule;
la première peut produire la seconde, mais la seconde
ne produit jamais la première. M. Vetch dit qu'un élève
nommé Smith appliqua impunément la matière d'une
blennorrhagie sur ses yeux. Mais il a omis de dire si cet
expérimentateur était lui-même atteint de cette blennorrhagie. Toutefois, quelque peu rigoureuse que paraisse
être l'induction de M. Vetch, je suis très porté à croire
que l'inflammation blennorrhagique n'a point pour cause
l'application de la matière de l'écoulement sur l'œil. Lorsque nous considérons que la matière de l'écoulement se
trouve ordinairement répandue sur le linge des malades, que leurs doigts en sont imprégnés, qu'ils les
portent sans précaution à leur figure, et que la plupart
des personnes négligent singulièrement les soins de
propreté, on peut penser que cette matière doit souvent se trouver transportée sur l'œil; et cependant
l'ophthalmie blennorrhagique est rare en raison de la
fréquence de la blennorrhagie. Ainsi, sur le nombre considérable de malades qui viennent chaque année à cette
infirmerie, nous en voyons peu qui soient affectés d'ophthalmie blennorrhagique. On a dit que cette ophthalmie

provenait quelquefois de ce que les malades lavaient leurs yeux avec leur urine ; cette opinion, que M. Foot a émise, ne peut être regardée comme une preuve concluante pour la question qui nous occupe. C'est une pratique fort commune parmi le peuple, qui regarde ce topique comme très convenable pour les yeux chassieux.

Enfin, je ferai remarquer que les hommes seuls sont ordinairement atteints de l'ophthalmie blennorrhagique ; je ne l'ai jamais vue sur aucune femme, et j'ai rencontré un grand nombre d'hommes qui en étaient atteints. Or, l'inflammation de l'œil, par le contact de la matière, ne pourrait-elle pas aussi bien avoir lieu pour les uns que pour les autres. Convenons donc qu'il est extrêmement douteux que l'application de la matière de la blennorrhagie sur l'œil, soit la cause de l'ophthalmie dont il s'agit.

Maintenant il s'agit de savoir si la maladie se transporte par une sorte de métastase, si l'ophthalmie se développe ici de la même manière, que l'on voit quelques affections succéder à des attaques de goutte ou de rhumatisme ? Nous voyons certains malades être atteints de la goutte aux extrémités, en guérir, et se trouver affectés aussitôt de douleurs dont le siége est à la tête, à l'estomac, au cœur ou dans d'autres parties. Beer, et la plupart des écrivains du continent, assurent qu'aussitôt que l'ophthalmie blennorrhagique apparaît, l'écoulement de l'urètre cesse, et que l'on fait revenir l'écoulement de l'urètre par l'application de fomentations chaudes et stimulantes. Mais j'opposerai à cette assertion les résultats de ma pratique ; je puis affirmer qu'en pareille occasion, je n'ai jamais vu cesser l'écoulement de l'urètre. Il diminue plus ou moins, suivant les individus.

Je terminerai par une dernière réflexion : Beer pense que la matière de l'écoulement de l'œil est contagieuse ;

mais je ferai remarquer qu'il n'a émis aucun fait en faveur de cette opinion; c'est donc une simple opinion et non une vérité démontrée.

Traitement. Si, lorsque nous sommes appelés auprès du malade, l'œil n'a pas encore subi d'altération profonde, nous devons avoir recours aux moyens antiphlogistiques les plus actifs. On fera donc d'abord de larges saignées de bras, auxquelles on fera succéder des saignées locales, au moyen des sangsues ou des ventouses appliquées dans le voisinage de l'œil. En un mot, nous suivrons ici le traitement que nous avons déjà conseillé pour l'ophthalmie purulente simple, mais avec une activité d'autant plus grande, que la maladie est ici plus rebelle et plus rapide dans ses progrès. J'indiquerai, par des exemples, la marche à suivre en pareil cas; ces faits serviront en même temps à prouver combien cette ophthalmie est grave.

Un élève qui suivait la clinique dans cette infirmerie, me pria, un dimanche matin, de regarder un de ses yeux qui était enflammé; il m'assura qu'il pensait être atteint d'un commencement d'ophthalmie purulente. Il avait ressenti, la nuit précédente, une vive douleur dans l'œil; il l'attribuait à ce qu'il s'était introduit dans l'œil, une goutte de matière purulente, pendant que l'on injectait l'œil d'un enfant. J'aperçus une légère injection des vaisseaux de l'œil, une tuméfaction œdémateuse des paupières, et un commencement de chemosis, quoique la conjonctive ne fût pas considérablement injectée ni tuméfiée. Je lui conseillai de se faire saigner jusqu'à syncope, de prendre une forte dose de calomel et de jalap, et ensuite de se faire vomir au moyen du tartrate antimonié de potasse. Cet avis fut suivi avec la plus grande exactitude. Cependant, le soir, l'inflammation n'avait pas diminué. Je le saignai de nouveau, mais la

nuit ne fut pas plus calme que la précédente; la rougeur
de la conjonctive, la tuméfaction des paupières, la douleur enfin ne firent qu'augmenter; on le saigna une
troisième fois; le lendemain, des sangsues et des vésicatoires furent appliqués, et le malade fut largement
purgé : tous ces moyens furent sans effet. La cornée devint opaque, s'ulcéra, et présenta bientôt un leucoma
fort épais, avec des adhérences à la paupière supérieure. Je commençai ce traitement, dans l'idée que
j'avais à combattre une ophthalmie purulente; mais le
lendemain le malade me déclara qu'il avait une blennorrhagie; la coexistence de cette maladie, jointe au développement de l'ophthalmie qui n'atteignit qu'un seul
œil, me porta à croire que j'avais à traiter une ophthalmie blennorrhagique.

Tous les cas ne sont pas aussi graves que celui que je
viens de signaler; j'ai deux exemples de guérison d'inflammation blennorrhagique quoique la cornée se fût ulcérée. Un autre malade, traité d'une manière très active,
perdit cependant la vue. Dans certaines circonstances,
quoiqu'il survienne une opacité partielle de la cornée, la
vue se rétablit peu à peu. Lorsque l'inflammation se développe sur les deux yeux, on peut espérer de sauver le
second, parce que l'inflammation ne s'y développe pas
ordinairement avec autant d'intensité; cependant j'ai
vu plus d'une fois les deux yeux entièrement perdus.
Beer et Richter conseillent un autre mode de traitement; ils insistent sur la nécessité de reproduire l'écoulement de l'urètre. Ils conseillent, par conséquent,
d'introduire dans ce canal, une bougie imprégnée de la
matière de l'écoulement blennorrhagique, ou de quelque
matière stimulante; ils conseillent aussi de frictionner
le pénis et le scrotum avec un liniment excitant, d'y
pratiquer des fomentations chaudes, et de les couvrir de

cataplasmes. Quant à moi, comme je ne pense pas que cette ophthalmie résulte de l'introduction dans l'œil de la matière écoulée de l'urètre, je regarde comme inutile la recommandation des médecins que je viens de citer. Dans tous les cas, ce serait toujours un moyen fort insuffisant, puisqu'en raison de la rapidité de sa marche, cette inflammation peut détruire l'œil avant que l'écoulement de l'urètre ait le temps de s'établir.

CHAPITRE VIII.

OPHTHALMIE RHUMATISMALE.

Quoique la pathologie de la goutte et du rhumatisme soit encore environnée pour nous d'obscurité, nous pouvons cependant regarder comme certain, que ces maladies affectent particulièrement les tissus fibreux, et sur-tout ceux qui se trouvent dans le voisinage des articulations, et qui en entourent les membranes synoviales. Nous savons encore qu'un individu prédisposé par sa constitution aux affections qui ont pour siége certains tissus, peut offrir ces maladies dans les divers tissus analogues; ainsi les parties constituantes de l'œil qui ressemblent au tissu fibreux des articulations, sont la sclérotique et la cornée. L'iris et la membrane muqueuse de l'œil, sont contigus à ces parties, comme la synoviale l'est aux ligaments articulaires ; de sorte qu'il est possible, d'après cette analogie de structure et d'organisation, que l'œil s'enflamme sous l'influence des

mêmes causes que celles qui déterminent les phlegmasies articulaires. L'urètre même partage cette inflammation, et devient le siége d'un écoulement, comme
dans la blennorrhagie ; enfin, on voit s'affecter successivement, et par l'action des mêmes causes, les articulations, les yeux et l'urètre.

Symptômes. Dès le principe, l'inflammation ayant
pour siége la conjonctive, présénte le caractère d'une
ophthalmie purulente ; mais bientôt la sclérotique s'enflamme en même temps, et alors la maladie prend un
caractère particulier. D'ailleurs, ce caractère devient
encore plus tranché par les circonstances concomitantes.
Je fus consulté par un individu qui était affecté d'une
ophthalmie purulente très violente. Il y avait chemosis,
l'œil était terne, et le malade me paraissait menacé de
cécité. Il n'y avait qu'une légère inflammation du côté
opposé. Je conseillai une saignée de bras, des ventouses
aux tempes, et l'emploi d'autres moyens anti-phlogistiques. L'ophthalmie commençait à guérir, lorsque le malade me dit qu'il craignait d'avoir une attaque de rhumatisme. En effet, un ou deux jours après, il survint un
gonflement à l'un des pieds ; l'autre pied et la main ne
tardèrent pas à se tuméfier et à devenir rouges et très
douloureux. Les genoux furent ensuite atteints de rhumatisme, et le malade se plaignit de douleurs aux reins.
Cette affection dura quelque temps avant de diminuer ;
je le prévins qu'il pourrait bien arriver que l'inflammation des yeux revînt de nouveau ; en effet, elle re-
parut quelques jours après avec une telle intensité
qu'il fallut recourir de nouveau aux sangsues et aux
ventouses. J'appris alors qu'il avait eu depuis plusieurs
mois un écoulement de l'urètre. Lorsque les yeux
devinrent mieux, l'affection rhumatismale récidiva, et
ces attaques alternatives de rhumatisme et d'ophthalmie,

finirent par inquiéter et désespérer le malade. Alors il se rendit à Brigthon, pour y prendre les bains de mer chauds, mais ce fut sans succès; et il ne fut pas plus heureux dans l'essai de quelques autres moyens. Deux ans après, il lui survint de nouvelles attaques de rhumatisme, mais sans ophthalmie. Cette observation ne démontre-t-elle pas que les organes renfermant des tissus analogues, peuvent être successivement le siége de maladies semblables, chez des individus qui se trouvent singulièrement prédisposés à ces maladies par leur constitution. M. Brodie, dans son excellent ouvrage sur les maladies des articulations, a fait connaître des faits semblables, cités dans le chapitre de l'inflammation des membranes synoviales (1).

Le plus ordinairement, c'est la sclérotique et l'iris qui s'enflamment dans l'ophthalmie rhumatique. Le docteur Vetch en a rapporté des exemples, dans son ouvrage sur les maladies des yeux. Cette affection laisse souvent après elle la difformité de la pupille, et les adhérences de l'iris avec les parties environnantes.

J'ai observé beaucoup de cas semblables depuis quelques années. Un jeune homme de vingt ans, étudiant en droit, me consulta pour une double ophthalmie : la sclérotique était enflammée, la cornée était terne, la couleur de l'iris était altérée et ses mouvements peu libres. La pupille était contractée. Le malade voyait

---

(1) Je puis rapporter un autre fait à l'appui de ce que M. Lawrence avance ici. J'ai été consulté il y a deux mois par une femme de 40 ans qui était atteinte d'un rhumatisme très violent du genou droit. Cette inflammation à cédé peu à peu à l'emploi de la térébenthine et à l'application de quelques sangsues, mais elle a aussitôt été remplacée par une inflammation de la conjonctive dont les deux yeux ont été successivement affectés. Aujourd'hui que l'ophthalmie diminue, les douleurs du genou commencent à se faire sentir. (*Note du traducteur.*)

peu, et ne pouvait supporter la lumière; il fut nécessaire de pratiquer des saignées locales et générales, et
de suivre un traitement anti-phlogistique très actif,
avant de voir l'inflammation céder; mais enfin elle diminua, et aussitôt les articulations devinrent douloureuses. Ce malade me dit qu'il avait eu un écoulement
par la verge; sa maladie le tourmenta encore quelque
temps par de fréquentes récidives, puis il en fut délivré
après avoir passé quelques mois à la campagne.

Un homme marié se trouvant affecté d'une gonorrhée
m'appela près de lui, et me dit qu'il éprouvait une douleur dans le pied. A cette douleur succéda bientôt du
gonflement; cette inflammation fut combattue par des
évacuations sanguines, mais il ne tarda pas à survenir
une inflammation de la synoviale du genou avec épanchement : il se manifesta aussi une inflammation de la
sclérotique et de l'iris, et cette dernière phlegmasie ne
diminua qu'à mesure que l'inflammation du genou et
du pied fit des progrès. Lorsque je vis cette ophthalmie
disparaître, je lui prédis qu'elle pourrait bien revenir;
en effet, mon pronostic se réalisa au bout de quelques
jours; l'inflammation de l'œil était encore plus intense,
la vue même était considérablement affaiblie; il fallut
avoir recours aux saignées, aux ventouses et aux vésicatoires. Toutefois, l'inflammation du pied persista,
et je lui conseillai alors de voyager au bord de la mer,
et d'y prendre des bains. Il suivit mon avis, le mieux
possible, marcha lentement, et sa santé n'était pas
encore complètement rétablie à la fin de l'année.

Voilà deux variétés de l'ophthalmie rhumatismale;
dans la première, la conjonctive seule, dans la seconde,
la sclérotique et l'iris s'enflamment sous l'influence
d'une affection rhumatismale préexistante. Voici maintenant une troisième variété de cette maladie; la sclé-

rotique seule peut se trouver affectée, ainsi que le prouve l'exemple suivant :

Un individu me consulta pour une violente affection rhumatismale, qui avait son siége au pied, au genou et à la main, avec une douleur assez vive au dos et une grande excitation générale. Les parties que je viens d'indiquer étaient tuméfiées, légèrement rouges et très douloureuses. Elles présentaient tous les signes extérieurs de ce que l'on appelle le rhumatisme goutteux. Un traitement anti-phlogistique très actif, suivi de l'emploi du colchique et d'autres moyens fut promptement suivi de succès. Quelque temps après, ce malade m'appela, pour me dire qu'il souffrait des yeux, sans trop savoir quelle en était la cause. J'examinai ses yeux avec attention, et je n'y pus rien découvrir. Mais bientôt la lumière devint insupportable. Quoique la conjonctive ne fût pas plus injectée, la sclérotique, au contraire, présentait un rouge livide comme voilé, et dont la couleur terne et flétrie, contrastait singulièrement avec la rougeur éclatante de l'œil dans l'ophthalmie ordinaire. Les vaisseaux de cette membrane étaient partiellement injectés ; la rougeur se terminait avant le contour de la cornée ; de sorte qu'il y avait à la circonférence de cette membrane une zône blanchâtre, aussi régulière que si elle eût été tracée avec un compas. Tel était l'aspect de l'œil. Le malade n'éprouvait pas de douleur quand il se dérobait à l'action de la lumière, mais le contact du jour lui devenait douloureux. Cet état dura deux ou trois mois, sans que l'inflammation parût s'étendre aux autres membranes de l'œil. On eut recours aux sangsues, aux ventouses, aux vésicatoires, aux pilules de Plummer, que l'on continua à la dose de deux par jour, pendant trois

mois (1). On essaya également le quinquina sans succès.
Mais il est bon de faire remarquer que cette maladie,
d'ailleurs très opiniâtre, le devint encore davantage,
par la nécessité dans laquelle se trouvait le malade,
de se servir de ses yeux plus qu'il n'était convenable
de le faire.

Traitement. Le traitement doit être plus ou moins
actif, suivant l'intensité de la maladie. L'application de
quelques sangsues et d'un vésicatoire suffit quelquefois.

Si l'inflammation, en s'étendant à l'iris, devient grave
et inquiétante, il faudra soumettre le malade au traitement mercuriel, que j'indiquerai plus tard. Dans
l'inflammation légère, la méthode dite altérante convient le mieux, et les pilules de Plummer remplissent
parfaitement le but. Ainsi donc, tandis qu'on tient le
ventre libre, par l'emploi journalier de ces pilules, on
applique aux tempes des sangsues et des vésicatoires
qu'on a soin d'entretenir. On règle en même temps la
nourriture du malade, que l'on expose à un air pur.
Si l'inflammation résiste et fait des progrès, on redouble
l'activité du traitement mercuriel.

Je dois faire observer que les médecins étrangers, et
sur-tout les Allemands, attachant une grande importance à ce qu'ils appellent l'état particulier de la constitution, ont principalement recours aux moyens qu'ils
croient propres à modifier cet état, et semblent accorder moins de confiance au traitement anti-phlogistique pur et simple. C'est ainsi qu'ils ont recours à une
foule de médicaments, qu'ils appellent anti-arthri-

---

(1) Elles se composent de la manière suivante :

mercure doux
soufre doré d'antimoine } aa parties égales.

extrait de réglisse   q. s., pour faire une masse qu'on divise
en pilules de trois grains. (*Voy.* Jourdan, *pharm. univers.*, t. 2, p. 73.)

tiques, tels que la décoction de quinquina et autres toniques, le gayac, l'antimoine, la poudre de Dower; etc. Mais d'abord, il est douteux que ces médicaments aient vraiment une vertu spécifique contre le rhumatisme, et nous savons qu'il est difficile de modifier la cause prédominante, et en quelque sorte originelle de ces affections. Ensuite, l'ensemble de ces moyens me paraît peu convenable, lorsqu'il s'agit de.combattre une violente inflammation. Peut-être les moyens antiphlogistiques, que nous avons conseillés, mériteraient-ils mieux le titre de médicaments anti-arthritiques, puisque nous savons que, dans ce cas, il existe presque toujours un état de pléthore et de phlegmasie locale.

Un médicament introduit dans la matière médicale, et qui pourrait assez bien mériter le titre d'*anti-rhumatismal*, est le colchique, qui réussit parfaitement bien dans les inflammations goutteuses et rhumatismales des articulations. Peut-être serait-il avantageux de l'employer dans l'ophthalmie rhumatique. Je n'émets ici qu'une conjecture, parce que je ne l'ai pas encore vu mettre en usage.

CHAPITRE IX.

OPHTHALMIE SCROFULEUSE.

L'ophthalmie scrofuleuse est une inflammation externe de l'œil présentant dans ses symptômes, ses progrès, ses effets, des modifications particulières qui

résultent de l'état de la constitution des individus qui en
sont affectés, et qui exigent un traitement particulier. Nous
pouvons dire que l'ophthalmie scrofuleuse est l'inflammation de l'œil, chez les individus scrofuleux. Nous
savons que l'espèce humaine présente une foule de modifications d'organisation, qui entraînent avec elles des pré-
dispositions particulières à certaines maladies. En effet,
il semble que chacun possède en soi quelque chose de
particulier, quelque modification de son être qui lui
est propre. N'est-ce pas ce que nous démontre l'observation journalière des maladies et des effets variés des
mêmes remèdes sur diverses personnes? S'il n'en était
ainsi, la tâche du médecin et du chirurgien serait beaucoup plus simple qu'elle ne l'est.

Or, il est évident qu'il existe certaines modifications
d'organisation, dont l'ensemble forme ce que l'on appelle la constitution scrofuleuse. Les personnes remarquables par cette constitution, présentent, outre
l'état général de leur individu, des dispositions particulières de certains organes à devenir malades. Tels
sont les glandes lymphatiques, les poumons et les membranes muqueuses. Celles de ces membranes qui sont
exposés à l'air extérieur sont celles qui souffrent le plus ;
telles sont la membrane pituitaire et la membrane muqueuse des bronches et des yeux. Les parties du corps
pourvues de glandes nombreuses sont aussi disposées à
s'irriter; aussi voit-on presque toujours les lèvres et les
ailes du nez très tuméfiées, chez les personnes scrofuleuses.
Il est encore à remarquer que la membrane muqueuse
de l'appareil digestif devient le siége de quelque trouble
dans ses fonctions par le moindre écart de régime; de
là, le peu d'énergie des fonctions nutritives, et l'état
de pâleur et d'indolence qu'offrent les malades. L'irritabilité nerveuse est obtuse chez les uns, et facile à

exciter chez les autres. En général, ces individus ont
la peau blanche et fine, les veines des membres sont
bleuâtres et transparentes. Ils apportent ordinairement
cette constitution en naissant, et la reçoivent de leurs
parents comme par héritage.

Cependant, quoique cette constitution soit le plus
souvent congénitale, elle peut se développer pendant
la vie, sous l'influence des agents physiques au milieu
desquels vivent les individus. Cette disposition scrophuleuse s'observe particulièrement dans l'enfance, et
disparaît plus ou moins à l'époque de la puberté; aussi
est-ce dans l'enfance que nous rencontrons le plus
d'ophthalmies scrofuleuses. Beer dit qu'à Vienne, sur
cent enfants affectés de maladies des yeux, quatre-vingt-
dix offrent les symptômes de l'ophthalmie scrophuleuse.
Un auteur allemand, plus moderne, prétend que l'assertion de Beer n'est pas exagérée, et que dans la ville
qu'il habite, Breslau, en Silésie, qui est mal bâtie et
mal divisée, on trouve quatre-vingt-quinze cas d'ophthalmie scrofuleuse sur cent. On pourrait croire que
l'ophthalmie scrofuleuse est très fréquente en Angleterre, et surtout à Londres, car l'on a supposé que les
affections de cette nature étaient fréquentes dans notre
pays; mais si les observations des professeurs Benedick,
de Breslau, et Beer, de Vienne, sont exactes, il est
évident que les maladies scrofuleuses sont moins fréquentes dans notre pays qu'en Allemagne. Nous n'en
observons pas aussi souvent, et le docteur Grégory
faisait remarquer, dans ses cours, qu'en Écosse aucune famille ne portait les traces de la maladie scrofuleuse.

Les personnes qui présentent les conditions organiques et les signes extérieurs que nous avons précédemment énumérés, sont très disposées à l'inflammation

des paupières. Il s'y développe souvent une légère in-
duration, ou un orgeolet; le sac et le conduit lacrymal
sont aussi souvent malades. Mais ce n'est pas ici le lieu
de parler de leurs maladies; je me bornerai donc à
donner l'histoire d'une inflammation scrofuleuse, qui
a son point de départ à la conjonctive, et qui s'étend
quelquefois à la sclérotique, à la cornée, et même jusqu'à l'iris.

Symptômes. L'œil présente des rougeurs partielles;
on voit des faisceaux vasculaires injectés autour de la
cornée, dont ils dépassent même les bords. On voit,
dans le point où ces vaisseaux se terminent en se réunissant, une sorte de petite pustule blanchâtre. Le
malade ne peut supporter la lumière, et c'est même un
des caractères propres à cette inflammation. Les paupières se ferment spasmodiquement, et la contraction
violente du muscle orbiculaire s'oppose à ce que l'on
puisse les écarter avec les doigts; enfin, si l'on parvient
à les ouvrir, on ne voit que le blanc de l'œil, parce que
le malade dirige la cornée en haut et en dessous de la
paupière supérieure, pour la soustraire à l'action de la
lumière. Cette contraction musculaire donne aux paupières un aspect gonflé, quoiqu'elles ne le soient pas.
L'enfant, pour éviter l'action de la lumière et combattre
l'impression qu'il en éprouve, contracte sans cesse les
muscles sourciliers, et met en mouvement les muscles
moteurs des ailes du nez et de la face, ce qui donne à
sa physionomie une expression toute particulière. Telle
est l'incommodité que le malade éprouve à l'approche
du jour, qu'on le voit souvent se cacher dans les lieux
les moins éclairés de l'appartement, ou se glisser sous
ses draps ou sous son oreiller. Les frottements de la
main sur les paupières, et l'écoulement continuel des
larmes, rendent les ailes du nez et le voisinage de l'or-

bite continuellement rouges. Il résulte d'ailleurs de cette irritation, un afflux considérable de sang vers la tête et les parties affectées. Si l'enfant se soustrait au jour, ce n'est pas qu'il ne puisse distinguer les objets : il peut parfaitement bien les voir, il n'y a qu'une perversion de la sensibilité de la rétine ; cette irritabilité n'est point l'effet d'un état pathologique de la rétine même ; c'est le résultat d'une influence sympathique de l'appareil digestif sur cet organe.

Outre ces symptômes, on remarque encore un larmoiement considérable, effet de l'irritation que la glande lacrymale éprouve sympathiquement. Ces larmes irritent l'œil, rougissent et excorient les paupières, ainsi que la peau environnante. Ces excoriations suppurent, de petites pustules jaunâtres se manifestent à leur surface, elles se fendillent et se recouvrent de croûtes légères, dont l'œil se trouve environné. Souvent ces pustules s'étendent au front ; leurs croûtes se multiplient, et le malade présente alors ce que l'on appelle la croûte lactée, *porrigo larvalis*, de Willan. Enfin, cette inflammation pustuleuse peut se propager sur le reste du corps.

Souvent il arrive que la membrane pituitaire est en même temps affectée. Les ailes du nez se tuméfient, un écoulement puriforme a lieu par le nez, dont le contour est sans cesse irrité. Les oreilles deviennent rouges et s'excorient à leur partie postérieure, les glandes lymphatiques du cou s'engorgent, et restent plus ou moins long-temps tuméfiées.

Ces symptômes, exaspérés pendant le jour, éprouvent une rémission sensible vers le soir ; et les enfants, qui s'étaient tenus tristes et cachés pendant la journée, recouvrent alors leur vivacité, et commencent à ouvrir les yeux avec moins de difficulté.

Cette ophthalmie peut disparaître et reparaître très
promptement. Ces récidives sont quelquefois fréquentes;
elles sont provoquées par la moindre cause, sur-tout
chez les individus en qui domine la constitution scrofuleuse. Ainsi, on voit cette affection disparaître plus
ou moins long-temps, sans que l'on puisse affirmer si
le malade est entièrement guéri. D'ailleurs, l'inflammation des yeux alterne avec d'autres maladies. Il survient
souvent une otorrhée quand les yeux guérissent, et
vice versâ.

Cette maladie est ordinairement accompagnée d'un
état de trouble dans les fonctions de l'estomac et des
intestins, qu'il faut sur-tout s'attacher à combattre.
Ainsi, la langue des enfants atteints de l'ophthalmie
scrofuleuse, est ordinairement chargée, leur haleine
est fétide, leur ventre balonné ; ils grincent des dents
pendant le sommeil, et sont tourmentés par un appétit
qui n'est pas naturel. La peau est chaude, sèche et
comme écailleuse.

. L'ophthalmie scrofuleuse produit souvent des altérations de tissu, particulièrement à la cornée, et ces
altérations surviennent, bien qu'on ne remarque pas de
rougeur intense à l'extérieur. C'est ordinairement d'a-
près le degré et l'intensité de la rougeur, que nous
jugeons de l'intensité de l'inflammation ; mais il n'en
est pas de même de l'ophthalmie scrofuleuse, sa marche est le plus souvent très insidieuse, et il arrive qu'elle
cause des désordres fort graves, quoiqu'elle n'ait en
apparence que peu d'activité. Ainsi, les pustules dont
j'ai parlé, et qui forment, pour ainsi dire, le point
d'union des faisceaux vasculaires injectés, s'ulcèrent;
cette ulcération s'étend plus ou moins profondément
dans le tissu de la cornée, la perfore même, et détermine un prolapsus de l'iris. Quelquefois ces ulcères

sont au nombre de deux ou trois. La cornée s'épaissit,
et se ternit par l'épanchement d'albumine entre ses
lames, des vaisseaux rouges s'étendent de la conjonctive
et de la sclérotique jusqu'au centre de la cornée. La
conjonctive s'épaissit en même temps, et toute la cornée, devenant rouge et opaque, présente ce que l'on
désigne ordinairement sous le nom de *pannus*. Il arrive
souvent qu'il s'établit alors en même temps des adhérences de l'iris avec la cornée, qui, ramollie et pressée
d'arrière en avant, fait saillie en dehors, et produit un
staphylôme. Les altérations de tissu s'étendent quelquefois à la sclérotique et à l'iris, mais il est difficile
d'observer le commencement de celles que subit cette
membrane, en raison de l'opacité de la cornée. Lorsque
l'ophthalmie dure long-temps, les altérations de texture
qui se manifestent sont quelquefois telles, que la forme
du globe de l'œil est altérée ; ses parois s'amincissent,
les humeurs de l'œil augmentent en quantité, distendent
l'œil, causent une véritable hydrophthalmie. Ou bien,
la cornée seule cède à la pression qui s'exerce contre
elle, et l'on voit survenir un staphylôme partiel.

Diagnostic. L'ophthalmie scrofuleuse se distingue
par les caractères mentionnés ci-dessus, par l'impossibilité de supporter la lumière, la rougeur partielle de
l'œil, l'abondance des larmes ; ajoutons à cela l'inflammation des lèvres, des ailes du nez, de la partie postérieure des oreilles, le développement des glandes lymphatiques, l'ensemble, en un mot, de tous les signes
de la constitution scrofuleuse, et nous ne pourrons
nous méprendre sur le diagnostic de l'ophthalmie dont
il s'agit.

Pronostic. Tant que la cornée conserve sa transparence,
le pronostic ne peut être fâcheux : il ne l'est pas encore
quand l'opacité de la cornée est superficielle ; mais les

14

ulcérations de cette membrane laissent après elles une opacité permanente, qui est d'autant plus fâcheuse qu'elle se trouve vis-à-vis la pupille. Survient-il, à travers l'ulcération, un prolapsus de l'iris, le diagnostic est encore plus grave. Toutefois, la gravité du cas dépend encore de la situation et de l'étendue de ce prolapsus. Lorsque la cornée se couvre de vaisseaux, on peut encore lui rendre sa transparence naturelle. Mais lorsque plusieurs ulcères se manifestent à sa surface, que l'iris contracte des adhérences, que la cornée devient opaque, on peut désespérer de conserver ou de rétablir la vue.

Nous avons décrit l'ophthalmie scrofuleuse avec ses caractères les plus tranchés, et c'est ce que l'on est obligé de faire en théorie, afin de faire ressortir les signes qui distinguent chaque espèce de maladie. Mais nous ne trouvons pas ces différences toujours aussi marquées dans la nature. Il existe des degrés intermédiaires que l'on ne peut décrire, et que l'observation seule peut saisir : certaines affections se rapprochent et se ressemblent par des traits analogues, sans cependant être identiques; c'est ce qui a lieu pour un état particulier de l'œil, que l'on rencontre chez les enfants, et que l'on a désigné sous le nom de *photophobie scrofuleuse*. Les yeux s'irritent à la lumière, les paupières et la conjonctive s'enflamment, les larmes s'écoulent en abondance lorsque le malade veut fixer le jour, qu'il évite avec une crainte insurmontable; cependant, cette ophthalmie n'est point compliquée des accidents généraux qui appartiennent à l'état scrofuleux bien déterminé; on la rencontre assez souvent chez les enfants qui sont atteints du *porrigo larvalis* : elle exige à peu près le même traitement que l'ophthalmie scrofuleuse bien déterminée.

Causes. Outre l'état propre à la constitution de l'enfant, et les circonstances extérieures capables de développer cette constitution, les causes qui peuvent ordinairement provoquer l'inflammation de l'œil, sont également capables de faire naître l'ophthalmie scrofuleuse, chez les enfants qui y sont naturellement prédisposés. Certaines maladies, qui laissent après elles les enfants dans un grand état de débilité, les prédisposent à contracter l'ophthalmie scrofuleuse, sur-tout lorsque ces enfants sont mal vêtus, mal nourris, et sont exposés aux influences nuisibles des vents du nord et des brouillards. C'est ainsi qu'on voit cette ophthalmie succéder, assez souvent, à la petite vérole, à la coqueluche, à la scarlatine.

Traitement. C'est sur-tout au traitement général qu'on doit s'arrêter; les topiques n'auront ici qu'une action très secondaire, ou du moins ils ne pourront agir que concurremment avec l'administration des remèdes intérieurs ou généraux. Il faut donc tenir compte d'abord de l'état du tube digestif. On a le plus ordinairement besoin d'avoir recours aux purgatifs; ainsi, l'on peut administrer le calomélas avec le jalap et la rhubarbe, et faire suivre le calomélas de l'huile de ricin. Cette mesure est nécessaire pour provoquer les évacuations des matières mal digérées, ou des sécrétions vicieuses, que le tube intestinal pourrait contenir. Lorsqu'on a obtenu d'assez fortes purgations, on adminnistre ces purgatifs à doses modérées. On y joint la magnésie, la rhubarbe, l'antimoine, le quinquina, donnés à des doses convenables à l'état, aux forces et à l'irritabilité du malade. L'acide sulfurique est encore un excellent tonique; on le donne à la dose de trente gouttes, dans une infusion de roses édulcorée. Les préparations de fer produisent d'excellents effets dans les maladies du système lym-

14.

phatique. La teinture de fer antimoniée, et le vin cha‐
lybé que l'on mélange (le dernier sur-tout), avec la li‐
monade sulfurique, sont les meilleures préparations. On
doit insister particulièrement sur le régime alimentaire.
Il convient de donner aux enfants scrofuleux une nour‐
riture animale et tonique; leurs aliments se composeront
de laitage, de viandes, d'œufs et de beurre. Il faut aussi
régler la quantité des aliments et le nombre des repas.
Ainsi, on pourra donner une once de viande par jour ;
on suspendra cet aliment s'il survient quelques symp‐
tômes d'irritation vers le tube digestif, ou l'appareil
respiratoire. Aussitôt que l'on voit les forces et l'em‐
bonpoint revenir, on doit être plus réservé sur l'usage
des aliments gras, sur-tout si l'enfant est disposé à prendre
beaucoup d'embonpoint. On ne permettra le *porter* et le
vin que dans le cas de débilité extrême; ils pourront
remplacer les médicaments toniques et cordiaux.

Il est bon de tenir compte de l'état de la peau : les
bains chauds activeront la circulation, et augmenteront
l'action des capillaires sous-cutanés. Si la condition du
malade ne lui permet pas de prendre des bains, on
pourra les remplacer par des fomentations chaudes à la
surface du corps; on les pratiquera tous les jours avec
de l'eau de savon chaude, de l'eau salée, ou de
l'eau de mer. Lorsque les forces commencent à reve‐
nir, on aura recours aux bains froids ; dans tous les
cas, on ne les ordonnera que dans l'été, et l'on préfé‐
rera les bains chauds dans l'hyver. Il est absurde d'ex‐
poser à l'action des bains froids, des enfants faibles et
délicats, dans l'espoir de leur donner de la vigueur. La
plupart de ces petits êtres doivent être traités comme
des plantes exotiques que l'on conserve soigneusement
dans des serres, à l'abri des variations et des vicissi‐
tudes atmosphériques. Loin de moi de vouloir recom‐

mander ici de les soustraire continuellement à l'action de l'air : bien le contraire ; mais je ne veux qu'on ne les y expose qu'avec des vêtements capables de les protéger contre l'influence atmosphérique, qu'ils ne peuvent quelquefois supporter sans danger. C'est ici le lieu de faire remarquer combien l'air de la mer est salutaire aux enfants scrofuleux pendant la belle saison. Cependant, lorsque l'ophthalmie est très intense, et met le malade dans l'impossibilité de supporter le jour, il lui devient très désavantageux de s'exposer à la lumière intense que réfléchit la surface de la mer, et les plages de sable qui la bordent.

Lorsque l'ophthalmie scrofuleuse est très violente, et menace de désorganiser les parties constituantes de l'œil, le traitement général et local doit être plus actif. Ainsi, on doit administrer le calomélas combiné avec la poudre de James et de Dower. On donne un grain de la première avec deux grains de la seconde, que l'on administre deux ou trois fois par jour. On peut également donner le mercure alcalisé, à la dose de quatre à cinq grains par jour, et l'on en continue l'administration jusqu'à ce qu'on se rende maître des progrès du mal ; l'on y parvient assez souvent sans provoquer de salivation, même chez les enfants (1).

Il ne faut appliquer de sangsues qu'avec réserve dans cette ophthalmie. Il ne faut pas baser la nécessité de leur application sur la douleur et la sensibilité des yeux,

(1) La poudre de James est un mélange assez compliqué de diverses substances parmi lesquelles dominent sur-tout l'antimoine, la chaux et l'ammoniaque. (*Pharm. univers. de Jourdan* , t. 1 , *p.* 169.)

Le mercure alcalisé, que les Anglais désignent sous le nom de *hy-drargyrus cum cretá*, est un mélange de trois parties de mercure et cinq parties de craie préparée que l'on triture ensemble jusqu'à extinction du métal.   (*Note du traducteur.*).

car il est d'expérience, que les évacuations sanguines augmentent plus cette irritabilité que les toniques et une nourriture fortifiante, sous l'influence desquels on la voit au contraire diminuer. Le meilleur topique est l'eau chaude et les fomentations de pavot, une forte décoction de fleurs de camomille et de tête de pavot convient bien pour calmer l'irritation des yeux ; on imbibe de cette décoction un morceau de laine que l'on applique sur l'œil aussi chaud que le malade peut la supporter. Si l'on veut employer localement l'opium, dont l'efficacité est ici assez douteuse, il faut préférer la liqueur de Batteley, qui se compose d'un gros ou d'un demi-gros d'opium, que l'on fait dissoudre dans une once d'eau de roses ; on l'emploie chaude, et l'on en introduit deux ou trois gouttes entre les paupières.

Après avoir eu recours aux évacuations alvines, il est nécessaire d'employer les vésicatoires ; on les applique à la nuque ou derrière les oreilles ; mais il ne faut pas abuser de ce moyen, sur-tout chez les jeunes sujets. J'ai souvent vu les vésicatoires irriter la peau chez les enfants, et y produire des ulcérations qui se terminaient par gangrène. Dans tous les cas, il ne faut les tenir appliqués que six ou huit heures, cela suffit pour qu'ils produisent leur effet. Les médecins allemands ont recommandé la pommade stibiée, en frictions sur les tempes, derrière les oreilles ou au cou, sur-tout quand la cornée devient le siége d'altérations profondes. Pour moi, j'ai l'habitude d'établir un cautère aux tempes, et j'en ai retiré de bons effets. Ce moyen semble seconder l'action du traitement mercuriel, et du régime fortifiant, auquel je soumets en même temps les malades.

Quant aux topiques stimulants, je ne trouve pas qu'ils aient ici la même efficacité que dans certaines autres ophthalmies; ainsi, le nitrate d'argent ne produit pas les bons effets qui suivent son application dans d'autres cas. Toutefois, il ne faudrait l'employer qu'à une faible dose. Lorsque les yeux sont environnés d'excoriations et de croûtes comme dans le *porrigo larvis*, qui est une complication assez ordinaire de l'ophthalmie scrofuleuse, on peut se servir avantageusement de lotions avec l'oxyde de zinc; on en fait dissoudre environ un demi-gros dans une once d'eau. Avant de s'en servir, on lave d'abord la partie recouverte de croûtes avec de l'eau chaude; on peut se servir aussi d'une dissolution de deuto-chlorure de mercure (un grain dans six onces d'eau); enfin, pour empêcher que l'œil ne s'irrite davantage, on tient le malade dans l'obscurité. Quelque défigurés que soient les enfants, qui ont en même temps une croûte laiteuse et une ophthalmie scrofuleuse, on doit être rassuré par l'idée que ces excoriations superciélles ne laissent jamais une trace après elles. (1)

(1) L'emploi des toniques à l'intérieur exige certaines précautions. Le tube intestinal des individus scrofuleux est souvent parsemé d'ulcérations chroniques qui ont pour siége les glandes mucipares et les plexus de Peyer : c'est du moins ce que démontre l'ouverture des cadavres des personnes qui succombent à la phthisie ou aux différentes affections scrofuleuses. Lors donc que le devoiement et les douleurs de ventre indiquent l'existence de ces ulcères, il faut se garder d'administrer les médicaments et les aliments toniques et excitants que l'on conseille ici. (*Note du traducteur.*)

CHAPITRE X.

OPHTHALMIE VARIOLIQUE.

L'analogie de texture, et la continuité de tissu qui existent entre la peau et la conjonctive, exposent cette dernière à être envahie par les phlegmasies qui se développent sur le système cutané. Ainsi, dans le cours de certaines inflammations de la peau, les yeux sont le siège d'une inflammation qui revêt les caractères de celle de la peau ; c'est ce que l'on voit dans l'ophthalmie variolique, érysipélateuse et pustuleuse.

La petite vérole, sur-tout, exerce sur les yeux plus de ravages que d'autres maladies, car elle attaque à la fois plusieurs parties de l'appareil de la vision. En effet, on voit souvent l'inflammation se développer aux paupières, à la conjonctive oculaire, au sac lacrymal. Outre cela, la petite vérole laisse souvent après elle des affections chroniques de l'œil, qui, par leur durée, leur opiniâtreté et leurs ravages, défigurent le malade, et désorganisent le globe oculaire.

On voit les pustules de la variole se développer à la surface externe, ou sur le bord libre des paupières. Quand elles sont nombreuses, comme dans la petite vérole confluente, elles causent une tuméfaction considérable, et ferment l'œil complétement. Outre cela, la suppuration qui s'en écoule, la dessiccation des croûtes compri-

ment et irritent le globe oculaire, augmentent l'écoulement des larmes, et doublent ainsi les douleurs du
malade. Cependant, il arrive assez souvent que l'œil
reste intact au milieu de ce désordre; et bien que l'occlusion des paupières ait rendu le malade aveugle pour
quelque temps, il recouvre la vue, lorsque le gonflement se dissipe, et que les paupières reprennent la li-
berté· de leurs mouvements. Mais si l'œil reste intact,
il n'en est pas de même des paupières; celles-ci sont
souvent plus ou moins déformés, les cils détruits, et
les bords ciliaires, irrités et rouges, s'excorient et suppurent par la moindre cause.

Lorsque les pustules qui se développent aux paupières et sur le globe de l'œil, sont nombreuses ou
volumineuses, il est nécessaire de modérer les effets de
l'inflammation qui les accompagne, en baignant et en
lavant l'œil avec une décoction émolliente, et de faire
de fréquentes ablutions avec de l'hydrogale tiède.
Lorsque la cornée se couvre de pustules nombreuses
(ce qui constitue l'*ophthalmie variolcuse* externe), le
danger devient plus grand. En effet, ces pustules peuvent
déterminer le ramollissement, la suppuration et l'ulcération de la cornée, et causer, par suite, l'évacuation
des humeurs de l'œil, l'affaissement du globe oculaire,
le staphilôme, le prolapsus de l'iris, la synéchie antérieure, la contraction et l'occlusion des pupilles, les
différents degrés d'opacité de la cornée, en un mot,
toutes les altérations de texture que produit une violente ophthalmie, et qui causent la cécité d'une manière
plus ou moins complète.

L'occlusion des paupières ne permet pas d'observer
les altérations qui surviennent au globe oculaire; mais
on peut en juger sans les voir. Ainsi, l'on sera porté à
croire que l'ophthalmie sera très intense si le malade

éprouve de la douleur dans le fond de l'orbite; s'il a la sensation de chaleur, de démangeaison et de sable dans les yeux; si cette sensation devient plus vive par les mouvements de l'œil, et par l'action de la lumière à laquelle s'expose le malade; car l'éclat du jour peut irriter l'œil, même à travers les paupières tuméfiées. S'il s'écoule des larmes abondantes entre les paupières malades, l'ensemble de tous ces signes doit faire présumer que l'opthalmie est grave, leur absence, qu'elle est légère.

Maintenant, quel sera le traitement de cette ophthalmie? Beer prétend qu'il suffit de traiter la maladie générale, persuadé qu'il est de voir la maladie locale qui la complique, recevoir une influence favorable du traitement dirigé contre l'affection principale. Pour moi, j'emploie contre cette ophthalmie, le traitement antiphlogistique le plus énergique; ainsi j'ai recours aux saignées locales et générales, aux purgatifs, aux lotions chaudes et tièdes; je prends surtout la précaution de nettoyer le plus exactement possible, les paupières des matières qui les agglutinent. (1)

Il arrive que, lorsque les yeux ne sont pas affectés durant le cours de l'éruption variolique, ils le deviennent ensuite et présentent ce qu'on appelle une *ophthalmie varioleuse secondaire*. Alors les pustules n'apparaissent sur l'œil qu'après la desquammation de celles de la peau, elles sont moins considérables qu'elles, et

(1) Il me semble qu'on pourrait employer ici la méthode ectrotique avec avantage. Si l'on ne veut pas cautériser toutes les pustules de la face, on peut du moins cautériser dès leur début celles des paupières, de la conjonctive et de la cornée, afin de suspendre leurs progrès et d'arrêter par là les ravages dont elles sont la cause, et les accidents qui s'en suivent. *(Note du traducteur.)*

ne produisent pas autant d'accidents. On voit souvent
dans ce cas se manifester à la surface de la cornée, de
petites taches blanches environnées d'un cercle rouge.
Cette tache s'élargit, se tuméfie, devient jaunâtre, et s'il
s'en rencontre plusieurs, elles se confondent, et concourent ensemble à obscurir la cornée. Pendant ce
temps, la sclérotique rougit, l'écoulement des larmes augmente, et la douleur ainsi que la sensibilité de
l'œil, ne permettent pas au malade de supporter la lumière. Mais dans ce cas les altérations de tissu et les
accidents dus à l'autre forme d'ophthalmie, se présentent rarement. Cependant il reste après l'ulcération de
la pustule, une cicatrice blanchâtre, qui, se dissipant
plus ou moins par l'effet de l'absorption, permet à la
cornée de recouvrer une partie de sa transparence, et de
remplir ses fonctions d'une manière plus ou moins complète. Il faut ici, comme dans le cas précédent, poursuivre avec persévérance le traitement antiphlogistique,
afin de prévenir la suppuration et l'ulcération de la cornée, car ce sont les deux principaux accidents que nous
devons nous efforcer de combattre.

On voit aussi les yeux s'enflammer dans la rougeole
et la scarlatine; mais cette inflammation n'est point
aussi dangereuse que l'ophthalmie pustuleuse qui accompagne la petite vérole. Il y a entre l'ophthalmie
morbilleuse et scarlatineuse, et l'ophthalmie varioleuse,
les mêmes analogies et les mêmes différences que celles
qui existent entre la scarlatine et la variole. Il y a,
comme dans l'inflammation cutanée, rougeur et injection de la conjonctive, et même de la sclérotique. Il se
forme quelquefois des ulcères à la cornée, des taches dans
l'épaisseur de ses lames, et l'on observe en même temps
un coryza plus ou moins intense. L'ophthalmie débute,
marche et se termine avec la phlegmasie cutanée; quel-

quefois celle-ci se développe sans ophthalmie, comme
on voit la rougeole sans catarrhe, et la scarlatine sans
angine. Toutefois, il est vrai de dire que l'inflammation
de l'œil, n'est point une complication aussi commune
de la scarlatine que de la rougeole.

L'ophthalmie qui accompagne la scarlatine et la rougeole, n'exige point un traitement aussi actif que l'ophthalmie varioleuse. Il faut se contenter de protéger
l'œil contre la lumière, le laver, et purger le malade.
Cependant si l'inflammation devenait plus violente
qu'elle ne l'est d'ordinaire, il faudrait avoir recours
aux moyens locaux que nous avons conseillés dans le
chapitre précédent. Quant au traitement local, il doit
être basé sur la nature particulière des altérations qui
surviennent à l'œil.

CHAPITRE XI.

DE QUELQUES VARIÉTÉS D'OPHTHALMIE.

L'inflammation externe de l'œil présente une foule
de variétés, suivant l'âge, le sexe, les habitudes, et
sur-tout la constitution des malades. Ces variétés dépendent souvent encore des circonstances qui environnent les individus. Les pathologistes ont donné
différents noms à ces variétés de l'inflammation. Les
Allemands ont appelé ophthalmie érysipélateuse, une
congestion de la conjonctive avec infiltration séreuse

des paupières, et suintement ou exhalation de sérosité
à la surface de la conjonctive, que son état œdémateux
rend lâche et comme tuméfiée. Mais cette inflammation
ne mérite guère d'être considérée à part, en raison de
son peu d'intensité et de ses caractères peu tranchés.
D'après cet écoulement de sérosité, on l'a encore appelée ophthalmie séreuse ou humide. La sclérotique
prend part quelquefois à l'inflammation; elle est plus
ou moins rouge, et l'œil est douloureux et sensible à
la lumière. Lorsque l'inflammation est plus intense, les
paupières, déjà gonflées, deviennent le siége d'une
véritable rougeur érysipélateuse. Le malade se plaint
de céphalalgie, de nausées; il a la langue chargée, et
il éprouve de la fièvre. Cette ophthalmie attaque ordinairement les personnes de moyen âge, et d'une constitution maladive. Un émétique, suivi d'une purgation
active, suffisent ordinairement pour combattre cette
affection, qui ne réclame les évacuations sanguines et
les fomentations émollientes, que lorsqu'elle revêt un
caractère plus aigu.

Dans l'ophthalmie catarrhale-rhumatique, nous ne
voyons qu'une inflammation très aiguë de la conjonctive et des tuniques fibreuses de l'œil, et cette inflammation n'exige aucun traitement particulier.

L'ophthalmie, dite pustuleuse, tient le milieu entre
l'ophthalmie catarrhale et l'ophthalmie scrofuleuse. On
voit souvent les petites élevures, auxquelles on donne le
nom de pustules, dans l'une et dans l'autre de ces deux
ophthalmies. Mais on peut particulièrement appeler *pus-*
tuleuse, une inflammation qui a pour siége la conjonctive, qui survient chez les jeunes sujets, et qui donne lieu
à la formation de petites pustules, sans offrir les symptômes propres aux ophthalmies catarrhales et scrofuleuses. Ces pustules, d'une couleur blanchâtre, sont le

centre ou le point de réunion de petits vaisseaux rouges et grouppés vers la circonférence de la cornée, au bord de laquelle ils se rendent, et qu'ils dépassent même quelquefois. Ces pustules renferment un fluide blanchâtre, ce qui leur a fait donner le nom de *phlyctènes* (Beer), dénomination qui peut-être est la plus exacte. Elles sont au nombre de deux ou trois, et peuvent même se rencontrer en plus grand nombre autour de la cornée ou à sa surface. Elles varient sous le rapport de leur volume, mais, en général, elles sont d'autant plus petites qu'elles sont plus nombreuses. Cette inflammation n'est pas très grave ; elle n'est pas accompagnée de l'irritation de l'œil au contact de la lumière ; elle ne peut devenir dangereuse que dans le cas où la maladie est abandonnée, sans traitement, à elle-même, et où le malade est doué d'une constitution scrofuleuse. Ces pustules s'ulcèrent, mais elles n'ont pas ordinairement de tendance à s'ulcérer profondément; elles peuvent même disparaître sans s'ulcérer, et guérir par de simples lotions saturnines. Cependant on est quelquefois obligé d'avoir recours aux saignées et aux vésicatoires, lorsque la maladie donne lieu à des symptômes plus aigus.

CHAPITRE XII.

INFLAMMATIONS INTERNES DE L'OEIL.

Les inflammations internes de l'œil sont d'autant plus intéressantes à étudier, que souvent elles sont lentes, obscures et insidieuses dans leur marche, et qu'elles ne présentent à l'extérieur que des symptômes peu tranchés et peu nombreux ; elles ont été négligées pendant long-temps par les médecins anglais ; M. Ware, que l'on doit citer comme une des premières autorités sur la pathologie oculaire, ne s'est point occupé de l'ophthalmie interne. Ce sujet important a été traité avec le plus grand soin par les médecins allemands ; nous leur devons de bonnes descriptions des variétés de l'ophthalmie interne : ils ont le mérite d'en avoir les premiers signalé les formes diverses.

L'inflammation peut atteindre une ou plusieurs des parties internes de l'œil, comme aussi elle peut les attaquer toutes ensemble. On conçoit, en effet, que l'union intime des parties constituantes de l'œil, les anastomoses de leurs vaisseaux et de leurs nerfs, leurs rapports de continuité et de contiguïté, sont des moyens à l'aide desquels l'inflammation se propage d'un point à un autre, et rendent fort difficile l'existence isolée de la maladie d'une seule des parties que renferme le globe oculaire. Ainsi, lorsque l'inflammation commence à l'iris, elle ne tarde pas à s'étendre aux corps ciliaires, à la choroïde, à l'humeur vitrée et à la rétine, et vient même se porter à l'extérieur de l'organe, de sorte que l'iritis enveloppe, en quelque sorte dans sa sphère morbide, toutes les tuniques internes. L'inflammation de l'iris vient également envahir, d'arrière en avant, les autres parties de l'œil.

Nous avons pu décrire avec exactitude les symptômes, la marche et les terminaisons des différentes variétés de l'ophthalmie externe, parce que nous pouvions observer directement ces maladies; mais le même avantage ne s'offre point à nous pour l'inflammation interne de l'œil, puisqu'il est vrai que nous ne voyons pas le point malade. En effet, comme nous ne pouvons suivre la marche de l'inflammation de la rétine, de la choroïde ou de la membrane hyaloïde, il nous est impossible de tracer un tableau vrai de la choroïdite, de la rétinite et de l'iritis; car, si la position cachée de ces organes les dérobe à nos moyens directs d'investigation pendant la vie, nous ne pouvons non plus que difficilement les soumettre à nos recherches anatomiques après la mort, puisque la destruction de l'organe malade n'entraîne pas, pour l'ordinaire, la mort du sujet. Toutefois, on a pu, dans quelques cas, disséquer ces organes et surprendre, pour ainsi dire, la nature au milieu de ses opérations; mais ces occasions, rares et peu concluantes, ont à peine permis de dévoiler un peu les sommités du sujet, sans nous en laisser saisir toutes les particularités. Cependant, je m'efforcerai de traiter, avec le plus de clarté possible, ce point difficile de pathologie; ainsi donc, j'étudierai successivement : 1° l'inflammation des chambres antérieures et postérieures de l'œil; 2° l'iritis; 3° l'inflammation des tuniques internes de l'œil en général; 4° l'inflammation des tuniques postérieures de l'œil, telles que la membrane de l'humeur vitrée, la choroïde et la rétine.

L'observation de la pupille et l'étude de ses modifications de forme et d'aspect, sont ici de la plus grande importance : c'est sur elle que se fixera d'abord, et le plus aisément, notre attention. Nous pouvons nous aider ici de l'action médicamenteuse de certains végétaux qui ont sur la pupille une influence remarquable. Il est bon de dire un mot sur cette influence. Je veux parler de la *belladone*, du *laurier-cerise*, de la *jusquiame* et de la *pomme épineuse* ou *datura stramonium*. On retrouve la propriété de ces plantes dans leur suc, leur décoction ou leur extrait. On a supposé, mais à tort, que la même propriété se rencontrait dans *la ciguë*, *l'aconit napel*, *la digitale pourprée*, *l'opium*, *l'arnica*, *le rhus radicans*, *le safran*, *la pulsatille*, *l'anagallis et la laitue*. L'expérience n'a point démontré la vérité de cette assertion.

Un scrupule d'extrait de jusquiame ou de belladone dissous dans une once d'eau distillée et filtrée à travers un linge, peut agir, bien que l'on se contente d'en appliquer trois ou quatre gouttes sur l'œil. On ne tarde pas à voir l'action de ce médicament sur la pupille d'une manière évidente. Si l'on se sert de l'extrait pur, on le délaie dans un peu d'eau distillée pour en frotter les sourcils; au bout de quelques instants on voit se manifester la dilatation de la pupille. Quand on veut obtenir un effet prompt et marqué, on peut avoir recours en même temps à la friction et à l'application directe de la substance sur la conjonctive oculaire.

La belladone et la jusquiame prises à l'intérieur, ont la même action sur la pupille : j'ai pu m'en convaincre chez un enfant qui avait avalé de l'extrait de belladone, qu'il avait pris pour de l'électuaire. Outre les accidents nerveux qui se manifestèrent, on remarqua une dilatation extrême de la pupille.

L'action de la belladone sur la pupille a lieu en rai-

son de l'état sain de la membrane; elle varie du reste,
quant à son intensité, suivant les individus. Elle se prolonge pendant un temps plus ou moins long. Chez l'enfant dont je viens de parler, la dilatation pupillaire a
duré quinze jours. On peut se demander si ce médicament n'a point encore d'autre action sur les autres parties de l'œil? A cet égard, on observe qu'aussitôt que la
dilatation de la pupille commence, l'œil ne paraît absolument rien éprouver. Mais si l'on continue, et si l'on
augmente la dilatation par l'application prolongée de la
belladone, alors le malade voit indistinctement; la pupille
laisse pénétrer trop de lumière au fond de l'œil, qui se
trouve pour le moment paralysé. Dès que l'ouverture
pupillaire a recouvré sa dimension naturelle, la vue se
rétablit parfaitement bien; ce qui prouve que la rétine
n'avait éprouvé aucune lésion.

Parmi les substances que j'ai signalées, la belladone
mérite la préférence parce que son action est plus certaine et plus prompte, et qu'elle ne perd point de son
énergie par l'habitude. On voit venir à cette infirmerie
un malade qui se sert depuis trois ans de ce médicament, sans que son action soit diminuée.

Il paraît qu'on avait observé dès l'antiquité, que certains végétaux avaient la propriété de dilater la pupille.
En effet, Pline, en parlant de l'*anagallis*, dit : « *pupillas
dilatat; ideòque solent inungi quibus fit paracente-
sis* » (1). Il paraîtrait, d'après ce passage, que l'on faisait

---

(1) Les expériences faites avec l'extrait de mouron (*anagallis ar-
vensis*) n'ont point causé chez les chiens à qui cette plante a été admi-
nistrée, de dilatation de la pupille; du moins ce signe n'est point indiqué dans le récit des expériences consignées dans la Toxicologie de
M. Orfila. (*Voy.* tom. 2, p. 331.) On aurait donc besoin de nouvelles
expériences pour combattre ou confirmer la remarque de Pline.

(*Note du traducteur.*)

au temps de Pline l'opération de la cataracte avec l'aiguille, de la même manière qu'aujourd'hui.

Ce n'est que plus récemment que l'on a fixé l'attention des médecins sur les propriétés de la belladone. Gray, botaniste anglais, qui vivait au xvii siècle, avait remarqué, il y a long-temps, qu'en appliquant de la belladone sur un ulcère de la langue, il en était résulté une dilatation remarquable de la pupille.

Mais ce ne fut qu'en 1799 qu'on apprécia généralement les vertus de cette plante. A cette époque, Himly, actuellement professeur de médecine à Goëttingue, publia un traité sur la paralysie de l'iris produite par l'usage de la jusquiame. Dans cet ouvrage, qui a pour titre, *De la Paralysie de l'Iris*, l'auteur s'est proposé de démontrer l'action de la jusquiame et de la belladone sur l'iris. Les Allemands préfèrent, en général, la jusquiame à la belladone, parce qu'ils craignent les mauvais effets de ce dernier médicament sur la rétine(1). Quoi qu'il en soit, c'est à partir de l'époque de la publication de l'ouvrage du professeur de Goëttingue, qu'on a senti toute l'importance et toute l'utilité de ce médicament, non-seulement pour les opérations chirurgicales, mais encore pour le traitement de quelques affections de l'iris où l'on se propose de combattre les contractions de la pupille, en empêchant la formation de certaines adhérences. Ainsi donc on doit regarder la publication de l'ou-

(1) Saunders est un des premiers, en Angleterre, qui ait fait usage de la belladone pour dilater la pupille dans l'opération de la cataracte. Des expériences faites à Philadelphie par M. Samuel Cooper et publiés en France, en 1797, époque antérieure à la publication de l'ouvrage du professeur Himly, ont démontré que le *datura stramonium* avait les mêmes propriétés. (*Voy*. Dict. de chirur. par S. Cooper, art. Belladone.)

(*Note du traducteur*.)

15.

vrage du professeur Himly, comme ayant fait époque
dans l'histoire de la chirurgie ophthalmique (1).

ARTICLE PREMIER.

INFLAMMATION DE LA MEMBRANE DE L'HUMEUR AQUEUSE.

La première forme de l'ophthalmie interne qui se
présente à décrire, est l'inflammation de la membrane
de l'humeur aqueuse. Il serait convenable de la désigner
sous le nom d'inflammation de la chambre antérieure,
parce que les altérations visibles que détermine cette
inflammation, sont bornées à cet espace ; mais il me
semble plus exact de décrire en même temps l'inflammation de toute l'étendue de l'organe qui sécrète l'humeur aqueuse, et qui se termine ordinairement par un
hypopyon, c'est-à-dire, par une collection purulente,
que l'on ne voit qu'au fond de la chambre antérieure.
L'hypopyon peut avoir différentes sources : il peut être
le résultat d'un abcès formé à la face postérieure de la
cornée, ou provenir de petites collections puriformes
qui siégent à la surface de l'iris ; il est alors assez facile
de distinguer d'où vient le pus. Mais ici, il ne s'agit
que de l'hypopyon produit par l'inflammation de la mem-

---

(1) L'ouvrage de Himly publié à Brème en 1801—1805, a pour titre
*Ophthalmologische Beobachtungen und untersuchen oder Beytraege zur
richtigen kenntniss und behandlunh der augen in gesunden und kranken
zustande;* il a été traduit en partie en français par A. E. Ehlers, et publié
à Paris en 1802 et à Altone en 1805. On en trouve un excellent extrait
par M. Wishart dans le 11ᵐᵉ volume du journal médical et chirurgical
d'Édimbourg.   (*Note du traducteur.*)

brane de l'humeur aqueuse. Nous avons vu que l'inflammation de la cornée et celle de l'iris pouvaient se propager à la chambre antérieure ; nous allons voir cette partie de l'œil devenir elle-même le siège d'une inflammation idiopathique, indépendamment de toute phlegmasie circonvoisine.

Cette inflammation survient sur-tout chez les jeunes enfants ; elle se borne absolument à la membrane de l'humeur aqueuse, qui a la plus grande analogie de texture avec les membranes séreuses. Aussi remarque-t-on, dans la maladie dont il s'agit, la plus grande disposition à l'inflammation adhésive, et à l'épanchement d'une lymphe coagulable.

Symptômes. La cornée offre un trouble général, et l'humeur aqueuse est comme nébuleuse. On voit souvent se développer un ulcère à la surface externe de la cornée ; il survient aussi une certaine rougeur à l'extérieur : cette rougeur n'est point diffuse à la surface de l'organe, elle forme une zone autour de la cornée. Il survient également un changement notable dans la couleur de l'iris qui perd son éclat, et l'aspect qu'offre la disposition élégante de ses fibres. L'iris prend une couleur brunâtre, et il se fait dans la chambre antérieure un épanchement, dont l'aspect ressemble à la tache blanche et demi-circulaire qu'on voit à la racine de l'angle. Le malade éprouve dans l'œil une sensation de douleur, de pesanteur, et de battement qui retentit au front et à la tête. Ces sensations sont quelquefois mal rendues par les malades encore trop jeunes pour les exprimer. L'ensemble de ces symptômes caractérisera suffisamment la nature du mal que l'on aura à combattre. Quant à l'aspect terne que présente la cornée, on peut se demander s'il dépend d'un épanchement entre les lames de cette membrane, ou de l'opacité de la membrane de l'humeur aqueuse. M. Wardrop penche pour cette dernière opinion ; mais on peut dire que ce n'est pas encore un fait démontré : l'essentiel est de savoir que cette opacité peut disparaître sous l'influence d'un traitement rationnel. On s'est encore demandé si le liquide épanché dans la chambre antérieure, est du pus proprement dit. J'ai vu, dans quelques cas, le changement de position de la tête faire varier la place qu'occupait le fluide épanché; il est donc évident que cette matière est quelquefois fluide, bien que, généralement, elle soit plus épaisse et plus visqueuse que le pus qu'on rencontre dans les autres parties du corps. M. Wardrop la compare à l'albumine, et elle lui paraît, en cela, analogue au fluide épanché dans les cavités séreuses. Pour moi je doute que la matière épanchée dans la chambre antérieure, soit de nature adhésive, puisqu'il est vrai que, dans ce cas, la pupille ne contracte pas ordinairement d'adhérence avec la capsule.

Traitement. Il faut d'abord combattre l'inflammation par les moyens antiphlogistiques ordinaires, tels que les évacuations sanguines, et les dérivatifs sur le tube intestinal. Ce traitement a été tracé à l'occasion de l'ophthalmie en général. Mais outre cela, le traitement de l'hypopyon exige quelques moyens particuliers. Cet épanchement de matière puriforme ou albumineuse est le résultat de la maladie; il ne constitue pas la maladie même. On conseille, en général, la ponction de la cornée, pour donner issue au pus dont le contact peut irriter et corroder les parties constituantes de l'œil. M. Ware donne à cette occasion de singuliers préceptes; il recommande de diriger sur l'œil, du sucre pulvérisé, du vin d'opium, et d'appliquer des vésicatoires et des sangsues. Il dit que, si la matière épanchée augmente sous l'influence de ce traitement, il faut alors ouvrir la cornée pour lui donner issue ; et que si après la cicatrisation de l'ouverture faite à la cornée, une nouvelle quantité de matière se secrète et s'accumule, il faut ouvrir de nouveau la cornée, et recommencer de la sorte toutes les fois que l'épanchement recommence. Richter et Scarpa donnent, à mon avis, de plus sages préceptes ; ils recommandent de combattre l'inflammation, parce qu'une fois dissipée, on devra peu s'inquiéter de la présence de la matière dans les chambres de l'œil. Dans les premières éditions de son ouvrage, Beer recommandait de donner issue à la matière épanchée ; mais, depuis, il a singulièrement modifié sa manière de voir à cet égard, puisqu'il prétend qu'il ne faut pas songer à cette opération. Pour moi, je partage cet avis, et je crois que l'on peut poser en principe de ne pas ouvrir la cornée dans le cas d'hypopyon. Si l'on s'oppose aux progrès de l'inflammation par des moyens convenables, la matière épanchée sera résorbée. Et d'ailleurs, croira-t-on qu'une incision à la cornée ne contribuera pas à augmenter l'inflammation ; elle l'augmentera, sans doute, ainsi que le désordre qui l'accompagne et dont elle est la cause. Je n'ai jamais rencontré un cas d'hypopyon chez les enfants, qui ait impérieusement nécessité l'ouverture de la cornée. J'ai vu ouvrir la cornée chez les adultes pour le cas dont il s'agit, et cela sans résultat satisfaisant. Outre les raisons que je viens d'émettre contre l'opération dont je révoque en doute l'efficacité, je ferai valoir une autre considération : c'est que la matière est ordinairement trop épaisse pour sortir avec facilité. Malgré toutes ces raisons, il est possible que ceux qui regardent la matière épanchée comme douée de propriétés irritantes, soient encore d'avis d'en provoquer l'issue; mais je ne partage pas leur opinion.

Il est un cas exceptionnel dans lequel je regarde comme indispensable la ponction de l'œil : c'est lorsqu'il s'établit une suppuration générale dans l'intérieur du globe oculaire ; mais alors l'œil est perdu, il est violemment distendu, et cette opération soulage sensiblement le malade. C'est ici le lieu d'aborder ce point de pathologie.

L'évacuation de l'humeur aqueuse peut devenir nécessaire dans certains cas d'inflammation interne de l'œil, et dans quelques affections de la cornée. L'idée de cette opération est due à M. Wardrop, qui, remarquant que la cornée perdait sa transparence lorsque l'on pressait fortement l'œil d'un cadavre, et recouvrait son éclat dès qu'on cessait cette compression, eut l'ingénieuse pensée d'appliquer cette remarque à l'œil vivant, distendu par une surabondance des humeurs qu'il renferme. Il considéra, qu'en effet la cornée était, dans ce cas, privée de sa transparence, et qu'on pouvait remédier à cet accident par l'évacuation de l'humeur aqueuse. En essayant donc cette opération, il trouva que si la transparence de la cornée n'était pas sensiblement rétablie, les malades en éprouvaient du moins un soulagement remarquable, et il obtint, sous ce rapport, des résultats si avantageux, qu'il ne tarda pas à faire une fréquente application de ce procédé.

On peut pratiquer cette ponction avec un couteau à cataracte, ou avec une aiguille. On introduit au bord de la cornée, l'instrument dont on présente le plat parallèlement à la surface de l'iris, et on le plonge jusqu'à ce que sa pointe pénètre dans la chambre antérieure ; alors on le tourne sur son axe, sur-tout si c'est une aiguille, afin de faciliter l'issue de l'humeur. On s'empresse de le retirer promptement, et avant que l'iris ait le temps de se contracter sur sa pointe.

M. Wardrop conseille cette opération dans l'ophthalmie blennorrhagique et purulente; chez les nouveau-nés
comme chez les adultes, dans les cas où la membrane
de l'humeur aqueuse est enflammée; dans le staphylôme, dans le prolapsus de l'iris, dans l'inflammation
qui survient à la suite des plaies de l'œil, dans quelques cas d'ulcères ou d'opacité de la cornée, et dans
tous les cas d'hypopyon. Je ferai observer, en passant,
qu'il ne regarde pas cette opération comme le point
unique et principal du traitement, mais comme un
auxiliaire utile des moyens antiphlogistiques énergiques
que réclament certaines ophthalmies graves (1).

Je dois dire ici que je ne regarde pas l'opération
conseillée par M. Wardrop, comme aussi utile qu'il le
dit lui-même. Je l'ai plusieurs fois essayée sans en retirer un grand avantage; et je n'ai pas été très porté à
l'employer dans les cas d'ophthalmies graves, parce que
j'ai toujours été assez heureux pour les combattre avantageusement par un traitement antiphlogistique rationnel
et rigoureux. Cependant j'ai une si haute opinion du
mérite et du jugement sévère de M. Wardrop, que ce
n'est qu'avec une sorte de méfiance de moi-même, que
je me déclare ici son antagoniste; et je crois qu'il convient que chacun fasse l'essai de cette opération, pour
en juger avec plus de certitude. Cette opération, bien
que facile en apparence, n'est cependant pas d'une si
mince importance, qu'on ne doive la tenter avec
l'espoir d'en retirer quelque résultat heureux. Il est
souvent difficile de fixer l'œil, et l'irritation dont il est
le siége augmente encore cette difficulté; d'ailleurs,

(1) Consultez le mémoire intéressant que M. Wardrop a publié sur
ce sujet dans le 4e volume des Transactions médico-chirurgicales.
(*Note du traducteur.*)

les deux paupières sont souvent gonflées, et il est arrivé
que l'instrument poussé tout à coup et avec force à travers la pupille, jusque sur la capsule et le cristallin, a
déterminé la formation d'une cataracte; il est vrai que
l'on peut attribuer cet accident à la maladresse de l'opérateur. Quoi qu'il en soit, il ne faut pas moins le signaler, et le compter au nombre des accidents qui peuvent
suivre une opération conseillée pour un aussi grand
nombre de cas. Quant à moi, je puis me flatter de
n'avoir point vu cette opération causer entre mes mains
de fâcheux résultats.

ARTICLE II.

IRITIS.

Schmidt, de Vienne, est le premier qui ait décrit
l'inflammation de l'iris sous le nom d'*iritis*. Il a donné,
en 1801, une description remarquable de cette maladie. (1)

L'iritis est une inflammation adhésive, c'est-à-dire,
une inflammation déterminant un épanchement de matière albumineuse et plastique à la surface de la partie
enflammée. Le principal caractère de cette inflamma-

---

(1) Lorsque nous considérons l'exactitude, la méthode et la clarté
qui règne dans l'ouvrage de Schmidt, publié à une époque où l'on ne
possédait pas encore généralement des connaissances très précises sur ce
sujet, on conçoit avec quel esprit d'analyse les Allemands ont cultivé
et cultivent encore les maladies des yeux. (Consultez *A. Schmidt; uber
iritis und Nachstaar*, Vienne, 1801, in-4°. On a donné en anglais une
analyse de cet ouvrage dans le 1er volume du *Quaterly journal of foreing
medicine and surgery*.

tion est donc l'épanchement d'une lymphe coagulable,
d'une consistance variable, soit dans l'épaisseur de
l'iris, soit à sa surface. Cet épanchement altère la couleur de l'iris, modifie et détruit ses mouvements, la rend
d'abord lente à se contracter, puis tout-à-fait immobile, produit des adhérences dans divers points de son
bord libre, cause la difformité de la pupille, quelquefois même son occlusion, et nuit d'une manière plus ou
moins complète à l'exercice de la vision.

Symptômes. L'inflammation de l'iris présente les
symptômes ordinaires de l'ophthalmie : tels sont la rougeur extérieure de l'œil, la douleur, la difficulté de
supporter la lumière, et le larmoiement. Mais un des
signes propres à l'inflammation de cette membrane est
son altération de couleur. Si l'iris est d'une couleur
pâle, c'est-à-dire bleu tendre ou grisâtre, l'inflammation lui donne une teinte jaune ou grisâtre, et quelquefois jaune prononcé. Si l'iris est d'un bleu prononcé,
sa couleur prend une teinte gris foncé, d'autres fois
il présente une couleur obscure et confuse. Lorsque
l'iris est d'une couleur foncée, il présente une teinte
rouge en s'enflammant. Outre ces diverses altérations
de couleur, il perd son éclat naturel. Le regard est
sans expression, et l'iris ne présente plus son aspect
fibreux et radié. C'est au bord pupillaire que commencent ces changements ; ils s'étendent peu à peu à la circonférence et vers le bord adhérent de la membrane.
Ces altérations de couleur sont produites par l'épanchement qui se fait entre les lames de l'iris, et sur-tout par
la présence d'une sorte de lymphe jaunâtre dont la couleur se mélange avec celle de la membrane.

L'épanchement de la lymphe coagulable a lieu de
différentes manières : 1° Cette lymphe est déposée dans
l'épaisseur même de l'iris dont elle altère la couleur,

ainsi que nous l'avons déjà dit, ou bien elle est en quelque sorte exhalée par stries à sa surface ; 2° elle s'accumule à la surface de l'iris, sous forme d'un abcès jaunâtre qui venant à s'ouvrir, laisse écouler la matière qu'il renferme dans la chambre antérieure de l'œil, et y produit un véritable hypopyon; 3° cette lymphe peut être déposée en petites masses irrégulières ou flocons jaunâtres, brunâtres ou même rouges, qui s'insèrent quelquefois sur le bord pupillaire, sur le bord ciliaire, ou tombent libres et flottants dans la chambre antérieure. Leur volume varie depuis celui d'une tête d'épingle jusqu'à celui d'un petit pois; ils sont au nombre de deux, trois ou davantage. Lorsqu'ils sont nombreux et l'inflammation très active, ils peuvent remplir la chambre antérieure; 4° l'épanchement peut se faire à la face postérieure de l'iris, à la surface de l'uvée ou au bord postérieur de l'ouverture pupillaire : il se développe alors assez promptement des adhérences entre ces parties et la capsule du cristallin; ou enfin la matière épanchée ferme la pupille en formant une membrane accidentelle qui s'organise et s'établit indéfiniment; 5° il est possible qu'il survienne une véritable suppuration à la surface de l'iris, ou du moins on voit s'y épancher une matière fort analogue au pus. Cette matière est ordinairement fluide, d'une couleur jaunâtre, et tombe au fond de la chambre antérieure; 6° dans une violente inflammation, il peut y avoir une hémorrhagie; le sang se mélange alors avec les différentes matières épanchées. Cette hémorrhagie même peut survenir sans que l'inflammation soit très violente, et c'est ce que j'ai observé plusieurs fois. Tels sont, en général, les divers phénomènes qui se rapportent à l'épanchement de lymphe coagulable à la surface de l'iris ou dans la chambre antérieure de l'œil.

Pendant l'inflammation, l'iris perd la régularité de sa

forme et de ses mouvements; il se contracte de plus
en plus, de manière à ne plus offrir, à la fin, qu'un très
petit point pupillaire, et si son bord libre a contracté
des adhérences, la pupille devient inégale et comme dé-
coupée, quelquefois même elle semble avoir changé de
situation, et paraît avoir été tiraillée à droite ou à gauche, suivant le sens et la solidité de ses adhérences. Le
bord libre de la pupille qui, dans l'état naturel, est
mince et comme tranchant, s'épaissit, s'arrondit, et
devient en quelque sorte boursoufflé par l'effet de l'inflammation; enfin, l'ouverture pupillaire est remplie et
distendue par la matière albuminiforme qui est le produit du travail inflammatoire. Au commencement de la
maladie, on supporte avec peine la lumière; mais
comme la sclérotique ne tarde pas à partager l'inflammation, l'œil devient plus ou moins sensible : mais cette
exaltation de sensibilité peut diminuer à mesure que
l'inflammation fait des progrès; car s'il survient une
occlusion de la pupille ou un obscurcissement de la
cornée, la lumière n'arrivant plus jusqu'à la rétine
n'excite plus autant l'œil. La douleur de l'œil, plus ou
moins aiguë, s'étend au front et quelquefois à la tête:
cette douleur s'exaspère le soir et la nuit, et ne cesse
que le matin; mais l'après-midi, elle recommence
avec assez d'intensité pour ne laisser aucun repos au
malade.

La rougeur extérieure de l'œil offre un caractère particulier; elle consiste dans une bande d'un rouge obscur
située autour de la cornée. Dès le commencement de la
maladie, la sclérotique présente un rouge d'une teinte
légèrement bleuâtre, et quoique la conjonctive soit saine,
on voit au-dessous d'elle les vaisseaux de la sclérotique
injectés. Je puis dire qu'on ne rencontre jamais l'inflammation de l'iris sans la zone vasculaire de la sclérotique,

et même dans l'iritis intense, cette zone est d'un rouge
vif. Il est évident que cette espèce de cercle vasculaire
est le résultat de l'excitation que subissent les artères de
l'iris. Mais nous ne connaissons pas assez bien les anastomoses qui existent entre les vaisseaux de la sclérotique,
de la cornée et de l'iris, pour expliquer le phénomène
dont nous parlons : nous nous contentons de le signaler.
Toujours est-il que la sclérotique est plus ou moins enflammée lorsque l'iris le devient; et il est si évident
que l'inflammation de cette dernière membrane entraîne
immédiatement celle de la première, que lorsqu'il
existe une inflammation générale de l'iris, l'inflammation de la sclérotique est générale; tandis qu'elle
n'est que locale lorsque l'iritis existe partiellement; et
même ce rapport est si exact, que dans l'iritis partielle,
c'est dans le point le plus voisin de l'inflammation de
l'iris que la sclérotique s'enflamme.

Pendant ce temps la cornée subit aussi quelques altérations; elle se trouble, devient nébuleuse, s'épaissit
même, s'enflamme, et s'ulcère si l'inflammation dure
long-temps et fait des progrès.

Quant aux symptômes généraux ils sont très variables:
si l'iritis est aiguë la fièvre est intense ; la réaction générale est, au contraire, presque nulle dans l'iritis chronique.

Ainsi donc, les diverses altérations que nous venons
de décrire, peuvent se partager en deux périodes. Dans
la première, il y a congestion, dans la seconde, épanchement avec tuméfaction de l'iris. Cette tuméfaction
rend sa surface antérieure convexe, au lieu d'être plane,
et diminue l'étendue de la chambre antérieure. Dans
quelques cas, la surface de l'iris est comme granulée et
irrégulière. La tuméfaction apparente que présente l'iris
est-elle réelle, c'est-à-dire résulte-t-elle de l'épaississe-

ment de son tissu, ou d'une sorte de déplacement et de saillie qu'elle ferait en avant par suite d'une sécrétion morbide qui s'effectuerait derrière elle ? C'est un point que l'autopsie cadavérique n'a point encore éclairé ; comme aussi je ne puis affirmer si cette espèce de saillie de l'iris ne survient que lorsque l'ouverture pupillaire est entièrement fermée. (1)

Si la marche de l'inflammation n'est point entravée, son siége ne se borne pas à l'iris ; elle s'étend à la choroïde et à la rétine, et alors la douleur extrême, la fièvre et même la perte de la vue, sont la conséquence de cette extension du mal qui, ne bornant pas ses ravages à l'intérieur, finit par envahir la cornée, la conjonctive même, et constitue à la fin une inflammation générale du globe oculaire.

Si, au contraire, l'iritis a cédé, soit spontanément, soit à l'emploi des moyens curatifs, l'iris conserve encore quelques altérations de couleur et de forme. Son adhérence générale avec la cornée, est une des plus funestes conséquences de son inflammation, sur-tout si la cornée est elle-même altérée, et si elle est devenue le siége d'un staphylôme. Lorsque l'inflammation a été très violente, l'iris est presque entièrement désorganisée, sa couleur est profondément altérée, son bord libre adhérent à la capsule du cristallin ne forme plus un segment régulier

(1) Le raisonnement peut, jusqu'à un certain point, jeter quelque jour sur ce problème de pathologie. En effet, s'il est vrai que l'iris offre la plus grande analogie de structure avec les membranes séreuses, comme on sait que ces dernières ne s'épaississent pas à proprement dire lorsqu'elles s'enflamment ; et qu'elles ne doivent leur épaississement apparent qu'à la congestion des vaisseaux et des tissus sous-jacents, ainsi qu'à la lymphe plastique qui se développe à leur surface, on peut croire qu'il en est de même de l'iris.

(*Note du traducteur.*)

entre les deux chambres de l'œil, ses fibres ne sont qu'incomplètement apparentes, et paraissent mêlées d'une manière inextricable. Souvent aussi la transparence de la cornée est totalement détruite, et la vue tout-à-fait perdue.

Les altérations de l'iris peuvent n'être pas aussi considérables ; la pupille remplie et fermée par les matières épanchées, peut offrir ce qu'on appelle l'atrésie de l'iris (*atresia iridis*); d'autres fois la pupille reste assez contractée pour que son ouverture ait à peine le diamètre d'une tête d'épingle, et cette légère ouverture est fermée par une petite membrane accidentelle, qui rend la vision impossible. Cette disposition a reçu le nom d'atrésie parfaite de l'iris (*atresia iridis perfecta*). Quoique la vision n'ait plus lieu, cependant on ne peut pas toujours dire qu'elle soit tout-à-fait détruite, car on peut la rétablir par une opération, puisque la rétine a conservé sa sensibilité. Enfin, la pupille rétrécie est fermée par une membrane accidentelle ; c'est ce que l'on a appelé *l'atrésie imparfaite de l'iris* (*atresia iridis imperfecta*). Dans ce cas, l'imperfection de la vue dépend du degré de rétrécissement de l'ouverture pupillaire, ainsi que de l'étendue et de l'épaisseur de la membrane qui la ferme.

Les adhérences partielles de la pupille sont le résultat le plus commun de l'iritis. Quelquefois un seul point du cercle pupillaire est adhérent à la capsule du cristallin, le reste est libre ; le plus souvent les adhérences ont lieu par des brides longues et lâches, qui permettent des mouvements à l'iris. Ces brides, plus ou moins nombreuses, sont noirâtres comme l'uvée ; ainsi que tous les produits de nouvelle formation, elles empruntent la structure des organes sur lesquels elles se forment. Il arrive que, par l'effet du traitement qu'on emploie, ces adhérences se déchirent, et laissent à la capsule une marque noirâtre à leur point d'insertion. Ces taches se voient difficilement sur la pupille, en raison de la couleur obscure de cette dernière ; cependant on peut les découvrir à l'aide d'une forte loupe. J'ai vu une fois une série circulaire de petites marques semblables sur la pupille, dans un œil que j'examinais à l'aide de la clarté du soleil (1); d'autres fois les adhérences sont blanches. Dans tous les cas, ces diverses altérations de forme et de couleur que subit la pupille, n'apportent pas un grand obstacle à la vision. On peut aussi bien voir avec une pupille irrégulière, qu'avec une pupille parfaite, en supposant toutefois que la rétine ait conservé son intégrité.

Causes. Les causes de l'iritis sont les mêmes que celles de l'ophthalmie en général. Cependant on peut considérer comme propres à développer plus particulièrement l'inflammation de l'iris, les coups portés directement sur cette membrane, et l'application de la vue à de très petits objets. Lorsqu'un malade s'expose à des causes capables de provoquer l'inflammation de l'organe de la vue, il nous est difficile de dire pourquoi l'iris est plutôt affecté que la rétine, *et vice versâ.* Néanmoins, nous ne pouvons nous empêcher d'admettre un fait qu'il est difficile d'expliquer : c'est que certaines constitutions prédisposent à l'iritis, ainsi que l'introduction dans l'économie de quelque virus. La goutte, le rhumatisme et la syphilis, prédisposent les individus à l'inflammation

---

(1) Un excellent moyen de bien voir les altérations des membranes extérieures de l'œil, lorsque celui-ci n'est pas très sensible à la lumière, c'est d'y faire tomber un rayon de soleil réfléchi par une petite glace. J'emploie le même moyen pour éclairer l'intérieur des fosses nasales.

(*Note du traducteur.*)

de l'iris. Il est encore digne de remarque, que les individus qui n'ont point contracté la syphilis, sont moins sujets que ceux qui l'ont eue à la maladie qui nous occupe ; et qu'enfin, les enfants, avant la puberté, l'offrent moins souvent que les adultes. Sans doute l'iritis accidentelle, ou celle qui se manifeste dans le cours de l'inflammation des autres parties constituantes de l'œil, peut avoir lieu à tout âge et chez tous les individus ; je veux seulement dire ici que l'iritis idiopathique a lieu plus fréquemment chez les personnes douées de la constitution que j'ai signalée, et qui ont dépassé l'âge de la puberté.

Pronostic. Le pronostic est d'autant plus favorable, que l'inflammation est plus récente, et bornée à son siége primitif. En général, la continuité et la longueur de l'inflammation doit faire craindre qu'elle ne se propage aux parties environnantes, et qu'elle ne cause de graves désordres. Cependant, si l'iris seul est malade, et si la cornée et la rétine restent dans l'état naturel, on a moins à craindre des résultats de l'inflammation. En effet, on peut faire disparaître l'épanchement de sang et de lymphe coagulable, les altérations de couleur de l'iris, et enfin le rétrécissement considérable de la pupille. Avant de porter son pronostic, il faut donc toujours avoir soin de tenir compte de l'état dans lequel se trouvent les parties constituantes de l'œil, et sur-tout la rétine. Il ne faut pas non plus mesurer la gravité du diagnostic sur l'imperfection de la vue ; car on voit celle-ci se rétablir, lors même que le malade était réduit à ne plus distinguer que le jour d'avec la nuit. Le pronostic est fâcheux lorsque la couleur de l'iris est altérée dans toute son étendue, que la pupille recouverte d'une fausse membrane est considérablement contractée, que la rougeur externe de l'œil est très intense et la vue com-

plètement perdu. Le rétrécissement considérable de la
pupille et les adhérences de l'iris sont toujours des symptômes graves. L'iritis marche quelquefois avec tant de
rapidité, qu'il est impossible de juger de son degré de
gravité d'après sa durée. Néanmoins, on peut encore
espérer de voir la vue se rétablir, lorsque l'inflammation
ne date que de quinze jours ou trois semaines. On peut
encore espérer de la combattre si elle est peu intense,
quand elle ne dure que depuis un mois. Du reste, il faudra, dans ce cas, considérer ensemble l'activité de l'inflammation et sa durée, pour pronostiquer sa terminaison. Enfin, quelle que soit la gravité des symptômes, le
jeune praticien ne se hâtera pas d'annoncer une terminaison funeste, parce que le traitement peut avoir ici de
puissants effets, et que l'on a vu souvent les cas les plus
désespérés se terminer heureusement par l'influence
d'une médication convenable.

Traitement. Dans la première période, lorsque l'inflammation est dans toute son acuité, qu'elle est accompagnée de beaucoup de douleur, et d'une injection considérable de l'organe malade, il faut employer le traitement antiphlogistique que nous avons déjà indiqué
pour l'ophthalmie aiguë. Mais cela ne suffit pas; il est
nécessaire de s'opposer aux progrès de l'épanchement
qui se fait à la surface de l'iris, et l'on ne peut y parvenir
que par un traitement interne particulier. Je veux parler du traitement mercuriel.

Le mercure ne doit pas être seulement employé ici
comme purgatif, ni comme altérant. Il faut le donner à
forte dose, et dans le but de produire une secousse violente et prompte sur l'économie. Sous l'influence de ce
médicament, administré de cette manière, l'inflammation suspend sa marche et ses ravages, il ne se fait plus
d'exhalation albuminiforme à la surface de la partie en-

flammée, la rougeur de l'œil et sa sensibilité diminuent, enfin l'iris recouvre sa couleur naturelle; la zône vasculaire qui existait à la sclérotique, devient plus pâle et moins saillante. Mais on n'obtiendra pas ces effets, si le médicament n'est administré à large dose. Il faut donc, aussitôt après les évacuations sanguines, avoir recours au calomélas uni à l'opium. On donnera deux, trois ou quatre grains du premier, avec un quart, un tiers ou un demi-grain d'opium, toutes les six, huit ou quatre heures. Si le malade ne peut supporter cette préparation, on pourra la remplacer par les pilules bleues ou le mercure alcalisé; ou enfin, on pourra conseiller les frictions mercurielles. En même temps qu'on soumet le malade à ce traitement, il faut employer la belladone, avec l'extrait delaquelle on frottera le contour de l'œil ou dont on humectera le bord et l'intérieur des paupières. La belladone a la propriété de dilater la pupille : elle combattra donc la tendance de l'iris à se contracter dans l'iritis. Lorsque cette membrane a déjà formé des adhérencés, la belladone peut les rompre en provoquant leur alongement par la contraction de l'iris. Mais pour arriver à cet heureux résultat, il faut, d'une part, que les adhérences soient récentes, de l'autre, que l'inflammation soit en même temps combattue par le traitement mercuriel. J'ai vu par ce traitement, tout le bord de la pupille se détacher de la capsule du cristallin avec laquelle elle adhérait; et ce qui prouvait que cette adhérence avait eu lieu, c'est qu'il restait sur la capsule une tache arrondie et noirâtre, produite par la matière colorante de l'uvée. On a aussi conseillé de laver ou de frotter l'œil avec un collyre ou un liniment mercuriel. Les Allemands font une pommade dans laquelle entre six grains de pommade mercurielle et deux grains d'opium pulvérisé, pour frotter les paupières, et calmer les douleurs nocturnes dont l'œil est le siége. Mais le traitement mercuriel général remplit parfaitement bien cette indication.

Maintenant, nous pourrions nous demander comment le mercure agit dans l'iritis, et s'il agit de la même manière que dans la syphilis. Mais il faudrait d'abord savoir comment ce médicament agit dans la syphilis. Or, nous ne savons rien de positif sur ce sujet : nous savons seulement que les préparations mercurielles combattent avec succès les accidents vénériens, mais nous ne pouvons expliquer leur mode d'action; il en est de même pour l'iritis. Dans cette maladie, le mercure arrête les progrès de l'inflammation adhésive, et seconde l'absorption de la lymphe épanchée ; nous ne pouvons pas mieux expliquer ici son mode d'action, mais du moins l'expérience nous démontre qu'il n'est pas de médicament plus avantageux contre l'iritis; du reste, le mercure est un des agents thérapeutiques les plus actifs que nous puissions employer, et je pense que son efficacité dans l'iritis est une preuve évidente de l'action puissante qu'il a sur le système capillaire. Agit-il directement sur le système absorbant de manière à déterminer la résorption des matières épanchées ? Il est difficile de répondre à cette question ; car nous savons que les matières épanchées dans l'œil sont promptement absorbées sans le secours du mercure ; mais il est du moins évident qu'il arrête les progrès de l'inflammation dans le cas dont il s'agit.

On ne peut fixer d'avance pendant combien de temps et jusqu'à quelle dose il faut continuer l'usage du mercure. Le but qu'on se propose, est de ralentir l'activité capillaire de la partie malade, et de provoquer la cessation de l'exhalation de l'humeur plastique; or, il suffit quelquefois d'une irritation légère de la bouche pour

obtenir ce résultat ; d'autres fois, il faut agir plus long-
temps sur l'appareil salivaire. Une salivation prompte
et abondante guérit les cas récents d'iritis comme par
enchantement. Mais quand l'iritis existe depuis long-
temps, il est nécessaire de prolonger le traitement mercuriel jusqu'à ce que la matière épanchée soit résorbée,
et que la zône rougeâtre qu'on observe à la sclérotique,
ait disparu. Cela exige quelquefois six semaines à deux
mois. Lorsqu'il survient une récidive, il faut encore
prolonger le traitement plus long-temps.

En conseillant ici le traitement mercuriel avec une
si grande confiance, ce n'est pas que nous pensions que
l'iritis ne puisse guérir sans cela, mais le malade est
plus exposé aux résultats funestes de cette inflammation. J'ai traité, il y a quelques années, un cas d'irritis
sans mercure ; les symptômes inflammatoires ne furent
pas violents, la maladie céda peu à peu ; mais il resta à
la capsule du cristallin un point opaque qui nuisait beaucoup à la vision.

Tous les jours on voit venir à cette infirmerie des
malades qui ont été traités pour une iritis par des moyens
ordinaires, et qui offrent une altération plus ou moins
prononcée de la forme et de la structure de l'iris, comme
des adhérences, l'occlusion de la pupille, etc. Remarquons, en passant, que l'iritis est une maladie facile
à traiter, et que l'on ne doit le plus souvent attribuer
les accidents qu'elle détermine, qu'à la négligence et à
un traitement peu convenable Enfin, on voit le traitement mercuriel réussir, lorsque d'autres moyens ont
échoué ; en voici un exemple.

Je fus consulté par un malade affecté d'iritis, et qui
depuis six semaines avait été soumis à un traitement
antisphlogistique très rigoureux, sans en obtenir aucun
effet. Sa vue s'affaiblissait de plus en plus, la pupille

était déformée par deux adhérences, le cercle rouge de
la sclérotique était très prononcé, et les douleurs nocturnes étaient violentes. Le malade fut soumis à l'usage
du mercure, de la belladone, et d'aliments substantiels ;
l'inflammation ne tarda pas à se calmer, les adhérences furent détruites, et le malade recouvra la vue.
Il eut trois rechutes dans onze mois, la dernière fut la
plus forte, cependant il n'est resté aucune altération, et
la vue est parfaitement bonne. On ne saurait vraiment
trop recommander l'usage du mercure dans le traitement de l'iritis.

Variétés de l'iritis.

L'inflammation de l'iris peut offrir quelques caractères particuliers, qui tiennent soit aux causes, soit à
l'intensité de l'inflammation, et qui permettent d'établir
certaines variétés d'iritis ; telles sont l'iritis aiguë et
chronique, l'iritis idiopathique et sympathique, l'iritis
syphilitique, et l'iritis arthritique.

§ I. IRITIS AIGUE ET CHRONIQUE.

On observe l'iritis aiguë chez les personnes pléthoriques, et qui négligent de combattre ou d'arrêter l'inflammation de l'iris dès son début. Alors l'iris offre promptement et rapidement les altérations de couleur et de
forme que nous avons signalées, et l'on voit apparaître
le cercle rouge de la sclérotique avec plus d'éclat et
d'intensité. La fièvre, la céphalalgie, la douleur des

yeux, l'insomnie, et tous les symptômes généraux qui font le cortége ordinaire de l'inflammation de l'iris, se montrent ici dans toute leur activité; enfin, dans quelques jours la vue peut être perdue.

D'un autre côté, l'inflammation dont il s'agit, peut suivre une marche opposée. C'est avec lenteur qu'on voit survenir les altérations de couleur de l'iris, ses adhérences, l'occlusion de la pupille, la rougeur de la sclérotique; tous ces désordres viennent en quelque sorte à l'insçu du malade.

Entre ces deux extrêmes, il peut se trouver une foule de modifications intermédiaires, que le langage ne peut rendre et que l'observateur seul peut saisir.

Que l'inflammation de l'iris soit aiguë ou chronique, elle peut aussi bien, dans un cas que dans l'autre, se propager aux autres membranes de l'œil, et devenir ainsi plus compliquée. Les altérations profondes qu'elle détermine, peuvent se développer en quelques jours seulement, si l'inflammation est aiguë; dans quinze jours, trois semaines ou un mois, quand sa marche est modérée; et n'arriver qu'après un temps plus ou moins long, si l'inflammation est tout-à-fait chronique. Quelles que soient, du reste, l'intensité et la durée de l'inflammation, c'est toujours au traitement mercuriel qu'il faut donner la préférence. Mais il agit d'une manière plus active et plus évidente contre les altérations récentes qui résultent de l'iritis aiguë; toutefois il ne combat pas avec moins de succès les lésions produites depuis un temps plus ou moins long par l'iritis chronique : mais les récidives qui surviennent souvent alors, finissent par devenir rebelles à l'action de ce médicament. C'est ce que l'on peut voir par l'exemple suivant.

Une dame avait perdu la vue de l'œil droit sans avoir éprouvé de douleur; elle s'aperçut par hasard qu'elle ne

voyait pas de cet œil, en fermant l'œil gauche pour fixer
une peinture. A cette époque, la pupille droite était
comme traversée par de petites brides adhérentes; l'œil
gauche ne tarda pas à devenir lui-même malade. L'iris
s'enflamma, contracta des adhérences; mais cette fois il
y avait de la douleur et de la rougeur à l'œil. Un traitement modérément antiphlogistique, suivi de l'emploi
du mercure, dissipa ces symptômes, et rétablit la vue;
malgré cela la malade continua l'usage du mercure pendant quelques semaines. Au bout d'un an il y eut une récidive : nouveau traitement mercuriel durant plusieurs
semaines; une troisième récidive eut encore lieu, et ce ne
fut qu'à l'usage du mercure que la malade dut le rétablissement de la vue : mais enfin l'iritis s'étant manifestée
une quatrième fois, ce fut en vain qu'on employa les
préparations mercurielles, la vue ne se rétablit pas.

§ II. IRITIS IDIOPATHIQUE ET SYMPATHIQUE.

L'iritis idiopathique se développe chez des individus,
du reste sains, mais pléthoriques et sanguins, et qui
reçoivent des plaies à l'œil, ou subissent des opérations
sur cet organe. Dans ce cas, on voit les taches ou abcès
jaunâtres de l'iris, faire saillie dans la chambre antérieure, et y former un hypopyon. On observe d'ailleurs
tous les symptômes locaux et généraux qui ont été décrits précédemment en faisant l'histoire de l'iritis en
général. Le même traitement doit être suivi.

L'iritis sympathique est celle qui survient sous l'influence d'un état morbide de l'économie (1).

(1) On pourrait, ce me semble, considérer d'une manière plus
étendue la nature de l'iritis sympathique. Ainsi, par exemple, on sait

§ III. IRITIS SYPHILITIQUE.

C'est une des variétés les plus communes de l'inflammation de l'iris. Lorsque nous considérons ce que l'on a écrit sur l'histoire des diverses maladies de l'appareil de la vision, nous voyons qu'il ne faut pas toujours attacher trop d'importance à l'autorité des noms célèbres. En effet, Hunter dont les opinions sont d'un grand poids, quand il s'agit sur-tout des maladies vénériennes, n'a point cité cette inflammation comme pouvant se développer sous l'influence de la syphilis, et cependant on peut rapporter évidemment à cette source trois sortes d'affections, savoir : l'inflammation blennorrhagique de la conjonctive, l'iritis syphilitique, et enfin l'ulcération syphilitique des paupières à leur face interne.

L'iritis syphilitique est un symptôme secondaire de la syphilis. Elle se développe dans la seconde période ou la période constitutionnelle de la vérole. Elle survient lorsque les symptômes syphilitiques envahissent ce que Hunter appelait le second ordre de parties, c'est-à-dire, la peau et la gorge; aussi voit-on l'iritis le plus

---

que l'iris subit, dans les affections cérébrales, une influence sympathique qui est telle que les altérations de forme de la pupille servent aux pathologistes pour diagnostiquer le degré et quelquefois la nature des maladies du cerveau. J'ai vu plusieurs fois cette influence sympathique aller jusqu'à déterminer une véritable inflammation de l'iris. J'ai été consulté par un jeune homme qui, dans son bas âge, avait eu une meningite pendant laquelle il perdit la vue de l'œil droit. En examinant son œil, je découvris une occlusion complète de la pupille, l'iris était verdâtre et rayonné. J'ai rencontré, chez un enfant qui mourût d'une hydrocéphale aiguë, une tache jaune sur l'iris, c'était sans doute un abcès de l'iris.　　　　　　　　　　　(*Note du traducteur.*)

souvent accompagnée d'ulcères à la gorge et d'une éruption cutanée. Les malades attribuent ordinairement cette inflammation à l'action du froid ou à d'autres causes excitantes. Mais lorsqu'un individu se trouve sous l'influence du virus syphilitique, est-il besoin d'aller chercher ailleurs que dans l'action de ce virus, la cause de l'iritis lorsque cette cause peut déterminer l'éruption cutanée et les ulcères de la gorge? Nous pouvons supposer que chez les personnes qui se trouvent dans les circonstances dont nous venons de parler, une cause excitante, qui, dans tout autre cas ne produirait qu'une ophthalmie simple, donne lieu ici à une iritis syphitique.

Symptômes. Dans l'iritis syphilitique, la zône rouge qui environne la cornée, offre une teinte légèrement brune. Les Allemands comparent son aspect à la couleur de la cannelle. La pupille est contractée ou altérée dans sa forme; elle paraît être tirée vers le nez. L'iris est plus étroit vers l'angle interne de l'œil, que dans le reste de sa circonférence. Il présente à sa surface plusieurs taches de matière jaunâtre épanchée, ou de petites granulations tuberculeuses d'une couleur rouge ou brunâtre. Lorsque ces petites saillies sont situées au bord de la pupille, elles le fixent à la capsule, et rendent le cercle pupillaire anguleux et irrégulier. La douleur, dans l'iritis syphilitique, est sur-tout exaspérée la nuit. Durant le jour, le malade souffre peu malgré la rougeur intense de l'œil; mais dès le soir, la douleur survient et s'étend aux sourcils et au front, de manière à troubler le sommeil du malade; au retour du jour, la douleur cesse, ainsi que cela s'observe dans les douleurs ostéocopes. Tels sont les caractères particuliers de l'iritis syphilitique. En général, cette inflammation est peu aiguë, elle marche lentement, et si elle détermine de pro-

fondes altérations, on peut en attribuer la cause à la négligence et l'inaction du médecin appelé pour la combattre.
En effet, si l'on ne ralentit pas, par des moyens appro-
priés, l'épanchement des matières puriformes ou d'apparence tuberculeuse, qui sont le produit de l'inflammation, ces matières obstruent la pupille et comblent
d'une manière plus ou moins complète la chambre antérieure de l'œil. Enfin, l'inflammation peut s'étendre
aux corps ciliaires, à la capsule du cristallin et aux tuniques internes de l'œil.

On peut se demander si, parmi les ulcères syphilitiques, il y en a qui précèdent plus ordinairement l'iritis,
que d'autres? Je ne sache pas que l'iritis syphilitique
soit nécessairement la suite d'une espèce particulière
d'ulcères primitifs; néanmoins je ferai remarquer que
j'ai vu, il y a quelque temps, trois personnes affectées
d'ulcères vénériens primitifs qui avaient un aspect
semblable, et qui furent suivis d'un iritis syphilitique.
Ces ulcères ressemblaient dans le principe à une simple
découpure de la peau. Les bords et le tissu cellulaire
environnant ne tardèrent pas à se tuméfier et à s'indurer,
et cependant la surface de l'ulcère continua de conserver l'aspect d'une simple excoriation. Ils persistèrent
dans cet état plusieurs semaines. Dans deux de ces cas,
on employa le mercure, on ne le fit pas pour le troisième, et trois mois environ après la guérison de ces
ulcères, il survint à la peau une éruption squammeuse
et des ulcères superficiels à la gorge. Au bout de quelques semaines l'iritis syphilitique se manifesta; alors
chez ces trois personnes, on employa le mercure à petite
dose, et l'inflammation de l'iris, ainsi que les autres
symptômes, disparurent complètement.

Je n'ai vu qu'une fois l'iritis syphilitique chez un enfant. Il perdit la vue des deux yeux; l'organe était dé-

-truit, lorsque le malade me fut présenté : on avait employé le mercure avec trop de réserve.

Traitement. Si la maladie présente un caractère chronique, et c'est ce qui a lieu le plus souvent, il faut, dès le principe, avoir recours aux préparations mercurielles ; mais si leur usage est contre-indiqué par l'acuité des symptômes, il est bon de recourir d'abord aux évacuations sanguines et aux préparations opiacées, recommandées précédemment. Les Allemands, et Beer en particulier, emploient des lotions avec le sublimé, ou insèrent entre les paupières de la pommade contenant du précipité rouge. Mais de tels stimulants ne font qu'augmenter l'intensité de l'inflammation, et il me paraît plus convenable de suivre les règles que nous avons prescrites en faisant l'histoire de l'iritis en général.

---

§ IV. IRITIS ARTHRITIQUE.

Les personnes sujettes à la goutte et au rhumatisme éprouvent souvent l'iritis arthritique. Les circonstances concomitantes, propres à caractériser cette inflammation, sont la constitution du sujet, et l'existence antécédente de la goutte et du rhumatisme. Le cercle rouge que présente la sclérotique n'est pas aussi foncé que dans les cas précédents ; il présente même une teinte livide. Les vaisseaux injectés qui constituent cette zône, se terminent avant d'arriver à la cornée ; de sorte que celle-ci est bordée par un espace blanchâtre qui la sépare du cercle rouge. Cet espace blanchâtre n'est quelquefois que partiel ; il se remarque sur-tout au niveau des angles de l'œil. Au début de l'inflammation arthritique, la douleur n'est pas considérable ; elle ne consiste d'abord que dans une sensation incommode ; mais, à mesure que l'inflammation fait des progrès, elle devient plus intense, et prend un caractère lancinant; cette douleur se propage au fond de l'œil et retentit même au côté de la tête. L'iris semble être altéré, mais il n'est point le siége d'épanchement de lymphe plastique ; et bien que la pupille se contracte, elle conserve sa forme et sa position naturelle : cependant elle paraît adhérer à la capsule du cristallin.

Les symptômes de l'iritis arthritique finissent par diminuer après avoir atteint un certain degré d'intensité ; l'œil recouvre ensuite son état naturel, même dans les cas où la maladie paraissait être fort grave au début, et où l'iris avait contracté des adhérences. Certaines personnes éprouvent souvent des inflammations de cette espèce, et l'on est étonné de voir ensuite les yeux remplir leurs fonctions aussi complétement qu'avant la maladie. Je me souviens qu'un individu me consulta pour une violente inflammation de l'œil. Cet organe était si sensible à la lumière qu'il ne pouvait en supporter l'éclat, et qu'il m'était presque impossible de l'examiner; ce malade me rapporta qu'il lui survenait chaque année une semblable ophthalmie. Lorsque je pus examiner son œil avec attention, je trouvai que l'iris, qui était bleu dans l'œil sain, était devenu vert, et qu'il y avait aux deux yeux des adhérences entre toute la circonférence du bord pupillaire et la capsule du cristallin. C'était évidemment un cas d'inflammation arthritique : le malade avait eu quatorze attaques semblables, et cependant la vue n'était pas altérée. Dans ce cas, les adhérences de la pupille, sont ordinairement blanches ; l'ouverture pupillaire se contracte de plus en plus, et finit même par se remplir d'une pellicule accidentelle. Toutefois, il y a ici une moins grande disposition à la désorganisation des parties constituantes de l'œil. Quelquefois il suffit d'une seule attaque assez violente pour que la pupille s'oblitère; quelquefois aussi il se développe, après plusieurs attaques de goutte, une saillie tuberculeuse à la surface de l'iris; l'opacité de la capsule, et bientôt après celle du cristallin, sont la suite assez fréquente de l'iritis arthritique; cette espèce de cataracte est toujours accompagnée d'adhérences de l'iris.

Traitement. Le traitement mercuriel n'est point ici aussi avantageux que dans les autres formes de l'iritis. Nous devons aux Allemands cette remarque, et mon expérience particulière m'en a démontré la vérité. J'ai vu plusieurs fois l'usage du mercure aggraver les symptômes de l'iritis arthritique. On aura recours avec avantage aux ventouses, aux sangsues, aux vésicatoires à la nuque; et ce n'est qu'après avoir excité les intestins à l'aide de quelque sel apéritif, qu'on pourra administrer le mercure à faible dose, comme cinq grains des pilules de Plummer, chaque soir, ou soir et matin, suivant le gré du malade et l'état particulier des voies digestives. Je puis assurer que j'ai retiré de bons effets de ce traitement. Les Allemands conseillent de faire des frictions irritantes avec la pommade d'Authenrieth sur la région cervicale; ils font aussi des frictions sur les sourcils avec l'opium délayé dans la salive; ils recommandent de soumettre l'organe malade à l'influence d'une chaleur sèche, et de le soustraire avec soin aux effets du froid et de l'humidité : pour moi, je crois que les fomentations tièdes sont le meilleur topique.

L'iritis survient quelquefois en même temps que certaines affections cutanées qui ne sont pas de nature syphilitique. Il y a souvent une étroite sympathie entre les affections de la peau et celles de l'iris. L'œil, et en particulier l'iris , partage souvent l'inflammation de la peau, dans les affections squammeuses. J'ai rencontré un exemple de cette concomitance d'affection, à l'hôpital St.-Barthélemy. Une femme de quarante ans, d'un tempérament sanguin et d'une faible constitution, fut admise pour une lèpre, dans le service de médecine. Tout le corps et les membres étaient couverts d'écailles; elle était restée six semaines ou deux mois à l'hôpital, et avait subi le traitement accoutumé, c'est-à-dire, qu'elle avait pris les pilules de Plummer et les purgations ordinaires. Cependant il n'était survenu aucune amélioration. Elle se plaignit en outre que sa vue s'affaiblissait, et ce fut pour cela qu'on me pria de voir la malade. Je m'aperçus aussitôt que cette femme était affectée d'une iritis : il y avait, en effet, un épanchement de lymphe au bord pupillaire ; l'iris avait perdu sa couleur naturelle, et la circonférence de la cornée était entourée d'une zône circulaire. Elle fut soumise au traitement mercuriel : l'affection cutanée, ainsi que l'iritis, disparurent lentement ; la malade prit douze grains de calomélas par vingt-quatre heures pendant plusieurs semaines avant d'être guérie. Cependant elle sortit de l'hôpital après avoir éprouvé une certaine amélioration ; mais on lui recommanda d'employer encore le mercure ; elle le fit, et sa guérison est maintenant complète et durable.

Il y a une affection tuberculeuse de la peau, qui survient particulièrement à la face et qui s'étend même parfois sur le reste du corps. Elle s'accompagne d'une grande faiblesse et d'un trouble général dans l'économie. Cette affection est généralement compliquée d'iritis; mais cette dernière phlegmasie est peu rebelle ; elle cède à l'emploi de quelques antiphlogistiques et de légères doses de mercure.

Chez les enfants scrofuleux, l'inflammation de l'œil

s'étend jusqu'à l'iris, mais l'ulcération et l'opacité de la cornée ne permettent souvent pas de s'apercevoir de l'inflammation de cette membrane, dont on ne découvre que trop tard la désorganisation. Dans tous les cas, le traitement anti-scrofuleux convient également bien contre cette variété de l'iritis.

ARTICLE III.

INFLAMMATION DES MEMBRANES INTERNES DE L'OEIL EN GÉNÉRAL.

Nous avons vu que l'inflammation de l'iris pouvait s'étendre profondément aux membranes internes de l'œil ; mais d'un autre côté ses tuniques peuvent s'enflammer primitivement et indépendamment de l'iris. C'est ce que Beer appelle *ophthalmie interne idiopathique.*

Symptômes. Le symptôme caractéristique de cette affection est une douleur au fond de l'organe, le trouble de la vue avec ou sans rougeur extérieure de l'œil. Cette rougeur est dans tous les cas fort légère. La douleur est profonde, pulsative, et souvent accompagnée d'un sentiment de chaleur. Elle augmente par l'exposition de l'œil à la lumière ; elle s'étend promptement au sourcil, à l'occiput et à toute la tête. La vue devient épaisse, comme le disent les malades, et s'affaiblit de plus en plus. A cette période, il y a peu de signes extérieurs ; c'est à peine si l'on distingue une rougeur légère à la sclérotique autour de la cornée. La pupille est ou contractée et les mouvements de l'iris sont lents, ou dilatée avec immobilité de l'iris ; le premier état dénote l'irritation de la rétine, le second indique un degré plus avancé de la

17

maladie avec insensibilité de cette membrane nerveuse.
Le malade a de la fièvre, la peau est chaude, la langue blanche, il y a de la soif et de l'agitation.

A mesure que l'inflammation fait des progrès,
les symptômes sont plus développés et plus tranchés.
L'injection de l'œil augmente, la cornée s'entoure
d'une zône rouge plus évidente. La pupille se rétrécit, l'iris change de couleur, et l'ouverture pupillaire
s'obstrue par l'épanchement de lymphe plastique. La
vue devient de plus en plus imparfaite, et se perd à la
fin; ce fâcheux accident est le résultat de l'inflammation
et de la désorganisation de la rétine. Lorsque le malade
a perdu la vue, il aperçoit encore des bandes de feu,
des étincelles et différents corps lumineux dont la perception est très fatigante.

Dans la seconde période, l'occlusion complète de la
pupille s'ajoute aux symptômes et aux signes précédents; l'iris, poussé en avant vers la cornée, devient
convexe, et diminue ainsi l'étendue de la chambre antérieure. Il s'établit de la suppuration, et le pus épanché
au-devant de l'iris, constitue un hypopyon. Alors toutes
les parties du globe oculaire sont en même temps malades, ce qui constitue une ophthalmie générale.

Cette maladie a pour résultat l'occlusion de la pupille par la formation d'une fausse membrane, l'insensibilité de la rétine produite par l'altération de structure qu'elle a subie, et souvent une suppuration abondante qui, prenant jour extérieurement, cause par son
écoulement l'affaissement du globe oculaire, ou du
moins l'opacité du cristallin, et l'insensibilité de la rétine.

Pronostic. Lorsque l'inflammation s'empare de la rétine où siége spécialement la faculté visuelle, ou qu'elle
s'étend à la pupille dont l'ouverture doit laisser passer
les rayons lumineux, l'affection est grave et mérite la plus

grande attention, ainsi que le traitement le plus actif.
Dans tous les cas, le pronostic est d'autant moins favorable que la maladie prolonge davantage sa durée.
L'état de la rétine indiqué par le degré de la vision, et
l'altération de l'iris et de la pupille, sont les données les
plus exactes pour baser le diagnostic. L'altération
rapide de la vue, tandis que la pupille conserve sa
forme, doit faire bien augurer du rétablissement des
fonctions de l'organe. Si la vue a été entièrement détruite avant que la pupille fût tout à fait fermée, ou si
cette ouverture est très contractée et la vue detruite,
il n'y a pas d'espoir de guérison. La perte de la vue n'est
point par elle-même inquiétante, elle ne le devient que
lorsqu'il y a en même temps altération de la pupille et
de l'iris, rougeur intense de l'extérieur de l'œil, etc.

Traitement. Il doit être le même que dans l'inflammation générale du globe oculaire, ou que dans l'iritis.
On doit d'abord avoir recours aux moyens antiphlogistiques, puis à l'emploi du mercure et de la belladone.
Les antiphlogistiques conviennent pour modérer l'intensité des symptômes inflammatoires ; le mercure seul
peut rétablir la vue : il est aussi important dans l'inflammation de la rétine que dans l'iritis. On combinera
donc le traitement antiphlogistique avec le traitement
mercuriel. Je puis conseiller ici en toute confiance ce
mode de traitement, parce qu'il m'a toujours réussi.
Une jeune femme se présenta à cette infirmerie, se
plaignant de ne pas voir de l'un des yeux ; la pupille
était dilatée, l'iris immobile ; on observait une légère
teinte rougeâtre sur la sclérotique autour de la cornée ;
la vue n'était encore que peu altérée : il n'y avait que
trois jours qu'elle avait commencé à l'être. La malade
se plaignait de céphalalgie, la peau était chaude, la
langue blanche, la face vultueuse. Cette femme était

cuisinière dans une maison considérable, et se tenait habituellement devant un feu ardent. Je pensai que la maladie était une rétinite simple, que je pouvais combattre par un traitement antiphlogistique très actif. L'expérience ne m'avait pas encore démontré l'efficacité du mercure en pareil cas, et je ne songeais pas à l'employer. Je fis donc une saignée copieuse au bras, je purgeai largement le malade, et je lui conseillai le repos général et le repos de l'organe. Au bout de deux jours, elle se trouva mieux, sa vue se rétablissait. On lui appliqua des ventouses et des vésicatoires; mais ils n'eurent pas de résultat satisfaisant. Alors on commença le traitement mercuriel; mais la vue fut entièrement perdue avant que le remède eût commencé à agir. Enfin, il survint une salivation abondante, tous les symptômes disparurent, et la malade recouvra entièrement la vue.

***

ARTICLE IV.

INFLAMMATION DES MEMBRANES POSTÉRIEURES DE L'OEIL.

Une inflammation particulière affecte quelquefois les parties postérieures du globe oculaire, telles que la choroïde, la rétine, l'humeur vitrée, et même aussi la sclérotique, chez les personnes sujètes à la goutte ou au rhumatisme. La pupille est dilatée, et l'on voit derrière elle une couleur verdâtre; l'œil présente alors l'aspect que l'on a désigné sous le nom de glaucome. On distinguera cet état de celui que l'on appelle glaucome aigu, et qui sera décrit plus tard. Benedict a appelé l'inflammation dont nous parlons, ophthalmie arthritique (*ophthalmitis arthritica*), en raison de sa fréquence chez les personnes sujettes à la goutte.

Les signes extérieurs de cette inflammation sont souvent peu marqués; la sclérotique est quelquefois d'un rouge pâle, et l'œil est plus sensible à la lumière, en même temps que les larmes sont plus abondantes, sur-tout au commencement de la maladie; l'œil et la tête sont le siége d'une douleur profonde et intolérable. Cette douleur est constante, prive continuellement le malade de repos, et cède à peine au traitement le plus actif. L'iris est plus brun et plus sombre, sur-tout vers son bord pupillaire; la pupille, dilatée et fixe, prend quelquefois une forme oblongue transversalement. La coloration verdâtre qu'on voit au fond de l'œil indique toujours une décomposition de l'humeur vitrée ou de la rétine. La vue est considérablement affaiblie, et quelquefois entièrement perdue dès le commencement de la maladie; cette cécité arrive parfois tout-à-coup. La congestion des vaisseaux augmente la tension de la sclérotique, et donne au globe oculaire une consistance pour ainsi dire osseuse. Le trouble qui survient dans la circulation de la sclérotique, étend son effet jusqu'à la cornée, dont la transparence et le brillant sont ternis au point de donner à l'œil l'aspect d'un œil mort.

Enfin, la maladie étend ses ravages au cristallin, qui perd sa transparence, qui devient vert, d'un jaune verdâtre ou d'un blanc sale. C'est ce qu'on appelle *la cataracte verte* ou *glaucomateuse*. La surabondance de l'humeur vitrée le chasse souvent à travers la pupille dilatée, et vient le mettre en contact avec la cornée.

Plus tard la douleur et la rougeur diminuent, l'affection commence à disparaître, mais elle laisse après elle l'iris altéré dans sa couleur, la pupille large et fixe, occupée quelquefois par le cristallin opaque et verdâtre. Les troncs vasculaires qui rampent à la surface de la sclérotique, sont tortueux et variqueux. Quelquefois même il y a une absorption partielle de la sclérotique, qui est amincie, distendue, rompue, et laisse voir le corps ciliaire. Ces distensions partielles vont même jusqu'à former des staphylômes partiels de la sclérotique.

Le plus ordinairement les deux yeux sont affectés en même temps, mais souvent aussi ils le sont l'un après l'autre.

Les recherches anatomiques n'ont point encore suffisamment éclairé la nature de la maladie que nous venons de décrire. Nous ne savons pas par où elle commence, quel organe elle attaque primitivement et essentiellement; cependant la perte de la vue dénote que la rétine est altérée et désorganisée, et les altérations qui surviennent dans la pupille, doivent faire présumer qu'il existe une altération profonde de l'humeur vitrée.

Toutefois nous pouvons avancer que la principale cause de cette maladie consiste dans un état morbide de l'économie, car elle se développe principalement chez les personnes sujettes à la goutte et au rhumatisme. Nous la voyons survenir chez les individus qui ont dépassé l'époque moyenne de la vie, qui sont d'une constitution pléthorique, dont le teint est vermeil et animé, qui présentent tous les signes extérieurs du tempérament sanguin, et paraissent se livrer à la bonne chère.

Il est important de distinguer cette maladie de la cataracte, de l'amaurose proprement dite, et de l'ophthalmie interne commune.

Le pronostic est tout-à-fait défavorable. Lorsque le malade a perdu la vue par cette cause, il ne la recouvre jamais; et même dès que nous observons les symptômes caractéristiques de cette maladie, nous pouvons être certainsd'avance que le malade perdra la vue, car le désordre et si grand, qu'aucun traitement ne peut y remédier. On voit, malgré tout, la douleur de l'œil et de la tête persister avec .opiniâtreté. Cependant on peut essayer dans le commencement les évacuations sanguines, et ensuite. les vésicatoires, les pilules de Plummer, les apéritifs, et soumettre en même temps le malade à un régime doux et régulier.

CHAPITRE XIII.

MALADIES DES PAUPIÈRES.

Les paupières participent aux inflammations externes de l'œil, c'est-à-dire à l'ophthalmie commune, catarrhale, purulente et scrofuleuse. Il est rare que l'on rencontre une de ces ophthalmies, et sur-tout la première, sans que les paupières soient rouges et tuméfiées. Mais cette connexion n'est pas réciproque, car les paupières s'enflamment quelquefois au plus haut degré, et le globe de l'œil reste étranger à l'inflammation. On voit aussi les paupières demeurer saines dans les cas d'ophthalmies internes, c'est-à-dire, lorsque les parties profondes de l'œil sont seules affectées. .

Les paupières peuvent, comme les autres parties du corps, être le siège d'une inflammation simple qui se termine ou par suppuration, ou suivant les divers autres modes de terminaison de l'inflammation. Les abcès qui se forment alors dans l'épaisseur des paupières n'exigent point un traitement particulier. La matière de l'abcès se porte vers la peau ou vers la membrane muqueuse, ou dans les deux directions à la fois; le seul but qu'on doive se proposer, c'est de limiter l'étendue de la suppuration. L'on y parvient en ouvrant l'abcès aussi promptement que possible : car si on laisse les téguments des paupières se distendre long-temps, de manière à ce que l'abcès forme une large cavité, il peut en résulter une adhérence du tarse de la paupière supérieure au bord sourcilier de la cavité orbitaire, ce qui détermine un ectropion et une difformité désagréable. Cette recommandation est sur-tout applicable au traitement des abcès scrofuleux; car étant plus indolents que les autres, ils permettent davantage à la suppuration de séjourner et de s'étendre dans le tissu cellulaire palpébral. J'ai vu au moins une demi-douzaine de cas de cette espèce, où le renversement du cartilage tarse et son adhérence au bord orbitaire avaient eu lieu de la sorte. On ne peut donc trop se hâter d'ouvrir l'abcès aussitôt que la présence du pus se manifeste.

Dans l'érysipèle ainsi que dans l'œdème de la face, on voit souvent les paupières tellement gonflées, que le malade ne peut voir. Cette infiltration disparaît souvent avec l'inflammation; on peut d'ailleurs accélérer la disparition du fluide en pratiquant quelques scarifications à la peau des paupières infiltrées.

ARTICLE I.

OPHTHALMIE TARSIENNE ET TEIGNE DES PAUPIÈRES.

L'inflammation commence quelquefois par les paupières, sans que le globe oculaire soit enflammé. Certains auteurs ont désigné cette inflammation sous le nom d'ophthalmie tarsienne. Le tarse, en effet, peut être enflammé ; mais je crois que, dans la plupart des cas, la membrane muqueuse qui tapisse le tarse est le siége primitif de l'inflammation.

Il y a rougeur et tuméfaction de la paupière, la conjonctive est injectée, le malade éprouve de la chaleur et de la douleur dans la partie malade. Il y a souvent un écoulement abondant de mucosités puriformes, et le produit de la sécrétion des glandes de Meibomius est plus ou moins altéré. Il convient d'appliquer des sangsues, de baigner et de laver les parties enflammées avec de l'eau tiède, ou de l'eau froide, si le malade le préfère. Il est nécessaire de purger légèrement le malade, et de frotter les paupières avec un corps gras, afin d'empêcher leur adhérence pendant la nuit. Si l'inflammation est négligée, elle devient chronique, le bord des paupières se tuméfie, rougit, s'excorie, le produit de la sécrétion des glandes de Meibomius devient âcre et irritant, les paupières s'encroûtent pendant la nuit par l'accumulation d'une matière épaisse et collante. Cette affection dure des mois entiers, et se désigne alors sous le nom de *lippitude*. Lorsque cette inflammation chronique n'est qu'à un médiocre degré, et ne présente pas beaucoup de rougeur ni de larges excoriations, le malade éprouve une espèce de prurit et de démangeaison qui, réuni aux croûtes et à l'agglutination des paupières, a porté M. Ware à considérer cette inflammation comme une affection psorique, à laquelle il a donné le nom de *psorophthalmie*. Cependant cette maladie n'a aucun caractère psorique ; et quant à moi je nie l'existence d'aucune affection psorique, des yeux, telle que l'ont décrite les médecins du continent. Je suis à même de voir beaucoup de personnes affectées de la gale, et je n'ai jamais rencontré cette inflammation, soit à l'œil, soit aux paupières, même chez des malades atteints de la gale ; d'ailleurs, il

est à considérer que la tête et la figure sont particulièrement exemptes de cette éruption, et que les malades n'en
souffrent même que très rarement, lorsque le reste du
corps est en proie à la plus violente irritation causée par
les pustules qui fourmillent sur toute la surface des téguments. Enfin, je n'ai jamais observé d'inflammation ni
d'autre affection de l'œil à la suite de la gale, soit qu'elle
ait disparu par l'influence d'un traitement rationnel,
soit qu'elle ait cessé par rétropulsion.

On voit survenir chez les enfants une inflammation
particulière des paupières qui détermine d'abord la rougeur et la tuméfaction de la conjonctive palpébrale ; il
se développe ensuite quelques vésicules ou pustules le
long des racines des cils ; ces pustules contiennent une
matière jaunâtre qui s'écoule, et se dessèche sous forme
d'écailles. Il est probable que ces pustules sont de même
nature que celle du porrigo qui survient à la face et à la
tête. C'est cette espèce d'inflammation que l'on désigne
à cette infirmerie, sous le nom de *teigne* des paupières.
Elle survient plus souvent chez les jeunes sujets ; l'ulcération qu'elle détermine à la racine des cils les fait
ordinairement tomber.

Traitement. Après avoir calmé l'irritation et l'inflammation par les topiques adoucissants ordinaires, il faut
avoir recours aux stimulants et aux astringents locaux.
M. Ware a beaucoup insisté sur cette espèce de topiques,
et particulièrement sur l'usage de l'onguent citrin qu'il
appliquait une fois dans vingt-quatre heures sur le bord
ciliaire des paupières. On charge l'extrémité d'un petit
pinceau d'une petite quantité de cet onguent que l'on fait
fondre à la flamme d'une bougie, et que l'on promène
ensuite sur les ulcérations du bord des paupières, avec
la précaution de ne pas en toucher la conjonctive. La
pommade au précipité rouge a encore été préconisée en

pareil cas, et il faut convenir que c'est un excellent topique lorsqu'on en fait un usage rationnel et modéré. Il est
bon de l'appliquer soi-même, ou de le donner mélangé
avec deux ou trois fois son poids de cérat ou de pommade
d'adipocire. Les lotions astringentes ne sont pas, dans
ce cas, d'une grande utilité. Les médecins font un grand
usage de la pommade de Janin; elle doit son action au
précipité blanc qu'elle renferme. Il est une préparation
empirique très vantée parmi le peuple contre la chassie
des yeux; c'est la pommade de *Singleton* ou la pommade
d'or, à laquelle on attribue de merveilleux effets. Le docteur Paris dit, dans sa pharmacologie, qu'elle renferme
de l'orpiment ou sulfure d'arsenic. De toutes ces préparations, la pommade citrine est celle qu'il convient encore le mieux d'employer; il est inutile d'avoir recours
aux lotions qu'on a préconisées pour nettoyer les yeux,
parce que la sécrétion des glandes de Meibomius cesse
d'être altérée dès que l'inflammation est dissipée et les
ulcérations détruites.

Les paupières sont encore le siége d'une altération particulière, sur-tout chez les sujets scrofuleux. Après une
longue et lente inflammation, les bords ciliaires s'épaississent, deviennent durs et irréguliers; ils sont parsemés
en outre d'ulcères irréguliers qui se couvrent d'incrustations que l'on voit tomber par parties, et qui laissent à
nu l'ulcération. Cet aspect particulier du bord des paupières a été désigné sous le nom de *Tylosis*. Il faut, dans
ce cas, débarrasser le bord palpébral des incrustations
qui le recouvrent, arracher les cils, et toucher les surfaces ulcérées avec le nitrate d'argent; on se servira ensuite de la pommade citrine; et au bout de quelques
jours on recommencera l'application du caustique. Trois
ou quatre applications de ce caustique suffisent ordinairement pour guérir cette maladie. Il y a d'ailleurs un cer-

tain avantage à faire l'extraction des cils, car ils repous-
sent presque toujours dans ce cas, tandis qu'il n'en est
pas de même, lorsque les progrès de l'ulcération les font
tomber; leur bulbe se trouve détruit, ce qui les empêche
de croître de nouveau. Les malades privés de leurs cils
n'en éprouvent pas le moindre inconvénient; à peine
même s'en aperçoit-on chez les personnes blondes, ou
qui ont la chevelure claire. Cet état des paupières privées
de leurs cils, a été appelé *ptilosis* ou *alopécie*.

Quelques auteurs ont parlé des poux qui se logent à la
racine des cils, et occasionent l'inflammation et l'ulcération des paupières. Je n'ai rencontré ce cas qu'une
seule fois : on apporta à cette infirmerie un enfant dont
les yeux étaient ulcérés, sanieux et très irrités. Je remarquai aussitôt que cette irritation était causée par un
nombre infini de petits poux logés entre les cils et à leur
racine. Je conseillai de faire des frictions avec la pommade citrine; mais la mère de cet enfant, honteuse
d'apprendre que telle était la cause de la maladie de son
fils, ne l'apporta plus à la consultation.

ARTICLE II.

ORGEOLET, ET ULCÉRATIONS DES PAUPIÈRES.

L'orgeolet est une affection douloureuse des paupières. Elle consiste dans une petite tumeur dure, d'un
rouge foncé, très sensible, située ordinairement au
bord des paupières. Au bout d'un certain temps, cette
tumeur présente au centre un point blanchâtre, qui se
ramollit, s'ouvre, et donne issue à la matière renfermée
dans la tumeur. Au lieu de suppurer, l'orgeolet, véritable petit furoncle, présente quelquefois un noyau central ou bourbillon. On se rend compte de la douleur

que cette tumeur détermine, en considérant la densité
des parties qui en sont le siége. En général, la suppuration se fait lentement, et une fois la tumeur ouverte,
les progrès ultérieurs de l'inflammation continuent de
provoquer l'issue du pus qui se forme. Ainsi donc, il
est bon d'ouvrir le sommet de la tumeur quand le pus
est formé ; mais il ne faut pas se hâter de pratiquer cette
ouverture, chez les sujets scrofuleux. L'orgeolet se reproduit quelquefois successivement sur différents points
du bord palpébral ; il faut alors avoir recours aux moyens
propres à combattre et à modifier l'état général du sujet,
couvrir l'œil de topiques émollients pour ramollir
l'engorgement des parties, tels que des cataplasmes
et des fomentations tièdes ; et pour empêcher le retour
de la maladie, après l'avoir combattue, on aura recours
aux apéritifs, à un régime convenable, et aux frictions
sur les paupières avec la pommade citrine.

Les paupières peuvent devenir le siége de plusieurs
sortes d'affections désorganisatrices, comme le carcinôme, dont nous parlerons plus tard, et les engorge-
ments tuberculeux auxquels succèdent des ulcérations
non moins fâcheuses que le carcinôme.

On voit aussi survenir une espèce de tumeur ou indu-
ration noduleuse, qui finit par s'ulcérer. Cette affection,
qu'il ne faut pas confondre avec une tumeur enkistée,
est tantôt douloureuse, tantôt indolore ; elle peut commencer au bord ciliaire ou du côté cutané de la paupière.
Lorsqu'en s'ulcérant, cette tumeur détruit le cartilage
tarse, les bords de l'ulcération irritent considérablement
le globe de l'œil, et tourmentent le malade. Elle dure
ordinairement long-temps. J'en ai enlevé une dernièrement à la paupière inférieure : la maladie existait depuis
quatre à cinq ans. J'ai vu venir à cette infirmerie un
malade qui portait une pareille tumeur depuis dix-sept

ans; elle avait détruit presque en entier les paupières, sans s'étendre· vers l'œil. Le seul traitement à suivre, doit consister dans l'extirpation de ces tumeurs aussitôt qu'elles ont pris leur caractère particulier.

Les paupières sont le siége d'ulcérations syphilitiques, qui, je crois, n'ont point été décrites, quoiqu'elles soient assez communes. On voit ces ulcérations commencer au bord libre des paupières, et détruire, par leurs progrès, la peau, la conjonctive, et les cartilages tarses. D'autres fois, ces ulcères commencent par la conjonctive; quel que soit le point d'origine, la paupière est toujours exposée à se désòrganiser, si l'on n'arrête promptement les progrès du mal. Le traitement doit être ici le même que pour les ulcères syphilitiques· situés dans toute autre partie. On soumettra donc le malade à l'usage des médicaments propres à suspendre la marche de l'ulcération; car ces ulcères doivent être rangés parmi ceux que Hunter regardait comme ne pouvant guérir spontanément. En effet, on voit, dans le cas dont il s'agit, une excavation profonde se former sans qu'aucune granulation, ni aucun travail de cicatrisation, ne se manifeste à sa surface. J'ai vu ces ulcères des paupières s'étendre profondément au-dessous de la peau, sans se montrer à l'extérieur. Dans un cas particulier, je n'aurais pas découvert l'existence d'un pareil ulcère, s'il ne me fût venu à l'idée de renverser la paupière pour en examiner la surface interne (1). J'ai quelquefois dé-

(1) Pendant mon internat à la Maison Royale de Santé, à Paris, j'ai vu périr d'une affection syphilitique constitutionnelle le neveu d'un de nos plus célèbres écrivains. Il avait au front un large ulcère qui avait perforé le frontal. Cet ulcère communiquait par un trajet fistuleux jusqu'à la paupière supérieure du côté gauche. La peau était livide, mais elle était intacte, tandis que la conjonctive et le cartilage tarse de cette paupière étaient totalement détruits par l'ulcération. (*Note du trad.*)

couvert ainsi deux ou trois petits ulcères syphilitiques à la face interne de la paupière supérieure.

Tous ces cas réclament un traitement mercuriel très actif. J'ai donné le sublimé dans la décoction de salsepareille avec beaucoup d'avantage. Je citerai, à cette occasion, une femme de la cité, qui vint à l'hôpital Saint-Barthélemy, il y a quelques années. Elle portait un ulcère très douloureux, et qui occupait presque toute la paupière inférieure ; la surface en était blanche et sanieuse, les bords saillants, durs et rouges. Je ne pus savoir ouvertement par mes questions, si cette femme avait eu antérieurement la syphilis ; et, ne considérant que la rougeur et la tuméfaction des bords de l'ulcère, j'appliquai, dans les environs, quelques sangsues ; je n'avais d'ailleurs jamais vu d'ulcères syphilitiques des paupières, et la malade n'avait, pour le moment, aucun symptôme de vérole. Après l'évacuation sanguine, je purgeai la malade, et je lui conseillai deux doses d'opium chaque nuit. Ce traitement n'arrêta nullement les progrès de l'ulcère, qui détruisit toute la paupière. Alors je pris le parti d'employer le mercure, non comme anti-vénérien, mais dans le but de modifier l'état morbide de l'œil et le travail désorganisateur de la nature. Je donnai donc le calomel, uni à l'opium, toutes les six heures ; la salivation ne tarda pas à s'établir, et dès lors la douleur diminua, l'ulcère prit un bon aspect, et se cicatrisa promptement. J'ai rencontré plusieurs fois des ulcères de l'œil qui se développaient en même temps que d'autres symptômes consécutifs de la maladie vénérienne, et particulièrement des ulcères de la peau et de la gorge, et quelquefois même sans la coexistence de ces symptômes. Chez un malade, il y avait même plusieurs années qu'il ne s'était manifesté de symptômes vénériens. Je n'ai jamais vu guérir ces ulcères sans mercure.

ARTICLE III.

ECTROPION.

On appelle ectropion, le renversement des paupières.
Celse employait déjà ce mot pour désigner la même
affection; c'est la traduction littérale du mot grec ἐκ-
τρόπιον, qui signifie renversement. Cette éversion peut
être momentanée ou permanente. L'ectropion momentané a lieu dans certains cas d'inflammation de l'œil;
on le voit survenir dans l'ophthalmie purulente des enfants, et dans d'autres inflammations où la conjonctive
est gonflée. La tuméfaction de la conjonctive presse le
bord du cartilage tarse, et renverse le bord libre de la
paupière; mais ce renversement cesse d'exister à mesure
que le gonflement disparaît. Le malade a, dans ce cas,
à peine besoin des secours de la chirurgie.

Le renversement permanent a plus souvent lieu pour
la paupière inférieure que pour la paupière supérieure.
Il survient, soit à la suite d'une blessure, soit consécutivement à l'ulcération des téguments, ou mieux encore,
par suite des adhérences cutanées qui résultent de la
cicatrisation des ulcères de la paupière. On conçoit que
ces brides tirant en dehors le cartilage tarse, produisent ainsi le renversement dont il s'agit. On doit
considérer comme fort grave l'ectropion qui survient
dans ce cas; car si l'on cherche à diviser la cicatrice
pour détruire la bride qu'elle a produite, la nouvelle
plaie cause, en se cicatrisant, le même effet que la première, et l'incision guérit sans résultat satisfaisant. On
voit quelquefois les paupières renversées par des adhérences cutanées, après la guérison des brûlures de la
face. Un professeur allemand a proposé le mode opératoire suivant, pour guérir cette infirmité; il conseille

de disséquer la cicatrice, et de rendre le bord de la paupière libre. Après cela, il recommande d'irriter la plaie avec l'onguent basilicum jaune ou du précipité rouge, de manière à produire à la surface de la plaie, une saillie de bourgeons charnus qui, comblant le fond de la solution de continuité, détermine après la guérison, une cicatrice proéminente. Cette méthode, que je n'ai jamais vu mettre en pratique, paraît basée sur un fait observé chez les peuples sauvages. On rapporte qu'ils ont l'habitude d'orner leur corps de lignes saillantes dessinées sur la peau. Ils les produisent en faisant des scarifications qu'ils irritent, et qu'ils font guérir de manière à ce qu'elles soient proéminentes. J'ai vu à l'hôpital Saint-Barthélemy, un Africain qui portait sur le corps quelques-unes de ces cicatrices proéminentes.

L'ectropion arrive souvent à la paupière inférieure, à la suite de la lippitude. Lorsque la conjonctive qui tapisse la face interne de la paupière, a été long-temps enflammée et épaissie, et que l'écoulement irritant de l'œil a excorié la peau, celle-ci finit par se rider et devenir rugueuse; elle devient par conséquent plus courte, et entraîne en dehors le bord palpébral. Lorsque la face interne de la paupière est ainsi renversée, la membrane muqueuse exposée à l'air et aux autres irritants extérieurs, s'épaissit encore davantage, rougit, et présente un aspect fongueux ou charnu; on a désigné cette variété d'ectropion sous le nom d'ectropion charnu ou sarcomateux.

Traitement. Il faut d'abord rechercher quelle est la cause particulière du renversement de la paupière. S'il existe encore un état de lippitude chronique, il faudra chercher à guérir les excoriations par un traitement local approprié, et rétablir dans son intégrité, la sécré-

18

tion des glandes de Meibomius. Je ne connais rien de meilleur pour cela que la pommade au précipité rouge, que l'on peut appliquer largement sur la portion de la conjonctive renversée, ainsi que sur le bord ciliaire ; l'action de ce topique réduit la tuméfaction de la conjonctive, et modifie favorablement la sécrétion des glandes de Meibomius. On parvient, de cette manière, à guérir l'ectropium, même quand il est accompagné d'un épaississement considérable de la conjonctive. Si cet épaississement ne cède pas tout-à-fait de prime abord, on touche ensuite la membrane avec le nitrate d'argent, jusqu'à ce que la conjonctive amincie et diminuée, ramène la paupière à sa forme et à sa direction naturelle.

Si, malgré toutes ces précautions, le renversement de la paupière persiste, il faut enlever avec des ciseaux le bourrelet de la conjonctive, et ramener la paupière dans sa direction, pendant que la cicatrisation s'opère. Lorsque la paupière a été long-temps alongée et renversée, la forme du cartilage tarse s'est altérée, de sorte qu'il ne peut plus s'adapter convenablement à la convexité du globe de l'œil, même lorsque la paupière n'est plus renversée. Il faut, dans ce cas, pratiquer au centre de la paupière, une incision en forme de V, et réunir les bords de l'incision par quelques points de suture (1).

ARTICLE IV.

ENROPION OU ENTROPIUM.

On appelle entropion l'inversion des paupières : ce renversement en dedans peut être temporaire ou per-

---

(1) Ce procédé, qui appartient à W. Adams, a été suivi plusieurs fois avec succès par Béclard, qui le préconisait beaucoup dans ses leçons orales à l'hôpital de la Pitié.   (*Note du traducteur*)

manent, partiel ou général. Cette affection produit
continuellement une irritation assez vive de l'œil, par la
mauvaise direction des cils qui se trouvent en contact,
avec le globe oculaire. Il en résulte souvent une violente
inflammation, avec ulcération et opacité de la cornée.

L'entropion temporaire, particulièrement celui de la
paupière inférieure, arrive assez fréquemment dans
l'ophthalmie chronique, et parfois même dans l'ophthalmie aiguë. Les bords ciliaires semblent se resserrer
par suite des inflammations répétées, et des contractions spasmodiques du muscle orbiculaire. Ce resserrement comprime la paupière en dedans, et la retient dans
cette situation; elle est comme roulée sur elle-même;
et les cils qui se trouvent en contact avec la conjonctive
oculaire et la cornée, irritent cette membrane, dont ils
augmentent l'inflammation. Si l'on essaie de replacer
doucement la paupière, on remet les cils dans leur position naturelle; mais bientôt l'œil irrité détermine les
contractions du muscle orbiculaire, et l'entropion se
rétablit aussitôt.

Traitement. Lorsque l'entropion n'est que temporaire, et qu'il ne résulte que de la contraction des paupières, on peut le réprimer et le guérir à l'aide de
quelques moyens mécaniques. Ainsi, on peut d'abord
essayer de placer sur la paupière inférieure une petite
compresse, que l'on maintient par des bandes de diachylum appliquées transversalement sur elle. Cette compression retient en dehors le bord ciliaire; et si l'on
maintient cet appareil pendant douze ou vingt-quatre
heures, l'entropium cesse d'avoir lieu. Dans certains
cas, il est difficile de maintenir cette compresse en raison
de l'écoulement continuel des larmes qui empêchent le
diachylum d'adhérer; alors on est obligé d'avoir recours à un fil métallique double et vrillé. On lui donne

18.

la forme de la monture d'une paire de lunettes, et son extrémité vient s'appuyer sur la paupière inférieure qu'elle renverse, tandis que sa partie centrale est maintenue sur le nez. Ce moyen réussit quelquefois.

Il n'est pas toujours aussi facile de combattre l'inversion permanente de la paupière; elle est quelquefois, chez les vieillards, le résultat de la laxité des téguments. La peau privée de son élasticité, perd la graisse qui la distendait, elle se plisse, et se recourbe en quelque sorte vers l'œil; de manière que le bord ciliaire caché en dedans, irrite l'œil par le contact des cils sur la surface oculaire. On peut, dans ce cas, rétablir la direction naturelle de la paupière, en pinçant un pli de la peau avec les doigts ou des pinces, et en enlevant ce pli d'un coup de bistouri ou de ciseaux. Il ne faut emporter que juste la portion de la peau nécessaire pour rétablir la position de la paupière; car si on en enlevait une trop grande quantité, on causerait un ectropium, c'est-à-dire, une infirmité contraire. On peut détruire le pli de la peau, au moyen d'un caustique, au lieu de l'enlever par un instrument tranchant; nous employons ordinairement l'acide sulfurique à cette infirmerie; on imbibe d'acide l'extrémité d'une petite pointe de bois, que l'on promène transversalement à la surface de la paupière; mais il faut avoir soin que le caustique ne touche pas le bord ciliaire, ni le globe de l'œil. On continue l'application du caustique jusqu'à ce que l'on ait obtenu la cautérisation; et cela exige ordinairement dix minutes ou un quart d'heure. L'acide blanchit d'abord la peau, qui ensuite devient brunâtre, rugueuse, elle se contracte, et tire en dehors le bord des paupières; il faut cautériser la peau dans une étendue un peu plus grande que cela ne paraît nécessaire, pour rétablir la situation de la paupière, parce que la cicatrice cède un peu après la guérison, et la paupière se renverse juste au point convenable, pour que les cils ne touchent pas l'œil.

Quoi qu'il en soit, c'est encore au procédé qui consiste à exciser une portion de la peau, qu'il faut donner la préférence. On saisit la peau, comme je l'ai dit plus haut, avec des pinces qui se terminent par des mors disposés horizontalement. Quelques chirurgiens se servent de pinces dont les mors sont maintenus en contact par un anneau ; mais je préfère les pinces simples, et privés de ce moyen de constriction. Lorsqu'on a enlevé le lambeau de peau, on réunit les bords de l'incision par deux ou trois points de suture que l'on enlève au bout de vingt-quatre heures, temps nécessaire à la formation de l'adhérence entre les bords. Lorsque l'inversion de la paupière existe depuis long-temps, que l'on s'aperçoit que la forme du cartilage est altérée, et les contractions de l'orbiculaire des paupières en quelque sorte permanentes, il faut, alors, après avoir excisé les téguments, enlever une portion du muscle orbiculaire, avec le bistouri ou les ciseaux. Le muscle affaibli par l'absence de quelques-unes de ses fibres, se contracte avec moins de force, et ne contribue pas autant à l'inversion de la paupière.

Il existe une variété de l'entropion, ayant pour cause les altérations du cartilage tarse et de la conjonctive qui tapisse la face interne de la paupière. Lorsqu'à la suite d'une inflammation chronique, le cartilage tarse est comme atrophié, contourné, le bord ciliaire des paupières se trouve lui-même contracté et tourné en dedans de l'œil, qu'il irrite, et sur lequel il détermine les altérations de texture que peut produire sur la cornée l'ophthalmie chronique. Dans ce cas, quand on a essayé vainement les divers procédés opératoires que nous venons de passer en revue, et que l'entropion, d'abord corrigé, se

reproduit de nouveau, de nouvelles tentatives restent
encore à faire. Tel est, par exemple, le procédé opératoire conseillé par M. Crampton de Dublin, et suivi,
à quelque modification près, par M. Guthrie. Il consiste à faire une incision perpendiculaire à chaque angle
de la paupière, de manière à ce que la portion de la
paupière comprise entre ces deux incisions, puisse se
renverser tout-à-fait. On voit alors le bord contourné
de la paupière cesser d'irriter l'œil, contre lequel il
était appliqué. Après cela on incise, et on enlève un
repli de la peau que l'on a saisie avec les mors d'une
pince, et l'on réunit les deux lèvres de l'incision par
des points de suture; puis, à l'aide des fils de la ligature que l'on fixe au-dessus du sourcil, on maintient
la paupière élevée, et on l'empêche de se trouver en
contact avec le globe oculaire. La paupière reste ainsi
élevée jusqu'à la chute des ligatures. On recouvre la
paupière d'un plumasseau enduit de cérat. Le but de
ce procédé est de corriger la direction vicieuse du cartilage tarse, et de l'empêcher de se renverser contre
l'œil. M. Guthrie prétend que ce procédé remplit parfaitement bien cet objet. Je ne puis juger de son utilité
ni de son succès d'après ma propre expérience; mais
cependant je préfère une autre opération plus simple,
et qui conduit au même but. C'est l'excision des cils et
de la partie de la paupière qui renferme leurs bulbes.
Dans les cas d'inversion complète de la paupière, il est
impossible d'obtenir une guérison telle, que les paupières recouvrent leur direction et leur aspect naturel.
Le procédé que je conseille, entraîne, il est vrai, la perte
des cils, mais du moins il prive l'œil d'une cause permanente et inévitable d'irritation. Les bulbes des cils
sont implantés dans le bord des paupières, à un dixième
ou un douzième de pouce de profondeur; je conseille

donc de faire une incision, environ aussi profonde que l'étendue que je signale, à la racine et aux bulbes des cils, que l'on dissèque, et que l'on enlève avec soin. J'ai souvent employé ce procédé, que j'ai vu réussir aussi complètement que cela devait avoir lieu, après l'ablation de la cause irritante qui déterminait et entretenait l'inflammation de l'œil (1).

ARTICLE V.

TRICHIASIS.

On désigne par ce mot une direction vicieuse des cils, qui se tournent contre le globe oculaire. Ordinairement le trichiasis est la suite de l'entropion; mais cela n'a pas toujours lieu de la sorte. Ainsi, l'on voit quelquefois un ou plusieurs cils se diriger vers le globe oculaire, quoique le bord de la paupière ne soit pas renversé. C'est donc à la fausse direction des cils seulement que l'on réserve la dénomination de *trichiasis*, mot dérivé du grec (2).

Le trichiasis est le plus souvent la conséquence ou la complication de l'entropion. Il est possible qu'il n'y ait qu'une partie des poils renversés, comme aussi tous peuvent l'être à l'un des yeux ou au deux à la fois. Un malade s'est présenté dernièrement à cette infirmerie, avec un trichiasis complet aux deux yeux; l'inflammation qui en était résultée avait presque totalement aboli la vision. Il arrive que quelques poils se renversent sans que le bord ciliaire de la paupière ait subi la

(1) Ce moyen a été employé par Vacca Berlinghieri pour le *Trichiasis* il a décrit avec soin le procédé qu'il suit pour l'excision du bulbe de chaque cil dévié. Voy. *Archives gén. de Méd.*, t. IX, p. 592. Année 1825.

(*Note du traducteur.*)

(2) Τριξ, τριχὸσ, cheveu,—*Morbus pilaris.*

moindre altération. Ces poils sont si petits et si peu
colorés, qu'il faut apporter la plus grande attention
pour les découvrir, et pour reconnaître la cause de
l'irritation que l'œil éprouve : cependant il en résulte
pour le malade les mêmes douleurs que celles que détermine la présence d'un corps étranger dans l'œil. Les
symptômes que le malade présente, dans ces différens
cas, varient, depuis une simple et légère incommodité
jusqu'à la douleur la plus violente, et à l'inflammation
de la cornée, son opacité, son ulcération, ainsi que tous
les accidents fâcheux que ces désordres amènent.

Traitement. La cure du trichiasis est palliative où radicale. Le traitement palliatif consiste à arracher les
poils. Leur absence soulage et délivre l'œil de l'irritation qu'ils causaient, mais cette irritation se reproduit
aussitôt que le cils recommencent à croître. Il faut
donc les extraire de nouveau, ou avoir recours au traitement curatif, qui consiste a disséquer et enlever les
bulbes et les racines des cils, comme nous l'avons conseillé plus haut (1).

Une variété de trichiasis est le distichiasis, mot grec,
qui signifie double rang de poils. Il y a, dans ce cas, deux
rangées de cils, et le rang interne appuyé contre l'œil,
l'irrite avec plus ou moins de force, et donne lieu aux
symptômes du trichiasis. Il faut, dans ce cas, avoir recours au traitement palliatif et curatif, dont nous venons
de parler.

(1) Récemment le docteur Solera a fait connaître le moyen qu'il emploie avec succès pour guérir le trichiasis, en pratiquant sur la paupière une cautérisation linéaire, à l'aide de potasse caustique moulée
en crayon. Ce procédé, préférable pour certains malades, à celui de Berlinghieri, est décrit dans les *Archives génér. de Méd.*, tom. XXI, pag.
418 et suiv. *Année* 1829, n.º de novembre.   (*Note du traducteur.*)

ARTICLE VI.

ANKYLOBLÉPHARON ET SYMBLÉPHARON.

Ces deux mots, tirés du grec, désignent deux affections différentes des paupières. L'une, l'*ankyloblépharon*, consiste dans l'union contre nature des paupières.
Cette union des paupières peut être quelquefois le résultat d'un vice de conformation; je n'en ai jamais rencontré d'exemple. Il est bien plus commun de voir cette
adhérence survenir à la suite des ulcérations prolongées et multipliées, que détermine et qu'entretient la
lippitude des yeux. Ces ulcérations une fois guéries,
comme l'union des paupières n'est point assez considérable pour empêcher la lumière d'arriver au globe
oculaire, il n'est pas nécessaire de pratiquer aucune
opération; mais quand un enfant apporte en naissant
une oblitération complète de l'orifice palpébral, alors on
doit, à l'aide d'une incision, séparer les paupières dans la
direction et le point correspondant à leur bord libre.

Le symblépharon est l'adhérence de la paupière au
globe de l'œil. Cette adhérence résulte souvent de la projection dans l'œil de matières caustiques et irritantes;
ou bien elle survient à la suite d'ulcérations développées
sur les conjonctives palpébrale et oculaire. Les granulations qui se produisent à la surface de ces ulcères,
déterminent des adhérences qui restent permanentes.
Ces adhérences, qui sont d'autant moins inévitables
que les surfaces ulcérées sont plus étendues, varient
sous le rapport de leur longueur et de leur solidité.
Ce sont tantôt de minces filaments, tantôt de larges
brides. Il suffit pour les détruire de diviser en deux ces
espèces de freins, et de les exciser ensuite à leurs
points d'insertion; mais l'application immédiate et

constante des parties excisées l'une contre l'autre, les fait renaître assez souvent (1).

ARTICLE VII.

TUMEURS DES PAUPIÈRES.

Différentes tumeurs peuvent se développer dans l'épaisseur des paupières. On trouve des tumeurs enkystées sous la peau et en dehors du muscle orbiculaire des paupières ; on en trouve aussi sous ce muscle, ou fixées à l'angle externe de l'os frontal où elles font une saillie plus ou moins considérable. Il faut les enlever lorsqu'elles commencent à prendre du volume. Quand on pratique cette opération, il faut diriger les incisions de manière à ne pas rompre les fibres des muscles, et à ne pas causer de difformité.

On trouve souvent dans l'épaisseur des paupières, et sur-tout à leurs bords ciliaires, des tumeurs, que l'on pourrait appeler demi-enkystées. Elles contiennent une matière d'un blanc laiteux. Elles apparaissent dès le principe sous la forme d'une petite verrue molle, dont la surface est aplatie, et dont le centre présente un point semblable à une piqûre d'épingle. Ces tumeurs s'accroissent et prennent graduellement le volume d'un pois, et même du doigt. Quand on les comprime, on fait sortir une matière blanchâtre par l'ouverture centrale. Elles s'enflamment quelquefois ; leur orifice s'élargit, le fond se renverse, et laisse voir à nu la texture fibreuse du kyste ; il se fait en même temps un écoulement puri-

---

(1) Pour empêcher le contact des points d'adhérence, il me paraîtrait convenable, après avoir réséqué ces brides, de tenir une petite bande de linge fin appliquée entre la paupière et le globe de l'œil, et de maintenir l'œil fermé par un bandeau.   (*Note du traducteur.*)

forme très abondant, et les parties environnantes s'enflamment et s'excorient. On en trouve quelquefois une ou plusieurs dans la même paupière, ou dans les deux paupières à la fois. On en rencontre également dans d'autres parties de la face, mais plus rarement. Le meilleur moyen de les faire disparaître est de les fendre en deux, puis avec des pinces on extrait le kyste, en l'arrachant du fond de l'incision. On peut, à l'aide de la plus légère traction, séparer le kyste, et déchirer ses adhérences celluleuses. On trouve ce kyste lobuleux et ouvert à son centre. Dans cette opération, on n'enlève aucune partie de la peau. On applique sur l'œil une compresse imbibée d'eau froide; la cicatrice s'effectue, et il n'en reste pas la moindre trace. Si cette tumeur avait commencé à s'ulcérer, il suffirait d'en toucher la surface avec le caustique, et dans quelques jours le kyste se vide. Il arrive quelquefois que la tumeur enkystée s'ulcère d'elle-même, se vide et se cicatrice sans le secours d'aucune opération.

Il se développe encore aux paupières de petites tumeurs, qui s'implantent à la surface du cartilage tarse, et que l'on appelle pour cela tumeurs tarsiennes (*tarsal tumours*). Elles forment, à la surface des paupières, de petites saillies arrondies et quelquefois rouges. Elles sont recouvertes, à l'extérieur, par la peau et le muscle orbiculaire des paupières; elles n'acquièrent guères que le volume d'un haricot; elles ne causent d'autre accident qu'un sentiment de malaise dans la paupière, une gêne particulière dans les mouvements de l'œil, qu'elles irritent même quand elles font en dedans une saillie prononcée. Si l'on renverse la paupière, et particulièrement la paupière supérieure, on aperçoit le point du cartilage tarse où cette tumeur s'insère. Ce cartilage est plus mince dans cette partie, et l'on distingue très bien la base circulaire de là tumeur. La matière qu'elles contiennent varie de nature. Quelquefois elles paraissent formées d'un tissu vasculaire; elles sont alors plus rouges et plus faciles à s'enflammer. D'autres fois elles contiennent du pus imparfaitement formé, et on peut alors les considérer comme de petits abcès chroniques des paupières. On y trouve encore un fluide comme glaireux: Pour les enlever, on conseille généralement de faire à la peau et au muscle orbiculaire des paupières, une incision à travers laquelle on extrait le kyste; mais cette petite opération ne laisse pas que d'être un peu douloureuse, et si l'on coupe le cartilage, on court le risque d'inciser la paupière en travers. Il vaut mieux renverser la paupière; alors on aperçoit l'insertion et la base de la tumeur à la surface du cartilage tarse. Ce cartilage est ramolli dans ce point; on y fait une piqûre avec la pointe d'un bistouri à deux tranchants, le pus ou le fluide glaireux s'échappe du kyste, les parties reviennent ensuite sur elles-mêmes, et l'incision se cicatrise. Si la tumeur, au lieu de renfermer une matière fluide ou molle, contient une masse vasculaire, on pratique une seconde incision à angle droit avec la première, et avec l'extrémité d'une sonde, on détache la matière contenue dans le kyste. Au bout de quelques jours, on voit s'élever une espèce de fongus mollasse, que l'on excise avec des ciseaux (1).

(1) M. le professeur Dubois suit à Paris une autre méthode. Il cautérise ces tumeurs enkystées avec un crayon de nitrate d'argent, taillé en pointe; si l'on renverse la paupière, on découvre aisément le point blanchâtre et circulaire environné de petits vaisseaux, et qui correspond au point aminci du cartilage tarse où s'insère le kyste. C'est ce point qu'il faut cautériser. Après cela on applique un morceau de linge fin à la surface du point cautérisé; et lorsqu'on remet la paupière à sa place, ce morceau de linge se trouve placé entre la paupière et le globe oculaire, de sorte que celui-ci n'est point irrité par le caustique. Au

On voit quelquefois des tumeurs se développer à la face interne de la paupière, près de son bord libre. Elles ne sont couvertes que par la conjonctive. On peut aisément les enlever en renversant la paupière, et en saisissant ces petites tumeurs avec l'extrémité d'un crochet ou d'une érigne. Il est toujours plus convenable de faire en dedans l'extirpation de ces petites tumeurs ; car, outre que ces opérations sont moins difficiles à faire dans ce sens, elles ont aussi l'avantage de ne point laisser après elles de cicatrice ni de difformité désagréables.

C'est ici le lieu de parler de certaines tumeurs très dures, situées ordinairement au bord des paupières, auxquelles on donne le nom de *chalazion* ou de *grando* (1) Ces mots, tirés du grec, désignent la consistance extrêmement dure, que présentent ordinairement les tumeurs dont je parle. Elles sont presque toujours le résultat d'un orgeolet chronique, et l'on doit attendre qu'elles disparaissent d'elles-mêmes, plutôt que de se hâter de les extirper.

On trouve encore au bord palpébral de petites tumeurs blanches, grosses comme la tête d'une épingle. Elles sont formées d'une pellicule blanche et épaisse, contenant une substance molle comme du riz bouilli : on les appelle *milium* ou grain de millet. Elles ne causent aucun accident ; elles n'ont d'autre désagrément

bout de quelques jours, la matière du kyste sort par l'ouverture qui résulte de la chute de l'escarre. Si cette matière est fongueuse, on peut l'exciser avec des ciseaux courbes sur leur plat, ou la cautériser de nouveau. J'ai vu très souvent ce procédé réussir complètement entre les mains de Béclard et de M. Paul Dubois. Je l'ai moi-même employé avec un plein succès. (*Note du traducteur.*)

(1) Chalazion, χάλαζα, grêle. Tumeur dure et ronde comme un grêlon. On a encore appelé les mêmes tumeurs *lapis, lithiasis, tophus,* etc.

que de rester stationnaires ; elles n'ont jamais un volume considérable : on les rencontre sur-tout chez les
vieillards. Il est facile de les enlever, en les saisissant
avec une érigne, pour les exciser ensuite au moyen de
ciseaux. Je ferai les mêmes remarques par rapport aux
petites vésicules qui se développent au bord des paupières, et que l'on a désignées sous le nom de phlyctènes
des paupières.

CHAPITRE XIV.

TUMEURS SITUÉES DANS L'ORBITE.

L'histoire des tumeurs situées dans l'épaisseur des
paupières, me conduit naturellement à parler des tumeurs qui se développent dans l'orbite. Elles se forment
au milieu du tissu cellulaire de ces parties ; elles sont
squirrheuses ou enkystées, mais les dernières sont les
plus communes. La matière que renferme le kyste varie
de consistance ; cependant elle est le plus souvent molle,
et se désigne par le nom de mélicéris et d'athérôme.
J'y ai trouvé une fois une assez grande quantité d'hydatides. Les tumeurs de l'orbite méritent qu'on y attache quelque importance, en raison du voisinage des
parties que renferme l'orbite, et des lésions qu'elles
peuvent faire subir au globe oculaire par leur contact
et leur compression. Comme elles se forment assez profondément dans la cavité orbitaire, elles causent, dans
le principe, beaucoup de douleur. A mesure qu'elles

s'accroissent, elles peuvent produire un trouble plus ou moins grand dans l'acte de la vision, et même une amaurose complète, par suite de la compression et du tiraillement qu'elles font éprouver au nerf optique. Souvent leur volume excessif chasse l'œil au-dehors de l'orbite, et cause ce que l'on appelle une *exophthalmie*. Lorsque la tumeur commence à se développer, nous ne pouvons diagnostiquer positivement son existence : nous n'acquérons la presque certitude de son développement que par les accidents qui surviennent, comme l'amaurose, par exemple, ainsi que la douleur qui l'accompagne. L'absence de toute autre cause nous fait présumer que ces accidents sont dûs à une tumeur. Lorsque la proéminence du globe oculaire et l'état imparfait de la vision, nous font soupçonner l'existence d'une tumeur, il faut examiner et toucher avec soin les paupières et le contour de l'orbite pour voir si l'on ne sentirait pas quelque saillie particulière ; et dès qu'on a découvert un certain gonflement, si l'on pense qu'il corresponde à une tumeur susceptible d'être enlevée, il faut pratiquer cette extirpation, en disséquant avec soin les parties qui recouvrent la maladie, telles que la peau et les fibres musculaires sous-jacentes. Lorsque la tumeur est volumineuse, il est même nécessaire d'inciser l'angle externe de l'œil, pour faciliter l'extirpation. C'est une opération embarrassante. Le flot du sang gêne l'opérateur, qui a besoin d'éponger souvent, et qui ne peut opérer que lentement. Après l'opération, il faut tenir le malade en repos, et éloigner de lui tout ce qui pourrait provoquer l'inflammation de l'œil.

J'ai dit plus haut que j'avais rencontré des hydatides dans une de ces tumeurs. Voici comment je pratiquai l'opération, et quels furent les caractères du kyste. Le malade, qui se présenta à cette infirmerie, se plaignait d'une douleur et d'une tension violente au fond de l'orbite : il y avait une légère exophthalmie ; c'est ce qui me fit croire qu'il existait une tumeur au fond de l'orbite. Je fis entrevoir au malade la gravité de son affection, et je lui dis qu'il n'y avait de salut que dans l'extirpation de la tumeur. Toutefois, je ne pus affirmer d'avance que cette opération aurait inévitablement un heureux résultat, ne pouvant baser mon pronostic que sur une simple conjecture. Le malade quitta donc l'infirmerie ; il n'y revint qu'au bout d'un an, offrant alors une projection plus prononcée du globe oculaire, et une saillie évidente derrière la paupière supérieure. Je reconnus facilement que la tumeur était fluctuante. J'y pratiquai une ponction pour voir ce qu'elle contenait ; il s'en écoula une cuillerée d'un fluide aqueux, dont l'issue soulagea le malade. Au bout d'une semaine, le malade étant revenu à la consultation, je remarquai que quelque chose faisait saillie à travers l'ouverture ; je saisis ce corps avec des pinces, et je vis sortir une hydatide d'un volume considérable. Les jours suivants, il en sortit encore d'autres, et alors j'injectai de l'eau tiède par l'ouverture faite à la paupière, et je fis sortir environ plein la moitié d'une tasse à café d'hydatides de différents volumes. Le kyste étant venu à s'enflammer, suppura, et ne tarda pas à se fermer et à se cicatriser. L'œil reprit sa place dans l'orbite, mais il ne recouvra pas la faculté de voir ; du moins le malade se trouva délivré des douleurs atroces dont l'orbite et la tête étaient le siége, et sa santé se rétablit parfaitement.

CHAPITRE XV.

ENCANTHIS.

La caroncule lacrymale est quelquefois le siége d'une tuméfaction plus ou moins considérable, que l'on désigne sous le nom d'*Encanthis*. Je n'ai jamais rencontré de développement de la caroncule assez considérable pour exiger l'excision, ou tout autre moyen analogue, et par conséquent je dois en conclure que le cas est rare. Je n'ai pas vu plus souvent l'encanthis malin dont parlent les auteurs. On conçoit qu'un gonflemeut de la caroncule lacrymale, d'ailleurs simple et peu opiniâtre, mais traité par des applications stimulantes, ainsi qu'on le faisait autrefois avec profusion, peut devenir grave, et prendre même les caractères propres aux tumeurs malignes; mais cette sorte de dégénérescence doit être bien moins fréquente avec un traitement plus rationnel (1).

(1) Il paraîtrait que l'encanthis serait plus rare en Angleterre qu'en Allemagne et en Italie, car M. Travers émet une opinion tout-à-fait analogue à celle de M. Lawrence. « Je n'ai jamais vu, dit-il, la tuméfaction de la caroncule lacrymale prendre le caractère malin dont parlent quelques auteurs (*Synopsis of the diseases of the Eye*, pag. 103). Tandis que Beer, Weller et Scarpa ont consacré de longs chapitres à l'histoire de cette maladie. Scarpa sur-tout a décrit avec beaucoup d'exactitude les diverses dégénérescences squirrheuses et fongueuses qu naissent aux dépends ou à la surface de la caroncule; il a conseillé l'excision de ces tumeurs et la cautérisation de leurs racines. Samuel Cooper a presque puisé tout son article *Encanthis* dans l'ouvrage de Scarpa, tant il est vrai qu'il ne pouvait mettre à contribution les travaux et les observations de ses compatriotes. (*Note du traducteur.*)

CHAPITRE XVI.

GRANULATIONS DE LA CONJONCTIVE.

Les granulations de la conjonctive sont quelquefois le
résultat de l'inflammation puriforme. Mais il n'en est
pas toujours ainsi. Ces granulations surviennent aussi
à la suite d'une inflammation simple, mais violente,
dont le résultat est le dépôt, dans le tissu de la conjonctive, d'une matière qui s'y organise, augmente l'é-
paisseur de la membrane, rend sa surface inégale en y
produisant des saillies irrégulières, auxquelles on a
donné le nom de granulations. Ces granulations varient
pour leur forme et pour leur consistance; quelques-
unes sont dures et saillantes; d'autres sont larges et
tellement molles, qu'elles saignent au moindre contact.
En général, plus elles sont anciennes, plus elles sont
dures. Elles se rencontrent particulièrement sur la portion de la conjonctive qui recouvre les cartilages. Elles
sont plus nombreuses à la paupière supérieure qu'à la
paupière inférieure. Elles s'étendent plus ou moins loin
sur les autres points de la conjonctive, qui en présente
quelquefois jusque dans le point où cette membrane se
réfléchit sur le globe oculaire. Souvent la conjonctive
est en même temps très rouge, et les symptômes qui se
manifestent sont ceux que déterminait déjà l'inflammation, dont les granulations sont le produit. Un des
effets importants à noter, de cet état granuleux des pau-

pières, est la vascularité et l'opacité de la cornée. Le frottement que les granulations exercent sur la cornée, cause le développement de ses vaisseaux; de sorte que cette membrane, irritée sans cesse, perd son éclat et sa transparence, et ne présente plus qu'un aspect terne et nébuleux.

On ne doit pas confondre cette opacité avec celle que détermine l'inflammation de la cornée; voici ce qui arrive, et comment elle se forme dans le cas dont il s'agit : 1° il y a d'abord une inflammation aiguë avec épanchement dans l'épaisseur des lames de la cornée; 2° lorsque l'inflammation est dissipée, il se forme des granulations à sa surface; 3° c'est alors que l'opacité de la cornée survient. D'un autre côté, l'inflammation violente qui donne lieu à la formation des granulations, produit diverses autres altérations, telles que le leucoma, la synéchie antérieure, le prolapsus de l'iris, le staphylôme partiel. D'autres fois, une matière puriforme coule avec abondance, et l'œil, devenu très irritable, est sujet à s'enflammer par la plus légère cause. Enfin, la surface de la cornée se couvre de vaisseaux injectés, dont la réunion forme ces élevures connues sous le nom de *pannus*.

Traitement. Si l'œil est en proie à une violente inflammation, il faut, avant tout, chercher à la combattre par les évacuations sanguines faites au moyen de ventouses scarifiées aux tempes, de sangsues, et par les dérivatifs, tels que purgatifs, vésicatoires, etc. On ne doit suspendre cette médication, que lorsqu'on s'est rendu maître de l'irritation locale. Alors, on a recours aux purgatifs donnés sous forme d'altérants, aux boissons apéritives, et sur-tout à l'établissement d'un séton à la nuque. On doit mettre l'œil à l'abri des excitants extérieurs, sans toutefois le couvrir complètement, et sans forcer le malade à garder constamment la chambre. On pourra, sous l'influence de ce traitement, rendre à la cornée sa transparence, sans le secours d'aucun topique appliqué directement sur l'œil. Cependant, si les granulations de la cornée persistent avec opiniâtreté, on sera forcé de les enlever, soit à l'aide de ciseaux, soit par des scarifications faites avec un bistouri.

On a beaucoup agité la question de savoir si l'on devait préférer le bistouri aux ciseaux pour l'extirpation de ces granulations; il est un moyen plus facile et moins effrayant pour les malades : il consiste, lorsque l'inflammation est combattue, à employer des collyres astringents ou escarotiques; tels que la solution d'alun, de nitrate d'argent, ou d'acétate de plomb. On peut faire dissoudre deux grains d'alun ou de nitrate d'argent par once d'eau, et après avoir renversé la paupière, on applique le liquide avec un léger pinceau à la surface des granulations. On augmente graduellement la dose du sel, jusqu'à huit ou neuf grains. On secondera puissamment l'action de ces topiques, en frottant les paupières avec de la pommade citrine ou celle de précipité rouge. Ces frictions s'opposent d'ailleurs à l'agglutination des paupières entre elles. C'est vainement que l'on a recommandé l'usage du vin d'opium contre cette affection. Ce remède jouit d'une faveur usurpée; il ne possède aucune propiété astringente, et par conséquent ne peut convenir ici.

Parmi les autres escarotiques que l'on a conseillé d'employer dans le cas dont il s'agit, je signalerai encore le sulfate de cuivre, en solution ou en substance; quand on l'emploie solide., il faut renverser la paupière et promener légèrement le sel à sa surface; on la lave ensuite, ou on l'essuie pour que la cornée ne soit pas altérée par le contact du médicament. On peut aussi employer le nitrate d'argent en substance, avec les mêmes précautions. On a recommandé les acides nitrique et muriatique étendus d'eau, et enfin la potasse.

Mais je ne puis m'empêcher d'annoncer ici que j'ai toujours beaucoup mieux réussi à combattre cette maladie par les moyens antiphlogistiques locaux et généraux, secondés de l'emploi de légers astringents, comme les solutions d'alun ou d'acétate de plomb. Il m'a suffi, dans beaucoup de cas, de faire sur l'œil des lotions tièdes ou saturnines, tandis que je traitais l'inflammation de l'œil par tous les moyens indiqués plus haut. S'il est des cas où l'on doive absolument recourir aux escarrotiques un peu actifs, on favorisera puissamment leur action par le régime et le traitement antiphlogistiques.

Je terminerai ce que j'avais à dire sur les granulations de la conjonctive, en signalant une altération particulière dont cette membrane peut être le siége. Je l'ai vue deux ou trois fois privée de son aspect villeux ou muqueux, et ne sécrétant plus de mucosités. L'œil était devenu sec et terne. Les paupières adhéraient entre elles, et constituaient un symblépharon. C'est sur de jeunes sujets que j'ai trouvé cette maladie; il ne m'a pas été possible d'en recueillir l'histoire. Mais je puis dire que toutes les fois que cette affection s'est présentée à mon observation, elle s'est montrée longue, opiniâtre, et même tellement rebelle aux secours de l'art, qu'elle ne me laissait aucun espoir de guérison.

La conjonctive prend quelquefois une teinte livide, chez les personnes qui ont long-temps employé localement le nitrate d'argent. Cette altération de couleur est permanente, ainsi que cela s'observe pour la peau, chez les individus qui ont pris ce médicament à l'intérieur.

CHAPITRE XVII.

PTÉRYGION.

Il est une affection de la conjonctive, que l'on désigne sous le nom de *ptérygion*, nom dérivé du grec,
qui signifie *aile*. Cette dénomination a probablement
été choisie en raison de la forme triangulaire que présente la tache qui constitue la maladie dont il s'agit (1).
Cette maladie consiste en un épaississement de la conjonctive, avec une légère rougeur, et une injection de
filets vasculaires. Cette tache, qui se forme lentement, est
ordinairement située à l'angle interne de l'œil et présente
la forme d'un triangle dont la base est tournée vers la
sclérotique et le sommet du côté de la cornée, au-
devant de laquelle elle s'avance graduellement. L'épaississement et la vascularité de cette membrane sont plus
considérables à sa base, c'est-à-dire du côté de la sclérotique, qu'à son sommet ou auprès de la cornée, au
niveau de laquelle elle se montre aussi plus mince et plus
étroite, sans doute en raison des obstacles qu'elle rencontre dans ce point à son développement et à son
expansion. Cette différence rend compte de la forme
triangulaire qu'elle conserve constamment, même lorsqu'elle s'est avancée au centre de la cornée. Elle appa-

(1) Πτερὸν , signifie aile. C'est sans doute en comparant la petite
membrane dont il s'agit à une aile de mouche, que les auteurs ont cru
devoir lui donner ce nom.   (*Note du traducteur.*)

raît plus constamment à l'angle interne qu'à l'angle
externe de l'œil ; elle semble souvent naître de la caroncule lacrymale, ou du repli que forme la conjonctive
en abandonnant le globe oculaire pour s'étendre aux
paupières : du moins la base du ptérygion a souvent des
connexions avec ces parties. On l'a vu quelquefois se
développer à chaque angle de l'œil, et même aux deux
yeux à la fois. Enfin, on l'observe plus rarement au
milieu, ou bien aux parties inférieure ou supérieure du
globe oculaire.

J'ai dit que le ptérygion se développait insensiblement, et que ce n'était que par degrés qu'il acquérait
un volume et un épaississement considérables. On ne
peut guère en attribuer la cause à une inflammation. Je
l'ai rencontré fréquemment chez des individus qui avaient
habité le climat brûlant de l'Inde (1). Quant à sa structure et à son aspect, il offre plusieurs variétés remarquables.

Ainsi, il y a le ptérygion mince et transparent, qui
consiste dans une légère membrane, à travers laquelle
on distingue encore la cornée. D'autres fois, c'est une
membrane épaisse et fibriforme, et dont l'aspect lui a
mérité le nom de ptérygion épais ou charnu (*pterygium
crassum*). On a aussi parlé de ptérygions malins ; mais
je crois que le ptérygion n'offre jamais primitivement
ce caractère, et qu'il ne l'acquiert que par suite de
l'emploi intempestif des stimulants et des escarotiques.

Un des caractères distinctifs du ptérygion est sa

(1) Si le ptérygion se développe souvent sans qu'il y ait eu une
inflammation évidente de l'œil, il n'en est pas moins vrai qu'il est
toujours le résultat de causes excitantes ou irritantes, comme l'éclat du
jour ou l'intensité de la lumière dans les pays chauds. Il serait difficile d'expliquer autrement le développement des vaisseaux qui se rendent à la membrane.　　　　　　　　　　(*Note du traducteur.*)

marche toujours croissante; il semble, dans le principe,
demeurer stationnaire; mais on le voit, avec le temps,
s'avancer peu à peu vers la cornée, qu'il recouvre et
dont il voile la transparence. Cependant, sa marche
est quelquefois tellement lente, qu'il n'est même pas
nécessaire d'employer aucun traitement. C'est ainsi
qu'on en voit se développer au milieu de la vie, chez
certaines personnes qui terminent leur carrière avant
que cette altération de la conjonctive se soit étendue
de manière à troubler la vision.

Lorsque la maladie reste stationnaire ou ne fait que
des progrès très lents, il ne convient pas de chercher
à en arrêter la marche par l'usage de collyres stimulants, car, en général, ils ne font qu'accélérer
la formation du ptérygion. Mais lorsqu'il vient à s'é-
tendre au-devant de la cornée, de manière à troubler
la vue, le meilleur moyen de remédier à cet accident
est de l'enlever; soit au moyen des ciseaux, soit avec
le bistouri. Pour pratiquer cette opération, il faut
saisir l'expansion membraniforme avec des pinces, la
soulever et la percer avec un couteau à cataracte, que
l'on plonge transversalement dans le repli, en dirigeant
le côté mousse du couteau du côté du globe oculaire;
puis, conduisant l'instrument horizontalement, on sépare la membrane d'avec la cornée, après avoir détaché
la base du ptérygion, qui, une fois enlevé, laisse à sa
place une surface saignante, dont la cicatrisation ne
tarde pas à s'opérer, sans qu'il soit nécessaire d'y appliquer aucun topique stimulant (1). Ce traitement convient au ptérygion, mince ou épais Par ce moyen, on

---

(1) Scarpa est très partisan de cette opération. Pour moi, j'ai vu
deux fois le ptérygion se reproduire, après avoir été ainsi enlevé. Je
crois donc qu'il est convenable de toucher avec le nitrate d'argent la

évitera que la maladie ne prenne un caractère fâcheux, et ne devienne une tumeur maligne; ce qui certainement peut arriver lorsqu'on a recours à certains moyens empiriques et irritants, comme ceux qui ont été conseillés par quelques auteurs.

Les vieillards sont sujets à une espèce particulière de ptérygion, que l'on a appelé ptérygion gras (*ptery-gium pingue*). Il consiste en un amas de petites granulations jaunes situées aux angles de l'œil, sous la conjonctive. Il ne faut point chercher à enlever ces petites tumeurs, à moins qu'elles ne déplaisent à ceux qui les portent, car je ne les ai jamais vu prendre un accroissement tel qu'elles puissent nuire à la vision.

CHAPITRE XVIII.

MALADIES DE LA CORNÉE.

Dans l'ophthalmie externe, la cornée peut partager l'inflammation de l'œil, et prendre part aux diverses altérations causées par cette inflammation. Outre cela, il est possible que la cornée soit le siége particulier d'une inflammation qui s'y développe isolément, et que l'on peut assez bien désigner par le terme de *cŏrnéite* ou *corneitis*. L'introduction d'une parcelle de fer dans la cornée peut y faire naître une inflammation, propre à donner

surface de la plaie, pour empêcher la reproduction de la membrane.
(*Note du traducteur*)

une idée exacte de la cornéite. En effet, la cornée présente alors un aspect terne, et la sclérotique une rougeur
très vive ; l'œil et la tête sont en même temps le siége
d'une violente douleur. Le trouble survenu dans la circulation de la cornée, donne lieu à une injection des
vaisseaux, qui de la sclérotique se rendent vers cette
membrane, de telle sorte qu'on voit une zône rougeâtre
autour de la cornée, et des rameaux vasculaires assez
prononcés qui se dirigent de la partie postérieure à la
partie antérieure de l'œil. Cet organe est douloureux et
ne peut supporter la lumière. Le travail inflammatoire,
ainsi que les altérations de tissu, restent long-temps au
même degré dans cette membrane, en raison de sa faible vascularité.

Le traitement de la cornéite aiguë doit être purement
antiphlogistique. Tenons-nous en garde contre la confiance aveugle et erronée que l'on a dans l'emploi des
stimulants et des astringents, comme moyens propres
à combattre l'opacité de la membrane enflammée, car,
en général, ils aggravent les symptômes. Ainsi donc,
on aura recours aux évacuations sanguines, aux dérivatifs, aux purgatifs, en un mot, à tous les agents curatifs dont nous avons conseillé l'usage à l'occasion de
l'ophthalmie externe. Enfin, si l'inflammation résiste
aux efforts du médecin, il finira par appliquer un cautère aux tempes, et par administrer le mercure à dose
altérante.

J'ai vu l'inflammation de la cornée singulièrement
aggravée par un traitement irrationnel. Je citerai pour
exemple l'observation d'une jeune femme âgée d'environ vingt ans. Elle vint à cette infirmerie en se plaignant d'avoir perdu la vue de l'œil droit. En effet, il y
avait une opacité considérable de la cornée ; la sclérotique était rouge, la malade ne pouvait supporter la lu-

mière, et des larmes coulaient en abondance. Elle dit
qu'il y avait six semaines qu'elle était malade : elle s'était
mise entre les mains d'un médecin de campagne qui lui
avait versé dans l'œil certaines gouttes, dont l'introduction avait été fort douloureuse. Je reconnus que le
collyre était composé d'une solution de sublimé. Je lui
fis appliquer des ventouses, des sangsues, je la soumis
à l'usage du mercure, et j'établis un cautère à chaque
tempe ; je l'engageai à persévérer long-temps dans l'emploi de ces moyens. Au bout d'un an, la cornée n'avait
point encore entièrement recouvré sa transparence, et
la vision n'était pas rétablie, bien que la malade eût con-
tinué l'usage du mercure avec plus ou moins d'exactitude. Enfin, quelques mois après, elle revint à l'infirmerie, en disant que l'œil gauche devenait malade
à son tour, qu'il perdait de son éclat, et qu'elle commençait à n'en plus voir ; elle accusait aussi une douleur considérable à la tête. En un mot, elle offrait tous
les symptômes qu'elle avait présentés lors de la perte
du premier œil. Comme je pouvais ici traiter cette maladie dès son début, je m'empressai d'appliquer des
ventouses scarifiées aux tempes, et je continuai le
traitement antiphlogistique, de la même manière qu'il
a été précédemment indiqué. En deux mois la cornée
avait recouvré sa transparence, et l'œil sa faculté visuelle ; ainsi donc le traitement et ses suites furent complètement différents pour les deux yeux.

Tel est l'état le plus simple de l'inflammation de la cornée. Mais le résultat de cette phlegmasie ne se borne pas
toujours à ce trouble dans la transparence de la membrane,
ni à l'injection des vaisseaux qui s'y rendent : différentes
altérations de tissus s'y développent plus ou moins promptement. Ainsi, on y voit naître des abcès ou des pustules, comme dans l'ophthalmie variolique ; on y voit

se développer des vaisseaux qui la traversent, ou se
déposer une matière albuminiforme entre les lames qui
la composent. Les symptômes locaux et généraux que
nous avons décrits, se reproduisent ici avec la même
intensité (1).

(1) Parmi les auteurs qui se sont attachés à décrire spécialement
les affections de la cornée, je citerai sur-tout B. Travers (*A synopsis of
the diseases of Eye.*) ; le Docteur Vetch (*A practical treatise of the
diseases of the Eye*) me semble avoir le premier signalé cette obscurité
et cet aspect terne de la cornée, dans la cornéite aiguë. « Cette affec-
» tion, dit-il, est essentiellement différente des taches et des nuages
» qu'on voit ordinairement se manifester dans la cornée, sous l'in-
» fluence de l'ophthalmie externe. La cornée offre, dans ce cas, la teinte
» et la transparence terne d'une pierre à fusil, ce qui permet au ma-
» lade de distinguer encore vaguement les objets, et ce qui empêche
» l'observateur de reconnaître la forme de la pupille et la couleur de
» l'iris. » Mais c'est sur-tout au docteur G. Mirault, que nous devons
la première description exacte de l'inflammation de la cornée, qu'il
désigne sous le nom de *Kératite*. Il a fait de ce point de chirurgie, le
sujet de sa Dissertation inaugurale, et a consigné le résultat de ses
recherches dans le *tome* 3e *des Archives générales de Médecine*. Voici
le résumé de son travail :

Il a divisé en trois périodes la marche de la kératite ; le 1er degré
est caractérisé par l'obscurcissement ou l'injection rouge de la cornée,
le 2e par le ramollissement, le 3e par l'infiltration purulente. L'obscurcissement est le produit de l'engorgement des vaisseaux de la membrane enflammée. Lorsque la cornée se ramollit, son tissu perd sa
cohésion, se change en une pulpe gélatiniforme d'un gris cendré,
quelquefois rougeâtre. La lame extérieure lâche et ridée, semble se
mouler aux inégalités de la surface ramollie. Enfin, la suppuration et
l'infiltration purulente forment le 3e degré, parce qu'elle n'a jamais
lieu sans ramollissement. On trouve à l'ouverture des cadavres, la
cornée boursouflée, terne et comme infiltrée d'un fluide albumineux,
ainsi que M. Jadelot en a rapporté des exemples dans *l'Annuaire des
hôpitaux*. En outre, la cornée est encore le siège, chez les nouveau-nés,
d'un ramollissement particulier, qui ne semble pas toujours être le résultat de l'inflammation. Ajoutons que la gangrène de la cornée peut
survenir à la suite d'une violente phlegmasie.   (*Note du traducteur.*)

Il est inutile de revenir ici sur ce que j'ai déjà dit
des abcès qui se forment dans la chambre antérieure
de l'œil, dans l'ophthalmie scrofuleuse, sous l'influence de laquelle la cornée s'enflamme et s'ulcère
si promptement. Seulement je terminerai par une remarque relative aux épanchements de matière puriforme, que l'on a désignés sous le nom d'*onyx* ou
d'ongles. Si le mot onyx convient pour désigner quelques maladies de l'œil, c'est lorsqu'il y a un peu de
matière épanchée dans la chambre antérieure, de telle
sorte qu'on aperçoive derrière la cornée, une petite
tache blanchâtre et demi-ciculaire, comme celle qui
existe à la racine de l'ongle. Cet épanchement, d'une
matière libre et flottante, diffère essentiellement des
taches de la cornée proprement dite.

ARTICLE I.

CORNÉE VASCULAIRE.

Dans l'état naturel, les vaisseaux de la cornée ne
sont point apparents; mais ils peuvent se développer au
point de se laisser pénétrer par une grande quantité de
sang, d'où résulte un aspect rouge et fongueux de la
cornée. On a donné le nom de *pannus* à cet état de la
cornée, parce qu'elle est, dans ce cas, comme recouverte
d'un morceau d'étoffe rouge.

Traitement. On doit se proposer d'abord d'éloigner
du malade toutes les causes d'irritation et d'inflammation. Lorsque la congestion vasculaire de la cornée survient par suite d'un travail inflammatoire, on conçoit
que les évacuations sanguines peuvent produire une déplétion favorable. Quand l'état morbide dont il s'agit sera

causé par le frottement de granulations existant à la paupière, ou d'un cil renversé, l'évulsion de l'un et la guérison des autres, seront la première indication à remplir. Enfin, il faudra combattre les ravages de la maladie scrofuleuse lorsqu'elle existera. On a conseillé de pratiquer des scarifications sur les vaisseaux qui rampent à la surface de la cornée, mais je n'en ai jamais obtenu beaucoup de succès. Je pense que la seule indication générale qu'on puisse donner ici, consiste à rechercher la cause particulière du mal, pour l'attaquer et l'éloigner.

ARTICLE II.

ULCÈRES DE LA CORNÉE.

La cornée offre quelque analogie de structure avec les surfaces articulaires des os; elle en présente aussi sous le rapport de son mode d'ulcération. En effet, le cartilage qui tapisse les surfaces articulaires ainsi que la membrane synoviale qui la recouvre, présentent certaine ressemblance avec la cornée tapissée par le feuillet de la conjonctive; les ulcérations des cartilages diarthrodiaux ont cela de particulier, qu'elles s'effectuent sans formation de pus; elles se font par absorption, et se creusent comme si la substance cartilagineuse était rongée. Pareil phénomène s'observe pour les ulcères de la cornée; on n'y remarque ni suppuration, ni granulations; ils s'étendent aux lames de la cornée qu'ils creusent jusqu'au point de pénétrer dans la chambre antérieure de l'œil, et de donner lieu au prolapsus de l'iris. J'ai déjà parlé, en traitant de l'ophthalmie purulente, de certains ulcères qui détruisent la cornée avec une grande

rapidité, et qui présentent souvent une forme arrondie,
et rarement des bords irréguliers.

Lorsque les ulcères se développent à la cornée sans
le concours d'aucun travail inflammatoire, ils existent
d'abord inaperçus, leur fond conserve la transparence
propre à la cornée ; mais bientôt un léger rebord opaque
les environne, et s'étend peu à peu autour de l'ulcère ;
puis, lorsque les progrès de l'ulcération s'arrêtent, on
voit commencer une sorte de travail réparateur ; le fond
de l'ulcère prend une teinte légèrement grise ou bleuâtre ;
l'ulcère se comble d'une matière de même couleur, destinée à remplir la perte de substance ; les bords de l'ulcère s'arrondissent et s'amollissent, et enfin, la surface
unie et découverte d'une cicatrice mince et polie comme
la conjonctive, reprend sa transparence. Pendant que
s'opèrent ces phénomènes de cicatrisation, on voit autour de l'ulcère, un faisceau de vaisseaux rouges, qui
rampent même dans une étendue assez considérable de
la cornée transparente. Ils concourent puissamment au
mode de reproduction de la membrane ulcérée, aussi,
faut-il éviter avec soin de les diviser ou de chercher à
arrêter leur formation ; ils disparaissent d'ailleurs d'eux-
mêmes, après la cicatrisation. Il est encore à remarquer
qu'ici, comme dans les autres parties du corps, les bords
de l'ulcère se rapprochent, de sorte que la cicatrice est
beaucoup moins large que ne l'était la surface malade.

En général, la cicatrice ne nuit à la vision, qu'autant qu'elle occupe un point de la cornée situé devant
la pupille ; cette cicatrice fût-elle opaque et permanente,
elle ne causera aucun obstacle à la vision, si elle ne se
trouve pas dans la direction des rayons visuels. La circonférence d'une cicatrice est entourée d'un cercle nébuleux qui domine peu à peu, et rend ainsi moins large
la surface opaque. De sorte qu'on voit peu à peu dimi-

nuer la cause de la vision incomplète dont les malades se plaignent quelquefois après la cicatrisation des ulcères de la cornée.

Que l'inflammation dont l'œil devient le siége, soit la cause ou l'effet de l'ulcère, toujours est-il, qu'il s'agit avant tout de la combattre ; car, une fois qu'on s'en est rendu maître par les moyens antiphlogistiques ordinaires, on peut espérer de voir promptement arriver la guérison de l'ulcère. Il ne faut pas sur-tout chercher à diviser les vaisseaux qui se rendent au point malade, puisque nous avons vu qu'ils concourent au travail de la cicatrisation. Je n'ai qu'une faible confiance dans la cautérisation avec le nitrate d'argent des bords de l'ulcération, et encore moins dans les lotions avec un collyre préparé avec la solution de ce sel ; car j'ai presque toujours vû que ce moyen accélérait les progrès du mal au lieu de les arrêter ; et dans les cas où les ulcères étaient rebelles, j'ai tiré un grand avantage de l'établissement d'un cautère aux tempes (1).

On voit quelques ulcères détruire toutes les lames de la cornée, et s'arrêter lorsqu'ils arrivent à la membrane qui sécrète l'humeur aqueuse ; on voit alors cette membrane faire saillie sous forme d'une petite vésicule transparente qui se présente au fond de l'ulcère, et qui disparaît ensuite selon l'action et le repos des muscles de l'œil. C'est ce qu'on a appelé *cératocèle* ou hernie de la cornée. Si l'ulcère guérit, cette vésicule disparaît ;

(1) Cependant, lorsque les ulcères font des progrès rapides, et menacent, par leur profondeur et leur étendue, de causer l'évacuation des humeurs de l'œil, il me paraît convenable de cautériser l'ulcération pour en arrêter la marche ou en modifier la nature et l'aspect. C'est en effet ce qu'on est obligé de faire dans l'ophthalmie pustuleuse qui accompagne la petite vérole. (*Note du traducteur*).

mais si l'ulcère fait des progrès, la perforation s'étend dans la chambre antérieure, et il survient un prolapsus de l'iris.

ARTICLE III.

OPACITÉS DE LA CORNÉE.

Je parlerai d'abord de l'*arc* ou *cercle senile*. On voit chez les vieillards la circonférence de la cornée présenter un cercle opaque, que la lumière ne peut pénétrer, et qui survient sans douleur et sans cause morbide apparente; il est à remarquer que ce cercle n'occupe pas exactement le bord de la cornée; il y a toujours un petit intervalle entre lui et la sclérotique. Quelquefois cette opacité est fort étroite; dans d'autres cas, elle est plus large, mais jamais elle ne l'est assez pour obscurcir totalement la cornée, au centre de laquelle elle laisse un espace suffisant pour la transmission des rayons lumineux. Il paraît que cette altération est l'effet naturel de l'âge, et non le résultat d'aucune maladie. Il est des individus chez lesquels le cercle sénile se montre plutôt que chez d'autres, mais c'est en général entre trente et quarante ans, et plus encore après cet âge que l'on commence à l'apercevoir. Ce trouble, dans la transparence de la cornée, n'entraîne avec lui aucune altération de tissu, aucun épanchement de matière étrangère entre les lames de la membrane, ni aucune augmentation dans sa densité; je ne puis mieux comparer cette altération, qu'à celle de la tunique interne des gros vaisseaux, chez les vieillards. En effet, nous rencontrons souvent à la face interne des gros vaisseaux, chez les individus avancés en âge, des plaques ou taches opaques, sans que pendant la vie, il se soit développé aucune maladie. Il en est de même du cercle sénile : lorsque l'on incise la cornée dans le point qu'il occupe, on la trouve aussi mince et aussi unie que si elle eût conservé sa transparence.

Quant aux autres opacités de la cornée, elles sont, en général, le résultat d'une maladie, et le plus souvent d'une inflammation. La matière qui s'épanche alors entre les lames de la membrane enflammée, devient le noyau et la cause d'opacités plus ou moins prononcées. L'étendue de l'opacité n'est pas toujours en raison de l'intensité de l'inflammation, car il est certains cas où il se fait un dépôt très considérable de matière épaisse, bien que l'inflammation soit légère, et d'autres où une violente inflammation ne donne lieu qu'à une injection considérable, sans aucun épanchement.

Le mot opacité est un terme général qui embrasse tout ce qui altère la transparence de la cornée. Ainsi ce mot comprend tous les degrés possibles de l'opacité, depuis le plus léger trouble, jusqu'à l'altération complète de la transparence de la cornée. On appelle *nuages*, *nebula*, l'obscurité légère de la membrane, qui consiste en une tache d'un blanc laiteux, qui ne s'oppose qu'imparfaitement au passage de la lumière. On désigne par le nom de *leucoma et d'albugo*, les autres opacités plus prononcées de la cornée ; on appelle *macula*, de petites taches légères. La couleur du point opaque varie suivant les cas ; le plus ordinairement il est d'un blanc bleuâtre, d'un blanc laiteux ou gris ; il a quelquefois une teinte opaline ou argentée ; il offre même parfois un éclat métallique. L'opacité peut être d'un blanc mat comme du marbre ; on l'a vue jaunâtre ou un peu rougeâtre.

La plus légère opacité située devant la pupille, nuit à la vision, tandis que le leucoma le plus dense, occupant la circonférence de la cornée, n'apporte aucun obstacle à la vue.

Traitement. Après avoir combattu l'inflammation, qui le plus ordinairement produit les opacités dont nous parlons, il ne faut pas, dès le principe, chercher à provoquer leur disparition par des topiques astringents ou résolutifs, car la force absorbante de la partie malade, suffit seule, dans la plupart des cas, pour provoquer la disparition ou la résorption de ces taches, sur-tout chez les malades encore jeunes. J'ai vu souvent cette résorption activée puissamment par l'établissement d'un cautère aux tempes; mais enfin si l'opacité persiste, on peut tenter de provoquer sa résolution par des topiques stimulants et astringents. J'indiquerai sur-tout la solution de nitrate d'argent que l'on emploie d'abord à la dose de deux grains par once d'eau, et que l'on applique avec un pinceau sur le point malade. On augmente la dose du caustique, à mesure que l'œil s'accoutume à son contact. Je ne suis point partisan de la section des vaisseaux qui se rendent au point opaque, car on incise, dans ce cas, les vaisseaux de la conjonctive, tandis que ceux de la cornée viennent de la sclérotique; or, si l'on se propose d'intercepter le sang qui se rend vers le point opaque, on conçoit que le but se trouve ici tout-à-fait manqué.

Il est certaines variétés d'opacités que l'on peut détruire; il en est d'autres qu'il est impossible de faire disparaître. Je signalerai d'abord celles que l'on peut combattre avec succès.

Le trouble survenu dans la transparence de la cornée, et qui paraît résulter d'un épanchement de matière albuminiforme dans toute l'étendue de la membrane; l'épanchement de matière grisâtre entre les lames de la cornée, dans l'ophthalmie puriforme des enfants, l'aspect

trouble et nébuleux de la cornée dans la *cornéite*, l'opacité rougeâtre de cette membrane dans l'ophthalmie
scrofuleuse, peuvent être combattus avec succès par la
méthode antiphlogistique, lors même qu'ils causent un
obstacle assez prononcé à l'acte de la vision. Dans le
premier et les deux derniers cas, il y a un trouble général
dans la circulation de la cornée, ainsi qu'un dépôt de
matière entre ses lames; dans les autres cas, la conjonctive seule est ordinairement épaissie.

Il est un autre genre d'opacité, qui résulte d'une inflammation d'un caractère beaucoup plus grave. L'opacité occupe la surface ou en même temps toute l'épaisseur de la cornée. Il existe alors un épanchement
considérable, produit par l'inflammation du tissu de la
cornée, et cet épanchement est superficiel ou profond,
suivant l'intensité du mal; ces taches opaques, ordinairement blanches et mates, peuvent disparaître en partie
mais rarement en totalité. Elles sont quelquefois le résultat de l'action d'un caustique sur la cornée, comme
la chaux, ou même l'effet d'un épanchement considérable
de matière puriforme.

Enfin, il est un troisième genre d'opacités, que l'on
peut regarder comme incurables, je veux parler des cicatrices blanches et épaisses des ulcères. Lorsqu'un ulcère a fait de profonds ravages dans les lames de la
cornée, la cicatrice imprime à l'œil une tache permanente, qui est d'autant plus apparente que l'ulcère a été
plus profond. On distingue ordinairement ce genre d'o-
pacités à leurs rebords droits, et à leur aspect brillant.
L'opacité produite par un épanchement de matière
entre les lames de la cornée, se termine d'une manière
insensible, mais celle dont il s'agit ici, se termine
brusquement et par des bords tranchés. Dans l'opacité
totale de la cornée désignée sous le nom de leucoma, le

tissu de la membrane est tellement altéré, que la vision est tout-à-fait impossible, et qu'on ne peut espérer de rétablir la transparence de la membrane par aucun traitement local.

ARTICLE IV.

STAPHYLÔMES DE LA CORNÉE.

Non-seulement la cornée peut offrir des altérations de texture, mais elle présente encore des altérations de forme. Le mot staphylôme signifie une augmentation de volume avec opacité de la cornée; il vient du mot grec σταφυλη, qui signifie grappe. On a créé ce mot pour désigner la projection de la cornée causée par l'amincissement et l'affaiblissement de cette membrane, contre laquelle viennent se presser les fluides contenus dans les chambres de l'œil, de telle sorte que la cornée s'élève d'une manière plus ou moins sensible à la partie antérieure de l'œil, tandis que l'iris adhère à sa face postérieure, et la double pour ainsi dire dans toute son étendue. Par la suite, on a fait une application plus étendue de ce mot, dont on s'est servi pour indiquer toutes les tumeurs qui croissent à la surface de l'œil.

On doit généralement considérer la formation du staphylôme comme le résultat d'une inflammation qui distend et amincit les lames de la cornée, cause son opacité, s'étend à l'iris, qui bientôt contracte des adhérences avec la cornée; et enfin augmente la sécrétion de l'humeur aqueuse, dont la surabondance fait saillir en avant les membranes enflammées. La cornée devient donc proéminente dans une étendue plus ou moins grande; l'œil reste irritable et sujet à des récidives d'inflammation. Cependant la saillie de la cornée augmente graduellement, et bientôt la compression qu'elle reçoit de la part des paupières détermine un sentiment de gêne et de douleur que double encore le contact des bords palpébraux et des cils. Ainsi donc, à l'accroissement et à la difformité progressive de la cornée, s'ajoute une inflammation toujours renaissante. Mais enfin, au bout d'un certain temps, le volume du globe de l'œil reste stationnaire, l'inflammation cesse, et le malade n'éprouve d'autre gêne que celle qui résulte de la saillie de l'œil. Il est encore à remarquer que l'irritabilité de l'œil malade se communique sympathiquement à l'autre œil qui se fatigue ou devient larmoyant aussitôt que le malade veut lire, écrire ou se livrer à quelques occupations qui exigent de l'assiduité.

L'inflammation de la cornée, et sur-tout celle que détermine un coup, ou bien qu'une ulcération complique, est donc la cause du staphylôme qui résulte évidemment de l'amincissement, et de la saillie de la cornée poussée en avant par la surabondance des humeurs de l'œil. Aussi voit-on le plus souvent le staphylôme de la cornée survenir à la suite de l'ophthalmie vénérienne ou varioleuse, bien qu'il se développe également dans l'ophthalmie simple, dans l'ophthalmie scrofuleuse, et dans l'iritis.

Le staphylôme peut être général ou partiel. Dans le premier cas, toute la surface de la cornée est saillante, et la vision incomplète; dans le second, la protubérance n'occupe qu'un point de la membrane, et les rayons lumineux peuvent traverser les autres points. Cependant, si le point opaque se trouve immédiatement au devant de la pupille et la couvre tout entière, la vision se trouve considérablement altérée; si cette espèce de staphylôme est accompagnée d'une grande irritation sympathique de l'autre œil, il en résulte presque autant d'accidents que dans le staphylôme entier, et l'on a besoin d'avoir recours à un traitement non moins actif.

On a encore donné différents noms au staphylôme, suivant ses variétés de forme.

Ainsi, on l'a appelé *hémisphérique* et *conique*. Quand le staphylôme n'est point accompagné de trouble dans la transparence de la cornée, ni d'une adhérence avec l'iris, on l'appelle alors staphylôme *pellucide*. Mais je crois que cette variété doit être placée parmi les hydropisies de l'œil; car le staphylôme, dans ce cas, paraît dû à une augmentation de sécrétion de l'humeur aqueuse. Les seuls exemples de staphylôme de cette espèce qui se soient présentés à mon observation, étaient dus à un vice de conformation congénital du globe oculaire, et donnaient lieu à la cécité complète ou incomplète.

On a également appliqué la dénomination de staphylôme à des distensions contre nature de la sclérotique, que l'on a nommées staphylômes de la sclérotique. Ils surviennent lorsque les tuniques internes de l'œil ont été le siége d'une inflammation considérable par suite de laquelle la tunique amincie et distendue a cédé à la pression des humeurs de l'œil; quelquefois le staphylôme de la sclérotique est très large; dans d'autres cas, il consiste en de petites tumeurs arrondies et multipliées, qui occupent particulièrement les points de la sclérotique correspondante aux corps ciliaires. On ne peut rencontrer un staphylôme de la sclérotique, à moins que la vue ait été détruite par une inflammation interne de l'œil (1).

Le traitement du staphylôme peut être palliatif ou

_____

(1) Il existe entre les auteurs une grande dissidence d'opinion sur la formation du staphylôme. Je crois qu'il ne faut pas en attribuer seule-

curatif. Le premier consiste à combattre l'état inflammatoire de l'œil, et à diminuer le volume de l'organe, en piquant la cornée avec une aiguille à cataracte, de manière à donner issue aux humeurs de l'œil. Ces piqûres réitérées causent quelquefois une guérison complète, en ce qu'elles arrêtent les progrès du staphylôme, et suspendent la sécrétion trop abondante de l'humeur qui distend le globe oculaire. Toutefois ce moyen ne conduit pas constamment à cet heureux résultat, et l'on est obligé d'avoir recours au traitement curatif. Lors donc que l'on voit le staphylôme faire des progrès, et l'autre

ment la formation à l'amincissement et à la distension mécanique de la cornée, poussée en avant par les humeurs de l'œil. Car, on voit presque toujours au commencement du staphylôme une sorte d'activité de nutrition qui cause, dès le principe, l'épaississement et l'agrandissement de la cornée. J'ai vu chez un enfant un staphylôme commençant à la suite de la variole. L'ulcération était comblée par une sorte de bourgeon grisâtre et mou, au centre duquel était un pertuis qui donnait issue aux humeurs de l'œil. M. Watson, dans son *Compendium of the dissases of the Eye*, p. 82, cite un fait à l'appui de cette opinion: « Je possède, dit-il, dans ma collection quelques préparations de staphylôme complets et incomplets de la cornée. On distingue très bien les trois lames épaissies dont cette membrane se compose. Dans un staphylôme complet, on reconnaît même le feuillet de la conjonctive qui tapisse la cornée. »

Je crois donc que la même cause morbide qui augmente la sécrétion surabondante des humeurs de l'œil, doit augmenter aussi la nutrition, et provoquer l'épaississement de la cornée qui ne s'amincit que lorsque, distendue outre mesure, elle n'offre plus à l'anatomiste que les débris d'elle-même, sans trace aucune de l'épaississement que l'inflammation avait primitivement causée dans son tissu. Je ne fais d'ailleurs que rappeler ici l'opinion de quelques chirurgiens distingués, puisque c'était aussi celle de Richter, que Scarpa a faiblement combattue, et que Weller, considérant qu'il était nécessaire de modifier les idées de Beer, à l'école de qui il a puisé les principes de son traité sur les maladies des yeux, regarde diverses phlegmasies de l'œil comme la cause la plus ordinaire du staphylôme. Or, l'effet le plus commun de l'inflammation de la cornée, est son épaississement plutôt que son amincissement.

(*Note du traducteur.*)

œil s'irriter sympathiquement, il faut se proposer d'enlever la tumeur staphylomateuse. On y parvient en la traversant avec un couteau à cataracte; on incise d'abord la moitié inférieure de la tumeur, puis dirigeant le tranchant de l'instrument dans l'autre sens, on achève l'incision de l'autre moitié supérieure. A la suite de cette opération, l'œil s'affaisse et est remplacé dans l'orbite par une espèce de petit tubercule que recouvrent les paupières qui n'ayant plus de point d'appui, se contractent au devant de l'orbite. Il est inutile de dire que pour faciliter l'opération, on fait soutenir légèrement les paupières, par un aide intelligent, et qu'on saisit la tumeur avec des pinces ou une érigne. Quelques personnes ont conseillé de passer une ligature dans la tumeur, pour la fixer plus solidement, mais cette précaution me paraît superflue. Il n'est pas nécessaire de comprimer fortement les paupières en les soutenant, de manière à chasser toute l'humeur vitrée; car il est bon que le tubercule qui reste au fond de l'orbite ait un certain volume pour qu'on puisse y adapter un œil artificiel. Ce tubercule présente, en général, quatre divisions ou petites saillies qui correspondent à l'insertion des quatre muscles droits. Lorsqu'on examine la portion de la cornée que l'on a enlevée, on la trouve épaissie, entièrement opaque, et tapissée postérieurement par l'iris qui y adhère. Le fluide qui sort des piqûres faites à l'œil, est clair comme de l'humeur aqueuse.

Cette opération n'est ordinairement suivie d'aucun accident. Cependant elle peut donner lieu à une violente inflammation; c'est ce que j'ai vu chez un élève de l'infirmérie ophthalmique. Il fut affecté de staphylôme, à la suite d'une ophthalmie vénérienne. Comme l'irritabilité de l'œil ne lui permettait pas de se livrer à ses études, il désira qu'on enlevât la tumeur staphylomateuse; il sup-

porta l'opération avec beaucoup de courage, quoiqu'elle
fût fo.t douloureuse. Aussitôt après, il survint une inflammation dont la conjonctive palpébrale fut particulièrement le siége. Une suppuration abondante, un
chemosis, et de violentes douleurs de tête se manifestèrent. Ces symptômes durèrent quelque temps avec opiniâtreté, et cédèrent à peine à des purgatifs et des émissions sanguines réitérées; il fallut en outre administrer
l'opium à large dose, et l'on vit l'inflammation s'arrêter.

J'ai vu plusieurs fois une ophthalmie violente succéder à cette opération. Mais dans la plupart des cas, cette
inflammation est peu rebelle, et résiste rarement à de
légères saignées, ou à l'administration de quelques purgatifs, tels que le calomel, le jalap ou l'infusion de séné.

Scarpa s'est empressé de signaler le danger de ce
mode opératoire; aussi préfère-t-il la méthode de
Celse (1). Cet auteur conseille d'enlever la tumeur par

---

(1) Voici l'opération que Celse a conseillée :

« *Curatio duplex est. Altera ad ipsas radices per medium transuere
acu duo lina ducente ; deindè alterius lini duo capita ex superiore parte,
alterius ex inferiore adstringere interse quœ paulatim secando id excidant.
Altera in summâ parte ejus ad lenticulœ magnitudinem excindere ;
deindè spodium, aud cadmiam infricare. Utro libet autem facto, album
ovi lana excipiendum, et imponendum ; posteà que vapore aquœ calidœ
fovendus oculus, et lenibus medicamentis ungendus est.* » (*De Medi-
cinâ, lib. VII, cap. VII.*)

Pour moi, je suis parvenu à diminuer considérablement le volume
d'un staphylôme, chez une jeune fille, en touchant pendant un mois,
plusieurs fois la semaine, la surface de la tumeur avec le nitrate d'argent. J'ai réussi, par le même procédé, à arrêter les progrès d'un
staphylôme commençant, chez un jeune enfant, à la suite d'une
ophthalmie varioleuse. Les premières applications de nitrate d'argent
furent très douloureuses, mais l'œil s'accoutuma singulièrement au
contact du caustique.

Richter a conseillé de pratiquer, à l'aide du nitrate d'argent, une
perforation à la cornée, afin de vider la tumeur qu'elle forme, et de

excision ou par la ligature. Lorsqu'on veut lier la tumeur, on passe au centre une aiguille armée d'une double ligature, que l'on serre en haut et en bas, de manière à embrasser toute la circonférence du staphylôme. Quand on se propose de l'exciser, on l'emporte par sa base. Scarpa ne partage pas ce dernier avis ; il voudrait qu'on emportât le staphylôme par parties. Quant à moi, je ne vois pas quel avantage peut résulter de cette précaution, d'autant que ce n'est que dans des circonstances assez rares, que l'on voit l'ablation du staphylôme déterminer une violente inflammation (1).

s'opposer à sa distension. Scarpa a essayé ce procédé sans succès, si ce n'est cependant chez quelques enfants. Ce n'est pas de cette manière que j'ai employé le caustique ; j'ai cautérisé toute la surface de la tumeur, que j'ai vu sensiblement diminuer, sans toutefois que la cornée ait recouvré sa transparence.   (*Note du traducteur.*)

(1) Dans un mémoire publié récemment sur le traitement du staphylôme de la cornée, le docteur Flarer, professeur à l'Université de Pavie, établit d'après des observations intéressantes, trois variétés de staphylôme partiel de la cornée, qu'il importe de distinguer sous le rapport pratique.

L'une qui constitue le premier degré de la maladie, consiste dans la hernie simple de la cornée : on la traite avec avantage par les collyres astringents, les narcotiques et les caustiques.

Dans la seconde variété, le staphylôme a une base très large, et les vaisseaux du globe oculaire, spécialement ceux de la sclérotique et de la choroïde, sont variqueux ; ici les caustiques doivent être proscrits, car ils ne pourraient que favoriser la dégénérescence cancéreuse de l'œil. Il faut, dans ce cas, pratiquer l'excision de la tumeur, avec l'attention de conserver ce qui peut rester encore de transparent dans la cornée, afin de pouvoir plus tard pratiquer une pupille artificielle. Cette opération influe aussi avantageusement sur l'œil sain, qui est alors douloureusement affecté par sympathie.

Enfin, dans une troisième forme de la maladie, le staphylôme occupe les trois-quarts et plus de la cornée, mais il n'a point de tendance à amener la dégénérescence du globe de l'œil, et l'on ne remarque pas de dilatation variqueuse des vaisseaux. Ici, le ramollissement de la cornée, qui est consécutif à l'ophthalmo-blennorrhée, ainsi que l'ad-

Après avoir extirpé la tumeur, on peut se proposer d'adapter un œil artificiel à la surface du tubercule qui remplit le fond de l'orbite. Cet œil d'émail ou de verre, doit avoir absolument la couleur de l'œil sain ; également poli sur ses deux faces, il présente sa surface postérieure légèrement concave. On l'introduit dans l'orbite en soulevant la paupière supérieure et déprimant la paupière inférieure avec les doigts, les paupières abaissées maintiennent l'œil, dont l'introduction est sans douleur. Les malades peuvent l'ôter la nuit avec la plus grande facilité. Il est bon de l'enlever assez souvent pour le nétoyer des mucosités qui séjournent dans sa concavité. L'œil artificiel suit les mouvements de l'œil sain, sur-tout à droite et à gauche ; il n'exécute pas aussi librement les mouvements en haut et en bas. Ces mouvements résultent de l'action des muscles de l'œil qui restent fixés au tubercule qui remplace le globe oculaire, et sur lequel est fixé l'œil artificiel.

ARTICLE V.

CORNÉE CONIQUE.

La cornée peut perdre sa convexité régulière et prendre une forme conique, tout en conservant sa

hérence de l'iris avec la cornée dans plusieurs points, et surtout l'accumulation de l'humeur aqueuse dans la chambre antérieure, sont autant de circonstances qui déterminent lentement la saillie du staphylóme. Dans ce cas, le staphylóme total de la cornée est imminent. Alors, *si l'on rétablit la communication et l'équilibre entre les humeurs de l'œil et celle de la chambre antérieure, en pratiquant une pupille artificielle*, de cette manière ou guérit non-seulement le staphylome existant, et l'on prévient la formation du staphylóme total de la cornée, mais encore on peut rendre la vue au malade (Voy. ce mém. inséré dans les *Archives gén. de méd.*, tome 21, pag. 255, octobre 1829). (*Note du trad.*).

transparence, de sorte que quelques auteurs ont désigné cet état sous le nom de *staphylôme transparent
conique*. Cette altération de forme survient lentemeut,
souvent d'une manière assez insidieuse et sans cause
appréciable. Lorsqu'on observe un malade affecté de
cette lésion, on est d'abord frappé de l'éclat de ses
yeux ; car la cornée réfléchit la lumière d'une manière
remarquable. Si l'on examine l'œil de profil, au lieu de
voir la convexité ordinaire de la cornée, on voit cette
membrane s'élever en cône, et brillante comme si le
devant de l'œil était recouvert d'un fragment de glace.
Du reste, on ne distingue aucune altération de texture ;
l'iris, la pupille, tout, en un mot, conserve son état
naturel. Il est difficile, au début de la maladie, d'en
constater l'existence et le développement, tant est légère
l'altération de forme qui constitue l'affection qui nous
occupe ; on ne commence à la reconnaître qu'à l'éclat
de la lumière réfléchie par la cornée. Mais bientôt les
fonctions de l'œil sont altérées ; le malade devient
myope, sur-tout de l'œil malade., avec lequel il voit les
objets d'une distance plus rapprochée qu'avec l'œil sain.
Cette myopie augmente à mesure que la cornée devient
plus conique, de sorte qu'à la fin le malade est obligé
de mettre les objets à un pouce de son œil. Il est encore
à remarquer qu'il place les objets qu'il veut voir en
côté de l'œil ; ce qui s'explique aisément, lorsque l'on
conçoit que la circonférence de la cornée est moins
altérée que le centre, aux dépens duquel la forme
conique s'est établie (1).

(1) Je ne puis donner une idée plus exacte des symptômes propres
à la maladie dont il s'agit ici, qu'en rapportant une observation intéressante consignée dans l'ouvrage de M. Wardrop (*Essay on the morbid anatomy of the human Eye*, tom. II, p. 179.)

« Une dame de trente ans avait sur l'un des yeux la cornée convexe,

Lorsqu'au bout de quelques années la cornée a pris une forme conique très prononcée, sa partie la plus saillante perd sa transparence et devient terne, par suite des frottements qu'elle éprouve de la part des paupières.

Comme la maladie qui nous occupe ne se manifeste pas tout à coup, les malades ne s'aperçoivent souvent que par hasard de leur infirmité; s'ils viennent à fermer l'œil sain, ils reconnaissent que leur vue est imparfaite de l'œil qui reste découvert, et c'est souvent seulement alors que leur attention se fixe sur l'altération de l'œil. Cette maladie survient le plus souvent sans cause connue, sans trouble général dans l'économie. Je l'ai observée plus souvent chez les filles de campagne, et elle me paraît plus commune chez les femmes que chez les hommes. On peut dire que c'est une maladie rare, car Beer n'en a point parlé dans son grand ouvrage (1). Le

comme dans l'état naturel; sur l'autre elle était conique. A la distance d'un pouce ou d'un pouce et demi, elle pouvait distinguer les petits objets, quand elle les plaçait en côté de l'œil; quand elle regardait à travers le trou d'une carte, elle pouvait voir les objets très rapprochés de son œil, et même lire dans un livre. Quand elle regardait un corps lumineux, comme une bougie, elle voyait la lumière se multiplier cinq ou six fois, et tous ces points lumineux se montraient plus ou moins confus. Le docteur Brewster, à qui M. Wardrop communiqua cette particularité, pensa qu'il devait y avoir certaines inégalités à la surface du cône, et que c'était aux facettes produites par ces inégalités, qu'était due la réfraction de la lumière et la multiplicité des corps lumineux. Cet œil faisait en quelque sorte l'effet d'un prisme. »

(*Note du traducteur.*)

(1) Léveillé a consigné un cas semblable à celui de M. Wardrop, dans sa traduction de Scarpa. M. Phipps a eu fréquemment l'occasion de voir la cornée devenir peu à peu convexe, sans l'influence d'aucune maladie. Il a remarqué que lorsque cette convexité était arrivée à un certain degré, elle s'arrêtait, et que la cornée devient opaque. (*Dict. de Chir. prat.* de S. Cooper.) Un des pharmaciens distingués de Paris,

professeur Himly de Goettingue, dont la pratique est immense, n'a pas rencontré un seul exemple de cette infirmité. J'ai vu, pour ma part, trente ou quarante cas de cette maladie ; ce qui me porterait à croire qu'elle est plus commune en Angleterre que dans les autres pays.

On ne peut trop savoir si la cornée est plus ou moins épaisse : je l'ai piquée plusieurs fois dans ce cas, sans pouvoir apprécier son degré de résistance. Toutefois, comme il est certain qu'il existe ici une sécrétion plus abondante de l'humeur aqueuse, on peut supposer que la cornée, poussée en avant, devient plus mince ; cependant il est difficile de croire que la cornée puisse être distendue outre mesure, sans que le malade en éprouve quelque douleur, et sans qu'il survienne de la rougeur, ou quelque changement dans la position de l'iris et des autres parties internes de l'œil (1). Il est à remarquer que cette maladie s'observe le plus ordinairement chez les jeunes filles de la campagne qui jouissent d'une santé parfaite. Ainsi nous ne trouvons dans l'état général du malade, aucune cause capable de nous expliquer le développement de cette maladie.

Si nous sommes aussi peu avancés sur l'étiologie de cette affection, nous ne devons pas l'être davantage sur

présente cette saillie conique dans les deux cornées ; par suite de cette affection il est myope. Quand il ne se sert pas de lunettes, il ne peut distinguer avec netteté les objets placés à quelque distance, qu'en rapprochant beaucoup les paupières, ou, comme on dit vulgairement, en clignant fortement des yeux. Malgré l'ancienneté de la maladie, les deux cornées sont d'une transparence remarquable, et d'un aspect très brillant.　　　　　　　　　　(*Note du traducteur.*)

(1) MM. Watson, Travers et Wardrop pensent que la cornée s'amincit par suite de l'absorption de quelques unes de ses lames. Mais comment concilier ici cet amincissement avec l'opacité ou l'épaississement que l'on observe au sommet du cône, dans une période avancée de la maladie ?　　　　　　　(*Note du traducteur.*)

le traitement. Cependant, il est possible de soulager le
malade, en lui indiquant quelques précautions particulières. Ainsi, dans les progrès de la maladie, on peut
conseiller l'usage des lunettes à verres concaves, et si
l'œil est douloureux, il faut employer les moyens que
nécessite l'état particulier de l'organe. Il faudra peu
exercer la vûe, et faire une saignée locale. Une jeune
femme, affectée de saillie conique de la cornée, vint
d'Oxford à l'infirmerie ophthalmique ; elle avait quelques symptômes de congestion vers la tête. On y remé-
dia par l'application de ventouses scarifiées, et l'on fit
prendre à cette malade des lunettes à verres concaves.

On a conseillé l'usage des topiques astringents, tel
que l'alun, mais je puis assurer que rien n'est moins
certain que leur efficacité. Cependant on a retiré quelques avantages de certains topiques. Un vieux prêtre,
qui depuis trente ans était atteint de cette affection,
put continuer les fonctions de son ministère jusqu'à sa
mort, qui survint dans sa cinquantiéme année; le sommet de la cornée étant devenu opaque, on parvint à
détruire cette opacité, en la touchant avec une solution
de nitrate d'argent. On avait eu seulement recours à
l'emploi de la belladone, pour dilater la pupille.

Sir William Adam a proposé de pratiquer, dans ce
cas, l'opération de la cataracte. Considérant que la
convexité considérable de la cornée augmentait le pouvoir réfracteur de l'œil ; il pensait qu'en enlevant le
cristallin, on contrebalancerait cette augmentation de
réfraction. Mais je crois qu'il ne convient nullement de
pratiquer ici cette opération. Je ne sache pas qu'on
puisse citer un seul exemple de succès à l'appui de ce
conseil. Tout ce que je puis dire en terminant, c'est
que nous sommes peu avancés sur la nature de cette
affection, et par conséquent peu certains du traitement
qu'il convient de suivre pour la combattre.

CHAPITRE XIX.

AFFECTIONS DE L'IRIS.

ARTICLE I.

ABSENCE ET ALTÉRATIONS DE COULEUR DE L'IRIS.

L'iris manque quelquefois entièrement. J'ai vu deux fois ce vice de conformation ; du moins il était impossible de reconnaître la moindre trace de cette membrane. La capsule du cristallin présentait quelques points opaques, qui ne s'opposaient nullement à l'acte de la vision (1).

On voit quelquefois des différences de couleur entre les deux iris, ou entre les points divers de l'iris d'un même œil. C'est ainsi que le tiers ou la moitié d'un iris bleu est brun ; il faut éviter de prendre ces taches naturelles pour des altérations de couleur produites par l'inflammation. Il est également des altérations de forme pour la pupille, que l'on voit ouverte transversalement ou d'une manière triangulaire.

L'iris présente souvent des taches noirâtres à sa partie antérieure, et bien qu'elles ne soient pas le résultat

____

(1) Ces taches ou opacités de la capsule du cristallin n'étaient-elles pas causées par l'application contre cette membrane de certains rudiments de l'iris, dont le contact troublait la transparence du cristallin ?

(*Note du traducteur.*)

d'une disposition originelle, il est cependant difficile
de les rapporter à une cause morbide. Je n'ai jamais vu
de ces taches sur de jeunes sujets ; ce n'est ordinairement qu'après la période moyenne de la vie qu'elles se
présentent.

<hr>

ARTICLE II.

PROLAPSUS OU PROCIDENCE DE L'IRIS.

La procidence de l'iris est un accident fréquent et
sérieux pour ses conséquences. L'iris, comme on le sait,
flotte au milieu de l'humeur aqueuse. Si la cornée est
détruite ou divisée, l'humeur aqueuse s'écoule et entraîne avec elle l'iris, qui fait, pour ainsi dire, hernie
à travers cette ouverture, sur-tout si les contractions
spasmodiques des muscles moteurs de l'œil soumettent
cet organe à une forte pression. Quelques auteurs ont
appelé staphylôme de l'iris l'accident dont nous parlons.
Lorsque la cornée tout entière est détruite, comme dans
l'ophthalmie vénérienne, l'iris vient faire saillie en
masse, et présente alors ce qu'on a appelé staphylôme
rameux ou en grappe, en raison de la ressemblance que
l'on a cru trouver entre l'aspect de l'iris et une grappe
de raisin.

Lorsque l'inflammation cède, l'ouverture de la cornée se cicatrise ordinairement, et l'iris reste adhérent
à la cicatrice, au niveau de laquelle la cornée présente
une tache opaque plus ou moins étendue. Si la portion
saillante de l'iris ne s'est point retirée pendant que la
cicatrisation s'est opérée, et si elle forme au dehors une
légère excroissance, dont le contact irrégulier irrite et
enflamme l'œil, il devient indispensable d'enlever cette
petite tumeur avec un couteau à cataracte ; car l'iris,

continuellement frotté par les mouvements des paupières, produit l'inflammation de ces dernières, et met l'œil dans l'impossibilité de supporter la lumière. Lorsque l'adhérence entre l'iris et la cornée a eu lieu, cette adhérence se fait distinguer par un point noir ou bleu, environné d'une zône opaque et situé à la face interne de la cornée.

La procidence de l'iris n'exige point, en général, de traitement particulier. Il faut d'abord chercher à se rendre maître de l'inflammation. On ne peut espérer de replacer l'iris, parce qu'il faudrait pour cela exercer sur l'œil une compression qui lui serait préjudiciable ; d'ailleurs, il faut très peu de temps pour que l'iris contracte des adhérences avec la cornée ; et, quant à moi, je n'ai jamais vu, après un prolapsus de l'iris bien déterminé, cette membrane reprendre sa place naturelle. Ainsi donc, après avoir combattu les symptômes inflammatoires, si l'adhérence de l'iris laisse à la cornée un point saillant dont le frottement irrite l'œil, il faut en modérer la saillie par de légers attouchements avec le nitrate d'argent.

On a appellé *myocéphale* la saillie de l'iris qui ressemble à une tête de mouche, et *clavus*, ou clou, celle qui est aussi grosse qu'une tête de clou. Il faut sur-tout, dans ce cas, employer le nitrate d'argent avec la plus grande réserve ; car on s'exposerait à trop irriter l'œil, si l'on augmentait trop l'étendue de la cautérisation.

Le prolapsus de l'iris entraîne diverses altérations dans la forme de la pupille qui peut devenir ovale, irrégulière, anguleuse, tirée en bas, complétement fermée, ou dilatée outre mesure. Il survient encore, comme complications de ces altérations, d'autres lésions plus ou moins considérables, telles que l'opacité des points de la cornée où existent les adhérences de l'iris, l'imperfection ou la destruction de la vision, suivant le siége et l'étendue du prolapsus.

Quant aux altérations de forme de la pupille, c'est un fait de peu d'importance, puisqu'il est vrai que cette altération ne nuit nullement à l'acte de la vision. En effet, peu importe que la pupille soit ovale ou carrée, pourvu que les rayons lumineux parviennent à la rétine.

On a désigné sous le nom de *synéchie antérieure*, l'adhérence de l'iris avec la cornée. Cette adhérence est presque toujours accompagnée de *leucoma*, ou d'une opacité plus ou moins étendue de la cornée : elle s'établit inévitablement dans les cas de prolapsus de l'iris. On ne doit point chercher à rompre cette adhérence; on ne pourrait d'ailleurs pas plus y parvenir que pour celle de la plèvre ou du péritoine. Je ferai la même remarque au sujet de la *synéchie postérieure*, ou adhérence de l'iris avec la capsule du cristallin.

Lorsque par suite des adhérences de l'iris, la pupille se trouve considérablement rétrécie, on peut la dilater à l'aide de la belladone, et rétablir ainsi la vue. Cette dilatation devient sur-tout utile, lorsque la cornée présente une tache dont l'étendue dépasse celle de la pupille. On conçoit qu'une fois la pupille dilatée, elle peut recevoir les rayons lumineux qui traversent la cornée dans ses points transparents. Je ferai encore observer, que même lorsqu'il existait une opacité partielle de la capsule, et en même temps une adhérence entre ce point opaque et le bord pupillaire, on a pu, par l'emploi de la belladone, rétablir la vue; c'est qu'alors toute la circonférence de la pupille n'était point adhérente; un seul point était encore libre, et susceptible de se dilater de manière à permettre le passage de quelques rayons lumineux; j'ai souvent été surpris de voir des individus doués d'une vue excellente, quoiqu'ils eussent l'ouverture pupillaire extrêmement étroite; il est évident qu'il suffit d'une très petite ouverture pour que la lumière arrive à la rétine (1).

ARTICLE III.

MYOSIS ET MYDRIASIS.

Parmi les affections de l'iris, je dois signaler deux états particuliers de cette membrane, désignés sous le nom de myosis et de mydriasis. Dans le premier cas, il y a une contraction extraordinaire, et dans le second, une dilatation outre mesure de la pupille; il est rare de rencontrer dans l'état de santé, la dilatation outre mesure de la pupille : cet état dépend le plus souvent d'une cause morbide. Si la pupille est dilatée, bien que le nerf soit sain, on peut remédier à l'inconvénient qui résulte, pour la vision, de cette dilatation pupillaire, en appliquant sur les yeux un carton noirci et percé au centre d'un pertuis correspondant à l'ouverture de la pupille. On peut fixer cet appareil sur une monture de lunettes (2).

L'opacité de la capsule que l'on a appelée *cataracte capsulo-lenticulaire*, est encore un des résultats de l'inflammation des parties internes du globe de l'œil. C'est le plus souvent une maladie incurable, car elle est pres-

---

(1) Lorsque l'œil est très irritable et ne peut supporter des lotions faites avec la belladone, on peut administrer ce médicament à l'intérieur. Je suis parvenu, chez un enfant affecté d'une ophthalmie scrofuleuse compliquée d'une grande irritabilité de la rétine, à calmer les douleurs de l'œil et la contraction de la pupille par l'administration intérieure de la belladone. (*Note du traducteur.*)

(2) J'ai vu plusieurs exemples de myosis et de mydriasis d'un des deux yeux, sans que les malades en éprouvassent la moindre incommodité. (*Note du traducteur.*)

que toujours accompagnée d'une affection organique de la rétine.

CHAPITRE XX.

GLAUCÔME.

On appelle glaucôme une affection particulière de l'humeur vitrée, accompagnée d'une altération de couleur de l'iris. C'est une maladie importante à étudier; car, outre qu'elle entraîne avec elle la perte de la vue, on peut aisément se méprendre sur sa nature et sur son siége, et la confondre avec une cataracte.

Les symptômes qui la caractérisent sont une douleur frontale, située sur-tout au-dessus des sourcils; cette douleur est plus ou moins forte, suivant les individus; le malade se plaint en outre de sentir sa vue s'affaiblir; et si l'on observe l'œil, on distingue à travers la pupille une couleur verdâtre, ou d'un jaune verdâtre. Cette couleur jouit, du reste, d'une sorte d'éclat, tellement que l'on croirait à l'existence d'un morceau de métal placé au fond de l'œil. La pupille est en même temps dilatée, et les contractions de l'iris se font avec plus de lenteur. L'altération de la vision est plus ou moins prononcée, suivant les malades.

Le glaucôme est évidemment une inflammation de l'humeur vitrée, avec altération de sa couleur et de sa composition; et si l'on considère que cette humeur est directement appliquée sur la rétine, on conçoit combien il est difficile que cette membrane ne prenne pas part à l'état morbide dont il s'agit. Il est difficile de savoir positivement si la maladie commence vitrée, et s'étend à la rétine, ou si le contraire a lieu; ce qu'il y a de certain, c'est que cette complication est presque iné-vitable. En effet, à mesure que les symptômes se succèdent, la couleur de l'œil devient de plus en plus verte, la vue s'affaiblit chaque jour davantage, les mouvements de la pupille se paralysent de plus en plus jusqu'à ce qu'enfin l'œil soit sans aucune sensibilité, et la pupille sans mouvement; si le cristallin devient opaque pendant ce temps, on voit survenir ce que l'on a désigné sous le nom de *cataracte verte* ou *glaucomateuse*.

Causes. Il est difficile de remonter aux causes de cette maladie. Elle se manifeste sur-tout après la période moyenne de la vie, chez les personnes qui ne jouissent pas d'une santé parfaite. Pour moi, je la regarde comme n'étant que l'état chronique de l'inflammation aiguë que j'ai décrite précédemment sous le nom d'inflammation arthritique, affectant les tuniques internes de l'œil. En effet, on voit dans le glaucôme survenir avec lenteur les mêmes altérations que celles qui dans l'inflammation arthritique s'emparent avec rapidité du cristallin, de la rétine, et de l'humeur vitrée. Cependant le glaucôme ne paraît pas survenir plus fréquemment chez les personnes sujettes à la goutte et au rhumatisme, que chez les autres individus. Comme il est aisé de confondre cette maladie avec la cataracte, je vais essayer d'établir les différences de diagnostic que présentent ces maladies.

La décoloration que l'on observe à travers la pupille dans le glaucôme et la cataracte, se distingue par des nuances particulières à chacun de ces cas. Dans le glaucôme la couleur est d'un vert jaunâtre, et si l'on regarde l'œil de profil, on ne voit point de décoloration, tan-

dis que dans la cataracte, on observe une teinte grisâtre
ou d'un blanc grisâtre, qui se distingue toujours dans
tel sens que l'on observe l'œil. La perte de la vue, dans
le glaucôme, n'est point en proportion de l'altération de
couleur, car avec une légère modification dans la teinte
de l'humeur vitrée, la vu peut être considérablement
altérée ou même entièrement perdue, tandis que dans
la cataracte, la perte insensible de la vue marche avec les
progrès de l'altération de couleur de l'œil. Dans la cataracte, la vue est passable à un jour faible; dans le glaucôme, au contraire, il faut au malade une lumière
éclatante pour qu'il voie: la rétine ayant ici perdu sa
sensibilité, a besoin d'un excitant très vif pour être im-
pressionnée. Tels sont les caractères distinctifs que l'on
peut établir entre les deux maladies dont il s'agit.
Malgré ces distinctions, on éprouve souvent un grand
embarras à les diagnostiquer, sur-tout à leur début ou à
leur terminaison, alors qu'elles peuvent se confondre
par des accidents analogues.

Le pronostic du glaucôme est grave : l'art ne possède
aucun moyen de rendre à l'humeur vitrée la transparence qu'elle a perdue, ni de rétablir alors la vue dans
son état naturel. Tout ce que l'on peut espérer, c'est de
ralentir les progrès du mal, et de conserver au malade
le peu de vue qui lui reste.

Traitement. Beer prétend qu'on ne parviendra, par
aucun traitement, à empêcher l'amaurose de devenir
complète; je ne partage pas cette opinion. On peut observer ici qu'il y a une congestion sanguine évidente
vers le cerveau et les yeux; or, si l'on détourne cette
congestion, il ne peut en résulter que de bons effets.
Ainsi donc je conseille un traitement purement antiphlogistique. Il faut avoir recours aux évacuations sanguines, à l'aide de ventouses scarifiées, puis aux pur-

gatifs actifs, ou donnés à dose altérante, tels que le
mercure doux, par exemple, secondés des bons effets
d'une alimentation convenable : ces moyens ne pourront
manquer de soulager les malades. On doit insister sur
leur emploi, car en combattant la congestion cérébrale,
on modifie la marche de la maladie ; j'ai vu, dans plusieurs cas, le glaucôme traité par ces moyens rationnels,
sinon guérir, du moins suspendre ses progrès d'une
manière sensible.

CHAPITRE XXI.

SYNCHYSIS DE L'OEIL.

Il existe encore une autre altération de l'humeur vitrée, dont les causes et la nature sont environnées
d'obscurité. Je veux parler d'une sorte de liquéfaction
ou de transformation fluide que subit l'humeur dont
il s'agit. On a désigné cet état par l'expression de
synchysis, mot grec qui signifie liquéfaction. Cette altération peut être le résultat d'une inflammation chronique des parties internes de l'œil ; mais elle peut aussi
arriver par degrés insensibles sans le concours d'aucune
inflammation. Le fluide a quelquefois une couleur brunâtre. La couleur et la forme de l'iris sont peu changées;
mais au lieu de jouir de ses mouvements naturels, l'iris
offre un *tremblement* ou un *mouvement oscillatoire* qui
provient sans doute de ce que cette membrane a perdu son
point d'appui naturel, et flotte tremblante au milieu de
l'humeur liquéfiée, comme le ferait une toile légère agitée

dans une bouteille d'eau. Cet état de l'iris est un signe caractéristique de la maladie qui nous occupe. Il n'est pas rare de voir en même temps le cristallin perdre sa transparence, de sorte que la maladie se complique d'une cataracte. On a vu même la capsule du cristallin convertie en une matière crétacée, remarquable par sa couleur d'un blanc jaunâtre.

Quelques pathologistes ont regardé cet état de l'humeur vitrée comme le résultat d'une ophthalmie interne, et Beer semble porté à croire que cette altération peut être produite par l'emploi du mercure dont on fait un si fréquent usage dans l'inflammation des parties internes de l'œil. Pour moi, je ne puis apporter aucun fait à l'appui de cette opinion, qui me semble basée sur les vieilles idées que l'on avait de la propriété dissolvante du mercure; je puis affirmer que j'ai souvent donné, dans le cas dont il s'agit, ce médicament à large dose, sans voir se manifester l'altération de l'humeur vitrée que nous venons de décrire.

J'ai vu chez quelques individus le tremblement de l'iris après l'opération de la cataracte. En général, cette liquéfaction de l'humeur vitrée indique un état morbide des parties internes de l'œil, et doit porter à croire que la rétine a perdu sa sensibilité; ainsi, lorsqu'on observe ce mouvement particulier de l'iris, s'il existe en même temps une cataracte, on ne peut espérer de voir l'opération suivie de succès (1).

(1) Cependant on trouve dans l'édition de l'ouvrage de Travers, publiée à New-Yorck, une note où il est question d'une jeune dame de Vermont affectée de désorganisation de l'humeur vitrée avec tremblement de l'iris et déplacement du cristallin, et qui subit avec succès l'opération de la cataracte par extraction. Voy. Travers, *Sinopsis of diseases of the Eye*, p 208. (*Note du traducteur.*)

CHAPITRE XXII.

HYDROPHTHALMIE.

Dans l'hydrophthalmie, l'œil a acquis un volume con-sidérable par suite de la surabondance de ses humeurs, et sur-tout de l'humeur aqueuse. La cornée est plus ou moins opaque, et la rétine le plus souvent paralysée. C'est assez ordinairement à la suite d'une inflammation interne de l'œil, long-temps prolongée, que survient l'hydrophthalmie. Cette maladie cause à peu près les mêmes accidents que le staphylôme; ainsi, l'on observe la saillie de l'œil, l'irritation de sa surface, l'inflam-mation de la conjonctive, et par suite l'irritation sym-pathique de l'autre œil.

Le traitement doit être le même que celui du staphy-lôme. Le seul moyen de soulager le malade, est de pra-tiquer, sur l'œil, des piqûres dont le but est de pro-voquer la sortie des humeurs qui distendent le globe oculaire. Après cette évacuation, s'il ne se développe aucune altération organique qui amène la désorganisa-tion ou le développement squirrheux du bulbe oculaire, l'affaissement des parties contenues dans l'orbite, sou-lage le malade, et permet l'introduction d'un œil arti-ficiel.

CHAPITRE XXIII.

OPHTHALMIE VARIQUEUSE.

La seule maladie de l'œil que l'on puisse désigner sous le nom d'ophthalmie variqueuse, et où les vaisseaux de l'œil sont en effet variqueux, est l'inflammation arthritique qui affecte les tuniques postérieures de l'œil. En effet, lorsque cette inflammation dure depuis quelque temps, on voit plusieurs vaisseaux variqueux apparaître à la surface de l'organe. Ce n'est guère que lorsque l'inflammation est déjà en partie dissipée, que cet état variqueux se manifeste ; de sorte qu'il n'y a point, a proprement dire, d'ophthalmie variqueuse, puisqu'il est vrai que cette disposition morbide des vaisseaux n'est réellement qu'un effet, et non un symptôme concomitant de l'ophthalmie.

CHAPITRE XXIV.

ATROPHIE DE L'OEIL.

L'atrophie de l'œil a lieu de diverses manières : lorsque des désorganisations profondes ont altéré les parties constituantes du globe oculaire ; quand l'oph-

thalmie vénérienne a désorganisé les membranes et
causé l'évacuation des humeurs de l'œil ; lorsqu'on a
vidé le globe oculaire pour combattre les accidents de
l'hydrophthalmie ou du staphylôme ; quand une suppuration abondante s'est emparée de l'œil. On ne voit
plus à la place de l'organe qu'un tubercule, ainsi que
cela s'observe dans la *consomption purulente* de l'œil.
En outre, l'œil peut encore s'atrophier sans le con-
concours des causes destructives dont nous venons de
parler. On voit son volume diminuer graduellement,
et ses diverses parties s'affaisser sur elles-mêmes. Cette
atrophie survient souvent à la suite de l'ophthalmie interne. C'est sur-tout lorsque la rétine ne remplit plus
ses fonctions que l'œil s'atrophie ; il semble qu'il subisse
en cela la loi commune aux autres organes que l'on voit
dépérir et diminuer de volume dès qu'ils deviennent in-
capables de remplir leurs fonctions. C'est sur-tout-lors-
qu'une ophthalmie interne a été provoquée par une plaie
pénétrante de l'œil qu'on le voit s'atrophier. Il devient
alors flasque, mou, déprimé ; il s'amoindrit graduellement de manière à ne plus offrir à la fin que le volume
d'un haricot, et cette petite tumeur présente encore les
vestiges des membranes qui forment l'œil ; on reconnaît sur-tout les traces de la cornée et de l'iris. On doit
considérer cette terminaison comme une des plus favorables de celles de l'ophthalmie interne qui a causé la
cécité ; car il vaut mieux encore voir survenir alors
l'atrophie, que l'hydrophthalmie ou le staphylôme de
l'œil, attendu que ces affections sont toujours la source
de douleurs et d'accidents graves.

 L'atrophie de l'œil ne cède à aucun traitement ; je
ne sache pas qu'on soit jamais parvenu à en arrêter la
marche par quelque moyen que ce soit (1).

(1) L'atrophie de l'œil est un phénomène digne de toute l'attention

CHAPITRE XXV.

AFFECTIONS MALIGNES DE L'OEIL.

Outre les maladies inflammatoires de l'œil que nous venons de décrire, et qui peuvent entraîner la destruction de l'organe, il en est d'autres plus graves encore, en ce qu'elles peuvent compromettre la vie même du malade. Tels sont le cancer et les diverses altérations de tissu qui produisent la dégénération fongueuse et médullaire des parties constituantes de l'œil.

Cependant, il est vrai de dire que toutes les excroissances fongueuses qui surviennent à l'œil, ne sont pas

---

des physiologistes. Elle est souvent produite par l'activité plus grande survenue dans les vaisseaux absorbants de l'œil, et sous ce rapport elle serait le résultat d'un phénomène opposé à l'hydropisie et sur-tout au staphylôme de l'œil, où toutes les parties de l'organe sont le siége d'une augmentation de sécrétion et de nutrition, par suite de laquelle les parties constituantes de l'œil prennent un volume considérable. La force de résorption se montre dans l'œil à un plus haut degré que dans les autres parties du corps humain ; on sait en effet avec quelle facilité le cristallin est absorbé ou atrophié après sa dépression. D'un autre côté, lorsque l'on considère que l'atrophie de l'œil ne survient guère qu'après la cécité, et qu'elle commence toujours par l'affaiblissement graduel de la faculté visuelle, on peut croire que le défaut d'inervation peut provoquer aussi l'atrophie de l'œil. Ainsi, d'une part la force absorbante de l'œil, de l'autre la suspension de l'inervation peuvent causer l'atrophie de l'œil ; et l'on se rend compte de la disparition de toutes les parties qui composent le globe oculaire, par le concours de ces deux causes d'atrophie. Voy. *J. Henri Weller*, *icones ophthalmologiæ, fasciculus primus*, p. 5.   (*Note du traducteur.*)

essentiellement mortelles. Ainsi, à la suite d'une violente inflammation, on voit naître certaines végétations à la partie antérieure de l'œil. La sclérotique ou la cornée se couvrent souvent alors de bourgeons charnus; on en voit même provenir de l'iris, et traverser la cornée par les ulcérations qu'elle présente. Quelquefois ces fongosités prennent un aspect hideux jusqu'à ce que venant à s'affaisser, elles tombent et entraînent l'atrophie de l'œil. On voit aussi dans certaines circonstances une proéminence bleuâtre, naissant du corps ciliaire et faisant saillie à la surface de l'œil. Cette tumeur prend bientôt un aspect jaunâtre, se divise, et donne issue à une matière plus ou moins épaisse, après la sortie de laquelle l'œil s'affaisse et s'atrophie, sans que le malade en éprouve d'autres accidents. L'ouvrage posthume de Saunders renferme quelques exemples de pareilles tumeurs.

Un enfant se présenta à cette infirmerie avec une ophthalmie externe très intense, située seulement à l'un des yeux. Il existait un tel gonflement, qu'on ne pouvait séparer les paupières pour voir l'œil. La peau était chaude, le pouls fréquent et la langue chargée. Le malade se plaignait de céphalalgie, d'insomnie, d'agitation et de tous les accidents généraux produits ordinairement par une vive inflammation. On applique des sangsues à l'œil, et l'on soumet le malade à un traitement interne approprié. Au bout de trois ou quatre jours, l'inflammation fut tellement réduite, qu'il me fut possible de voir l'œil. Je le trouvai très rouge et la cornée obscurcie; l'iris était poussé en avant, et la pupille en partie oblitérée. Je fus d'avis de continuer le traitement antiphlogistique; mais malgré l'exactitude que l'on mit à le suivre, l'enfant continua à souffrir violemment, une tumeur s'éleva graduellement au-devant de la cornée, et ne tarda pas à acquérir le volume d'un pois de maïs. Cette tumeur offrit, dans quelques points, une couleur jaunâtre, et je pensai qu'il pouvait exister un fongus hématode provenant du fond de l'œil.

Cependant, au bout de quelque temps, trois autres petites saillies se montrèrent à la surface de la sclérotique, l'inflammation redoubla d'intensité, ce qui nécessita de nouveau l'application des sangsues, et l'enfant ne cessa d'être tourmenté par une fièvre continue, qui, comme le disait sa mère, semblait être une fièvre minante. En effet, les forces du malade s'affaiblirent considérablement, et il tomba dans un grand état d'émaciation. Plusieurs semaines s'écoulèrent avant que l'œil devînt mieux ; alors la douleur cessa, les tumeurs formées à la surface de la cornée diminuèrent de volume, la rougeur de l'œil se dissipa, et l'on vit le globe oculaire s'atrophier et se réduire à un très petit volume, sans qu'aucun autre symptôme fâcheux soit survenu.

J'ai encore eu occasion, il y a quelques années, de voir un jeune enfant qui portait une excroissance charnue, naissant de l'iris, et traversant la cornée ulcérée. Comme le malade était de la campagne, je le perdis de vue ; mais j'appris par la suite que cette tumeur avait disparu d'elle-même, et que l'œil s'était affaissé dans l'orbite.

Scarpa rapporte deux ou trois cas semblables dans son ouvrage sur les maladies des yeux ; et l'on a souvent vu l'œil se couvrir de bourgeons charnus à la suite d'une violente ophthalmie. Scarpa dit que ces tumeurs fongueuses causent ordinairement une telle irritation, qu'il a été plusieurs fois obligé d'extirper la partie antérieure du globe de l'œil. Je ne pense pas que cette opération fût absolument nécessaire ; il me semble qu'on aurait pu combattre avec succès les accidents produits par ces tu-

meurs, en ayant recours à de simples moyens antiphlogistiques.

M. Travers a donné, dans son ouvrage sur les maladies des yeux (1), la description et la gravure d'une
tumeur qui s'était développée à la surface de la cornée;
elle était lobulée, d'une couleur bleuâtre et rouge,
comme les raisins noirs, et elle couvrait toute la cornée, de manière à intercepter complètement la vision.
M. Travers divisa la base de la tumeur, et après l'avoir
enlevée, il vit qu'elle ne s'était pas étendue au-delà de la
cornée. Le même auteur rapporte l'histoire d'un fongus
venant de l'iris, et qui fut extirpé par sir A. Cooper.
Cette tumeur avait le volume de la moitié d'une noix.

Jusqu'à présent nous n'avons parlé que des tumeurs
que l'on pourrait appeler *fongus innocens,* en ce qu'elles
ne compromettent pas la vie du malade; mais il n'en est
pas de même du véritable cancer de l'œil dont nous allons nous occuper.

ARTICLE PREMIER.

CANCER DE L'OEIL.

Le globe de l'œil et ses dépendances, peuvent devenir
le siége d'affections cancéreuses, analogues à celles qui
se manifestent sur diverses autres parties du corps, et
sur-tout au sein chez les femmes. L'œil se convertit
alors en substance squirrheuse; il perd sa structure et
son aspect naturel, et se transforme en une masse grise,
brune, ou jaunâtre, dont la surface inégale et tuberculeuse, se hérisse de vaisseaux variqueux. A ces altérations, se joint une inflammation ulcéreuse qui produit

(1) Travers, *Synopsis of the diseases, of the human Eye*; pag. 103

un écoulement sanieux et purulent, et qui s'accompagne d'un grand désordre dans toute l'économie.

Le cancer de l'œil est heureusement assez rare. Il m'est arrivé de ne pas rencontrer, dans une année, un seul cancer de l'œil parmi les malades qui abondent sans cesse dans cette infirmerie.

Cette maladie commence quelquefois par les paupières et la conjonctive; on voit une tuméfaction tuberculeuse se manifester, et s'ulcérer en étendant peu à peu ses ravages aux tissus environnants. Ainsi, la maladie passe de la paupière à la conjonctive, puis au globe de l'œil en donnant lieu à une violente inflammation. On prétend que le squirrhe commence d'abord à la glande lacrymale, et ne s'étend que consécutivement au globe oculaire; mais je doute que cette assertion soit vraie. Je ferai d'abord remarquer que la glande lacrymale offre une assez grande analogie de texture avec le pancréas et les glandes salivaires, et l'on sait que ces glandes sont assez rarement malades; d'ailleurs le globe de l'œil devient squirrheux sans que les parties environnantes se trouvent comprises dans l'altération dont il est le siége. M. Travers prétend que le mal commence toujours par la paupière et par la conjonctive qui la tapisse; mais l'observation ne m'a point conduit à faire la même remarque. J'ai vu des cas de cancer de l'œil, où les paupières étaient saines lorsque le globe de l'œil était totalement envahi par la maladie. Ainsi donc, au milieu de cette contradiction, nous nous trouvons embarrassés pour savoir exactement sur quel point de l'appareil de la vision commence le cancer; et comme nous n'observons souvent la maladie qu'à une époque éloignée déjà de son origine, nous manquons de données suffisantes pour établir, d'une manière incontestable, le point où naît le cancer de l'œil.

Quoi qu'il en soit, on ne tarde pas à voir se développer ici tous les accidents et le désordre communs aux
tumeurs cancéreuses en général. Ainsi le globe de l'œil
se change en une masse semi-cartilagineuse, l'ulcération, l'écoulement de pus et de sang, la douleur,
l'irritation, le trouble général de l'économie, tout survient pour compléter le tableau des affections cancéreuses. Essentiellement incurable, cette maladie résiste
à tous les topiques et à tous les remèdes internes employés pour la combattre; non-seulement elle cause
la perte de l'œil, mais elle détruit encore la vie du
malade, si l'on ne pratique l'extirpation de l'organe.

Ici se présente la question de savoir si l'on doit pratiquer cette opération dès l'origine de la maladie, et si
cette opération même doit être entreprise. On ne doit
la faire que lorsque la maladie est bornée au globe de
l'œil, et lorsque celui-ci est encore libre et mobile dans
l'orbite; car si les parties qui environnent le globe oculaire sont malades, et s'il existe des adhérences entre la
masse cancéreuse et les parois de l'orbite, l'opération
ne peut être couronnée de succès quand le globe de
l'œil a acquis un volume considérable; si cependant
il est libre, et si les paupières ne sont pas malades,
la santé du malade n'offrant pas d'ailleurs d'altération
profonde, je crois qu'on peut alors proposer l'extirpation de l'œil, comme un moyen curatif, mais en
même temps comme un moyen hasardeux. Cependant
Beer dit qu'il n'a perdu que deux malades sur sept qu'il
a soumis à cette opération. Je regarde ce résultat
comme très heureux, et je pense que Beer a probablement perdu de vue ses malades peu de temps après
l'opération, ce qui l'aura sans doute empêché de savoir
s'il n'y avait pas eu de récidive. Il n'est pas ordinaire
qu'on obtienne un aussi grand succès de l'opération

22.

dont il s'agit, quand l'altération est réellement de nature cancéreuse.

Lorsque l'état de la maladie ne permet plus de tenter l'opération, il ne reste qu'à pallier les accidents et les symptômes locaux, et à tâcher d'adoucir les derniers moments du malade. Ainsi donc, on administrera les narcotiques pour calmer la violence des douleurs; les topiques opiacés, sur-tout lorsque la tumeur est ulcérée, produisent un bon effet. On peut avoir recours à la liqueur sédative de Battley. On l'emploie jusqu'à la dose de deux gros par jour, dans une once d'eau distillée, et l'on en imbibe des plumasseaux de charpie que l'on applique sur l'œil. On peut aussi faire des frictions autour de l'œil avec une pommade opiacée. Enfin, on administre à l'intérieur l'opium, la jusquiame et la ciguë. Le cancer arrivé à un certain degré, reste souvent des années entières sans causer la mort du malade. J'ai vu venir à cette infirmerie un homme qui portait un énorme cancer de l'œil depuis plus de quatre ans (1).

ARTICLE II.

MÉLANOSE DE L'OEIL.

La mélanose de l'œil se caractérise par une tumeur de nouvelle formation, molle et médullaire, se formant

(1) J'ai vu mourir, à l'hôpital d'Angers, un mendiant qui portait depuis quinze ans un cancer de l'œil. La tumeur, grosse comme la tête d'un enfant, était squirrheuse, carcinomateuse, et offrait une sorte de texture osseuse, au fond de laquelle existaient des clapiers remplis d'un pus fétide et sanguinolent. On trouva encore, au centre de la tumeur, les débris de la sclérotique et de la cornée. Les racines de cette énorme

aux dépens du globe de l'œil, et présentant une surface irrégulière, tuberculeuse, livide et noirâtre. Elle s'ulcère, se ramollit et laisse écouler une matière grumeleuse, sanguinolente et noirâtre. Elle ne se développe guère que chez l'adulte, après la période moyenne de la vie. Plus rapide dans son développement que les affections squirrheuses, elle ne met guère que sept à huit mois à parcourir ses périodes ; elle est ordinairement accompagnée de céphalalgie, de douleurs orbitaires, et cause souvent l'amaurose. Elle commence vers le corps ciliaire ; le cristallin devient opaque, et l'iris est poussé en avant contre la cornée. La projection de ces diverses parties continue, tout le globe oculaire augmente de volume, et enfin, une masse brunâtre vient distendre les paupières, et les maintient ouvertes ; lorsqu'enfin la tumeur a acquis un volume considérable, elle se brise, et donne lieu à l'écoulement dont nous avons parlé plus haut. Parmi les symptômes généraux qui se manifestent, aucun ne semble indiquer que le système lymphatique prenne part à cette maladie.

A l'examen anatomique de la tumeur, on trouve qu'elle remplit l'orbite, et que sa texture est médullaire. Elle est parsemée de quelques stries rouges, mais presque toute sa surface est livide ou d'un noir foncé. Il est à remarquer que cette dernière couleur est plus foncée en avant que dans les points de la tumeur qui sont cachés au fond de l'orbite. Il est difficile d'indiquer au juste quelle est la nature de cette matière noire, et de quoi se compose le noyau principal de la tumeur. Tout ce que je sais, c'est que celle-ci s'écrase sous les doigts, et l'on en fait suinter une matière noire comme

tumeur étaient implantées dans l'orbite, dont les parois étaient distendues. (*Note du traducteur.*)

de l'encre, quand on la comprime. Délayée dans l'eau, elle teint le liquide comme l'humeur de là choroïde. Cette matière noire paraît être vasculeuse, et forme la masse principale de la tumeur (1).

La mélanose de l'œil ressemble au fongus hæmatodes ou au fongus sanguin des autres organes. Elle se propage et s'étend quelquefois jusque dans la cavité crânienne, à travers le trou optique. C'est, en effet, ce que j'ai pu voir sur le sujet de l'observation suivante :

Une femme de quarante-cinq ans se présenta à l'hôpital Saint-Barthelémy. A son entrée, la maladie était parfaitement bien caractérisée, mais le globe de l'œil était encore libre dans l'orbite. Je proposai l'extirpation de l'œil ; ce que la malade refusa. Dix-huit mois après, elle y consentit ; mais le mal ayant fait alors de profonds ravages, je ne fus plus d'avis de faire cette opération. Le globe de l'œil.était tellement volumineux qu'il écartait violemment les paupières, et pouvait avoir la moitié du volume de mon poing. Cependant, la santé générale de la malade ne s'altéra profondément que quelques semaines avant la mort. J'examinai soigneusement, à l'autopsie cadavérique, la tête et l'orbite, et je trouvai que la maladie avait pénétré, par le trou optique, dans la cavité crânienne ; le nerf optique était converti en une substance molle et noire, et l'on voyait une tumeur

(1) La mélanose, d'après les recherches de Laennec et de M. Breschet, paraît être un produit sécreté à la surface ou dans les interstices des organes. M. Breschet sur-tout la regarde comme une véritable altération de sécrétion, et les recherches des chimistes ont conduit à reconnaître dans la matière mélanique quelques-uns des matériaux du sang. Ce que l'on sait sur les mélanoses en général, peut s'appliquer à la mélanose de l'œil. Je ferai seulement remarquer que celle-ci se ramollit plus promptement et plus communément que dans les autres organes.   (*Note du traducteur.*)

grosse comme une petite orange, qui pénétrait à l'intérieur du lobe antérieur du cerveau. On trouva dans le foie deux petits dépôts d'une substance semblable : l'un avait le volume d'une noix, l'autre avait celui d'un pois.

Dans le courant de l'année dernière, il entra également à l'hôpital Saint-Barthélémy un homme de soixante-cinq ans, d'une faible constitution et paraissant déjà malade ; ses traits exprimaient la fatigue et l'épuisement que cause ordinairement l'excès des boissons. On lui fit, sur sa demande, l'extirpation d'un œil, qui était affecté de mélanose depuis un an. Pendant dix jours, l'opération paraissait devoir être couronnée de succès ; mais bientôt après, la maladie parut récidiver, et le malade ne tarda pas à succomber, sans que l'on pût apprécier extérieurement la cause de sa mort. A l'examen du cadavre, nous trouvâmes le foie double de son volume naturel, parsemé de nombreux tubercules d'une grosseur variable ; les uns étaient blancs et mous, les autres noirs et fermes ; d'autres enfin avaient une consistance intermédiaire entre ces deux degrés.

Une femme affectée de cette maladie fut opérée l'année dernière à cette infirmerie, par M. Tyrrel. L'opération a été suivie d'un plein succès, et la malade est allée habiter la campagne, où elle jouit d'une parfaite santé.

Un des caractères particuliers des affections mélaniques, consiste dans la facilité avec laquelle elles se propagent aux parties voisines, et se reproduisent après l'extirpation des tissus qui en étaient le siége. Cette circonstance doit rendre très circonspect sur l'opération, dont on ne peut ainsi prévoir d'une manière certaine les chances et le résultat. Ainsi donc, nous devrons toujours porter avec doute notre pronostic, et n'entreprendre l'opération que dans les cas d'urgence. Toutefois, il est consolant de penser que les annales de l'art nous offrent des exemples de réussite en pareil cas. Enfin, on peut poser en principe que le succès de l'opération sera d'autant plus probable, que la maladie sera moins ancienne.

ARTICLE III.

FONGUS HÆMATODES.

Le fongus hæmatodes de l'œil ressemble aux affections de même nature qui se développent dans les autres parties du corps. C'est un tissu de nouvelle formation, d'apparence médullaire, jaunâtre, rougeâtre et mou, comme la substance cérébrale. Le globe de l'œil en entier se convertit en cette substance, se développe, et distendant les paupières, forme entre elles une tumeur considérable, qui, venant à s'ulcérer et à se ramollir, cause non-seulement la perte de la vue, mais entraîne encore la mort des malades, par suite de l'épuisement et de l'altération profonde de toute l'économie.

On a généralement confondu le fongus hæmatodes avec le cancer de l'œil. Cependant, la maladie qui nous occupe diffère du cancer, par ses progrès, ses symptômes, et l'âge des individus qui en sont atteints. Ce n'est guère qu'après la période moyenne de la vie, que se développent les affections cancéreuses. Il est vrai qu'on a vu, à cette même époque, se manifester aussi le fongus hæmatodes de l'œil; mais il est plus ordinaire de voir cette affection chez de jeunes sujets, et même chez des enfants à peine âgés de quelques mois. C'est de deux à quatre ans qu'on a rencontré, chez les enfans, le plus grand nombre de fongus hæmatodes. Toutefois, cette maladie ne se développe pas exclusivement à cet âge. Les œuvres posthumes de Saunders renferment des exemples de fongus hæmatodes, chez des individus de trente-quatre et même de soixante-quinze ans, du moins, si l'on juge de la nature de la maladie d'après la description que l'auteur en a donnée. On trouve dans les œuvres posthumes de Desault, publiées par Bichat, un mémoire intéressant sur l'extirpation de l'œil. Ce mémoire renferme un fait digne de remarque : c'est que les malades opérés par Desault du cancer de l'œil, étaient de jeunes enfants. Le savant ouvrage de M. Wardrop sur le fongus hæmatodes, offre une description si claire et si complète de la marche, des symptômes et du traitement de cette maladie, qu'on n'a rien ajouté depuis à ce qu'il a dit. Cet auteur avance que sur vingt quatre affections fongueuses de l'œil, vingt sont des fongus hæmatodes. Toutefois, je ne sais sur quelles données il a basé ce calcul proportionnel, car il arrive sans doute à peu de praticiens d'observer vingt exemples de cette maladie.

Le fongus hæmatodes apparaît d'abord au fond du globe oculaire, il en sort par une ulcération. La pupille, au lieu d'offrir l'aspect qui lui est propre, présente une couleur jaune et brillante comme un point métallique. Bientôt la tumeur apparaît sous l'aspect d'une masse médullaire, ou quelquefois d'apparence tuberculeuse, à la surface de laquelle se ramifient des vaisseaux rouges, comme si l'artère centrale de la rétine avait été poussée au-devant de cette saillie morbide. Dans la seconde période du développement du fongus, son volume s'accroît, et il occupe une grande surface de l'œil, qu'il déplace et dont il trouble les fonctions. Le cristal-

lin perd sa transparence, l'iris change de couleur et
devient gris ou d'un brun jaunâtre. Cette seconde
période est sur-tout marquée par la cécité qui se manifeste complétement. Dans la troisième période, la partie
extérieure de la tumeur devient plus rouge ; la douleur
augmente par suite de la distension plus grande des
parties malades. Enfin, le fongus, après avoir franchi
l'ouverture qu'il s'est frayée à travers les membranes
antérieures de l'œil, fait en dehors une saillie considérable : on voit alors la conjonctive couvrir encore la
tumeur, mais elle ne tarde pas à s'ulcérer, et le fongus laisse écouler une matière saignante et sanieuse,
dont le contact irrite sans cesse la peau des joues. Il
arrive quelquefois que la conjonctive se laisse distendre
à un degré considérable avant de s'ulcérer ; la tumeur
offre même quelquefois le volume de la moitié de la tête
d'un enfant. Dans ce cas, la tumeur est excessivement
douloureuse, le malade est tourmenté par la soif, avec
céphalalgie, insomnie, excitation générale, et l'on voit
se troubler toutes les fonctions de l'économie. A ce désordre, se joint souvent le développement scrofuleux
des glandes lymphatiques, et le marasme de l'enfant.

A l'autopsie cadavérique, lorsqu'on examine la désorganisation de l'œil, on trouve, à cela près de la
couleur, la même altération que dans la mélanose. On
voit l'orbite remplie d'une masse rouge et médullaire,
qui s'étend quelquefois jusque dans la cavité crânienne
par le trou optique, après avoir entraîné pour ainsi dire
dans la même transformation de tissu, le nerf optique
et les couches du même nom. On trouve quelquefois
une semblable matière fongueuse déposée dans d'autres
parties du corps.

La nature de cette maladie paraît donc être essentiellement semblable à celle de la mélanose de l'œil,

à cela près de la couleur de cette dernière. Ce que j'ai dit du cancer, dont le propre est de causer la destruction des parties qu'il envahit, peut s'appliquer au fongus hæmatodes. Non-seulement il ronge et détruit les organes où il prend naissance, mais encore il compromet l'existence des malades ; il faut donc s'empresser d'extirper dès l'origine les parties affectées de fongus. Malheureusement nous ne pouvons nous flatter de réussir dans le cas dont il s'agit, même en pratiquant l'opération de bonne heure. M. Wardrop a extirpé le globe de l'œil chez un très jeune enfant, lorsqu'il n'existait encore d'autres symptômes que l'aspect du point jaune et comme métallique au fond de l'œil : et cependant l'opération n'a pas été suivie de succès. On trouve dans le 19ᵉ volume du journal Médico-Chirurgical d'Edimbourg, une observation fournie par M Wishart de cette ville, sur une extirpation de l'œil affecté de fongus hæmatodes. L'opération fût suivie de succès. L'opinion d'un homme aussi distingué que M. Wishart mérite certainement la plus grande confiance de notre part ; mais, en raison de la rareté du fait, qu'il nous soit permis de le commenter : ainsi je ferai observer qu'on n'a point fait avec une scrupuleuse et minutieuse attention, la dissection de la tumeur extirpée, de sorte qu'on peut douter qu'elle fût réellement un fongus hæmatodes ; dans tous les cas, cette circonstance exceptionnelle ne diminuerait en rien la validité de mon opinion, sur l'incertitude du succès de l'opération. Je ne puis laisser échapper une autre remarque, c'est que dans plusieurs circonstances, certaines tumeurs ont revêtu les caractères apparents du fongus hæmatodes sans en avoir réellement la nature, et sans en produire les funestes effets. M. Travers rapporte que l'on pratiqua chez un malade l'extirpation de l'œil, pour un cas prétendu de fongus hæmatodes, et il arriva qu'il ne s'agissait que d'une transformation de l'humeur vitrée en une matière épaisse comme du riz bouilli. Nous avons vu à cette infirmerie, des enfants présenter toutes les apparences du fongus hæmatodes au premier degré : il y avait altération de couleur de la pupille, réflexion métallique au fond de l'œil, etc. ; mais nous avons été détourné de pratiquer l'opération par le peu de chances qu'elle présente ; et, dans quelques cas, nous avons vu, à notre grande surprise, la maladie rester d'abord stationnaire, puis, au lieu de détruire le globe de l'œil, en causer simplement l'atrophie. Ces diverses observations doivent engager à éviter de pratiquer une opération qu'on peut appeler cruelle ; on ne doit vraiment se résoudre à soumettre un jeune enfant à cette opération grave, qu'autant qu'on a la conviction non-seulement de sauver l'organe malade, mais encore la vie du sujet, et ici, on n'a rien moins qu'une conviction. Toutefois, il reste encore une tâche à remplir, c'est de calmer les douleurs du malade, par l'administration intérieure ou locale des opiacés, ainsi que j'ai conseillé de le faire dans le traitement du cancer.

CHAPITRE XXVI.

EXTIRPATION DE L'OEIL.

Il est des cas où l'extirpation de l'œil est nécessaire : je crois donc devoir décrire ici cette opération. Le malade étant préalablement préparé à l'opération par un régime approprié, il faut d'abord élargir l'ouverture des paupières par une incision pratiquée à leur commissure externe, puis on sépare la partie inférieure du globe oculaire de ses adhérences à la partie inférieure, en prolongeant la dissection aussi avant que le scalpel peut pénétrer l'orbite. On sépare également la partie supérieure du globe, en incisant la conjonctive et l'attache du muscle oblique supérieur, en ne perdant pas de vue qu'il est nécessaire d'enlever toutes les parties contenues dans l'orbite; ce que l'on fait sans doute avec plus de certitude en se servant d'un bistouri droit et à double tranchant. Après avoir terminé cette première dissection, le globe oculaire ne se trouve plus lié dans l'orbite, que par le nerf optique et les attaches des muscles; on finit par rompre cette attache soit avec le bistouri qui a servi à disséquer les adhérences de l'œil, soit avec de forts ciseaux recourbés sur le plat; si l'on se sert de ce dernier instrument, il sera plus convenable de l'introduire d'arrière en avant par l'angle externe de l'œil : on coupe alors le faisceau de muscles et de nerfs aussi près que possible du sommet de l'orbite; si la masse formée par l'œil malade, est difficile à maintenir avec les doigts, on y passe une ligature à l'aide d'une aiguille.

L'hémorrhagie fournie par l'artère ophthalmique, est assez abondante; mais il est assez facile de l'arrêter en comprimant l'orifice du vaisseau à l'aide d'un plumasseau de charpie, que l'on maintient appliqué au fond de l'orbite pendant quelque temps.

Après l'opération, il ne me paraît pas convenable de remplir d'une éponge la cavité orbitaire, comme le font quelques chirurgiens. Il faut livrer la partie malade au repos le plus absolu, afin qu'il ne s'y développe pas d'inflammation; on conçoit, en effet, combien il est important de prévenir l'extension de la phlegmasie, quand on considère que la plaie est dans le voisinage du cerveau avec lequel le nerf optique a des rapports intimes. Je conseille donc de ne rien introduire dans l'orbite, de réunir par quelques points de suture les incisions faites aux paupières, de faire coucher le malade, et d'appliquer sur l'œil des fomentations émollientes que l'on renouvelle de temps en temps.

Il est bon, après avoir extirpé le globe oculaire, de promener le doigt dans l'orbite afin d'enlever toutes les parties molles qu'on y trouve encore, et sur-tout la glande lacrymale. Il est inutile de recommander de tenir le malade à la diète pendant quelques jours, et d'entretenir son ventre libre. La cavité de l'orbite se remplit peu à peu de granulations charnues ; il s'y forme une petite masse vasculaire sur laquelle s'appliquent les paupières qui deviennent concaves. Il n'existe point ici de support pour un œil artificiel, ni de cavité suffisante pour le recevoir : de sorte que le malade auquel on a pratiqué cette opération, doit porter sur l'œil un obturateur ou une pièce de soie verte ou noire, s'il veut cacher sa difformité.

CHAPITRE XXVII.

AMAUROSE.

Amaurose et *Goutte sereine* sont des noms par lesquels on désigne indifféremment diverses formes de cécité partielle, complète ou incomplète, résultant d'une affection de l'appareil nerveux de l'œil; soit que cette affection ait pour siége la rétine, le nerf optique ou même le cerveau; soit qu'elle survienne immédiatement par l'effet d'une congestion sanguine, d'une inflammation ou d'une altération organique de l'appareil visuel; ou qu'enfin, elle soit l'effet sympathique de la maladie de quelque autre organe. On emploie le plus communément le mot amaurose qui signifie obscurité, et qui est dérivé du grec ἀμαυρός. On s'est servi de la dénomination de goutte sereine d'après l'idée que les anciens se faisaient de la nature de cette maladie. Ils pensaient, en effet, qu'une goutte d'un certain fluide se déposait entre la pupille et la rétine, de manière à intercepter la lumière, et ils appelaient cette goutte *sereine*, parce que la pupille conserve son aspect, noir et brillant. Milton s'adressant à la lumière, se sert de cette expression (1).

Le mot *suffusion* est encore un terme technique dont Celse s'est servi. Il paraît que Lucrèce et Pline l'ont également employé. Quelques auteurs désignent par ce terme, l'imperfection ou la perte de la vue, soit par suite de cataracte, soit par l'effet d'une maladie de l'appareil nerveux de l'œil; et ils nomment cette dernière variété, *suffusion noire*, en raison de la couleur noire de la pupille (2).

(1) . . . . « *But thou*
» *Revisit'st not these eyes, that roll in vain*
» *To find thy piercing ray*, *and find no dawn;*
» *So thick a* drop serene *hath quench'd their orbs*,
» *Or dim* suffusion *veil'd*. »

« O lumière! tu ne viens plus tomber sur ces yeux qui s'agitent en vain pour rencontrer tes rayons pénétrants; une goutte sereine ou un nuage épais les obscurcit pour jamais. »

(2) Celse a employé le mot suffusion dans un sens assez indéterminé, et il a désigné sous ce nom diverses affections. Ainsi, il dit dans son chapitre intitulé *De suffusione*, tom. 11, pag. 98, *ed. Lausannæ*:

« *Igitur vel ex morbo*, *vel ex ictu concrescit humor sub duabus*

La rétine peut être seulé malade ou partager l'état morbide des autres parties constituantes de l'œil. C'est sur-tout dans le premier cas qu'il convient d'employer le mot amaurose. Car, bien que l'œil puisse devenir amaurotique dans le cours d'autres maladies, comme pendant une phlegmasie violente de quelque viscère, il convient mieux alors d'indiquer spécialement la maladie principale dont l'amaurose n'est que l'effet éloigné.

La perte de la vue peut être le résultat d'une commotion cérébrale ou d'autres accidents cérébraux, comme aussi elle peut survenir à la suite d'une blessure faite à l'orbite. On sait que l'amaurose, la double vision, le strabisme sont souvent les signes précurseurs d'une maladie grave du cerveau, comme l'apoplexie.

Il est, en général, très difficile d'apprécier la nature des affections de la rétine, parce que cette membrane se dérobe à nos moyens directs d'investigation, et que d'ailleurs l'amaurose n'étant point une maladie mortelle, nous avons rarement l'occasion d'observer l'état pathologique des parties affectées. Ainsi donc, nous sommes réduits à tracer l'histoire de la maladie, plus encore d'après l'ensemble et la progression de ses symptômes,

---

tunicis, quâ locum vacuum esse proposui ; isque paulatim-indurēscens interiori potentiæ se opponit. Vitii ejus plures species sunt, quædam sanabiles, quædam quæ curationem non admittunt. Nam si exigua suffusio est, si immobilis, colorem verò habet marinæ aquæ, vel ferri nitentis et a latere sensum aliquem fulgoris relinquit, spes superest. Si magna est, si nigra pars oculi, amissa naturali figurâ in aliam se vertit. Si suffusionis color cœruleus est, aut auro similis, si labat et hâc atque illâc movetur vix unquam succurritur. »

Il me semble que Celse a désigné ici plusieurs maladies de l'œil, telles que la cataracte, l'hypopion, le glaucome ; c'est du moins ce que l'on peut inférer du passage que je viens de citer.

(*Note du traducteur.*)

que d'après les lésions organiques qui la constituent. Néanmoins, il faut convenir qu'il n'est pas possible d'établir d'indications thérapeutiques sur des bases solides, tant qu'elles ne sont pas appuyées sur la connaissance intime de la nature du mal que nous voulons combattre. Aurions-nous obtenu des données certaines sur le traitement des maladies de l'appareil respiratoire, si nous nous étions borné à étudier le trouble survenu dans ses fonctions, sans chercher à nous éclairer par des recherches anatomiques, sur la nature du désordre auquel chaque symptôme se rapporte?

L'amaurose dont la cause et le siége résident dans l'œil, offre le plus communément les caractères des affections inflammatoires du système nerveux. Elle en produit aussi les accidents, c'est-à-dire, qu'elle cause le trouble et la suspension des fonctions de l'organe malade. La structure de la rétine la dispose, en effet, aux affections phlegmasiques ; elle contient un réseau formé des ramifications de son artère centrale, qui se divisent au milieu du tissu nerveux qui la compose; et lorsque nous sommes à même d'examiner cette membrane sur le cadavre d'individus amaurotiques, nous la trouvons souvent épaissie, opaque, molle, rougeâtre, et quelquefois même ossifiée. Je ne veux pas dire pour cela, que tel est toujours le résultat anatomique de l'amaurose; il est des affections amaurotiques développées sympathiquement, et qui ne produisent aucune lésion appréciable dans la rétine ; mais je prétends que le plus souvent l'amaurose, comme les autres maladies, suppose une altération dans la texture de l'organe où se passe l'acte de la vision.

Cependant, loin de regarder l'amaurose comme une maladie inflammatoire, on pense communément qu'elle consiste dans un état de faiblesse de l'appareil visuel;

23

il est fort ordinaire que les malades disent alors que leur vue s'affaiblit, et c'est probablement sur le sens de cette expression qu'on a basé la pathologie de l'amaurose. De là, le cortége des stimulants conseillés contre cette affection, tandis qu'il convient, au contraire, de chercher à la combattre par une méthode purement antiphlogistique.

Il n'est pas inutile de rappeler ici les nombreuses variétés d'amaurose signalées par les auteurs. On l'a divisée en amaurose récente et confirmée ; en partielle, imparfaite et complète ; en fonctionnelle ou sympathique et organique. Il sera toujours très difficile de saisir les différences qui distinguent ces deux variétés. On a encore divisé cette maladie en locale ou purement nerveuse, et compliquée : la première est censée n'exister que dans la rétine même, la seconde compliquée de l'affection concomitante de quelque autre organe. Il est encore assez difficile d'établir les caractères distinctifs de ces deux dernières variétés, car il arrive souvent que dans le cours d'une affection grave de la rétine, il survient une autre maladie non moins sérieuse. Telles sont les principales espèces de l'amaurose. Il est nécessaire de les étudier toutes avec attention pour se faire une idée exacte et complète de la maladie dont elles présentent les caractères variés.

Symptômes. Les symptômes de l'amaurose se rapportent presque tous aux divers degrés de l'altération des fonctions de l'appareil visuel : ainsi, le malade se plaint de sentir sa vue s'affaiblir ; il ne peut voir d'aussi loin qu'il le faisait auparavant ; lorsqu'il lit, les lettres semblent se confondre, ou enfin, il éprouve d'autres effets résultant de la difficulté que l'œil éprouve à apercevoir les objets qui l'environnent. Dans cette première période, on a désigné l'état de l'œil par le nom d'*am-*

blyopie amaurotique, ou faiblesse amaurotique de la vue. Les différents degrés de l'imperfection de la vue, désignés par les auteurs comme autant de maladies distinctes, ne sont vraiment que des symptômes de l'amaurose. Je signalerai, sous ce rapport, ce que l'on a appelé *visus nebulosus, visus interruptus, visus dimidiatus, visus muscarum* ou *myodesopia.* Les corps flottants devant l'œil, ont été appelés mouches volantes ; par *scotoma* ou *scotomie,* on désigne la perception d'une tache noire, fixe au milieu ou sur un point d'un objet sur lequel se dirige la vue. Lorsque ces points ou taches noires se multiplient, cela donne lieu à une aberration particulière de la vue que l'on a appelée *visus reticulatus.* Quelquefois les objets paraissent plus brillants qu'ils ne le sont naturellement (*visus lucidus, photopsie*). L'éclat de ces objets ou de la lumière ambiante, devient trop considérable pour que l'œil puisse en supporter le contact (*photophobie*). Les objets paraissent doubles (*visus duplicatus*); mais ce dernier phénomène est en général l'effet du strabisme. Les objets paraissent défigurés ou colorés, *visus coloratus, defiguratus.* Dans quelques cas, l'œil qui devient amaurotique, cause chez le malade la *myopie* ou la *presbyopie;* le dernier état est plus fréquent que le premier. Il arrive que le malade voit clair pendant vingt-quatre heures, et cesse de voir pendant les vingt-quatre heures qui suivent. Il voit bien durant le jour, et devient aveugle pendant la nuit, *cœcitas nocturna* ou *héméralopie;* ou enfin, il voit très peu durant le jour, et distingue mieux les objets à l'approche de la nuit, *cœcitas diurna,* ou *nyctalopie.* Toutes ces modifications ou ces variétés de symptômes ne méritent point d'être considérées exclusivement; elles résultent d'une affection de la rétine, elles en sont l'effet immédiat; et c'est à cette affection prin-

23.

cipale qu'il faut rapporter tous les phénomènes visuels que nous venons d'énumérer.

Les progrès de l'amaurose se font d'une manière très variable; il suffit quelquefois de vingt-quatre heures pour que la vue soit entièrement perdue. Malgré la lenteur des progrès du mal, ils conduisent le plus souvent à une cécité, pour ainsi dire, inévitable. Alors l'œil amaurotique offre une expression particulière qu'on ne trouve pas dans la cécité causée par la cataracte. En effet, lorsque le malade entre dans un appartement, ses yeux demeurent fixes et immobiles sans se diriger vers aucun objet; dans la cataracte, au contraire, les yeux jouissent de certains mouvements qui semblent encore se coordonner avec l'acte de la vision : le malade paraît avoir la conscience que sa faculté visuelle n'est pas totalement abolie. Dans l'amaurose, l'expression morte et tout-à-fait insignifiante de l'œil, semble coïncider avec l'anéantissement total de la vue.

L'iris et la pupille offrent différentes altérations de forme; les mouvements de l'iris deviennent lents ou nuls; la forme de la pupille est très variable. En général, la pupille reste d'autant plus dilatée, et les mouvements de l'iris sont d'autant plus lents et plus difficiles que la rétine est moins sensible; de sorte qu'on peut poser en principe que la sensibilité de la rétine est indiquée par les mouvements plus ou moins grands de l'iris. Toutefois cette règle souffre des exceptions; il y a dans cette infirmerie un jeune garçon affecté d'amaurose à un tel degré, qu'il ne peut nullement distinguer le jour d'avec l'obscurité; et cependant l'iris jouit de la plus grande mobilité. J'ai eu plusieurs fois l'occasion d'observer ce phénomène.

Lorsque la maladie est bornée à l'un des yeux, il faut examiner en même temps le mouvement indépendant et le mouvement sympathique de l'iris. Ce dernier a souvent lieu lòrsque le premier n'existe plus. Si l'on ouvre et l'on ferme les deux yeux en même temps, les deux iris se meuvent également par sympathie ; mais si l'on ferme d'abord l'œil sain, l'iris de l'œil amaurotique restera sans mouvement. J'ai vu quelques cas d'amaurose très ancienne survenue à la suite d'une violente inflammation, et accompagnée d'altération de couleur de l'iris. Lorsqu'on ne dirigeait que sur l'œil malade une lumière très vive, la pupille restait immobile, mais elle recouvrait sa mobilité dès que les deux yeux étaient ensemble exposés à la lumière.

Dans l'amaurose, la pupille est quelquefois irréguliere, oblongue, ovale, angulaire, etc. Sa situation varie : elle paraît poussée en avant ou retirée en arrière. Elle présente rarement d'autres déplacements.

La couleur du point pupillaire est souvent différente de ce qu'elle est dans l'état naturel ; elle présente une nuance grisâtre, verdâtre ou plombée. Quelquefois elle est jaunâtre ; cette nuance ne doit pas être confondue avec l'aspect vert du glaucôme. On peut supposer que cette altération de couleur est le résultat d'un état pathologique de la rétine ; ce n'est que sous ce rapport qu'il faut attacher de l'importance à ce symptôme ; mais comme il est démontré qu'une altération de la rétine, assez légère pour être guérie, peut causer une altération de couleur de la pupille, cela ne doit jamais être d'un augure entièrement défavorable ; et ce n'est pas toujours un symptôme d'amaurose, puisqu'il est vrai que presque toutes les affections de la rétine altèrent la couleur noire de la pupille.

Le plus souvent, le développement de l'amaurose n'est accompagné d'aucune douleur de tête, d'aucun symptôme général. Parfois, cependant, le malade éprouve des douleurs de tête, sur-tout dans la région sus-orbitaire, aux tempes. A ces douleurs se joignent des éblouissements, des vertiges, des battements dans le globe de l'œil, l'insomnie, et un sentiment de pesanteur dans les orbites. L'état de l'appareil digestif est très variable; quelquefois il ne s'y passe aucun trouble, d'autres fois les digestions sont tout-à-fait troublées (1).

(1) M. Travers, dans son ouvrage intitulé : *synopsis of the diseases of the eye*, pag. 200, a rapporté la description que Milton lui-même avait adressée de sa maladie à Thevenot, célèbre oculiste français, en 1654. La description du poète est si frappante de vérité, que je crois devoir l'extraire littéralement de l'ouvrage de M. Travers, et la donner ici comme un complément du tableau des symptômes de l'amaurose. Voici comment Milton s'exprime :

« *Decennium, opinor, plus minus est, ex quo debilitari atque hebescere visum sensi, eodemque tempore lienem, visceraque omnia gravari, flatibusque vexari; et mane quidem, si quid pro more legere cœpissem, oculi statim penitùs dolere, lectionemque refugere, post mediocrem deindè corporis exercitationem recreari : quam aspexissem lucernam, iris quædam visa èst redimere : haud ita multo post sinistrá, in parte oculi sinistri (is enim oculus aliquot annis priùs altera nubilavit). Caligo oborta, quæ ad latus illud sita erant, omnia eripiebat, anteriora quoque, si dexterum fortè oculum clausissem, minora visa sunt. Deficiente per hoc ferè triennium sensim atque paulatim altero quoque lumine, aliquot antè mensibus quam visus omnis aboleretur, quæ immotus ipse cernerem, visa sunt omnia nunc dextrorsùm, nunc sinistrorsùm natare; frontem totam atque tempora inveterati quidem vapores videntur insedisse; qui somnolentá quádam gravitate oculos, a cibo præsertim usquè ad vesperam, plerumque urgent atque deprimunt, ut magni haud raro veniat in mentem salmydessii vatis Phinei in Argonauticis :*

Καροσ δὲ μιν αμφεκαλυψεν
Πορφυρεόσ, γαῖαν δε περὶξ εδοκησε φερεσθαι
Νειοθεν, αβληχρῶ δ'επι κωματι κεκλιτ ἀναυδος.

» *Sed neque illud omiserim, dum adhuc visus aliquantulum supererat, ut primum in lecto decubuissem, neque in alterutrum latus reclinassem, consuevisse copiosum lumen clausis oculis emicare, deindè*

Causes de l'amaurose. Aucun âge n'est exempt d'amaurose; cependant elle survient particulièrement à l'époque moyenne de la vie. Les femmes y sont plus sujettes après la cessation de leurs règles.

On a dit que les yeux bruns y étaient plus exposés que les yeux d'une couleur peu foncée. Beer dit que cela s'observe dans la proportion de vingt-cinq sur un.

On a remarqué dans cette maladie une prédisposition héréditaire. Nous avons eu à cette infirmerie deux sœurs jumelles qui avaient les mêmes yeux, les mêmes cheveux, et en apparence la même constitution. Elles ont été atteintes en même temps d'une amaurose, qui a présenté absolument les mêmes symptômes. Beer a également rencontré l'amaurose chez plusieurs individus d'une même famille. Il a même rapporté à ce sujet un fait très curieux; pendant trois générations, toutes les femmes d'une même famille furent affectées d'amaurose à la cessation de leurs règles. On a beaucoup d'exemples d'individus d'une même famille devenus amaurotiques.

Parmi les causes immédiates de l'amaurose, je signalerai sur-tout la pléthore et les écarts de régime. L'influence de cette cause est singulièrement augmentée par la vie sédentaire, sur-tout si l'on exerce les yeux à des travaux minutieux et assidus ; cette seule cause suffit souvent pour produire la maladie qui nous occupe; de

---

imminuto indiès visu, colores perindè obscuriores cum impetu et fragore quodam intimo exilire; nunc autem quasi extincto lucido, merus nigror, aut cineraceo distinctus, et quasi intextus solet se affundere : Caligo tamen quæ perpetuo observatur, tàm noctu, quam interdiù, albenti semper quam nigricanti proprior videtur ; et volvente se oculo aliquantulum lucis quasi per rimulam admittit. » (*Miltonii opera*, p. 330.)

(*Noe du traducteur.*)

là, la fréquence de l'amaurose chez les individus qui se
livrent à des travaux de mécanique, ou qui fatiguent
continuellement leurs yeux par un travail assidu, comme
les tailleurs, les cordonniers, les compositeurs d'imprimerie, les graveurs, les joailliers, les couturières, etc.

L'exposition momentanée de l'œil à une lumière
vive, peut causer l'amaurose, comme un coup de soleil,
des observations faites au télescope, etc. Cette maladie
est sur-tout fréquente chez les individus habitués au
contact d'une vive lumière, comme les polisseurs de
métaux, les soldats et les navigateurs qui voyagent sous
les tropiques. En général, on peut regarder comme
cause d'amaurose, tout ce qui détermine quelque congestion vers la tête, et nous devons signaler, sous ce
rapport, la disparition des règles chez les femmes déja
âgées, et leur cessation chez les jeunes. Les médecins du
continent regardent encore comme capables de développer l'amaurose, la suppression des hémorrhoïdes, d'un
épistaxis, d'une transpiration habituelle, de la sécrétion
du lait, la guérison subite de larges ulcères. J'ai souvent
eu l'occasion d'apprécier la vérité de cette assertion.

Certains états morbides des viscères abdominaux
peuvent encore produire la cécité amaurotique. Nous
citerons à ce sujet, l'irritation des organes digestifs,
causée par l'ingestion de quelque irritant ou le séjour
des vers dans les intestins. J'ai lu dans un journal de
médecine, qu'un jeune enfant ayant été subitement atteint d'amaurose, fut guéri par l'administration d'un
émétique qui lui fit rejeter une graine qu'il avait avalée.
On avait essayé auparavant les purgatifs et autres moyens
de déplétion, sans aucun succès.

On a aussi indiqué la syphilis comme cause d'amaurose; pour moi je n'ai jamais vu cette maladie, même
lorsqu'elle avait provoqué des accidents constitutionnels,

donner lieu à l'amaurose; je n'ai jamais vu non plus la goutte et le rhumatisme atteindre l'appareil nerveux de l'œil.

On a supposé que l'emploi des végétaux qui ont pour effet de dilater la pupille, disposait l'œil à devenir amaurotique, et qu'il en était de même des amers, tels que le quassia amara, le houblon, la chicorée sauvage : ces opinions me paraissent pour le moins hypothétiques. La belladone n'agit sur l'œil qu'extemporanément : elle n'en altère point la sensibilité d'une manière permanente.

Les médecins qui ont considéré l'amaurose comme l'effet de causes débilitantes, ont pensé qu'elle pouvait être produite par tout ce qui tend à affaiblir l'économie, comme les hémorrhagies, la diarrhée, la salivation abondante ; mais je n'ai jamais vu l'amaurose provoquée par de pareilles causes. Je suis porté à croire que cette maladie peut être le résultat de certaines impressions vives, ou de toute espèce de commotion nerveuse qui peut déterminer l'inflammation du cerveau (1). Parmi les causes débilitantés, capables de produire l'amaurose, j'admettrai particulièrement la lactation trop long-temps prolongée. On voit, en effet, dans la basse classe de la société, les femmes qui allaitent trop long-temps, tomber dans le marasme, et devenir presque ou tout-à-fait aveugles. Nous expliquerons de la même manière la production de l'amaurose après les excès des plaisirs de l'amour, ou par suite d'un penchant immodéré aux habitudes solitaires. Différentes altérations organiques du cerveau ou des parties voisines de l'œil, peuvent causer l'amaurose comme les tumeurs situées dans l'orbite; l'exostose ou la carie des os du crâne, les altérations de texture

(1) On a vu l'amaurose causée par la foudre.

du nerf ou des couches optiques. M. Langstaff conserve dans son muséum anatomique deux yeux amaurotiques pris sur le même individu, et sur lesquels on voit le nerf optique moindre d'un tiers de son volume naturel. Le docteur Monteith, traducteur de l'ouvrage de Weller, a rapporté des cas semblables. Il a trouvé le nerf optique atrophié. M. Langstaff possède quelques pièces anatomiques où l'on voit un développement considérable de la partie antérieure du troisième ventricule, dont les parois comprimaient les nerfs optiques, de manière à causer une amaurose complète. L'amaurose a quelquefois été produite sympathiquement par quelque cause irritante éloignée, comme la carie d'une dent. Beer prétend que chez les vieillards l'absence du pigmentum noir de la choroïde peut causer l'imperfection de la vue que l'on appelle *amblyopie sénile*. Mais il serait difficile de vérifier son opinion. Il n'est pas rare de voir chez les vieillards un changement de couleur de la pupille, qui pourrait bien être produit par les altérations dans la quantité ou la qualité du pigmentum noir, sans que pour cela la vue soit altérée (1). Il ne faut pas confondre avec la cataracte cet aspect particulier de la pupille, ni le prendre pour un signe d'amaurose. En général, la décoloration dont nous parlons, semble ici plus profondément située que lorsqu'il existe une cataracte (2).

(1) Je connais une dame de soixante-quinze ans, dont la vue est parfaitement bien conservée, et dont les pupilles, au lieu d'offrir l'aspect noir brillant qui leur est propre, présentent une teinte d'un gris pâle qui se nuance de vert par certains reflets de lumière.

(*Note du traducteur.*)

(2) Les causes de l'amaurose sont tellement nombreuses et tellement variées, qu'il serait difficile de ne pas en omettre quelques-unes. Les plus communes sont l'inflammation chronique de la rétine, les altéra-

Le diagnostic des affections amaurotiques est de la plus haute importance. Il est facile de confondre l'amaurose avec la cataracte; nous établirons plus tard les caractères distinctifs de cette dernière maladie. Il est nécessaire de distinguer l'amaurose du glaucôme; toutefois il serait peu dangereux de confondre ces deux maladies ensemble, puisque le traitement qu'elles réclament est à peu près le même; mais le pronostic doit être différent. On se rappelle que les signes particuliers auxquels on reconnaît le glaucôme, sont l'immobilité et l'altération de couleur de l'iris, la couleur verte de la pupille, et l'altération profonde de la vision lors même que la maladie ne fait encore que de commencer.

Il est difficile, dans quelques cas, de distinguer l'ophthalmie interne de l'amaurose. Il n'y a vraiment pas de différence symptômatique bien tranchée entre l'amaurose et l'inflammation de la rétine. Du reste, cette question aurait plutôt trait au siége précis et à l'étendue du mal qu'à sa nature, puisque selon moi, le traitement doit être le même dans l'un et l'autre cas; ainsi, il n'est pas d'une très grande importance d'établir bien exactement le diagnostic de ces deux affections. En général, on entend par ophthalmie interne, l'inflammation de toutes les tuniques internes de l'œil, y compris la rétine; tandis que l'amaurose n'est souvent qu'une simple inflammation de la rétine. Il conviendrait mieux, sans doute, d'appeler cette inflammation *rétinite* ; mais comme nous ne pou-

---

tions du nerf optique, du cerveau ou des nerfs qui se rendent à l'œil, puisqu'il est vrai qu'on a remarqué, dès la plus haute antiquité, que des blessures faites aux environs de l'orbite pouvaient causer l'amaurose. (*Hippocrates in coacis*, liv. iii.) Morgagni a consigné, dans son Épître xiiie, des faits extrêmement intéressants, relativement aux lésions anatomiques observées dans l'amaurose. (*De Sed. et Causis Morb.*, etc., Epist xiii, p. 55.)   (*Note du traducteur.*)

vons savoir directement si c'est réellement la rétine qui
.est enflammée, et que nous en jugeons plutôt ici par induction que par preuve directe, nous pouvons, sans danger pour le malade, confondre, dans ce cas, l'inflammation
de la rétine avec l'amaurose, d'autant que la précision de
notre langage n'est point ici rigoureusement commandée
par l'exactitude de nos connaissances sur ce point (1).

Pronostic. On doit considérer le pronostic de l'amaurose sous deux points de vue : le degré d'altération de
la vue, et la durée de la maladie. Le pronostic est d'autant plus favorable que la vision est moins altérée, et
qu'il y a moins long-temps que le mal dure. Si l'amaurose est partielle et récente, on peut espérer la guérison.
Il en est de même, quand la maladie semble avoir pour
cause une congestion cérébrale ou l'afflux du sang vers
les yeux ; ces accidents céderont aisément à un traitement approprié. On peut concevoir la même espérance
lorsque l'amaurose est symptomatique de l'inflammation de quelque viscère intérieur ; mais le pronostic devient douteux lorsque, dès le commencement
de la maladie, l'appareil nerveux de l'œil est frappé d'une
insensibilité profonde, ou lorsque la maladie existe depuis long-temps. Une congestion considérable de l'œil,

---

(1) Il est, en effet, fort difficile de déterminer *à priori* dans quels cas
l'inflammation isolée de la rétine existe ; aussi M. Lawrence a-t-il fondu
l'histoire de la rétinite dans celle de l'ophthalmie interne et de l'amaurose. M. Mirault a publié dans les *Archives de médecine*, tom. xxᵉ
août 1829, un Mémoire sur la rétinite ; mais il est évident qu'il n'a
donné aucune preuve directe de l'existence isolée de cette inflammation, et que ses observations se rapportent à l'ophthalmie scrofuleuse
et à l'ophthalmie interne. Toutefois, ses recherches sont fort intéressantes, son but me paraît utile ; et je ne doute pas que des travaux ultérieurs, et sur-tout des recherches anatomiques, n'éclairent plus tard ce
point de la science.   (*Note du traducteur.*)

et en particulier de la rétine, peut altérer le tissu de cette membrane, et la rendre impropre à la vision ; le même effet peut être causé par une congestion moins forte, mais d'une plus longue durée. On doit mal augurer des suites de la maladie, lorsque le malade a enduré des douleurs violentes aux sourcils, aux tempes et à la tête ; et sur-tout lorsque ces douleurs ont été opiniâtres ou promptes à récidiver, et lorsqu'elles ont été provoquées par l'exercice de l'organe malade, et par l'impression de la lumière. Enfin, si le malade a offert en même temps des symptômes épileptiformes, et une grande altération dans la forme de la pupille, il est à présumer que l'amaurose est produite par une altération organique du nerf optique, de la rétine ou du cerveau.

Il est difficile d'établir positivement la ligne de démarcation qui sépare l'ophthalmie interne, de l'amaurose. Dans le premier cas, l'inflammation occupe plus de parties à la fois et est plus active ; dans le second, la rétine seule est le siége du mal. Toutefois, on peut dire qu'il est plus facile de combattre une inflammation interne de l'œil, aiguë et rapide dans sa marche, qu'une phlegmasie plus chronique ; et si l'on s'aperçoit que dès le principe, la rétine semble avoir été complètement dépourvue de sa sensibilité, on doit concevoir des inquiétudes sur les suites de la maladie. Ainsi, nous pourrions fort mal augurer d'une perte complète de la sensibilité de la rétine, exposée à une très vive lumière, lors même que cette insensibilité ne daterait que de 24 heures. Il est difficile de fixer au bout de combien de jours ou de semaines on peut perdre tout espoir de guérison : quand il existe une insensibilité complète, on peut au bout d'une semaine commencer à perdre l'espoir, bien que cependant on ait vu des cas où la guérison est survenue après ce laps de temps ; mais on peut dire que lorsqu'au bout de quelques semaines la sensibilité de l'œil n'est point rétablie, on peut désespérer du rétablissement de la vue. Lorsque dès le principe on parvient à combattre une amaurose naissante, ce n'est souvent qu'une guérison incomplète que l'on obtient : le malade reste affecté d'amblyopie ou de faiblesse de la vue.

L'amaurose causée par l'hydrocéphale est sans espoir. Il en est de même de l'amaurose congénitale. Je ne reviendrai point ici sur le pronostic de l'amaurose causée par des blessures aux environs de l'orbite; je me suis suffisamment étendu sur ce point au chapitre des plaies de l'œil.

Lorsque l'amaurose n'existe que dans un œil, on doit craindre, en raison de la sympathie étroite des deux yeux, que l'œil resté sain ne s'affecte à son tour ; aussi doit-on diriger le traitement sur les deux yeux, dans la crainte de voir l'affection du second œil suivre de près celle du premier.

Traitement. Il faut commencer par l'emploi des moyens antiphlogistiques, tels que les saignées locales et générales, l'application des ventouses scarifiées et des sangsues ; ces moyens devront être suivis des évacuations alvines : le repos de l'organe malade, les vésicatoires et autres dérivatifs, composeront la médication que réclame la première période de la maladie. Après cela, se présente l'administration du mercure qui réussit assez bien dans le traitement de l'iritis et de l'ophthalmie interne. Son efficacité dépend sur-tout de la promptitude avec laquelle on l'emploie; on ne doit pas se borner à le donner à dose altérante, car il ne faut pas perdre de vue que l'on se propose ici d'arrêter les altérations de tissu qui peuvent survenir dans l'organe central de la vision. J'ai administré ce médicament à large dose contre l'amaurose, je l'ai poussé jusqu'à une extrême salivation, et j'en ai obtenu de bons effets. On recommande si souvent le mercure dans les maladies diverses de l'œil, qu'on serait porté à croire qu'on en veut faire une véritable panacée. Pour moi, loin de regarder cette espèce de profusion du remède dont il s'agit, comme un motif de défaveur, je l'admets, au contraire, comme une preuve à l'appui de son efficacité. En effet, bien que les maladies contre lesquelles on le conseille, diffèrent par leurs symptômes, leur marche et leurs effets, elles n'en sont pas moins identiques par leur nature, c'est-à-dire, qu'elles consistent toutes en une inflammation ou en une excitation considérable des vaisseaux capillaires, qui parcourent les organes enflammés. Or, quel que soit l'organe, n'est-il pas naturel de supposer qu'un même médicament peut avoir la propriété d'arrêter le travail inflammatoire qui se passe au sein de cet organe?

Après avoir épuisé les moyens antiphlogistiques et recouru à l'usage du mercure, sans succès, il reste encore quelques indications à remplir; on peut conseiller au malade d'habiter un air pur, de se livrer à l'exercice en plein air, de s'habituer à une nourriture douce et nourrissante, de prendre de temps en temps de légers laxatifs, et parfois même des purgatifs; de condamner au repos l'organe malade, de fortifier l'économie par le concours des agents toniques prudemment administrés. A ces moyens on peut ajouter comme un puissant auxiliaire, les dérivatifs et notamment les vésicatoires appliqués et renouvelés sur différents points du corps, tous les cinq ou six jours. Le baron Dupuytren a recours fréquemment à ce moyen dans le traitement de l'amaurose; il en applique jusqu'à 30 et 40 de suite chez le même individu. On peut encore essayer l'application d'un séton à la nuque.

Du reste, il faut varier et modifier ce traitement suivant l'âge et la force du malade, et une foule de circonstances; il est difficile d'établir à cet égard des règles
fixes, si ce n'est qu'on peut poser en thèse générale,
que dans tous les cas d'amaurose, il faut saigner et faire
saliver les malades. Ce traitement doit être poussé avec
activité toutes les fois que la maladie fait de rapides
progrès, qu'il y a des signes d'une forte congestion, et
que le sujet est vigoureux. Mais chez les individus faibles,
et qui présentent des symptômes moins aigus, ce ne
sera qu'avec réserve qu'on administrera le mercure.

L'amaurose se présente souvent d'une manière fort
insidieuse chez les personnes d'une faible constitution ;
il est alors nécessaire de modifier le traitement suivant
l'état particulier du malade. Je suppose que vous ayez
à traiter une femme débilitée par une mauvaise nourriture, par une vie sédentaire et des travaux assidus et
excessifs, et dont les yeux commenceraient à s'affaiblir
d'une manière sensible. Certes, les émissions sanguines
et la salivation abondante ne conviendraient point à
son état. Il suffirait d'abord d'évacuer le tube intestinal, et d'appliquer un petit nombre de sangsues, de
donner le mercure à la dose altérante, de faire prendre,
chaque soir, ou tous les deux soirs, quelques pilules
de Plummer, d'entretenir le ventre libre par le
moyen de l'électuaire, de l'huile de castor, de la
rhubarbe et de la magnésie, et la pilule bleue avec
l'aloës et l'extrait composé de coloquinte. Enfin,
il faudrait continuer le mercure à petite dose, jusqu'à
ce que la bouche en éprouvât un effet sensible. Il convient aussi de donner aux malades des aliments toniques, mais non excitants ; de conseiller l'exposition
à un bon air et le repos des yeux, et d'appliquer successivement, et de temps en temps, des vésicatoires.

Tous ces moyens seront secondés par l'action combinée des toniques et des apéritifs, tels que la rhubarbe, le quinquina, la cascarille, l'usage du *porter* et du vin.

Je pourrais citer, à l'appui de ce mode de traitement, un assez grand nombre d'observations, prises à cette infirmerie, ou dans ma pratique particulière; mais je me contenterai d'en rapporter deux.

Une jeune femme se présenta à cette infirmerie avec une violente congestion vers la tête; sa figure était vermeille, les veines gorgées de sang, et la douleur de tête était considérable. Quelque temps auparavant, elle avait eu à l'un des yeux une vive inflammation, qui avait laissé à la cornée un large leucoma. Il y avait même un commencement de staphylôme. Ces altérations, chez une femme jeune et encore fort belle, avaient été le résultat d'un traitement inactif et très négligé. Elle venait alors pour se faire traiter du staphylôme; il existait, par momens, récidive de l'inflammation, et alors l'œil du côté opposé devenait le siége d'une sensibilité vive, qui ne permettait à la malade de ne se servir de cet œil qu'avec le plus grand ménagement. On parvint à réprimer la saillie du staphylôme, et alors la malade cessa de se plaindre de l'œil sain.

Cependant, au bout d'un mois, elle revint à l'infirmerie en disant qu'elle avait cessé d'y voir de l'œil sain. Je trouvai, en effet, qu'il y avait une amaurose presque complète; et bien qu'elle ne datât que de quelques jours, la malade distinguait à peine le jour à une fenêtre ouverte. La pupille était dilatée et l'iris sans mouvement, l'œil n'était nullement rouge; mais la malade, au lieu de présenter le teint vermeil et fleuri qu'elle avait précédemment, avait la figure infiltrée, et se plaignait d'une violente céphalalgie. Elle avait en même temps un certain mouvement de fièvre. Considérant combien ses

yeux étaient faciles à s'enflammer, je la saignai largement, et lui appliquai des ventouses scarifiées à la nuque.
Je la mis à la diète, la purgeai, et malgré l'activité de
ce traitement, je ne vis pas de mieux : la rétine devenait
chaque jour plus insensible. Je me décidai à administrer le mercure à large dose, et aussitôt que la salivation commença, j'eus le bonheur de voir la malade
recouvrer entièrement la vue. Pendant un an, elle se
ressentit encore de quelques congestions vers la tête,
mais on éloigna tous les accidents qui auraient pu survenir, en prolongeant long-temps l'usage du mercure,
en appliquant un séton à la nuque, et en faisant de
fréquentes saignées. Je vis la malade deux ans après ;
elle voyait parfaitement bien; mais quoiqu'elle eût encore conservé des restes de sa grande beauté, elle était
cependant très pâle et très changée.

Une autre jeune femme vint à l'infirmerie pour un
affaiblissement de la vue. Sa figure était rouge et con-
gestionnée ; elle se plaignait de fortes douleurs de tête.
Elle avait environ quinze ans ; la menstruation n'avait
pas commencé : aussi présentait-elle une pléthore sanguine très remarquable. On la saigna deux ou trois fois;
elle fut aussi activement purgée ; et il y avait deux mois
que l'on continuait ce traitement, sans que la rétine
semblât en éprouver d'amélioration, lorsque les règles
vinrent à paraître. La malade se trouva alors complètement guérie.

On a eu recours très fréquemment à certains topiques
contre l'amaurose. Mais quels heureux effets peut-on
espérer de tels moyens, dans une affection aussi profondément située? La plupart de ces topiques sont
des stimulants, que l'on a conseillés d'après l'idée que
l'on se faisait de la cause de l'amaurose, que l'on attribuait à la faiblesse de la rétine ou du nerf optique; c'est

ainsi qu'on a eu recours à l'alcool et à l'éther appliqué sur les sourcils. Mais ces moyens, qui sans doute réussissent à exciter les centres nerveux de l'œil, ne font qu'augmenter la fluxion sanguine dont cet organe est le sége. S'il est permis d'avoir recours à quelques applications locales, c'est plutôt pour satisfaire les désirs et l'imagination du malade, qui pense ne pouvoir guérir sans se couvrir l'œil de quelque médicament. Parmi les moyens les moins propres à lui nuire en pareil cas, je prescrirai les collyres, avec l'eau de roses et l'esprit-de-vin, avec la teinture de romarin et l'eau de roses, avec l'eau de Hongrie ou l'eau de Cologne. Les vapeurs ammoniacales que l'on a conseillées peuvent, en irritant la conjonctive, soulager la rétine. On a recommandé aussi de laver l'œil tous les matins avec de l'eau froide. Cette pratique, qui est agréable au malade, ne peut lui nuire en aucune manière.

Jusqu'ici, j'ai considéré l'amaurose sous le plus simple point de vue; je l'ai regardée comme une maladie inflammatoire, qu'il fallait combattre par des antiphlogistiques. Cette opinion est tout-à-fait contraire à celle de la plupart des auteurs. Je vais maintenant passer en revue les différents moyens qui ont été conseillés contre l'amaurose, considérée comme l'effet d'un état de faiblesse des centres visuels.

Schmucker, Scarpa et Richter ont conseillé le traitement par l'émétique; leur exemple a été suivi par un bon nombre de praticiens du continent et de l'Angleterre. Scarpa fait observer qu'il y a presque toujours des symptômes d'irritation gastrique; il croit donc devoir administrer un émétique, qu'il fait suivre de quelques purgatifs, et il recommande même de recommencer à de courts intervalles l'administration des préparations antimoniales. Richter suit à peu près la même pratique.

24.

Une autorité telle que celle que nous imposent les noms
de Richter et de Scarpa, semble plaider en faveur de la
méthode qu'ils conseillent. J'ai voulu en faire l'essai
chez les individus qui paraissaient y être le mieux disposés, mais je n'en ai obtenu aucun succès ; tandis que
j'ai vu réussir le traitement antiphlogistique que j'ai
préconisé plus haut.

On a également usé de l'électricité contre l'amaurose,
comme dans d'autres cas d'affections nerveuses. M. Hey
de Leeds a publié quelques cas d'amaurose considérablement améliorée par l'emploi de l'électricité. Cet agent
physique a été maintes et maintes fois mis en usage, dans
cette circonstance comme dans d'autres ; mais, pour
ma part, je ne l'ai vu produire aucun effet avantageux.

Les toniques et les stimulants ont toujours été conseillés dans le traitement de l'amaurose. S'il fallait les
énumérer tous, je serais obligé de n'omettre aucun des
remèdes que l'on a désignés sous le nom de stimulants,
nerveux, antispasmodiques, antiparalytiques, etc. ; mais
les plus renommés sont l'arnica montana, la pulsatille,
la valériane, l'ellébore noire, le calamus aromaticus,
le camphre, l'opium, la jusquiame, le musc, le casto-
réum, le phosphore, l'ammoniaque, les fleurs de zinc,
l'acier et le naphthe. Si notre manière de considérer la
nature de l'amaurose est exacte, et s'approche de la vérité plus que toute autre, on conçoit sans peine le
danger d'un pareil farrago pharmaceutique ; et d'ailleurs, en négligeant le traitement antiphlogistique, on
perd un temps précieux à essayer, sans succès, des
médicaments dont l'action n'est rien moins que certaine ; et non-seulement on favorise les progrès de la
maladie, mais encore on laisse au mal le temps de faire
des ravages, qui mettent l'organe malade dans un état
tel qu'il n'est plus permis d'espérer de guérison.

On a cependant observé que les individus qui ont les yeux faibles voyaient mieux après un bon repas, où ils avaient pris des boissons·excitantes. On en a conclu que l'amaurose était due à un état de faiblesse, et que les stimulants convenaient pour la guérir. Mais cette excitation momentanée, rend-elle à la rétine affaiblie une énergie durable? Non sans doute : il en est de même d'un estomac délabré par de longs excès. L'irritation momentanée d'un bon repas n'y fait naître qu'une excitation très passagère, sans lui rendre les facultés qu'il a perdues.

CHAPITRE XXXIII.

VARIÉTÉS D'AMAUROSE.

Il est nécessaire de s'arrêter un instant à l'étude de quelques variétés d'amaurose, puisqu'il est vrai qu'elles exigent certaines modifications dans le traitement dont nous venons d'exposer les règles générales.

Il y a une espèce d'amaurose que l'on peut rapporter à une véritable lésion organique; la pupille offre un aspect jaune foncé comme la pupille d'un œil de chat. La couleur de l'iris est également altérée. Quelquefois il semble que l'on distingue certaines ramifications vasculaires au fond de l'œil. Les Allemands désignent cet aspect de l'œil, sous le nom de *œil de chat amaurotique :* ordinairement l'amaurose est complète. On observe communément cette affection chez les vieillards, bien qu'elle se rencontre aussi chez de jeunes sujets, puisque nous avons à cette infirmerie, deux jeunes garçons, l'un de huit ans, l'autre de quatorze, qui en sont atteints. Il est impossible d'arrêter les progrès de cette espèce d'amaurose.

L'amaurose purement nerveuse est une maladie bornée à la rétine, tandis que les autres parties de l'œil sont absolument saines ; c'est ce que l'on appelle à proprement dire, la goutte sereine ou la paralysie de la rétine. C'est à cette variété d'amaurose caractérisée par l'immobilité de la pupille, l'aspect clair de l'œil et son insensibilité à la lumière la plus vive, que le traitement que j'ai conseillé est sur-tout applicable.

L'amaurose sympathique ou symptomatique se développe sous l'influence de certaines affections d'organes éloignés, comme la dentition chez les enfants, les inflammations de l'estomac, la grossesse qui donne lieu à de violentes congestions sanguines vers la tête, la lactation prolongée très long-temps, et qui réduit les femmes pauvres et mal nourries à un véritable état de marasme et d'étiolement. Ces diverses causes d'irritation ou d'affaiblissement de la rétine, exigent des modifications particulières dans le traitement de l'amaurose, modifications que nous avons déjà signalées et recommandées.

Mouches volantes. On nomme ainsi la sensation de corps flottants au-devant de l'œil : c'est souvent le signe précurseur d'une amaurose complète ; comme aussi les malades restent des années entiers affectés de cette incommodité, sans qu'elle prenne un caractère plus grave.

La forme de ces corps volants est très variable. Ce sont des taches, des plaques, des lignes droites, anguleuses, inégales ou unies. Quelquefois elles prennent la forme de vésicules, séparées ou unies entre elles ; parfois elles ont la forme d'un insecte, comme une arai-

gnée, une toile d'araignée, ou des mailles de filets ;
dans certains cas, c'est une seule tache qui se meut avec
l'œil, et semble s'appliquer sur chaque objet qui s'offre
à la vue. Ces corps flottants ressemblent quelquefois à
ces particules noires produites par la fumée de charbon
de terre, et qui voltigent dans l'atmosphère de Londres.
Lorsqu'ils sont en grand nombre ils nuisent à la vue ;
ils semblent ordinairement descendre et monter suivant
que l'œil fait un mouvement inverse ; ils sont plus sensibles à une vive lumière et lorsqu'on fixe le ciel ; on
les aperçoit sur-tout lorsque l'œil a été long-temps
exposé à la lumière, et que la vue est fatiguée ; il n'y a
souvent qu'un œil affecté de cette infirmité.

Il est important de distinguer si ce symptôme est un
signe précurseur d'amaurose, ou s'il est le résultat
sympathique de quelque affection d'un organe éloigné.
Si les mouvements de l'iris sont parfaits, et si le malade peut très bien distinguer les petits objets, il est
certain que cette affection n'est que sympathique. Mais
si les symptômes de l'amaurose indiqués plus haut, se
joignent à cette sensation, le pronostic devient beaucoup plus grave. Lorsque ces corps volants sont res-
plendissants et comme enflammés, c'est d'un pronostic
plus fâcheux.

Pour guérir cette affection, il faut essayer de rétablir la santé du malade par l'usage des remèdes apéritifs, et des purgatifs à dose altérante. Il arrive quelquefois que les malades sont affaiblis par suite de leur
séjour dans un climat malsain, ou de l'influence directe de causes débilitantes ; il faut alors relever les
forces de l'économie ; les personnes qui ont été sujettes
à de fortes impressions de l'âme, et qui ont été accablées
par de violents chagrins, sont sujettes à éprouver cette
sensation de mouches volantes. Les distractions, le

changement d'air, et une diététique convenablement dirigée, pourront dissiper cet accident.

Dans un mémoire sur cette aberration de la vue chez les personnes nerveuses, et inséré dans le 5ᵉ volume des Transactions Médico-Chirurgicales, M. Ware a donné d'excellents détails sur la nature, les symptômes et le traitement de cette affection. Chez l'un des malades dont il a cité le cas, cette sensation a duré 12 ans, et chez l'autre 25, sans que la vue en ait éprouvé la moindre altération.

Héméralopie et Nyctalopie.

Ce sont deux états de la vue, que l'on peut fort bien désigner par les mots de cécité de nuit et cécité de jour, et que l'on indique ordinairement par deux noms dérivés du grec *héméralopie* et *nyctalopie*. L'emploi de ces dénominations a fréquemment donné lieu à des méprises sur leur véritable sens; mais il est constant qu'Hippocrate a appelé héméralopie la cécité de nuit (*night blindness*). Nous suivrons ici son exemple.

Héméralopie ou *cécité de nuit*. Dans cet état, le malade voit très bien le jour; mais aux approches de la nuit, il perd entièrement la vue, et ne peut supporter la lumière d'une bougie sans fermer les yeux. Au commencement de la maladie, le malade peut encore voir au clair de lune, ou bien lorsque son appartement est éclairé par une bougie; mais à mesure que le mal fait des progrès, il ne peut rien voir dès que le soleil a quitté l'horizon; la vue lui revient au point du jour. L'œil n'offre aucune altération; il a tout-à-fait l'aspect naturel. Il y a bien, dès le début, une légère irritabilité, mais peu à peu la pupille se dilate davantage, et la rétine finit par devenir insensible.

La cause de cette maladie semble consister dans l'é-
puisement de la sensibilité de la rétine, par suite de
l'exposition des yeux à une lumière très vive. Ainsi,
l'héméralopie survient souvent dans les pays où le jour
a beaucoup d'éclat, comme sous les tropiques. Lorsque
la rétine a été violemment excitée, pendant le jour, par
les rayons perpendiculaires du soleil, elle devient insensible à l'action de la lumière peu intense du soir,
ou des lampes qui éclairent un appartement. Cet accident survient souvent aux Européens qui se rendent
aux Indes, et particulièrement à ceux qui sont le plus
exposés à la lumière du soleil, comme les soldats et les
matelots. Cependant cette affection peut se rencontrer
aussi dans des climats tempérés. C'est ainsi qu'on l'a
observée à Belle-Ile en mer (1). Pour moi, je ne l'ai
rencontrée que chez des individus qui l'avaient contractée dans les Indes, et l'avaient, pour ainsi dire,
importée en Angleterre.

Le pronostic de cette affection n'est pas très fâcheux;
il est rare qu'elle résiste au traitement qu'on emploie
pour la combattre. M. Bampfield, dans un excellent
mémoire que renferme le 5e volume des Transactions
médico-chirurgicales, prétend avoir observé plus de
trois cents cas de cette maladie, sans qu'il en soit résulté une altération permanente de la vue. M. Bampfield,
après avoir essayé diverses méthodes de traitement, a
observé que l'emploi des apéritifs et des vésicatoires
aux tempes, était ce qui produisait les meilleurs effets.
J'ai suivi son exemple; j'ai pratiqué en outre quelques
saignées, et je m'en suis parfaitement bien trouvé (2).

(1) Recueil d'obs. de méd. des hôpit., par Richard, t. 2, p. 573.
Cette maladie a aussi été vue aux environs de Montpellier. (Sauvages, t. 2, p. 832.)

(2) Beaucoup de médications particulières ont été conseillées, les

Nyctalopie ou *cécité du jour.* L'état opposé à celui que nous venons de décrire, est la cécité durant le jour, ou la nyctalopie. Il y a plusieurs états particuliers de l'œil, par suite desquels le malade ne peut voir à l'éclat du jour, et ne distingue les objets qu'à l'ombre ou au crépuscule; mais je n'ai jamais vu qu'un tel état fût lié à une affection amaurotique, ou à une condition de l'appareil visuel opposée à celle dont il a été question précédemment, c'est-à-dire une maladie de la rétine ou du nerf optique.

Quand il existe un leucoma central de la cornée, une opacité commençante du cristallin, ou l'opacité centrale et partielle de sa capsule, lorsqu'il y a contraction de la pupille par suite d'un prolapsus de l'iris et de l'adhérence du bord pupillaire, le malade voit mieux à une faible qu'à une vive lumière : c'est encore de la même manière, que nous expliquons l'altération de la vue par l'usage de la belladone, dans quelques-unes des circonstances que nous venons de citer. Dans l'ophthalmie scrofuleuse, l'impossibilité de supporter la lumière rend le malade aveugle pendant le jour ; le soir, l'irritabilité de l'œil s'appaise, et le malade distingue mieux les objets. Les Albinos sont nyctalopes : cela est dû à l'absence du pigment de la choroïde dans leurs yeux, qui, doués d'une extrême sensibilité, ne peuvent supporter l'éclat d'un jour trop vif; aussi, les voit-on rider les sourcils, et fermer fortement les paupières, lorsqu'ils sont frappés par les rayons du soleil. Tels sont les divers états de l'œil qui produisent la nyctalopie. Je n'ai jamais observé cet accident comme un symptôme évident d'amaurose.

antimoniaux, et même les fébrifuges. Scarpa parle d'un remède vulgaire en Italie et en Chine: ce sont des fumigations de foie de mouton rôti. Ce célèbre chirurgien n'en a jamais obtenu de bons effets.

(*Note du traducteur.*)

Je viens d'énumérer les variétés que présentent, en général, les symptômes que l'on peut rapporter à l'amaurose. Les auteurs allemands ont considérablement multiplié les espèces de cette maladie : Beer, par exemple, en admet cinq genres différents (1). Pour moi, je n'attache pas une grande importance à ces divisions, d'autant qu'elles n'offrent aucun avantage sous le rapport pratique.

On rencontre, chez quelques individus, la perte totale de la faculté de distinguer les couleurs, et de juger des rapports qu'elles ont entre elles. C'est ainsi qu'une gravure coloriée paraîtra aux yeux de certains individus, comme un dessin lavé à l'encre de Chine. Certaines personnes ne peuvent reconnaître que quelques couleurs. On rapporte, par exemple, l'histoire d'un malade qui ne pouvait voir que le rouge, le jaune et le pourpre. D'autres ne peuvent apercevoir et distinguer une seule couleur, comme le jaune et le vert. Un individu, ne pouvant distinguer le vert d'avec le rouge, acheta un habit vert, au lieu d'un habit rouge pour un uniforme. On a quelquefois vu ce défaut de perception visuelle, chez plusieurs membres d'une même famille. Il s'en trouve un exemple dans le 7e vol. des Transactions médico-chirurgicales. Il est à remarquer que chez tous ces malades, l'œil avait conservé son aspect naturel, et jouissait, sous d'autres rapports, de toute l'intégrité des facultés visuelles. Suivant les docteurs Gall et Spurzheim, cela tient à un vice d'organisation du cerveau; car ils assignent à un point particulier de l'encéphale la faculté de juger des différences et des rapports qu'ont entre elles les sensations éprouvées par l'œil, qui n'est lui-même que l'appareil

_____

(1) *Voy.* le *Dict. de chirur. prat.* par S. Cooper, article *Amaurose.*

physique de la vision. Il est évident que la faculté de bien juger des couleurs, n'est pas répartie à tous les individus, et qu'elle manque même, chez les personnes dont les yeux sont le plus habiles à voir les objets les plus petits et les plus minutieux; aussi, le tact néces- saire pour bien distinguer les nuances des couleurs, est-il regardé comme un véritable talent chez les pein- tres, qui tous sont loin de posséder au même degré le mérite du coloris.

CHAPITRE XXVIII.

STRABISME.

LE strabisme n'est pas toujours congénital; il peut arriver accidentellement. Il résulte de ce que l'un des yeux ne se meut pas en harmonie avec l'autre. L'œil peut être tourné en dedans ou en dehors, vers le nez ou vers les tempes. Dans le premier cas, on l'appelle le stra- bisme convergent, et dans le second, le strabisme diver- gent. Cette maladie n'est pas toujours bornée à un seul œil, les deux en sont souvent affectés. Dans certains cas, on observe que lorsqu'on couvre l'œil sain, les mouve- ments de l'œil malade cessent de présenter une direction vicieuse; souvent aussi on n'observe pas ce phénomène.

Les causes du strabisme accidentel, sont assez va- riables: il provient quelquefois d'une irritation de l'es- tomac ou de quelque point du canal alimentaire; ainsi le strabisme reconnaît quelquefois pour cause la pré- sence de vers dans les intestins ou l'irritation causée par le développement des dents. Il est aussi parfois l'effet d'une irritation ou d'une inflammation de l'encéphale, d'une hydrocéphale aiguë, de tumeurs du cerveau, ou de quelques autres altérations de tissu. Le strabisme peut se manifester au commencement de l'amaurose, sur-tout si la cécité n'existe encore qu'à un seul œil : il est alors l'effet du défaut d'harmonie dans les mouvements des deux yeux. Tout ce qui peut empêcher la vision dans l'un des deux yeux, est susceptible de produire le strabisme ; ainsi on peut le voir survenir avec l'opacité partielle de la cornée et l'oblitération de la pupille, par le changement de direction de l'ouverture pupillaire, et consécutivement à l'opacité du cristallin.

Le traitement du strabisme accidentel ne peut être uniforme, puisqu'il dépend de plusieurs causes diverses. Il faut donc avant tout remonter à la cause qui l'a produit. C'est ainsi que nous aurons à combattre, tantôt une inflammation du cerveau, tantôt une irritation gastro-intestinale. Quelquefois il sera bon de bander l'œil sain durant le jour, afin de forcer l'œil malade à s'exercer et à reprendre ses mouvements naturels. Il faudra d'abord exercer l'œil à ces mouvements, seulement pendant un quart-d'heure, puis on augmente peu à peu la longueur du temps, et l'on finit par laisser agir l'œil une partie de la journée (1).

Certaines tumeurs développées dans le voisinage du globe oculaire, peuvent gêner et vicier ses mouvements ; mais c'est plutôt alors un déplacement qu'un véritable strabisme.

(1) Le professeur Rossi, de Turin, a conseillé l'emploi de lunettes opaques, percées de deux ouvertures linéaires, dont l'une est dirigée dans le sens de la déviation de l'œil. Voy. *Archiv. gén. de médecine*, n° septembre 1829, pag. 117.

CHAPITRE XXIX.

MYOPIE ET PRESBYOPIE.

Certaines altérations de la vue peuvent survenir sans lésion dans les parties constituantes de l'œil ou du nerf optique; elles sont simplement le résultat de l'imperfection du pouvoir réfracteur de l'œil, ou de la manière dont les rayons lumineux traversent les milieux, qui sont disposés dans le globe de l'œil suivant les règles d'optique.

Si les rayons de lumière sont réunis trop tôt en faisceau, de manière à ce que leur point de convergence s'établisse avant qu'ils arrivent au fond de l'œil, l'individu est myope ou voit de près : si leur point de convergence a lieu derrière la rétine, de manière à ce qu'ils soient encore très divergents en arrivant à cette membrane, l'individu est presbyte ou voit de loin. Ces différents états de la vue sont le résultat de la disposition particulière des milieux transparents de l'œil qui, du reste, est parfaitement sain. L'œil n'étant, pour ainsi dire, qu'un instrument de physique, doit être soumis à des lois physiques ou mécaniques; aussi trouvons-nous qu'il est nécessaire qu'il y ait une configuration particulière et des rapports précis entre les différentes parties de l'œil et la rétine, pour que l'expansion lumineuse qui transporte l'image d'un objet, dépose en quelque sorte cette image au fond de l'œil. C'est à une distance donnée de l'œil, que doit se trouver ce que nous appelons le point visuel), ou le point jusqu'auquel la vue s'étend d'une manière claire et distincte. Chaque œil, considéré comme instrument d'optique, a son point de vision particulier. Ce point ou cette distance varie suivant les individus, et même suivant chaque œil chez un même individu. Lorsque les objets sont éloignés de ce point, soit en arrière, soit en avant, on cesse de les voir distinctement. C'est ordinairement pour les yeux bien conformés à quinze ou vingt pouces de l'individu que se trouve ce point de vue : on peut regarder comme myopes, les personnes qui sont obligées de rendre cette distance moins grande pour voir les objets soumis à leurs yeux. Il est des yeux très forts qui voient au-delà de ces limites.

Les myopes approchent donc très près de leurs yeux ce qu'ils veulent lire, ou ce qu'ils veulent voir. Ils ne peuvent distinguer le teint ou la taille des individus, ni les tableaux ou les gravures, à moins que ces objets ne soient à une petite distance de leurs yeux ; ils ne peuvent lire les inscriptions ou les enseignes mises au-dessus des portes, ne reconnaissent pas les individus qu'ils rencontrent dans les rues, et s'ils entrent dans de grands appartements où sont assemblées beaucoup de personnes, ils ne peuvent y distinguer leurs connaissances. Or, la cause de cette infirmité gît uniquement dans la configuration ou la densité des milieux transparents que traverse la lumière. Cet état de l'œil dépend-il des habitudes de l'individu ? Je penche à le croire, et je crois que l'exercice prolongé et soutenu auquel on livre les yeux, peut en être la cause. En effet, les personnes qui se livrent à l'étude des sciences ou à la littérature, ceux qui s'occupent constamment à travailler sur de petits objets, sont plus fréquemment myopes. Je me rappelle qu'en entrant un jour dans une salle de lecture, je fus frappé du grand nombre d'individus qui portaient des lunettes. Sur vingt-trois personnes qui se trouvaient dans la salle, il y en avait douze qui lisaient avec des lunettes. M. Ware, qui s'est occupé de ce genre de recherches, a consulté les différents chirurgiens des régiments de gardes, à Londres ou dans les environs, et sur dix mille hommes, il ne s'en est pas trouvé un qui eût la vue courte ; il a appris, en outre, qu'on n'avait pas réformé six conscrits pour cette infirmité dans l'espace de vingt ans. Il a fait ensuite des recherches comparatives dans les collèges d'Oxford et de Cambridge, et il a trouvé un très grand nombre de myopes dans ces institutions. Sur cent vingt-sept personnes, trente-deux étaient obligées de se servir de lunettes ou de lorgnons. Si nous ajoutons à ces remarques, qu'en général les gens de la campagne et les matelots ont la vue très longue, nous pouvons conclure que le travail et l'exercice immodéré des yeux, peut contribuer à rendre les individus myopes ou presbytes.

La myopie ne s'observe guère dans le jeune âge ; elle ne se manifeste ordinairement qu'à quinze ou dix-huit ans. Il est possible que cette infirmité commence avant cette époque ; mais elle existe probablement à un si faible degré, que les individus qui en sont atteints n'y font pas attention.

Le seul remède contre la myopie, est l'usage de verres concaves. Le défaut de la vue est ici causé par l'excès du pouvoir réfracteur de l'œil ; on peut le corriger par un moyen artificiel. On doit se proposer de rendre la vue du myope capable de voir des objets éloignés. Il jouit de toute l'étendue, et de toute la capacité visuelle, pour distinguer ce qu'il approche de ses yeux, et cette circonstance a fait croire que les myopes avaient d'excellents yeux ; ainsi, l'on ne doit pas avoir pour but, ici, d'ajouter à la faculté de voir, à proprement dire, mais de rendre plus facile le pouvoir réfracteur du globe oculaire.

Au lieu de choisir des verres d'un certain numéro, le malade doit essayer celui qui convient le mieux à ses yeux, c'est-à-dire, celui avec lequel il voit plus clairement les objets. Si donc, après avoir appliqué des lunettes sur ses yeux, il voit sans douleur et sans aucune difficulté, c'est sur cette forme de verre, qu'il doit fixer son choix; il trouvera sans doute qu'avec un verre un peu plus concave, il verrait encore mieux, mais il ne tarderait pas à se fatiguer, et cette trop grande concavité lui deviendrait même nuisible par la lassitude continuelle dont elle serait la cause. Lors donc qu'on a trouvé des verres à l'aide desquels la vue s'exerce sans aucune fatigue, il vaut mieux s'en servir habituellement que d'abandonner l'œil à lui-même, et à la gêne pénible produite par la difficulté qu'il éprouve à distinguer clairement ce qui l'environne. Toutefois je recommanderai aux myopes de ne pas porter continuellement leurs bésicles, et de ne s'en servir que lorsqu'ils en ont le plus besoin; lorsqu'on en porte depuis long-temps, on ne peut voir d'abord aussi bien que lorsqu'on les quitte pour les reprendre à l'instant de s'en servir. Cependant il est vrai de dire que cette espèce de lassitude de la vue n'est que temporaire. Si l'on a choisi ses lunettes, comme je l'ai indiqué plus haut, si on ne les porte que lorsqu'on a absolument besoin de s'en servir, on peut en faire un long usage sans être obligé de prendre des verres plus concaves. Pour moi, je porte des lunettes depuis vingt-cinq ans, et je ne me trouve pas plus myope que je l'étais dans le principe.

Les yeux deviennent presbytes par les progrès de l'âge; mais ce changement ne diminue pas la myopie qui reste ordinairement au même degré jusque dans la vieillesse.

L'état opposé à celui que nous venons de décrire, est désigné sous le nom de *presbyopie*, de πρεσϐυς, vieillard, parce que cette infirmité est plus ordinaire dans la vieillesse. L'œil éprouve avec l'âge quelques changements qui diminuent son pouvoir réfracteur; de sorte que les rayons lumineux ne sont point assez tôt réunis au foyer visuel qui se trouve alors plus loin que la rétine. Il est très ordinaire de voir les personnes qui arrivent à l'âge de cinquante ans se plaindre de mal distinguer les petits objets, tels que les caractères d'écriture qui sont trop fins, de ne pouvoir tailler une plume, écrire, ou faire tout ce qui exige une grande attention. Les personnes presbytes peuvent très bien voir les inscriptions éloignées, distinguer l'heure à un cadran d'église, tandis qu'il leur est difficile de reconnaître l'heure à la montre qu'elles ont entre les mains. On remédie à cette infirmité par l'usage de verres convexes qui rapprochent les rayons trop divergents. Il faut ici apporter les mêmes soins dans le choix des lunettes que pour les verres concaves. Comme cette infirmité est un des résultats de l'âge, elle va toujours en augmentant; aussi se voit-on contraint de choisir des verres de plus en plus convexes à mesure que l'on avance en âge (1).

_____

(1) Cette infirmité n'augmente point toujours avec l'âge; elle cesse quelquefois après avoir duré pendant un certain temps; et l'on a vu plusieurs vieillards qui, étant arrivés à un âge très avancé, recouvraient toute l'intégrité de leur vue, et lisaient sans lunettes après en avoir long-temps fait usage. Il serait curieux de rechercher à quelle condition physique de l'œil ces modifications du pouvoir réfracteur peuvent tenir.   (*Note du traducteur.*)

CHAPITRE XXX.

DE LA CATARACTE.

La cataracte est l'opacité particlle ou générale du cristallin, de sa capsule, ou du fluide qui l'environne, opacité dont l'effet est l'affaiblissement et la perte de la vue. Ces différentes parties peuvent être affectées séparément ou ensemble, et c'est ce qui arrive le plus souvent. Beer comprend, sous le nom de cataracte, tous les obstacles à la vue, situés entre l'uvée et la partie antérieure de l'humeur vitrée ; obstacles résultant de l'opacité du cristallin, de la capsule, de la liqueur de Morgagni, de l'épanchement de lymphe par suite de l'inflammation de l'iris, de la formation de fausses membranes, de l'épanchement de sang ou de pus, ou de la matière colorante de l'uvée sur la capsule : il divise alors la cataracte en vraie et en fausse. Sous le titre de cataracte vraie, il comprend les opacités du cristallin, de sa capsule et de la liqueur de Morgagni ; tandis que sous l'autre titre se trouve compris ce qu'il a appelé cataracte lymphatique, purulente, grumeleuse, et arborisée. On a voulu particulièrement indiquer, par ce dernier mot, le dépôt de la substance colorante de l'uvée sur la partie antérieure de la capsule du cristallin.

Pour moi, je n'adopte pas les divisions de Beer, et j'entends seulement par *cataracte*, l'opacité du cristallin, de sa capsule et de la liqueur de Morgagni.

Le point le plus important à considérer dans la cata-

racte, est de savoir si le corps opaque est placé derrière
la pupille ou s'il la remplit, et de considérer quel est le
dégré d'altération de la vue qui résulte de la lésion qu'on
observe. Dans le principe, la cataracte peut donner lieu
à des symptômes analogues à ceux du glaucôme et de
quelques formes ; d'amaurose, et comme le traitement
n'est pas le même dans ces divers cas, la différence du
diagnostic est d'une grande importance. Dans le commencement de la cataracte, il n'y a rien à faire ; tandis
qu'il faut agir dès le commencement de l'amaurose.
Pour s'aider dans le diagnostic de la cataracte, il faut
employer la belladone, afin de dilater la pupille, et de
distinguer aussi clairement que possible le siége du
mal.

Le plus ordinairement la formation de la cataracte
est lente ; elle exige des semaines, des mois ou des
années ; dans d'autres circonstances, elle se forme avec
rapidité. Elle ne détruit jamais entièrement la vision ;
et, lors même qu'elle est arrivée à sa plus grande ma-
turité, les malades peuvent encore distinguer le jour
d'avec la nuit, si toutefois la rétine est saine. La couleur de l'opacité est grise ; elle passe à un blanc bleuâtre,
et quelquefois à un blanc jaunâtre, ou à la couleur de
l'ambre. La couleur de la pupille dans le glaucôme est
verte, ou d'un vert tirant sur le jaune. Parfois, la cataracte, à son début, offre une teinte semblable, et alors
il ne faut pas seulement tenir compte de la couleur, il
faut s'attacher sur-tout à reconnaître le siége de l'opacité.
C'est ordinairement derrière la pupille, que cette opacité se remarque dans la cataracte, tandis que la couleur
verte du glaucôme paraît située beaucoup plus en arrière, il semble qu'elle occupe tout-à-fait le fond de
l'œil, de sorte que si l'on observe de profil un œil affecté
de glaucôme, on ne distingue aucune opacité ; la déco-

loration ne se remarque que lorsqu'on regarde l'œil en face.

L'opacité, dans la cataracte, commence ordinairement au centre, et s'étend peu à peu à la circonférence du cristallin ; de manière que le malade voit encore les objets latéralement, et ne peut les distinguer en face. La dilatation de la pupille rend également la vue plus facile en ce qu'elle permet aux parties encore transparentes du cristallin de laisser passer la lumière. Ainsi les malades voient mieux à l'ombre et au demi-jour, surtout lorsqu'on dilate la pupille à l'aide de la belladone. Ces particularités permettent de distinguer la cataracte d'avec le glaucôme et l'amaurose, car dans ce dernier cas, l'insensibilité de la rétine exige l'impression d'une vive lumière, pour que le malade puisse apercevoir les objets. Aussi voit-il mieux en face d'une fênêtre, que lorsqu'il tourne le dos à la clarté du jour.

Dans le commencement de la cataracte, le malade voit les objets comme environnés de brouillard ; il croit que quelque chose s'interpose entre son œil et les objets qu'il regarde, et cette vue brouillée le devient d'avantage à mesure que l'opacité fait des progrès. Les personnes affectées de cataracte voient la lumière d'une bougie comme enveloppée d'un nuage, dont l'épaisseur augmente à mesure que la cataracte fait des progrès ; enfin il arrive que le malade cesse de distinguer clairement cette lumière ; il reconnaît seulement le point où elle se trouve par la sensation qu'il reçoit obscurément. Dans l'amaurose, la lumière d'une chandelle apparaît au malade rayonnée comme une étoile, ou irisée comme la lumière décomposée par le prisme, et l'altération de la vue ne coïncide pas avec l'opacité du cristallin, puisque l'œil demeure souvent parfaitement clair, lorsque le malade distingue à peine les objets les plus faciles à voir.

L'iris et la figure de la pupille n'éprouvent pas de changements notables, à quelque période que ce soit de la cataracte. Cependant, lorsque la forme du cristallin est altérée, il presse quelquefois l'iris, et le comprime en avant. Les altérations de forme de la pupille et de l'iris, dans le cas d'amaurose, serviront encore ici à distinguer les deux affections dont il s'agit. Je dois faire observer que l'iris présente un rebord noirâtre dans le cas de cataracte ; ce qui est dû à ce qu'il existe derrière elle un corps opaque qui altère sa transparence. Dans l'état naturel, le bord de la pupille est bien également noirâtre, mais la lumière, en traversant cette membrane, ne permet pas de distinguer la teinte qu'elle doit à l'uvée qui la tapisse.

Il y a plusieurs sortes de cataractes : elles varient sous le rapport de leur siége, de leur couleur, de leur consistance et du degré d'opacité. Enfin, elles offrent diverses complications, suivant les sujets, les affections de l'œil, l'état de l'économie et l'âge des individus. La différence de siége a fait distinguer cette maladie en *cataracte lenticulaire, capsulaire, Morganienne* et *capsulo-lenticulaire.* L'espèce la plus fréquente de la cataracte lenticulaire, est celle que l'on appelle *cataracte ferme, dure* ou *tenace*.. Le cristallin offre, dans ce cas, un aspect grisâtre, avec une légère teinte jaune d'ambre, ou brune au centre. Dans le point le plus consistant, il est aussi dur que de la cire ; il se ramollit légèrement à la chaleur ; et à sa circonférence, il est plus mou et offre la consistance d'une gelée molle. Plus la cataracte offre une teinte ambrée, plus elle est dure ; plus elle est grisâtre, plus elle est molle.

Une matière grisâtre occupe la circonférence du cristallin, dont le centre ou le noyau est jaunâtre et plus ferme. Quelquefois cette teinte centrale occupe toute la

circonférence de la pupille; on a vu aussi le cristallin d'un
brun foncé comme la coquille d'une noisette, ou brunâtre comme de l'acajou; mais cette coloration se présente assez rarement. En général, la cataracte la plus
ferme, lorsqu'elle est extraite, présente la consistance
et la fermeté de la cire. Je n'ai jamais vu de cataracte
d'une couleur plus foncée que l'acajou; cependant Wenzel et Beer parlent de cataractes noires. Pour moi, je n'ai
jamais observé de cataractes qui offrissent réellement la
couleur noire. On a vu quelquefois le cristallin converti
en une substance crétacée et osseuse; mais cette altération coexistait avec une désorganisation complète de
l'œil.

La cataracte ferme, qui présente au centre une teinte
ambrée et une nuance grisâtre à la circonférence, s'observe ordinairement chez les vieillards. Le cristallin est
plus petit que dans l'état naturel, et sa capsule n'étant
pas altérée, le corps opaque apparaît à peu de distance
derrière la pupille. Cependant l'iris jouit de tous ses
mouvements, et le malade peut continuer de voir pendant la formation de la cataracte, parce que les rayons
lumineux passent à travers la circonférence du cristallin
resté transparent.

Le cristallin présente quelquefois un noyau central
très dur, et une circonférence molle; c'est ce que l'on
a désigné sous le nom de cataracte *fluido-dure*.

Les cataractes lenticulaires ont par fois une apparence radiée. L'opacité apparaît par stries ou rayons,
laissant entre eux des intervalles transparents. En général, ces rayons opaques se forment à la circonférence
du cristallin, ce qui est l'opposé de la manière dont
l'opacité se développe ordinairement. Il arrive qu'on
ne peut distinguer dès le principe l'opacité radiée, parce
que le centre du cristallin reste transparent; mais à

l'aide de la belladone, on parvient à découvrir cette altération. En général, cette espèce de cataracte se forme
très lentement : j'en ai vu mettre plus de trois ans à envahir tout le cristallin.

Une autre espèce est *la cataracte molle*. Toute
l'étendue du cristallin a une molle consistance, dont
les degrés varient toutefois d'une manière assez sensible, pour qu'on les ait indiqués par des noms particuliers ; ainsi, on a divisé cette cataracte en *caséeuse*,
gélatineuse, *laiteuse*, suivant qu'elle offre la mollesse
du fromage, de la gélatine ou du lait. En général, le
cristallin est dans ce cas plus large que lorsque la cataracte est dure ; il occupe un plus grand espace, et pousse
en avant l'iris dont la surface est convexe. La cataracte
molle se distingue par une teinte d'un blanc bleuâtre ;
l'opacité n'est pas uniforme ; elle présente comme des
nuages à sa surface. Dans le commencement de sa formation, la cataracte présente une réflexion partielle de
la lumière, de manière à offrir certains reflets jaunâtres
et comme métalliques, qui sont plus ou moins apparents
suivant la manière dont la lumière tombe à la surface
de l'œil. Comme la cataracte est large, elle ne laisse
passer latéralement aucun rayon de lumière, en sorte
que le malade ne peut nullement distinguer le jour
d'avec l'obscurité.

L'opacité du cristallin est quelquefois partielle ; elle
se présente sous la forme d'une tache blanche, centrale
et grosse comme une tête d'épingle. Elle peut aussi occuper le tiers, la moitié ou les deux tiers du cristallin
dont le reste conserve sa transparence. Cette opacité
partielle est le plus ordinairement congénitale : le malade peut également voir, sur-tout lorsque la pupille
est dilatée. Mais lorsqu'une vive lumière détermine la
contraction trop grande de la pupille, alors il est diffi-

cile ou même impossible au malade de distinguer les
objets qui l'entourent.

L'opacité d'une petite partie du fluide situé entre le
cristallin et sa capsule, a été appelée cataracte *morganienne* (*cataracta morganiana*). Mais je doute que l'on
puisse établir une distinction bien fondée entre l'opacité
du fluide de Morgagni et celle du cristallin. Comment,
d'ailleurs, concevoir que ces deux choses puissent exister séparément. Je pense donc qu'on peut passer sous
silence cette variété de la cataracte, d'autant que cette
distinction ne présente aucune utilité pratique.

Les cataractes capsulaires ont été divisées en antérieure
et postérieure, suivant que la partie antérieure ou postérieure de la capsule est affectée, et en cataracte capsulaire
proprement dite, quand la capsule entière est opaque.
La capsule diffère du cristallin par sa texture, et par
conséquent on peut supposer que l'opacité de cette membrane présentera des différences d'aspect assez sensibles. Dans la cataracte capsulaire, l'opacité ne commence pas précisément au centre, mais dans n'importe
quel point de sa surface. Elle n'est point uniforme,
elle se présente par taches ou stries, laissant des intervalles transparents. La couleur de ces points opaques,
est d'un blanc bleuâtre, et le tissu dense de la capsule
donne à son opacité une apparence différente de l'aspect
gélatiniforme du cristallin. La situation de la capsule
permet encore de distinguer son opacité ; la cataracte capsulaire semble être située immédiatement derrière la pupille, sans laisser d'intervalle au-devant d'elle. Du reste,
la capsule ne peut devenir opaque dans une grande étendue sans que le cristallin perde lui-même sa transparence. Dans le cas d'iritis, la partie antérieure de la capsule devient quelquefois opaque ; mais alors ce défaut de
transparence est dû à l'interposition d'une fausse mem-

brane résultant de l'inflammation de l'iris ; mais cet épanchement est partiel et très limité, et le reste de la capsule conserve toute sa transparence.

La partie postérieure de la capsule peut devenir opaque, tandis que sa partie antérieure et le cristallin restent transparents. On voit alors le point opaque à une certaine distance derrière la pupille, et ce point offre une surface concave et comme striée par des lignes opaques. La cataracte capsulaire postérieure n'a point cette blancheur éclatante qui distingue la cataracte capsulaire antérieure, parce qu'on ne la voit qu'à travers le cristallin. Ce dernier ne tarde pas ici à perdre sa transparence. Cependant cette altération ne s'y manifeste quelquefois qu'après un temps assez long. Nous avons maintenant à cette infirmerie, deux malades atteints de cataracte capsulaire postérieure. L'un d'eux peut lire dans une Bible dont les caractères sont assez gros ; et lorsqu'on a dilaté l'œil par la belladone, on distingue même les espaces transparents à travers lesquels la lumière pénètre pour arriver à la rétine.

Nous ne pouvons être positivement assurés de l'existence de la cataracte capsulaire complète, parce que du moment que la partie antérieure de la capsule est opaque, nous ne pouvons reconnaître si la partie postérieure l'est également. Mais ordinairement le cristallin partage cette opacité, et alors la cataracte peut être dite capsulo-lenticulaire.

La cataracte capsulo-lenticulaire est la plus commune ; en général on trouve dans ce cas, le cristallin mou, et la capsule épaissie et indurée par l'épanchément de plusieurs couches de lymphe. La cataracte est alors assez large ; elle pousse l'iris en avant, et vient même s'appuyer jusque sur la cornée, en détruisant l'espace qui forme la chambre antérieure. Il se présente

donc ici plusieurs circonstances propres à faire reconnaître la nature de la cataracte. La partie antérieure de la
capsule présentant quelques stries avec des intervalles
transparents, laisse apercevoir derrière elle la teinte
jaune du cristallin opaque. Il y a, dans ce cas, une cécité complète ; le malade ne peut distinguer que le jour
d'avec l'obscurité, et les mouvements de l'iris sont souvent empêchés par la compression de la cataracte. Les
divers changements qu'éprouve la cataracte capsulo-
lenticulaire, donnent de nombreuses variétés d'aspect
à la cataracte. C'est ainsi qu'on a dit que la cataracte était
marbrée lorsque son opacité présente des marbrures, *fe-
nêtrée* lorsqu'il y a de petites séparations imitant les
barreaux d'une fenêtre, ou bien *étoilée, pointillée.*
L'inflammation purulente, sur-tout chez les enfants,
laisse souvent après elle une tache centrale à la capsule
et au cristallin ; Ces taches isolées ont encore fait diviser
la maladie qui nous occupe en plusieurs variétés : telles
sont la cataracte *mitoyenne* (*dimidiata*) dans laquelle la
moitié de la capsule est opaque ; la cataracte *trabéculaire*
(*trabecularis*), lorsque le point opaque s'élève comme
une zône à la surface de l'œil ; celle qu'on nomme *conique* (*pyramidalis*), quand l'opacité offre la saillie d'un
cône ; la cataracte *siliqueuse sèche* (*arida siliquosa*),
expression dont les Allemands se servent pour indiquer
un état particulier de la capsule qui, dans certains cas
d'absorption du cristallin, se resserre en quelque sorte
sur lui. Il arrive que le cristallin et sa capsule devenus
opaques, se détachent par suite de certaines affections
de l'œil, des adhérences qui le tiennent au corps ciliaire, et devient flottant dans les chambres de l'œil ; c'est
ce qu'on appelle *cataracte tremblante.* Si le cristallin
passe dans la chambre antérieure, cela constitue la *cataracte flottante* (*cataracta natatilis*). Il y a encore la

cataracte gypseuse, d'après la ressemblance de la surface opaque avec une espèce de craie (*cataracta gypsea*).

Chez les jeunes sujets, la cataracte est presque toujours blanche ou grise, avec une teinte légèrement bleue. Si l'on remarque chez un jeune malade une teinte brunâtre ou jaunâtre de la cataracte, on peut en attribuer la cause à quelque affection interne de l'œil. Par exemple, au début du fongus médullaire, on observe cette couleur qui, chez un vieillard, n'est point l'indice de cette grave maladie.

On a encore distingué la cataracte en *mûre* et *non mûre*. Cette division est purement pratique, et l'on pense généralement qu'il ne convient pas d'opérer avant que la cataracte ne soit entièrement mûre. Cette opinion n'est pas tout-à-fait dénuée de fondement. Certaines cataractes se développent sous l'influence d'une inflammation ou d'une congestion de l'œil, et il n'est pas prudent de tenter l'opération dès les premiers moments de la formation de la maladie; il vaut mieux attendre que l'état inflammatoire de l'œil soit dissipé.

Lorsque l'on considère que dans quelques cas la cataracte est assez développée pour pousser l'iris en avant, il n'est pas surprenant que la circonférence de la pupille contracte alors des adhérences avec la capsule, qui est alors presque toujours opaque. Cette adhérence et cette opacité peuvent être partielles ou générales.

La cataracte peut être compliquée d'un glaucôme. Cette dernière affection commence ordinairement avant que la cataracte soit formée. L'humeur vitrée est d'abord le siége de l'altération, puis la rétine, et enfin le cristallin perd sa transparence. Lors donc qu'on a vu la couleur de l'iris s'altérer, la pupille rester dilatée, la vue diminuer, et ces accidents se compliquer de céphalalgie, et de douleurs violentes dans la région sus-orbitaire avant que la cataracte se soit formée, il faut penser qu'il existe en même temps un glaucôme.

Il n'est pas rare de voir l'amaurose compliquer la cataracte ; on reconnaîtra que la rétine est paralysée, à ce que le malade ne peut nullement distinguer le jour d'avec l'obscurité. Cependant, il est possible que l'amaurose ne soit pas complète et que le malade puisse encore distinguer le jour : Il faut alors tenir compte des symptômes qui ont accompagné le développement de la paralysie de l'œil, afin de les comparer à ceux qui sont particuliers à la cataracte. Une simple cataracte se développe sans douleur ; dans l'amaurose, il y a souvent une violente céphalalgie. Dans la cataracte, l'iris conserve ses mouvements naturels, dans l'amaurose ces mouvements sont lents, imparfaits ou anéantis ; ce sera sur-tout dans le cas où la cataracte ne sera ni volumineuse, ni adhérente à l'iris, qu'il faudra observer avec attention l'immobilité de la pupille, car dans ce cas, sa dilatation sera un signe très probable d'amaurose. Pour apprécier exactement l'état de la rétine, il faudra examiner les deux yeux comparativement, car il arrive rarement qu'ils soient affectés au même degré, et l'état le moins malade de l'un d'eux, permettra d'apprécier l'état le plus malade de l'autre.

Aucun âge ne met à l'abri de la cataracte ; les enfants l'apportent en naissant, et l'on voit cette maladie survenir même chez les vieillards les plus avancés en âge. Cependant, on peut dire que c'est de 50 à 60 ans, qu'on y est le plus sujet. Les cataractes molles sont plus communes chez les jeunes sujets que chez les vieillards, *et vice versâ* : toutefois, on rencontre quelques exceptions à cette règle générale.

Causes. L'inflammation des tuniques internes de l'œil,

détermine quelquefois la cataracte, ainsi que les blessures de la capsule et du cristallin. Les cataractes molles
surviennent quelquefois par suite d'un état habituel de
congestion des yeux, et si nous ne pouvons rapporter
à un état inflammatoire bien évident l'opacité du cristallin, il n'en est pas moins évident que cette altération
se manifeste souvent sous l'influence ou pendant la durée de véritables symptômes inflammatoires. Toutefois
nous sommes loin de vouloir établir en principe un
fait qui n'est rien moins que démontré; nous ne pouvons, par exemple, supposer que l'inflammation pro-
duise la cataracte des nouveau-nés.

Nous voyons la cataracte se former chez les individus
les plus sains, sans qu'ils éprouvent la moindre incommodité, ni la moindre douleur dans les yeux, et sans
qu'il s'y manifeste les plus légers symptômes de congestion ou d'inflammation; ainsi dans ce cas, ce n'est
point un travail inflammatoire qui a causé la cataracte.
Il est évident que nous ne pouvons alors trouver de
cause satisfaisante à la maladie dont il s'agit; d'ailleurs,
le mode de nutrition du cristallin ainsi que ses connexions vasculaires avec les parties environnantes,
nous sont inconnus; de sorte que nous ne pouvons
avoir de données certaines sur son altération. Nous savons que le cristallin subit quelques changements avec
l'âge, qu'il perd en partie sa transparence; mais nous
ne pouvons apprécier la véritable cause de ces changements.

Traitement. L'art possède quelques moyens pour
combattre certains accidents qui compliquent la
cataracte; mais il nous est absolument impossible
de détruire l'opacité du cristallin. Lorsqu'après une
iritis, la capsule a perdu sa transparence par suite
d'un épanchement de lymphe à sa surface, on conçoit

qu'il est possible que ces matières épanchées se résorbent; mais il n'en est pas de même de l'opacité du cristallin proprement dite : l'opération est donc le seul moyen de guérison auquel on doive avoir recours. Ce ne sera donc que dans le but de combattre les complications et de rendre l'œil plus propre à subir l'opération, qu'on essaiera l'emploi de quelques topiques ou de quelques remèdes généraux.

Le pronostic, pour le succès de l'opération est le plus ordinairement favorable, sur-tout lorsque la maladie se borne au cristallin et à sa capsule, lorsque la sensibilité de la rétine n'est pas altérée, que les mouvements de l'iris sont parfaits, et que le malade jouit, du reste, d'une bonne santé. Il faut toutefois supposer que l'opérateur choisira le mode opératoire le plus convenable au malade, et sera doué de la dextérité que cette opération réclame. Le pronostic sera encore favorable dans le cas de cataracte congénitale, ou lorsqu'on rencontre cette maladie chez de jeunes sujets, ou enfin lorsqu'il existe une cataracte lenticulaire simple, même chez un vieillard.

Mais on doit mal augurer de l'issue de l'opération lorsque la cataracte est compliquée de glaucôme ou d'amaurose, lorsque l'humeur vitrée est passée à l'état fluide, que les vaisseaux de l'œil sont variqueux, qu'il existe une hydrophthalmie ou une contraction permanente de la pupille. Il en est de même quand le malade a éprouvé de violentes douleurs à la tête, ou dans l'orbite, qu'il a été affecté de mouches volantes; ou d'allucinations diverses indiquant une irritation nerveuse de l'œil. Le pronostic est douteux quand la cataracte succède à une inflammation interne de l'œil, et s'accompagne d'une congestion plus ou moins prononcée de l'appareil visuel. On doit redouter les suites de l'opération, quand il existe des adhérences entre la capsule et l'iris, sur-tout chez les individus sujets à la goutte et au rhumatisme, parce que l'iritis est plus fréquente chez eux. Si l'un des yeux seulement est affecté de cataracte, tandis que l'autre est paralysé ou dans un état de glaucôme, on doit peu espérer de l'issue de l'opération ; il ne faut même la tenter que lorsqu'on s'est bien assuré de l'état de la rétine dans l'œil où la cataracte existe.

Plus l'individu est jeune, plus le succès de l'opération est assuré ; le danger de l'insuccès peut se mesurer sur les degrés de l'âge.

Le succès de l'opération est si important pour le malade et pour la réputation du chirurgien, qu'on ne saurait trop minutieusement tenir compte de toutes les circonstances qui ont accompagné le développement de la maladie, et de toutes celles qui peuvent concourir ou nuire au succès de l'opération. Ainsi, chez les vieillards il est plus difficile de rétablir l'acte de la vision. Il ne faut entreprendre l'opération que lorsque la cécité est complète, et la cataracte complétement formée. Si elle ne l'est qu'à un seul œil, on peut pratiquer l'opération, sans attendre qu'elle soit mûre à l'autre.

Quand un seul œil est affecté de cataracte, il faut s'abstenir d'opérer ; on a dit, cependant, qu'en enlevant la cataracte à l'œil malade, on empêchait que l'autre œil devînt à son tour cataracté ; mais cette assertion n'est pas démontrée ; Beer avait émis quelque part cette idée, qu'il n'a pas reproduite dans son grand ouvrage. Toutefois on pourrait opérer un seul œil, sur-tout chez les jeunes femmes qui pourraient tenir à se débarrasser d'une difformité nuisible à leur beauté.

Le succès des opérations, en général, dépend presque toujours des précautions que l'on prend pour prévenir l'inflammation après l'opération. Voici quelles règles nous devrons suivre à cet égard.

Il ne faut jamais opérer un malade dont la langue est saburrale. Il est nécessaire que le tube intestinal soit dans un état parfait d'intégrité. Il faudra donc prescrire au malade de s'abstenir, au moins pendant une semaine, de viandes et de liqueurs fermentées. On donnera pendant ce temps quelques légers laxatifs, et chez les sujets pléthoriques il sera bon de songer à des évacuations sanguines, sur-tout si la tête est le siége de quelque congestion. On réitérera les émissions sanguines chez les sujets vigoureux; il convient même, en général, de faire une saignée de bras le matin de l'opération. Les individus éminemment pléthoriques, auront besoin d'être purgés activement. Je me souviens d'avoir vu venir à cette infirmerie une femme de soixante-dix ans, affectée d'amaurose à un œil et de cataracte à l'autre. Elle avait de l'embonpoint, et présentait un teint très coloré. Elle se plaignait de faiblesse et d'un malaise nerveux qu'elle attribuait à l'usage immodéré de la viande, du *porter* et autres stimulants. Elle avait un mal de tête considérable avec tremblement des mains et des jambes. On lui fit une saignée de bras; le sang était épais et foncé en couleur; son état nerveux diminua, et elle se sentit plus forte. On la garda quatorze jours avant d'entreprendre l'opération; pendant ce temps, elle fut saignée plusieurs fois, purgée et mise à l'usage du bouillon, du gruau et du pain. Après quinze jours de saignée, je fis l'opération par extraction, sans aucun accident consécutif, et avec un plein succès. J'obtins le même succès chez une autre personne qui présentait tous les signes d'une pléthore générale avec congestion vers la tête, et chez laquelle on tira cent vingt onces de sang. Par ces divers moyens, on évitera le danger de l'inflam-

26

mation, qui est l'accident le plus redoutable après l'opération; et je crois que dans ce cas, il vaut mieux pécher
par excès que par défaut de précautions. J'ai regretté,
dans quelques circonstances, de n'avoir pas usé de ces
mesures préparatoires, et je ne me suis jamais repenti
d'y avoir eu recours.

Le choix de l'opération mérite aussi toute notre attention. Depuis Celse, dans les œuvres de qui se trouvent les premiers préceptes pour l'opération de la cataracte jusqu'au dernier siècle, cette opération ne consistait
qu'à introduire derrière l'iris une seule aiguille avec laquelle on renversait le cristallin et on le déplaçait de
l'axe visuel. C'est la méthode par *dépression* ou par
abaissement, que Celse a décrite, de la manière dont
on la pratique encore aujourd'hui.

Vers le milieu du siècle dernier, il arriva que Daviel,
chirurgien français, fut obligé d'ouvrir la cornée pour
donner issue à un cristallin opaque, qui était passé dans
la chambre antérieure. Il fut conduit par cet incident
à réduire cette opération en une méthode qu'il appela
par extraction. Cette opération consiste à inciser la
cornée, à rompre la capsule et à forcer le cristallin à
s'échapper au dehors par l'incision faite à la cornée.
Ces deux modes opératoires ont été l'objet de controverses assez vives parmi les chirurgiens, et chaque
méthode a eu ses partisans et ses dépréciateurs. Un troisième mode opératoire a été plus récemment introduit
dans l'art de guérir : le cristallin n'est ni extrait, ni déprimé, mais on le brise, on le détache de ses adhérences,
et on le laisse à sa place, exposé au pouvoir absorbant
des vaisseaux de l'œil. C'est ce qu'on appelle la méthode
par *absorption* ou *par résolution.* Dans cette méthode,
l'aiguille est introduite dans l'œil, soit par la cornée et
la pupille, soit par la sclérotique en passant derrière

l'iris. On désigne ces divers modes d'opérer par les noms d'opération antérieure et postérieure. L'opération antérieure a été proposée par un chirurgien allemand, qui a cru devoir lui donner le nom de Kératonyxis dérivé du grec.

Aucune de ces méthodes ne doit être préférée à l'autre : nous devons les choisir suivant l'état du malade, les circonstances dans lesquelles il se trouve, et les modifications de sa maladie.

<hr />

ARTICLE I.

EXTRACTION DE LA CATARACTE.

Il faut d'abord n'opérer que sur un œil à la fois, pour laisser au malade une chance de réussite sur l'autre œil, quand la première opération n'a pas été couronnée de succès; car si l'on opère sur les deux yeux, la même cause peut rendre funestes les suites de l'opération, et entraîner sans retour la perte de la vue.

On peut opérer le malade assis ou couché; on trouve généralement la première situation plus commode. Le malade doit être placé en face d'une croisée par laquelle pénètre un jour clair, et qui ne tombe pas directement sur les yeux du malade, dont la cornée réfléchirait les rayons de lumière, parce que cela s'opposerait à ce qu'on vît la pointe de l'instrument pénétrer dans la chambre antérieure de l'œil. Il faudra donc placer le malade un peu obliquement par rapport au jour; il sera nécessaire qu'il soit assis sur un siége un peu moins élevé que celui de l'opérateur, afin que celui-ci puisse jouir de la liberté de ses mouvements, sans être contraint de prendre une attitude forcée. Quelques opérateurs préfèrent que le

26.

malade soit assis sur un tabouret, mais à cette infirmer e nous nous servons d'une chaise, dont le dossier s'élève et s'abaisse à volonté, et par conséquent s'accommode aisément à la hauteur du malade, dont il soutient en même temps la tête plus solidement que la poitrine d'un aide.

Le devoir de l'aide est de maintenir fixe la tête du patient, dont il doit élever la paupière supérieure, sans comprimer le globe de l'œil. Pendant l'incision de la cornée, si le malade a la tête appuyée contre le dos de la chaise, l'aide n'a d'autre fonction que celle de soulever la paupière; autrement il faut qu'il maintienne en même temps la tête, ce qu'il fait en l'appuyant sur sa poitrine, puis en maintenant le menton d'une main, tandis que de l'autre il élève la paupière. Il est ici un point important à considérer; c'est qu'il faut que l'aide abandonne la paupière à l'instant où l'incision de la cornée se termine. L'opérateur convient d'avance qu'il indiquera par un signe le moment de lâcher la paupière. Il suffit d'employer un doigt pour élever la paupière que l'aide tient fixe et appuyée contre l'arcade sourcilière. L'aide se sert pour cela de la main gauche, si le chirurgien opère de la main droite, *et vice versâ*. On a conseillé de bander l'autre œil, c'était même une recommandation donnée par Celse, mais je regarde cette précaution comme de peu d'importance; j'ai même l'habitude de laisser cet œil libre, en recommandant au malade de regarder devant soi.

On s'est servi de speculum de différentes formes pour maintenir la paupière, mais ces instruments sont abandonnés aujourd'hui. On en trouve de nombreux dessins dans les œuvres de Richter; ils concourent plutôt à effrayer le malade et à provoquer les mouvements spasmodiques de l'œil, qu'à remplir le but dans lequel on les a imaginés. Il faut, dans tous les cas, que l'aide ait soin de ne pas comprimer trop fortement le globe de l'œil, dans la crainte d'en faire sortir l'humeur vitrée, ou de déplacer violemment l'iris.

L'extraction de la cataracte se compose de trois temps; 1° inciser la cornée; 2° diviser la capsule; 3° faire sortir le cristallin par l'ouverture pratiquée à la capsule et à la cornée.

L'incision de la cornée doit être assez grande pour que le cristallin puisse la franchir. On divise donc une certaine portion de la cornée, en conduisant l'incision près de son bord et de son insertion à la sclérotique; de cette manière la cicatrice de l'incision ne se trouve pas dans la direction de l'axe visuel. La section de la cornée doit avoir une étendue correspondante au diamètre du cristallin, c'est-à-dire, qu'elle devra comprendre à peu près le diamètre de la cornée, dont il faut diviser la moitié inférieure. On enfonce l'instrument au côté externe de l'œil, en le faisant pénétrer dans la chambre antérieure, de manière à ce que sa pointe sorte du côté opposé de la cornée, puis on prolonge l'incision en bas, c'est-à-dire, dans le sens du tranchant de l'instrument. La plus grande difficulté de cette partie de l'opération naît de la tendance de l'iris à se porter en avant et, pour ainsi dire, sur l'instrument contre lequel cette membrane est poussée par l'épanchement de l'humeur aqueuse dont l'incision provoque l'issue.

On a employé des couteaux de différentes formes pour cette opération, dans le but de faciliter une opération dont l'exécution ne laisse pas que d'offrir d'autres grandes difficultés. Pour moi je ne pense pas qu'on puisse faciliter, par des moyens mécaniques, l'exécution d'une méthode opératoire à la nature de laquelle sont liées les difficultés que présente celle-ci, et je pense que l'expérience et la pratique sont encore les meilleurs moyens de surmonter l'embarras qu'on peut éprouver à exécuter cette opération ; par conséquent, je regarde la forme de l'instrument comme d'une médiocre importance. Toutefois, nous devons donner la préférence à l'instrument qui semble être le plus propre à remplir le but auquel il est destiné.

Le manuel opératoire de Daviel est oublié maintenant. Ce chirurgien faisait, avec un couteau terminé en pointe, une division à la partie inférieure de la cornée, et il élargissait ensuite cette incision avec de petits ciseaux.

On se sert le plus communément de couteaux en forme de lancette. Tels sont les instruments conseillés par Richter, Wenzel et Ware. Il y a encore celui de Barth, fondateur de l'école de chirurgie ophthalmique de Vienne, et qui porte aujourd'hui le nom de couteau de Beer : le dos en est droit et le tranchant oblique, de manière que ses deux bords se réunissent en une pointe extrêmement aiguë ; la lame augmente de largeur et d'épaisseur de la pointe vers le manche. Je crois que c'est le meilleur instrument pour l'extraction de la cataracte. Il est aigu et tranchant à sa pointe, pour faciliter son entrée dans la cornée, et mousse dans le reste de la longueur du dos, son bord inférieur étant seul tranchant.

En faisant l'incision de la cornée, le chirurgien doit fixer son attention sur trois points essentiels : il s'agit de piquer la cornée, de conduire l'instrument dans la chambre antérieure, puis de piquer encore la cornée au point opposé, en dirigeant l'incision en bas. Lorsqu'on se propose de fixer l'instrument sur la cornée pour l'inciser, il faut avoir soin de l'enfoncer d'abord perpendiculairement, et non obliquement, car on peut introduire

la pointe de l'instrument entre les lames de la cornée
sans pénétrer dans la chambre antérieure, ou bien on
peut inciser cette membrane si obliquement, que la ligne
de la section interne se trouve beaucoup plus petite que
celle de la section externe, par conséquent le cristallin ne
peut franchir l'ouverture pratiquée. Pour faire cette incision, il faut tenir l'instrument comme une plume, entre
le pouce et l'indicateur ; on applique la main sur la joue,
puis on incise la cornée en alongeant les doigts qui tiennent l'instrument sans mouvoir la main. Pour que l'incision soit perpendiculaire à la cornée, il faut plonger l'instrument dans la cornée, comme si on voulait aller
rencontrer l'iris, jusqu'à ce que la cornée soit totalement traversée. Après cela, on change la direction de la
pointe de l'instrument, que l'on enfonce dans l'œil
parallèlement à l'iris. Plus on exécute promptement ce
temps de l'opération, moins on court le risque de laisser
échapper l'humeur aqueuse. Pendant que l'on pratique
la section de la cornée, il se présente quelquefois une
difficulté assez grande à surmonter : le globe de l'œil
se tourne en dedans vers le nez, à l'instant où l'instrument est sur le point de perforer la cornée au côté opposé. Pour obvier au désavantage qui en résulte, il faut
déprimer la paupière inférieure, et fixer le globe oculaire
laire par une douce pression avec l'indicateur de la main
qui ne tient pas l'instrument. Il est évident que les
mouvements du globe de l'œil apportent toujours de
grands obstacles à l'exécution de l'opération, et le soin
avec lequel on maintient l'œil fixe seconde beaucoup
l'adresse de l'opérateur. Il est bon de toucher d'abord
la surface de l'œil avec le plat de l'instrument avant de
commencer l'opération, afin de mettre le malade sur
ses gardes, et de le préparer à tenir son œil immobile.
Après avoir fait entrer l'instrument dans la chambre

antérieure, et l'avoir conduit jusqu'au côté opposé de l'œil, il ne faut le pousser vers le nez que par un mouvement léger, et le diriger en même temps en avant, de peur de blesser le nez ou la caroncule lacrymale. Immédiatement après ce mouvement, il faut laisser tomber la paupière au-devant de l'œil, et même, il est bon de la laisser recouvrir l'œil avant qu'on ait terminé ce temps de l'opération ; il faut attendre quelques minutes pour l'exécuter, afin de laisser passer le spasme des muscles de l'œil.

L'objet que l'on se propose est de ne faire à la cornée qu'une seule incision, et avec un seul instrument ; on y parvient en suivant les préceptes que j'ai donnés. J'ai déjà dit que la présence de l'iris était un des principaux obstacles à l'exécution de la méthode que je viens de décrire ; les moyens auxquels on a recours pour maintenir l'œil, déterminent souvent un état spasmodique des muscles de la paupière et du globe de l'œil, par suite duquel l'humeur aqueuse se trouve chassée et l'iris poussée en avant, contre l'instrument. Si cet accident arrive lorsque l'instrument n'est encore qu'à moitié de la chambre antérieure, de manière à ce que la pointe du couteau se trouve enveloppée par l'iris, il vaut mieux retirer l'instrument, fermer l'œil, et remettre l'opération à un autre moment ; mais si déjà la pointe de l'instrument a gagné le côté opposé de la cornée, alors il faut terminer l'opération, mais avec ménagement, pour ne pas emporter une portion de l'iris : l'opérateur s'arrête quelques minutes, attend que le spasme des muscles de l'œil soit passé ; il repousse doucement en arrière l'iris, en pressant l'œil avec l'index, et il termine son incision avec les précautions indiquées. A mesure que l'instrument avance, on court moins de risques de voir l'iris se porter en avant, puisque le couteau remplit de plus en plus l'espace où l'iris pourrait se porter.

Lorsque la section de la cornée est terminée, elle peut n'être pas assez grande pour permettre l'issue du cristallin, parce que l'instrument n'a pas été conduit au point de la cornée diamétralement opposé à celui par où on l'avait fait pénétrer; cela résulte souvent d'un mouvement de rotation du globe de l'œil pendant l'opération. Il est nécessaire qu'il y ait toujours au moins la moitié de la cornée comprise dans l'incision. Pour remédier à cet accident, on se sert ordinairement de ciseaux courbes sur leurs bords et mousses à l'extrémité d'une de leurs lames, comme dans le second temps de la méthode de Daviel, qui ne faisait, pour ainsi dire, que piquer la cornée avec le couteau, et agrandissait l'ouverture avec des ciseaux courbes. Mais il faut remarquer que l'incision contuse que l'on pratique alors, se cicatrise moins promptement. On se sert plus communément aujourd'hui, de deux petits couteaux courbes dont la pointe est mousse, et qui coupent, l'un sur le bord convexe, l'autre sur le bord concave. Certains praticiens usent même, à l'ordinaire, de ce moyen. Ils n'achèvent point complétement l'incision, et ne la terminent, vers le côté opposé où l'on a fait pénétrer l'instrument, qu'avec l'un des couteaux dont je viens de parler.

Lorsqu'on a terminé l'incision de la cornée, on a surmonté la plus grande difficulté de l'opération. Il reste encore à rompre la capsule du cristallin, que l'on pourrait, il est vrai, extraire sans cela, mais on s'expose davantage à évacuer l'humeur vitrée. On se sert, pour déchirer la capsule, d'une curette qui est courbe et pointue à l'une de ses extrémités. On introduit cet instrument par l'incision de la cornée, ou le dirige de bas en haut, jusqu'à ce qu'il ait atteint la pupille ; alors on le plonge à travers l'ouverture pupillaire, et lorsque la capsule est atteinte, on la déchire en agitant à droite et à gauche la pointe de l'instrument dont on a tourné la convexité en bas.

Le troisième temps de l'opération comprend l'extraction du cristallin. On recommande alors au malade d'ouvrir l'œil, puis on exerce sur la paupière supérieure un mouvement légèrement saccadé avec l'extrémité de la curette, tandis que l'on presse la paupière inférieure de bas en haut avec le doigt indicateur, jusqu'à ce que le cristallin sorte de son enveloppe et vienne distendre l'iris. On ne peut apporter trop d'attention à l'exécution de ce temps de l'opération. L'iris paraît d'abord considérablement pressé et distendu ; mais peu à peu il cède à la pression, et la pupille en se dilatant laisse échapper les plus gros cristallins. Alors il faut sur-le-champ abaisser la paupière supérieure, et bander l'œil, afin que l'humeur vitrée ne s'écoule pas. Quelquefois la contraction violente des muscles de l'œil pousse en avant le cristallin qui vient remplir l'incision de la cornée, et qui s'échappe spontanément dès que la capsule est ouverte. Ici se termine l'opération. On laisse d'abord l'œil fermé pendant quelque temps, puis on l'ouvre doucement pour s'assurer si les bords de la plaie sont en contact, et si l'iris n'est pas déformé. Il arrive quelquefois que le bord de l'iris est engagé dans la plaie de la cornée ; il faut le rétablir dans sa situation par une douce pression faite sur l'œil, ou en le repoussant avec l'extrémité mousse de la curette.

Lorsqu'une portion molle de la circonférence du cristallin reste en arrière, et demeure adhérente à la circonférence de la pupille, on a conseillé de chercher à la faire sortir par la chambre antérieure, pour l'extraire. Daviel se

servait pour cela d'une sorte de petite tige d'argent fixée
au même manche que la curette. Je regarde cette manœuvre comme tout-à-fait nuisible à l'œil, en ce que l'introduction de cet instrument peut enflammer les parties
internes de cet organe, et que d'ailleurs l'absorption seule
peut faire disparaître les flocons albumineux qui peuvent
rester dans la chambre antérieure après l'extraction du
cristallin. C'est dans ce but qu'on a imaginé des pinces
à mors très déliés, afin de pouvoir saisir et enlever quelques portions opaques de la capsule ; outre qu'on pourrait s'exposer, par cette pratique, à provoquer la sortie de
l'humeur aqueuse, il faut aussi considérer que, si l'ouverture faite à la capsule a été assez large pour laisser
passer le cristallin, elle ne le sera pas moins pour laisser
pénétrer les rayons lumineux au fond de l'œil. On ne
pourrait se permettre l'introduction de cet instrument,
que dans le cas où il resterait, au centre de la pupille et
dans la chambre antérieure, une portion considérable
du cristallin, qu'il serait très facile de saisir.

Quelquefois une portion d'humeur vitrée se place
dans l'ouverture pupillaire au-devant de la cataracte.
Si l'on comprime trop fortement le globe oculaire, on
cause l'évacuation de cette humeur, au lieu de la sortie
du cristallin. Cela m'est arrivé dernièrement ; j'eus le
malheur de faire sortir une grande quantité d'humeur
vitrée, le globe de l'œil s'affaissa et le cristallin ne sortit
pas. Je fus obligé d'introduire la curette pour obtenir
le cristallin. Cependant l'opération réussit, quoique
dans le moment les membranes de l'œil se fussent considérablement affaissées. Nous pouvons conclure de ce
fait, que l'évacuation de l'humeur vitrée n'est pas un
accident aussi fâcheux qu'on a l'habitude de le considérer : le vide qui résulte de cette perte est rempli par
l'humeur aqueuse ; il est évident qu'on peut ainsi causer

l'évacuation du quart, du tiers, et peut-être de la moitié de l'humeur vitrée, sans que cela nuise au succès de l'opération. Il paraîtrait même que dans certaines circonstances, cette évacuation diminue la tension que présente quelquefois le globe oculaire après l'opération. Il arrive parfois que la contraction spasmodique des muscles de l'œil chassent l'humeur vitrée contre la cornée, et s'opposent à l'application du lambeau de cette membrane; j'ai, dans ce cas, introduit la curette au-devant de la pupille, pour m'opposer à l'issue de l'humeur vitrée.

Il est à désirer que l'on ne blesse pas l'iris; cependant cet accident a rarement des conséquences fâcheuses: une incision nette de cette membrane guérit assez promptement, et il n'en résulte qu'une difformité de la pupille, qui ne nuit en rien à la vision.

Après l'opération, il est nécessaire de maintenir l'œil et le malade en repos, de le protéger contre l'action de la lumière, et pour y parvenir, il suffira d'un bandage très légèrement compressif. On pourra, par exemple, appliquer une compresse imbibée d'eau, et soutenue par deux tours de bande. Ce bandage n'est pas d'une absolue nécessité. On le levera ou on le desserrera aussitôt que le malade éprouvera un sentiment de douleur ou de chaleur à la tête. Après l'opération, le malade sera couché, les épaules et la tête élevées; on empêchera le jour de pénétrer dans sa chambre, et l'on ne permettra pas d'aliments solides, pour éviter les mouvements de la mastication : il faudra entretenir le ventre libre, et donner quelques laxatifs tous les deux jours. Au bout de trois à quatre jours, on trouvera déjà les bords de la plaie de la cornée réunis, on élevera doucement la paupière supérieure pour s'assurer si l'œil n'est pas rouge, et si la pupille n'est pas difforme. Si l'œil n'est le siége d'aucune lésion, le malade pourra déjà distinguer la lumière et les objets environnants ; on peut alors priver l'œil du bandage dont on l'avait recouvert, mais recommander sur-tout de le protéger avec un garde-vue.

Au bout de cinq à six jours, on peut permettre au malade de se lever et de se promener un peu dans une chambre peu éclairée. Cependant, il est bon de le tenir encore pendant quinze jours à la diète et à l'usage des laxatifs. Au bout d'un mois environ, le malade peut sortir avec des lunettes à verres convexes. Il sera bon d'en avoir deux paires de différents numéros : l'une pour l'exercice ordinaire de la vision, l'autre pour lire ou écrire. Cette dernière sera plus convexe, parce qu'il est nécessaire de rétablir le pouvoir réfracteur de l'œil, diminué par l'absence du cristallin. Toutefois le malade ne devra se servir de ces lunettes qu'avec les plus grandes précautions, dans la crainte de trop fatiguer les yeux, dont la cataracte seule n'altère pas l'énergie, et qui peuvent encore s'affaiblir par d'autres causes après l'opération.

La plaie de la cornée est assez considérable ; aussi voit-on s'y rendre des vaisseaux qui viennent de la sclérotique et de la conjonctive, et qui portent à la plaie les matériaux de sa cicatrisation.

Les suites de l'opération n'ont pas toujours une marche aussi heureuse : l'œil peut devenir le siége d'une violente inflammation ; aussi ai-je l'habitude de faire le matin même de l'opération, une saignée de 14 à 16 onces. précaution que je me suis imposé le devoir de suivre, et dont j'ai toujours eu lieu de m'applaudir.

Si, malgré cela, il survient de la douleur à la tête, l'émission sanguine doit être recommencée, ou bien il faut appliquer aux tempes des ventouses scarifiées ou des sangsues ; ainsi donc il faut surveiller le malade avec la plus grande attention, pendant les vingt-quatre heures qui suivent l'opération.

Si l'iris a été comprimé, distendu, et quelquefois même blessé par l'instrument, il faut redouter le développement d'un iritis. Lorsque cet accident se manifeste, il arrive vers le quatrième jour; il est accompagné d'une forte céphalalgie qui redouble la nuit et s'apaise le jour; l'iris change de couleur, la pupille se remplit de lymphe épanchée, le malade ne peut supporter la lumière, et il survient un larmoiement considérable. Il n'est pas rare de voir cette inflammation suivie d'une occlusion de la pupille, par la formation d'une fausse membrane. Il convient alors de mettre en usage les moyens que nous avons conseillés contre l'iritis.　　-

J'ai décrit la méthode de l'extraction du cristallin comme devant être faite sur l'œil gauche et par la main droite de l'opérateur; l'opération sur l'œil droit est la même, excepté qu'il faut changer de main, ce que l'on a considéré comme très difficile; mais cette difficulté cesse d'exister pour celui qui a contracté l'habitude d'être ambidextre. Au lieu de la partie inférieure de la cornée, c'est la partie supérieure que l'on divise quelquefois, et même certains chirurgiens donnent la préférence à ce mode opératoire. Il convient alors d'opérer le malade couché. L'opérateur se place derrière le malade, dont il appuie la tête sur sa poitrine; il se sert de la main droite pour opérer l'œil droit, *et vice versâ*, il élève et fixe lui-même la paupière supérieure du malade, et par conséquent, il peut se passer d'aides. Il termine, du reste, l'opération comme dans l'autre mode opératoire, à cela près de la direction de l'incision faite à la cornée. Cette méthode a pour avantages, de permettre à l'opérateur d'agir lui seul sur le globe de l'œil, d'empêcher l'évacuation abondante et rapide de l'humeur aqueuse, et par conséquent d'exécuter plus librement la section de la cornée ; enfin, de diminuer les chances du prolapsus de l'iris, et de maintenir, à l'aide de la pression de la paupière supérieure, les bords de l'incision plus immédiatement appliqués (1).

Un des accidents les plus graves qui surviennent à la suite de l'opération de la cataracte par extraction, est la procidence de l'iris. S'il n'existe pas en même temps d'inflammation, il suffira de toucher la partie saillante de l'iris avec le nitrate d'argent. On a conseillé de piquer avec une aiguille le point de la cornée où l'iris fait saillie, pour évacuer l'humeur aqueuse et rendre moins forte la compression que subit l'iris ; mais ce procédé n'offre aucun avantage.

La méthode par extraction convient sur-tout dans le cas de cataracte solide, principalement chez les vieillards. La dureté du cristallin en rend l'absorption plus difficile ; et comme il suffit de quelques jours pour que la plaie de la cornée se cicatrise, la vue est promptement rétablie en suivant cette méthode.

Certaines circonstances s'opposent à ce qu'on opère par extraction. L'étroitesse de la chambre antérieure expose l'iris à être blessé plus facilement ; cette membrane est d'ailleurs quelquefois poussée en avant par le volume du cristallin. Néanmoins, il faut considérer que les cristallins plus durs, sont aussi plus petits ; ainsi, l'opération par extraction peut encore être pratiquée dans ce cas, même lorsque la chambre antérieure

---

(1) J'ai vu à Londres M. Wardrop, au savoir et à l'habileté duquel je me me plais à rendre hommage, exécuter ce procédé opératoire avec une adresse remarquable. Lorsqu'il opérait sur les deux yeux à la fois, je l'ai vu faire sur l'un des yeux l'incision en bas, et en haut sur l'autre.

(*Note du traducteur.*)

est étroite. Un œil trop enfoncé dans l'orbite, se prête mal à ce mode opératoire : un âge avancé s'oppose encore au succès de l'opération : la cicatrisation de la cornée se fait plus lentement, en raison de l'état de débilité de l'économie. Il est difficile de fixer l'âge auquel l'opération peut être pratiquée ; il faut en cela considérer plutôt l'état du sujet que son âge : certaines personnes sont encore aussi jeunes à soixante-dix-sept ans que d'autres à soixante. Enfin, il faut aussi que l'opérateur considère son adresse et son habitude à exécuter une opération qui ne laisse pas d'offrir beaucoup de difficultés.

———

ARTICLE II.

DÉPRESSION OU ABAISSEMENT DE LA CATARACTE.

Il est nécessaire de dilater préalablement la pupille au moyen de la belladone, afin de mieux distinguer les parties sur lesquelles on agit. Il est bon de continuer l'usage de cette plante quelque temps encore après l'opération, afin de maintenir la pupille dilatée, pour permettre à l'humeur aqueuse de venir baigner le cristallin, et empêcher l'iris de contracter des adhérences. On a employé différentes aiguilles pour la dépression. On se sert depuis long-temps de l'aiguille terminée en fer de lance. M. Saunders se servait également d'une aiguille droite ; mais au lieu d'être étroite à son extrémité, elle était mince et aplatie. Ce n'était autre chose qu'une aiguille à tricoter, aplatie à son extrémité, pointue et tranchante sur ses deux bords. L'aiguille de Scarpa est aplatie et courbée à son extrémité ; les bords en sont tranchants. L'aiguille que M. Hey a préconisée, est, suivant moi, le moins bon de tous les instruments que j'aie essayé d'employer (1).

Le malade et l'aide sont placés comme pour l'extraction de la cataracte. L'aiguille, saisie comme une plume à écrire, est introduite du côté des tempes à travers la sclérotique, à une ligne et demie ou deux lignes derrière la cornée, un peu au-dessous de son diamètre transversal, pour éviter l'artère ciliaire qui rampe précisément au milieu et des deux côtés de l'œil. La pointe de l'instrument doit se diriger d'avant en arrière à la partie supérieure et antérieure du cristallin, de manière à pouvoir déjà le déprimer un peu. Alors, en amenant vers soi le manche de l'instrument, l'opérateur porte le cristallin en bas et en arrière, et le dérange ainsi de l'axe visuel. Ce n'est qu'à l'aide de mouvements doux et réitérés que l'on opère ce déplacement : on laisse pendant quelque temps l'aiguille séjourner dans l'œil; et si le cristallin vient à remonter, on l'abaisse de nouveau, et on le tient un instant dans cette position avec l'aiguille que l'on ne retire qu'après s'être assuré qu'il reste en place.

Dans la méthode par réclinaison, on se borne à tourner le cristallin sur son axe, de manière à le placer horizontalement au milieu de l'humeur vitrée, et der-

(1) Voy. *Dict. de chir. prat.* de Samuel Cooper, art. *Cataracte.* L'éditeur de l'édition américaine de l'ouvrage de Travers, emploie une aiguille un peu différente de celle de Scarpa ; au lieu d'offrir une pointe triangulaire, elle se termine comme la pointe d'une lancette ; de sorte qu'au lieu de piquer la sclérotique, elle l'incise. (Voy. **Travers,** *Synopsis,* etc., p. 342).

L'aiguille de M. Dupuytren me semble présenter une forme analogue et remplir les mêmes conditions. Ces deux dernières formes d'aiguilles me paraissent mériter la préférence. (Voy. *Méd. opér.* de Sabatier, t. 4, p 159, et le *Dict. de Méd. et de Chirur. prat.,* t. 5, art. *Cataracte,* par M. Samson. (*Note du traducteur.*)

rière la partie inférieure de l'iris. Alors la face antérieure du cristallin regarde en haut, sa face postérieure
en bas, son bord supérieur en arrière, son bord inférieur en avant. Pour opérer plus sûrement la réclinaison, un chirurgien allemand a imaginé un instrument
composé de deux lames d'aiguilles adossées l'une à
l'autre, de sorte qu'on les introduit ainsi réunies dans
l'œil. Lorsque l'instrument a pénétré dans l'œil, les deux
lames se séparent au devant du cristallin dont elles opèrent plus facilement la réclinaison. On pourrait se servir de l'aiguille ordinaire pour exécuter ce procédé ;
mais le cristallin roule sous cette aiguille au lieu de
prendre la position qu'on veut lui assigner. Cette opération a, du reste, été très peu mise en pratique en
Angleterre.

La méthode de Scarpa diffère peu de celle que j'ai
précédemment décrite. Il dirige la convexité de son
aiguille en avant ; il dirige la pointe de l'aiguille à la
partie supérieure du cristallin qu'il repousse en bas et
en arrière de l'œil. Après cela, il reporte son aiguille
à la partie antérieure de la capsule qu'il brise, pour permettre à l'humeur aqueuse de se trouver en contact avec
le cristallin ; il a soin d'abaisser aussi les plus petits
fragments de la cataracte dans la chambre antérieure de
l'œil (1).

On a dû voir que dans cette opération il y avait une
piqûre des membranes de l'œil, c'est-à-dire, de la con-

---

(1) On doit insister sur la recommandation de Scarpa relativement à
la déchirure et au brisement de la partie antérieure de la capsule, sur-
tout lorsqu'après l'opération la pupille n'offre pas un aspect noir et clair.
J'ai entendu M. Dupuytren insister dans ses leçons sur cette recommandation ; il assurait avoir vu souvent l'opacité de la capsule former une
cataracte secondaire plus ou moins long-temps après l'opération.

(*Note du traducteur.*)

jonctive, de la sclérotique, de la choroïde et de la rétine, un déplacement du cristallin, une déchirure des
cellules de l'humeur vitrée et de la capsule du cristallin ; en un mot, une sorte de blessure générale des
tuniques internes de l'œil. Bien que l'opération paraisse
très simple, elle n'en est pas moins capable de causer
des accidents inflammatoires, aussi promptement que la
méthode par extraction. Il faudra donc porter la plus
grande attention à l'état du malade avant l'opération,
afin d'éloigner les causes qui pourraient seconder le développement de l'inflammation, comme aussi l'on doit
se hâter de combattre le moindre symptôme d'ophthalmie interne après l'opération (1).

Un des plus graves accidents à craindre après la dépression du cristallin, est l'affection de la rétine résultant de l'application du cristallin sur cette membrane.
Il est nécessaire de ne pas pousser le cristallin trop en
arrière, dans la crainte qu'il n'aille se placer sur la rétine et causer une amaurose ; il suffit ordinairement
d'abaisser le cristallin derrière l'iris.

A l'époque où les chirurgiens étaient singulièrement
partagés d'opinion sur la préférence à donner à l'une ou
à l'autre des deux méthodes, on citait comme une objection puissante contre la dépression, la possibilité de
l'élévation, et du replacement du cristallin ; mais je
regarde cet accident comme une très faible objection,
attendu qu'il est très facile de recommencer dans ce cas
l'opération ; il faut considérer que dans la méthode par
extraction, la perte de l'œil dépend d'un simple mouvement mal dirigé, et l'œil est alors perdu sans remède.
On peut introduire plusieurs fois consécutives l'aiguille

(1) M. Roux, chirurgien de la Charité, a l'habitude d'appliquer un
vésicatoire à la nuque après l'opération.　(*Note du traducteur.*)

27.

à cataracte dans l'œil, sans causer d'accidents graves, et l'on réussit quelquefois à terminer avec succès l'opération qu'on avait manquée la première fois. C'est sans fondement que l'on redoute de voir reparaître la cataracte au bout d'un certain temps ; on sait maintenant que le cristallin privé de ses connexions, et plongé au fond de l'œil, n'y reste pas sans subir de changements ou d'altérations ; il est absorbé plus ou moins promptement suivant sa consistance : un ou deux ans suffisent au cristallin le plus dur pour disparaître entièrement ; au-delà de cette époque, la crainte de le voir reparaître est tout-à-fait chimérique. Scarpa rapporte qu'ayant disséqué le cadavre d'un homme qu'on avait opéré de la cataracte trois ans auparavant, il trouva le cristallin réduit à la grosseur d'une tête d'épingle.

ARTICLE III.

OPÉRATION PAR RÉSOLUTION OU ABSORPTION.

Le hasard a fait découvrir ce mode opératoire. On a remarqué que, dans quelques circonstances, le cristallin disparaissait par absorption, quoiqu'on n'eût pas réussi à le déprimer. Pott et Hey, qui furent grands partisans de la méthode par abaissement, avaient observé que des cataractes molles, qui se laissaient traverser par l'aiguille, disparaissaient d'elles-mêmes quelque temps après l'opération, quoiqu'en apparence l'opération semblât manquée. L'absorption s'en était faite par suite du contact de l'humeur aqueuse, après la déchirure de la capsule. On conçut de là l'idée de broyer le cristallin, et de déchirer la capsule, pour abandonner ensuite à la nature le soin de l'absorption du cristallin. C'est cette méthode que l'on a appelée par *résolution* ou *absorption*. Cette opération est sans doute facile à faire. Il suffit d'introduire une aiguille comme pour abaisser la cataracte. On emploie préférablement une aiguille dont les bords sont tranchants, comme celle de M. Saunders, dont le tranchant des bords ne commence qu'à un quart de pouce de la pointe; l'objet principal que l'on se propose est de diviser la partie antérieure de la capsule. Si la cataracte est fluide, la matière qui la compose passe dans la chambre antérieure de l'œil, et en trouble la transparence; mais si elle n'est que molle, il suffit de promener l'aiguille une ou deux fois pour briser la capsule, et de la retirer aussitôt après, même sans avoir changé la situation du cristallin. Cette opération peut, sans doute, donner lieu aux mêmes accidents inflammatoires que ceux que déterminent les autres méthodes. Cependant le plus souvent elle n'excite pas la moindre inflammation.

Il peut arriver que l'absorption du cristallin ne se fasse que partiellement, alors on introduit de nouveau l'aiguille, pour briser plus largement la capsule, et l'on cherche à broyer la cataracte et à conduire ses fragments dans la chambre antérieure, pour qu'ils soient absorbés plus rapidement : on peut même recommencer trois ou quatre fois l'introduction de l'aiguille, s'il se présente encore quelques portions du cristallin. Dans tous les cas, il faut avoir soin de ne pas déplacer le cristallin de manière à ce qu'il vienne comprimer et irriter l'iris; il convient mieux d'introduire plusieurs fois l'aiguille, et de recommencer à différentes reprises les tentatives propres à briser les diverses portions de la capsule et du cristallin.

Le résultat de cette opération n'arrive que lentement;

il exige quelquefois plusieurs semaines ou plusieurs mois. Elle convient sur-tout lorsque la cataracte est molle ou fluide, car, dans ce cas, l'absorption s'en emparé plus facilement ; mais, d'un autre côté, elle a l'inconvénient d'exiger un temps plus ou moins long, pour que l'on puisse juger de ses résultats, et par conséquent elle est peu propre à satisfaire le désir et l'impatience du malade.

———

ARTICLE IV.

KÉRATONIXIS.

Pour déplacer le cristallin de manière à ce que sa résolution s'opère, on a imaginé d'introduire l'aiguille à travers la cornée et la pupille, pour aller déchirer la capsule. C'est la méthode que l'on a désignée sous le nom de *kératonixis*, et que nous devons à Conradi, chirurgien allemand ; elle a été introduite en Angleterre par Saunders, qui, sans doute, ignorait que Conradi l'avait conseillée. Il est important de dilater d'abord la pupille, au moyen de la belladone ; après cette précaution, on introduit l'aiguille droite de Saunders à travers la cornée pour aller briser la capsule ; ce que l'on fait avec ménagement, parce que l'humeur aqueuse pourrait s'échapper par la piûre, et causer l'entraînement en avant de l'iris et du cristallin.

On a également proposé la kératonixis pour abaisser le cristallin, mais la méthode ordinaire par abaissement est préférable (1).

(1) MM. Demours et Dupuytren en France, ont essayé cette méthode. M. Dupuytren l'a mise en usage avec beaucoup de succès dans quelques circonstances où ce mode opératoire était pour ainsi dire seul ap-

On a pensé que cette opération pouvait particulièrement convenir à la cataracte, chez les enfants. La cataracte des enfants exige, il est vrai, les mêmes précautions, et doit se traiter suivant les mêmes principes que chez l'adulte. Mais on remarque que, chez eux, la cataracte est presque toujours molle ; et il arrive assez généralement que la capsule est opaque en même temps que le cristallin, qui souvent est en partie absorbé. Or, dans ce cas, la maladie semble déjà présenter un degré de guérison, que complétera la moindre tentative chirurgicale ; par conséquent, la kératonixis pourrait être employée avec succès, d'autant qu'il est difficile de fixer solidement l'œil et la tête des enfants, pour opérer par abaissement ou par extraction.

Il est bon de faire observer ici que l'absorption se fait beaucoup plus rapidement dans la chambre antérieure que dans la chambre postérieure. Si le fragment n'est pas trop considérable, et s'il ne survient pas d'inflammation, l'absorption s'en empare, lorsqu'il serait absolument nécessaire de l'extraire, s'il était situé dans la chambre postérieure ; mais il faut bien faire attention que le cristallin ou le fragment du cristallin situé dans la chambre antérieure, ne se place pas de manière à causer une trop vive irritation, soit par sa dureté, soit par sa position relativement à l'iris ou à la cornée. J'ai vu plusieurs fois, chez des adultes, survenir, dans ce cas, des accidents assez graves pour qu'on ait été obligé d'ouvrir la cornée, et d'extraire de l'œil le cristallin qui l'irritait (1).

plicable. Cependant il paraît préférer la méthode ordinaire de l'abaissement. (Voy. *Méd. opér.* de Sabatier, Edit. de MM. Samson et Begin.)
(*Note du traducteur.*)

(1) M. Dupuytren s'est servi d'un procédé fort ingénieux pour faire

Lorsqu'on opère un enfant, il faut prendre les précautions suivantes : l'enfant doit être couché, la tête appuyée sur un oreiller. Comme il se prête difficilement à se laisser ouvrir les paupières, on se sert de l'élévateur de Pellier à l'aide duquel on maintient la paupière supérieure contre l'orbite. On fait l'abaissement suivant la méthode ordinaire, ou par la kératonixis. Si l'on choisit ce dernier procédé, il faut introduire l'aiguille près de l'iris, conduire l'instrument parallèlement à cette membrane, et aller briser la capsule du cristallin à travers la pupille ; mais si l'on introduit l'aiguille derrière l'iris, il faut, après avoir brisé la capsule, broyer le cristallin et déprimer ses fragments dans la chambre antérieure. En opérant sur l'œil droit, on se place derrière la tête de l'enfant, et l'on élève la paupière avec l'indicateur ou l'élévateur de Pellier, tandis qu'un aide abaisse la paupière inférieure. Si l'on opère sur l'œil gauche, on se place devant le malade, dont on abaisse la paupière inférieure avec l'indicateur de la

---

sortir un cristallin de la chambre antérieure où il causait, depuis quelque temps, une vive irritation. Le sujet était un ancien militaire, âgé de 34 ans. Il entra à l'Hôtel-Dieu le 2 novembre 1822. La pupille ayant été dilatée à l'aide de quelques gouttes d'extrait de Belladone qui avaient été instillées dès la veille entre les paupières, et le malade étant horizontalement couché dans son lit, M. Dupuytren enfonça son aiguille dans la sclérotique, à deux lignes environ de son union avec la cornée ; l'extrémité de l'instrument fut portée à travers la pupille jusque dans la chambre antérieure, et implantée sur la face postérieure du cristallin. Étant ainsi accroché, cet organe fut entraîné derrière l'iris, déplacé dans le corps vitré, et retenu pendant quelques instants au dessous de l'axe de la vision. Alors on retira l'aiguille, et le malade put aisément distinguer les objets. Les accidents se dissipèrent promptement, et le cinquième jour de l'opération, le malade n'éprouvant plus de douleurs et voyant très bien, sortit de l'hôpital parfaitement guéri. (*Méd. opér.* de Sabatier, t. 5, p. 167.)   (*Note du traducteur.*)

main gauche, tandis que l'aide élève la paupière supérieure. Il faut avoir soin de ne pas exercer sur la paupière une trop forte pression, de manière à la blesser contre l'orbite, ni de comprimer le globe oculaire, sur-tout quand on pratique la kératonixis.

On est ordinairement obligé de faire deux ou trois fois l'opération. La première fois, on détermine l'absorption du cristallin ; dans la seconde, il s'agit de combattre l'opacité de la capsule, que l'on déplace en brisant ses connexions dans les trois quarts ou les quatre cinquièmes de la circonférence. Ainsi détachée, la capsule se remet en place lorsqu'on tire l'aiguille, et elle vient remplir l'ouverture pupillaire, mais peu à peu on la voit disparaître ou ne plus reparaître que derrière le bord inférieur de la pupille. On peut également se borner à faire une petite incision à la capsule ; la portion divisée se rétracte, et s'entr'ouvre assez pour laisser passage à la lumière, derrière l'ouverture pupillaire.

On a posé la question de savoir à quel âge il fallait faire l'opération de la cataracte sur les enfants. On a conseillé d'attendre qu'ils aient 14 ou 15 ans, c'est à dire l'âge qui les met à même de sentir le besoin de recouvrer la vue, et par conséquent de se prêter docilement à l'opération. Mais cette raison ne me paraît pas suffisante : car bien qu'arrivés à un âge avancé, les enfants ne peuvent se défendre d'un mouvement continuel de rotation du globe oculaire, résultant de ce que l'œil n'a point contracté l'habitude de mettre ses mouvements en harmonie avec le besoin de distinguer ce qui l'environne. D'ailleurs, le malade ne recouvre pas avec la vision la faculté de distinguer et de percevoir les objets qui l'entourent. Une jeune fille de 14 ans vint à cette infirmerie pour y être opérée d'une cataracte congénitale. L'opération réussit très bien, et quoique les yeux fus-

sent parfaitement clairs, il fut impossible à cette malade
de fixer sur les objets environnants ses yeux, qu'un mouvement continuel de rotation entraînait par habitude;
de sorte que le rétablissement de la vue ne lui rendit que
très peu de services. Je la vis quelques mois après ; aucune amélioration n'était survenue dans le mouvement
de ses yeux (1).

D'après cela, je pense qu'il est plus convenable de
faire l'opération de très bonne heure. J'ai opéré des enfants de six semaines avec un plein succès. Ce serait
donc à six semaines ou deux mois que je fixerais l'époque de l'opération de la cataracte congénitale. On peut
aussi bien réussir, et l'on ne court pas plus de danger
pour les accidents consécutifs. M. Saunders a le premier
conseillé d'opérer d'aussi bonne heure.

La *Cataracte secondaire* est ordinairement produite
par l'opacité de la capsule après l'extraction ou la dépression du cristallin ou par la présence d'un fragment
de cristallin resté derrière la pupille après l'une ou
l'autre de ces deux opérations : ces fragments de cristallin disparaissent communément par absorption. Quant
à l'opacité de la capsule, nous venons d'indiquer les
moyens d'y remédier. La cataracte secondaire peut encore être formée par un épanchement de lymphe pendant l'iritis, et par l'organisation d'une fausse membrane.
Nous trouverons dans l'histoire de la pupille artificielle,
les moyens de combattre cet accident.

_____

(1) M Dupuytren fait attacher derrière le dos les mains des enfants
opérés de la cataracte congénitale. Ils sont, par là, forcés de se servir
de leurs yeux pour se diriger, ce qui accélère le développement et
l'exercice régulier de la vision. (Voy. *Méd. opér.*, t. 4, p. 181.)

(*Note du traducteur.*)

CHAPITRE XXXII.

OPÉRATION DE LA PUPILLE ARTIFICIELLE.

Divers états de l'œil exigent l'opération de la pupille artificielle. Je citerai, par exemple, le rétrécissement considérable de l'ouverture pupillaire, compliquée souvent d'adhérences de l'iris avec la capsule, circonstance dans laquelle le reste de l'ouverture pupillaire est fermé par la capsule opaque ou une fausse membrane, dont la formation résulte d'une inflammation de l'iris. On voit arriver quelquefois ces diverses altérations à la suite d'opérations de la cataracte, ayant causé l'inflammation de l'iris. La pupille est quelquefois fermée par suite d'une iritis dépendant d'une inflammation arthritique, idiopathique ou syphilitique de l'œil, où, sans occlusion complète, il peut exister un simple rétrécissement de l'ouverture pupillaire ; dans ces divers cas, la cornée a conservé sa transparence naturelle.

La procidence de l'iris, par suite de contusions ou de blessures de l'œil, peut encore entraîner une difformité et un rétrécissement considérable de l'iris et de la pupille. Enfin, les affections de l'iris et les difformités de la pupille dont nous venons de parler, peuvent être compliquées d'une altération dans la transparence de la cornée. C'est sur-tout à la situation des parties opaques, qu'il faut attacher de l'importance. En effet, s'il existait un leucoma précisément à l'opposé de l'ouverture pupillaire, d'ailleurs rétrécie par suite des adhérences de l'iris, et ne pouvant par conséquent se dilater librement, on conçoit que le plus petit point opaque gênera considérablement la vision, si même il ne la détruit pas.

Telles sont, en général, les conditions de l'organe de la vue qui nécessitent l'opération de la pupille artificielle. La pupille est simplement contractée ou fermée : cette occlusion complète ou incomplète peut être compliquée de l'opacité de la capsule avec fausse membrane à travers la pupille, de synéchie antérieure ou postérieure, de déplacement de la pupille ou d'opacité de la cornée; toutes ces altérations sont la conséquence d'une inflammation grave des tuniques externes ou internes de l'œil, et cette inflammation a pu étendre ses ravages jusqu'aux centres nerveux de l'œil, circonstance qu'il ne faut pas perdre de vue; aussi, avant d'entreprendre l'opération, doit-on toujours s'assurer de l'état de la sensibilité de la rétine.

Il n'est pas moins important de tenir compte des autres lésions de l'œil; ainsi, il faut observer la couleur de l'iris : on sait que ses altérations de couleur dénotent ordinairement les degrés de son inflammation. Si le cercle interne seul est altéré, c'est de peu d'importance : il n'en est pas de même si cette altération s'étend à toute la surface de l'iris. Il faut encore observer si cette membrane n'est pas saillante ni recouverte de granulations, si sa surface présente une légère convexité dans la chambre antérieure. Lorsque le globe oculaire paraît distendu par une hypertrophie, atrophié ou irrégulier par la formation d'un staphylôme de la sclérotique, on doit éviter de tenter l'opération. Mais c'est sur-tout à l'état de la rétine qu'il faut particulièrement faire attention. Malgré l'opacité de la cornée, ou l'occlusion de la pupille, il y a cependant assez de transparence dans ces membranes, pour laisser pénétrer un peu de lumière, dont le malade éprouve la perception si l'œil n'est pas amaurotique. Lorsque l'on possédera des notions certaines sur les divers états de l'œil, on pourra donner au malade l'assurance positive du succès de l'opération, ou lui inspirer la crainte de ne pas réussir, si les lésions sont de nature à inspirer cette crainte.

. On pourra espérer de réussir, dans le cas où il y aura simplement une occlusion de la pupille sans altération profonde de l'iris. L'opération a du succès, lorsque la pupille est oblitérée par suite d'une procidence de l'iris après une blessure de la cornée, parce que, dans ce cas, le globe de l'œil est ordinairement sain. Il en est de même de l'occlusion de la pupille après l'opération de la cataracte. On a généralement moins de chances de guérison, quand la pupille s'oblitère à la suite d'un iritis, attendu que cette inflammation a souvent pour cause éloignée le rhumatisme, la syphilis ou tout autre état morbide de l'économie. Dans cette circonstance, il est à remarquer que l'iritis qui a été la cause de l'épanchement ou de la fausse membrane dont la présence produit l'occlusion de la pupille, peut se reproduire par suite de l'opération, et causer de nouveau un épanchement de lymphe organisable. .

D'après ces considérations, on voit que le malade doit être soumis, avant l'opération, à un traitement préparatoire qui le mette à l'abri des accidents consécutifs de l'opération, ou des récidives de la maladie qui a été la cause de l'accident pour lequel on l'opère.

.On se propose, dans l'opération de la pupille artificielle, de faire à l'iris une ouverture dont le diamètre soit assez grand pour que la lumière pénètre dans la chambre antérieure de l'œil. Malheureusement cette ouverture a une tendance continuelle à s'oblitérer. Elle se trouve sur une membrane pourvue déjà d'une ouverture naturelle ; et comme la nature tend toujours à la cicatrisation des plaies, il faut s'attendre à voir la pupille artificielle diminuer considérablement après l'opération. Ainsi, il est nécessaire de faire cette ouverture aussi grande que possible. Comme les états de l'œil qui exigent l'opération de la pupille artificielle sont très divers, on a imaginé aussi divers procédés opératoires. Ils sont tellement nombreux, que l'ouvrage de M. Guthrie renferme l'exposé de quarante à cinquante méthodes. Loin de vouloir entrer ici dans l'énumération de tous ces procédés, je me bornerai à indiquer les trois principaux.

ARTICLE PREMIER.

KORÉDIALYSIS.

Le premier mode opératoire que l'on ait mis en usage, consiste à séparer l'iris du corps ciliaire ; les chirurgiens Allemands l'ont désigné sous le nom de *korédialysis*. La séparation de l'iris d'avec le corps ciliaire par accident, a donné la première idée de ce procédé. On a vu, en effet, des blessures de l'iris former des pupilles permanentes ; le premier cas de ce genre a été l'effet d'un coup de fouet. Scarpa employait, pour exécuter cette opération, une aiguille courbe qu'il introduisait à travers la cornée jusqu'à l'iris, dont il détachait un lambeau au niveau de son adhérence avec le corps ciliaire. Il paraît que Schmidt a recommandé ce procédé en même temps que Scarpa, de sorte que l'on doit accorder à ces deux chirurgiens l'honneur de la même découverte. Toutefois Schmidt introduisait son aiguille derrière l'iris qu'il perçait d'arrière en avant. Cette opération cause un épanchement de sang provenant de la blessure des vaisseaux qui, du corps ciliaire, se rendent à l'iris ; ce sang s'écoule dans la chambre antérieure. L'aiguille de Scarpa peut s'introduire, soit à travers la cornée, soit derrière l'iris, et dans ce dernier cas, comme dans le premier, on doit diriger l'aiguille de manière à ce qu'elle dirige le lambeau de l'iris vers la partie inférieure de la chambre antérieure de l'œil, et vers le point où l'aiguille a pénétré.

Beer a conseillé l'usage d'une aiguille un peu plus large que celle de Scarpa. Malgré toutes ces précautions, le procédé que je viens d'exposer ne s'oppose en aucune manière à ce que l'ouverture pupillaire assez large au moment de l'opération, ne se rétrécisse ensuite à tel point qu'elle ne présente plus qu'une fente en quelque sorte filiforme : aussi ce mode opératoire est-il aujourd'hui tombé dans l'oubli.

ARTICLE I.

KORÉTOMIE.

Le second mode opératoire est la méthode par incision, ou la *korétomie* des Allemands. Cette méthode, que l'on a supposé avoir été mise en pratique par Cheselden, et que Wenzel a sur-tout recommandée, consiste à faire une incision à l'iris, et même à la capsule du cristallin, si elle est opaque. La contraction des fibres de l'iris suffit pour réduire en une ouverture passable, la simple incision que l'on a faite. Sir Williams Adam a perfectionné ce procédé; il a publié l'amélioration qu'il lui a fait subir dans son ouvrage sur les maladies des yeux. Il se sert d'un petit scalpel, qu'il nomme *scalpel à iris*. Cet instrument est introduit derrière l'iris

comme l'aiguille à cataracte pour la dépression. Alors
on dirige la pointe de l'instrument du côté temporal de
l'œil contre l'iris à laquelle on fait une incision droite
aussi longue que l'on peut. Comme la souplesse de la
membrane que l'on veut inciser, lui permet de céder
aux mouvements du couteau, et la dérobe, par conséquent, à son tranchant, il faut agir sur l'iris par des
mouvements répétés, comme si l'on voulait scier son
tissu. Lorsque l'iris a sa couleur naturelle, et que l'on
rencontre une certaine tension dans son tissu, il est
beaucoup plus facile de faire l'opération. Sir Williams
Adam a représenté, dans son ouvrage, la figure de son
couteau; il est si étroit qu'il diffère peu d'une aiguille
à cataracte. Le scalpel à iris est encore plus étroit. On
introduit l'instrument à deux lignes derrière la cornée,
et au lieu d'en diriger la pointe vers la pupille, on la
porte en dehors de l'iris et vers son bord ciliaire, en
tournant le tranchant du côté de l'iris.

M. Maunoir, célèbre chirurgien de Genève, divise
l'iris avec de petits ciseaux faits exprès pour cette opération. Il faut faire d'avance une incision à la cornée,
comme pour la cataracte par extraction. Ces ciseaux
ont une pointe mousse et l'autre aiguë; on perce l'iris
avec la pointe de la lame affilée, et l'on divise cette
membrane aussi largement que l'on veut. Quelquefois
on peut faire à l'iris deux incisions réunies en V; le lambeau se rétracte et laisse une ouverture triangulaire. Ce
procédé convient sur-tout lorsque la cornée a conservé
sa transparence, que l'iris est sain et offre une certaine résistance à l'action des instruments. Les diverses
méthodes opératoires que je viens de passer en revue,
ne peuvent être mises en pratique que lorsque la cornée
a conservé sa transparence, et que l'iris n'a pas d'adhérences trop étendues avec les membranes environnantes.

ARTICLE III.

KORECTOMIE.

Cette méthode, dont nous sommes encore redevables à la chirurgie allemande, consiste à enlever une portion de l'iris pour donner passage à la lumière. On exécute ce procédé par différents moyens : Après avoir fait une ouverture à la cornée, s'il ne se forme pas un prolapsus de l'iris, on peut le produire en comprimant le globe oculaire du côté opposé, et lorsque l'iris se présente par cette ouverture, on saisit cette membrane avec des pinces, et l'on en coupe un lambeau. Telle était la manière dont M. Gibson proposait de faire l'opération On peut encore introduire par l'ouverture de la cornée, une érigne à l'aide de laquelle on attire au dehors l'iris pour en exciser une petite partie. Il arrive quelquefois que l'on tâtonne long-temps avant de saisir l'iris, de sorte qu'on a imaginé un double crochet, dont les branches se rapprochent pour saisir plus sûrement cette membrane. On choisira l'un ou l'autre de ces deux instruments, suivant les circonstances.

Ce procédé réussit particulièrement lorsqu'une partie du bord de l'iris est libre d'adhérences, et que cette membrane est assez souple pour se laisser entraîner au dehors de l'œil.

Ainsi donc, la dernière méthode que nous venons d'exposer consiste : 1° à inciser la cornée ; 2° à exercis la portion de l'iris qui fait hernie ; 3° à attirer l'iris en dehors avec une érigne simple ou double, lorsque cette membrane ne se présente pas d'elle-même ; 4° à couper avec des ciseaux un lambeau de l'iris, qui, de la sorte, présente une ouverture plus ou moins grande, suivant la largeur du lambeau.

Les altérations de l'œil qui exigent l'opération de la pupille artificielle, sont si diverses, qu'il est difficile d'établir des règles générales sur le choix de ces différents procédés opératoires.

Quant à la partie de l'iris sur laquelle on doit établir la pupille artificielle, c'est plutôt un point de nécessité, que d'élection, car il faut toujours placer la pupille artificielle vis-à-vis la partie transparente de la cornée. Cependant si l'on peut choisir, il y a certaines parties de l'œil où il convient mieux de placer cette ouverture. Ainsi, le point le plus convenable est au niveau de la pupille naturelle, soit à droite, soit à gauche de cette membrane, puis au-dessous, et enfin au-dessus de la pupille, quand on ne peut la placer latéralemment. S'il existe en même temps une cataracte, il devient indispensable de faire une seconde opération. On pourrait d'ailleurs tenter d'abaisser le cristallin ou de le broyer, pour que l'absorption s'en empare en même temps que l'on fait l'opération de la pupille artificielle.

CHAPITRE XXXIII.

MALADIES DE L'APPAREIL LACRYMAL.

La glande lacrymale, ainsi que les autres glandes conglomérées, est peu sujette à devenir malade. Je n'ai jamais vu d'affection isolée de cette glande (1); mais

(1) Depuis l'époque à laquelle M. Lawrence a émis cette assertion il a eu occasion d'extirper une glande lacrymale squirrheuse et considérablement développée.

elle partage souvent la désorganisation des autres parties renfermées dans l'orbite. Beer parle d'une inflammation de cette glande, qui se termina par suppuration, et il dit qu'après l'ouverture de l'abcès qui en résulta, il se forma une fistule donnant issue à un fluide transparent. La glande lacrymale peut être squirrheuse, ou devenir le siége d'hydatides. Ces maladies devront être traitées suivant les préceptes que nous avons donnés à l'occasion des tumeurs de l'orbite. Ce n'est souvent qu'après l'extirpation de la tumeur, que l'on reconnaît le siége précis de la maladie. Beer a dit que le squirrhe commençait par la glande lacrymale : je n'ai rien vu de semblable.

L'angle interne de l'œil est le siége fréquent d'une inflammation érysipélateuse. Le voisinage du sac donne à croire qu'il est lui-même le siége du mal ; mais le plus souvent il n'en est rien. Cependant les conduits lacrymaux peuvent participer à l'inflammation, et il en résulte un épiphora. Si l'inflammation érysipélateuse est légère, elle disparaît d'elle-même graduellement ; mais elle s'étend aussi quelquefois à la paupière inférieure, et donne lieu à une rougeur et à une tuméfaction considérable. Alors l'inflammation peut s'étendre au sac et aux conduits lacrymaux, et nuire ainsi à l'absorption des larmes qui s'écoulent sans cesse à la surface de l'œil. Lorsque l'inflammation donne lieu à la formation d'un abcès, il faut se hâter de l'ouvrir, dans la crainte qu'il n'étende profondément ses ravages. On doit recourir à ce moyen, même lorsque l'abcès se trouve situé au-devant du sac. S'il communique avec cette cavité, ce que l'on reconnaît à la fluctuation de la matière et à l'obstruction du conduit nasal, il ne faut pas se hâter d'introduire une sonde par ce conduit ; il faut d'abord traiter cet abcès comme s'il n'avait aucune communi-

28.

cation profonde. On ouvre l'abcès, on donne issue au pus, et l'on combat les symptômes inflammatoires comme s'ils existaient simplement. Il arrive ordinairement que cette méthode de traitement rétablit la communication libre des voies lacrymales. Il faut se rappeler que ces conduits sont tapissés d'une membrane muqueuse, dont l'inflammation ne ferait qu'augmenter par l'introduction d'une sonde ou de tout autre corps étranger.

J'ai vu une fois chez un écolier, une ouverture capillaire située au-devant du sac, et donnant issue à un fluide très clair qui s'écoulait par petites gouttes. L'enfant se bornait à essuyer ce liquide avec son mouchoir, sans en éprouver aucune incommodité. Je pensai que cette ouverture fistuleuse était congénitale.

ARTICLE PREMIER.

EPIPHORA.

La sécrétion des larmes se fait quelquefois d'une manière surabondante : la glande lacrymale fournit plus de liquide qu'il n'en faut pour lubrifier les yeux, et que ne peuvent en absorber les points lacrymaux. Ainsi, les larmes s'écoulent sur les joues, sur-tout à l'impression du moindre froid ; cest ce que l'on appelle vulgairement un *œil aqueux* (*Watery eye*), et connu sous le nom technique d'*epiphora*. Quand les larmes ne s'écoulent que goutte à goutte, on appelle cet état *stillicidium lacrymarum*. L'augmentation de la sécrétion lacrymale peut être provoquée par l'irritation la plus légère, ou bien par le vent, les vapeurs irritantes, les corps étrangers dans l'œil. Le même effet peut être produit par sympathie, ou par suite de l'irritabilité dont l'œil est doué après une inflammation chronique.

Mais il est des cas où l'épiphora a lieu indépendamment des causes que je viens d'énumérer. Le malade se plaint d'avoir toujours l'œil humide ; la conjonctive est un peu rouge sans que l'on en découvre extérieurement la cause. Lorsqu'on a soumis l'œil au repos et le malade à un régime délayant, on peut avoir recours aux collyres légèrement stimulants et astringents, comme l'eau de roses, et la solution de sulfate de cuivre ou de zinc.

ARTICLE II.

STILLICIDIUM LACRYMARUM.

Le *stillicidium lacrymarum* peut avoir pour cause un trouble dans la sécrétion régulière des larmes. Quelquefois c'est un état de contraction des points lacrymaux; de là, la recommandation d'introduire dans ces points une petite sonde pour les dilater. D'abord, on peut introduire la pointe d'une épingle, et ensuite la sonde d'Anel. J'ai quelquefois rencontré une contraction si forte des points lacrymaux, que je ne pouvais reconnaître la place qu'ils occupaient. Je n'ai jamais vu d'obstruction de ces conduits, que lorsqu'ils étaient comprimés par une tumeur voisine ou détruits par accident.

Lorsqu'on veut sonder les conduits lacrymaux, il est important de considérer qu'ils sont d'abord dirigés perpendiculairement, puis, qu'ils prennent ensuite une direction horizontale pour aller gagner le sac. Il faudra donc faire subir à la sonde ce changement de direction. Du reste, cette introduction est rarement nécessaire, car elle fait souvent plus de mal que de bien.

La cause la plus ordinaire de l'obstruction des points
et conduits lacrymaux, est la tuméfaction de la membrane muqueuse du conduit nasal.

ARTICLE III.

INFLAMMATION AIGUE DU CANAL ET DU SAC LACRYMAL.

, Le sac lacrymal et le canal nasal, sont sujets à s'enflammer. Lorsque nous considérons que ces parties, essentiellement vasculaires, sont renfermées dans un canal
osseux, on se rend aisément compte de la douleur locale
et des symptômes généraux qui en résultent. Ainsi, l'on
voit se manifester de la douleur à l'angle de l'œil, au nez,
dans les fosses nasales et à la tête ; le délire même survient avec le gonflement et l'inflammation des paupières
et de la partie supérieure de la face. La tuméfaction de
la membrane muqueuse de ces parties s'oppose à l'écoulement des larmes qui coulent sur les joues. Des symptômes fébriles s'ajoutent à ceux que je viens de signaler.
Cette inflammation se termine de différentes manières.
Quelquefois un épanchement de lymphe coagulable
obstrue le conduit et le sac lacrymal ; d'autres fois il s'é-
tablit une suppuration qui amène la cessation des accidents graves que l'état aigu de l'inflammation déterminait : l'abcès qui résulte de cette suppuration, peut s'ouvrir en dehors ; quelquefois la peau correspondante est
frappée de gangrène. J'ai vu dernièrement cet accident
survenir à cette infirmerie chez une femme pléthorique,
qui n'avait pas voulu consentir à ce que son abcès fût
ouvert. Lorsque l'abcès s'ouvre spontanément du côté
de la joue, il s'établit pendant quelque temps un écoulement de larmes et de pus. Le plus ordinairement, l'in-

flammation produit une augmentation dans la sécrétion des larmes qui deviennent épaisses et jaunâtres. L'inflammation de la conjonctive altère en même temps le produit de la sécrétion qui devient puriforme. Pendant ce temps, l'inflammation de la membrane muqueuse du conduit nasal s'est modérée; cette membrane a repris son épaisseur naturelle, et le calibre du conduit et du sac ayant repris son diamètre naturel, les larmes reprennent leur écoulement habituel, et l'œil cesse d'offrir les traces de l'inflammation et de l'irritation qui s'y était étendue par contiguité.

Cependant, telle n'est pas toujours la terminaison de l'inflammation aiguë des voies lacrymales : cette inflammation peut passer à l'état chronique, et donner lieu à des accidents nouveaux.

Les évacuations sanguines locales et générales, les topiques émollients, les dérivatifs, constitueront le traitement de l'inflammation aiguë des voies lacrymales.

ARTICLE IV.

INFLAMMATION CHRONIQUE DU CANAL ET DU SAC LACRYMAL.

L'inflammation chronique des conduits lacrymaux cause leur obstruction; les larmes cessent d'y passer, et il se forme une tumeur fluctuante à l'angle interne de l'œil. Cette tumeur est parfois incolore, parfois plus ou moins rouge, suivant le degré d'inflammation dont elle est le siége; son volume varie depuis celui d'un petit pois jusqu'à celui d'une noix : cela dépend de l'ancienneté de l'inflammation; du reste, le sac s'élargit quelquefois considérablement, sans aucune cause apparente.

Quand on comprime cette tumeur,. le liquide qu'elle contient reflue, soit par les points lacrymaux, soit par le conduit nasal, mais plus rarement par ce dernier. Ce liquide, mélange de larmes et de pus, donne, par son aspect, une idée assez juste du degré d'inflammation de la membrane. Lorsqu'il est abondant, il coule quelquefois spontanément par les points lacrymaux. On a donné à cet écoulement le nom de blennorrhée du sac lacrymal. Ce sac se remplit une ou deux fois dans les vingt-quatre heures, et il est des malades qui se contentent de le comprimer et de le vider, sans avoir recours à d'autres moyens curatifs. Il n'est pas rare de voir se réunir à l'inflammation du sac celle des paupières, de la membrane muqueuse qui les tapisse, ainsi que des glandes de Meibomius, dont la sécrétion est augmentée. Les symptômes généraux de cette inflammation varient suivant les circonstances et les complications qui l'accompagnent. Lorsque l'œil est à l'abri de toute irritation extérieure, les larmes ne s'écoulent pas. Leur écoulement ne devient abondant que lorsque le malade s'expose à l'air ou au vent. Alors l'œil devient rouge et humide; cet organe est rendu, par cela même, plus irritable; aussi le moindre exercice de la vue y détermine de la douleur et même de l'inflammation.

Il ne faut pas oublier que l'obstruction du canal nasal, est le résultat d'une maladie inflammatoire, d'un épaississement de la membrane muqueuse, causé par l'inflammation. Cependant la plupart des auteurs parlent de l'obstruction du canal nasal, sans apporter beaucoup d'attention à la nature de la cause qui la produit. C'est sous le titre de fistule lacrymale qu'ils en parlent, comme si cette fistule était toujours le point essentiel à considérer. Scarpa me semble avoir commis une erreur à ce sujet, dans son ouvrage sur les

maladies des yeux. Il dit que dans le cas de fistule
lacrymale, il n'y a pas de maladie du canal nasal, ni
du sac lacrymal, et que c'est à l'inflammation de la
membrane muqueuse qui tapisse les paupières, qu'il
faut rapporter l'obstruction du sac lacrymal, qui se
trouve oblitéré par l'accumulation des matières épaisses
et visqueuses sécrétées par les paupières enflammées.
Il dit que le mucus palpébral est si tenace, et le fluide
des glandes de Meibomius si épais, qu'ils ne peuvent
passer par le canal nasal. En conséquence de cette
théorie, il conseille l'usage des pommades et des collyres astringents, dont il frotte et humecte les paupières. Pour moi, je regarde cette opinion comme tout-
à-fait dénuée de fondement. En effet, si un fluide peut
s'introduire à travers les points et les conduits lacrymaux, est-il raisonnable de supposer qu'il ne pourra
franchir un canal beaucoup plus large? Dans beaucoup
d'affections des paupières, la sécrétion de leurs follicules
devient plus épaisse et plus abondante, et cependant nous
ne voyons pas le canal nasal s'oblitérer. En effet, rien de
cela n'arrive dans la plupart des cas d'ophthalmie purulente ou d'ophthalmie gonorrhéïque : on ne voit même
pas ordinairement cette obstruction arriver dans la lippitude où le fluide sécrété par les glande de Meibomius
est très épais. Ainsi donc, outre que la théorie de
Scarpa n'est pas suffisamment démontrée pour moi, elle
a l'inconvénient de nous détourner du véritable traitement qu'il convient d'employer; et ce qu'il regarde
comme la cause de l'obstruction du canal nasal, n'est
ordinairement que la conséquence de la maladie du
canal nasal.

Traitement. Il s'agit donc de combattre une inflammation de la membrane muqueuse, du sac lacrymal et
du canal nasal. Il faut d'abord appliquer des sangsues

à l'angle interne de l'œil, que l'on recouvre de compresses imbibées d'eau froide. Le plus ordinairement, les symptômes de la maladie ne résistent pas à ce moyen. Lorsque l'appareil inflammatoire est dissipé, et qu'il reste encore une distension du sac lacrymal assez prononcée, ainsi qu'une sécrétion surabondante des larmes, alors on peut recourir à la méthode de Scarpa. On pourra faire, au niveau des parties malades, des frictions avec l'onguent citrin, ou la pommade de Janin. Lorsqu'on emploie des collyres stimulants, il est bon d'en introduire quelques gouttes à l'angle interne de l'œil, afin que ce liquide soit absorbé par les points lacrymaux et transporté dans le sac du même nom. Je préfère ce moyen à l'introduction du liquide au moyen de la sonde d'Anel. Le malade aura soin, avant de faire ces lotions, de vider le sac en le comprimant avec le doigt.

L'obstruction permanente du canal nasal peut survenir à la suite d'une inflammation aiguë ou chronique. Elle est quelquefois le résultat de l'extension de l'inflammation chronique des fosses nasales dans le canal. C'est ce que l'on observe assez souvent chez les enfants, dans la petite vérole ou les scrofules. Il faut avoir recours aux divers moyens que j'ai conseillés pour détruire cette obstruction. Si cette maladie est négligée, elle peut avoir de fâcheuses conséquences. Le sac lacrymal recevant toujours la sécrétion des larmes, s'élargit, se distend, et vient même quelquefois former une tumeur considérable à l'angle interne de l'œil. C'est ce que l'on a appelé hydropisie du sac lacrymal. Il convient alors de le vider en le comprimant, et en faisant sortir le liquide, soit par les points lacrymaux, soit par le canal nasal, s'il offre encore un certain calibre. Si la tumeur, résultant de la distension du sac lacrymal, ne peut se vider par la compression, et reste permanente au-devant de l'œil, elle constitue ce que l'on a appelé hernie du sac lacrymal. Enfin, une des conséquences assez ordinaires de cette obstruction du canal nasal, est la fistule lacrymale, dont nous allons nous occuper.

ARTICLE V.

DE LA FISTULE LACRYMALE.

Par suite de l'obstruction permanente du canal nasal, la tumeur s'ulcère et laisse écouler, par une ouverture plus ou moins grande, la matière qu'elle renferme : c'est ce que l'on appelle une fistule lacrymale. Souvent une excroissance fongueuse s'élève à la surface du pertuis fistuleux, par où sortent quelquefois des fragments de l'os unguis, détruit par la carie. Ces accidents sont le résultat de l'inflammation à laquelle est due l'obstruction du canal nasal. Or donc, avant de chercher à pratiquer les opérations conseillées pour guérir la fistule lacrymale, il faut tâcher de combattre, par les moyens précités, l'inflammation chronique du canal nasal ; de cette manière, on peut éviter assez souvent une opération, qui ne laisse pas que d'être douloureuse et pénible. Toutefois, le malade doit enfin se décider à la subir, lorsque le chirurgien a épuisé sans succès les moyens propres à combattre l'inflammation de la membrane muqueuse du canal nasal.

Une foule de méthodes ont été proposées pour le traitement de la fistule lacrymale. L'exposé de ces procédés pourrait faire à lui seul la matière d'un volume. Je ne chercherai donc ici, ni à en tracer l'histoire, ni à en apprécier le mérite; je me contenterai de l'exposé succinct des méthodes principales.

Anel, chirurgien français, a imaginé une seringue
pour injecter les points lacrymaux, remplir le sac et
forcer l'obstruction du canal. Mais on a remarqué que
l'action de cet instrument était impuissante pour dilater
le canal nasal, et rompre les adhérences qui résultent
du rapprochement et du contact de ses parois. Williams
Blizard a proposé d'injecter les conduits lacrymaux
avec du mercure dirigé par sa propre pesanteur, au
moyen d'un tube ouvert en entonnoir, ainsi qu'on le
fait pour l'injection des vaisseaux absorbants. Mais la
quantité de mercure que le sac lacrymal peut contenir,
égale à peine le volume d'un pois, et la pesanteur de
cette petite masse de mercure n'est pas suffisante pour
vaincre la résistance du canal.

On a proposé et mis souvent en pratique l'introduction, par une ouverture faite au sac, d'une canule d'or
ou d'argent; voici comment on s'y prend : le tendon du
muscle orbiculaire des paupières, doit servir de guide
pour cette incision. On fait, avec la pointe d'un bistouri
à deux tranchants, une ouverture au centre de la tumeur, et l'on plonge le bistouri dans le sac lacrymal;
alors on introduit par cette incision une sonde que l'on
dirige en bas et en dedans jusqu'à ce que l'on rencontre
le point de la résistance : alors on incline l'instrument
en bas et un peu en arrière, jusqu'à ce qu'on sente
un obstacle qui est causé par l'obstruction du canal;
dans ce moment, on force cette résistance par une pression un peu plus forte, et quand elle est vaincue,
l'écoulement d'un peu de sang par le nez prouve qu'on
a franchi le canal. Alors on introduit sur la sonde, un
tube d'or ou d'argent dont le diamètre augmente de haut
en bas; ce tube ou cette canule doit avoir trois quarts
de pouce de long, et sa partie supérieure se trouve en
contact avec les parois du sac. Bientôt la peau se cica-

trise̅ et recouvre le tube qui reste en permanence dans le canal nasal, pour servir de passage artificiel aux larmes. Dans le principe, cette canule semble parfaitement bien remplir la condition pour .laquelle on l'emploie ; mais malheureusement on est plus tard obligé de la retirer à cause des accidents qu'elle produit souvent comme corps étranger dans les fosses nasales ; ou bien elle se déplace, ou bien elle se remplit, et les accidents de la fistule se reproduisent. M. Dupuytren a fait un très grand nombre de fois l'application de cette méthode à l'Hôtel-Dieu ; mais il paraîtrait que, malgré le succès qu'il a obtenu d'abord, les malades n'auraient pu, par suite, conserver cette canule, et se seraient trouvés dans la nécessité de s'en débarrasser.

La même opération a souvent été pratiquée ici, par M. Wathen, prédécesseur de M. Ware ; il paraît que cette méthode n'a pas réussi entre leurs mains, puisqu'il est vrai que M. Ware l'avait abandonnée (1).

(1) Ce procédé imaginé par Foubert et long-temps oublié, a, depuis quelques années été remis en honneur par M. Dupuytren. Ce chirurgien célèbre a non seulement apporté toute l'attention possible dans l'application de cette méthode, mais encore il s'est montré ingénieux jusque dans les moyens de combattre les accidents qu'elle détermine ; ainsi il a imaginé un instrument propre à retirer la canule lorsque sa présence vient à causer des accidents.

« Il a un petit mandrin d'acier fait dans le genre de celui qui sert à introduire la canule. La partie de ce mandrin que l'on met dans la canule est fendue en- deux portions ; chacune de celle-ci est terminée par un petit crochet dont les pointes sont dirigées en dehors : elles s'écartent l'une de l'autre en vertu de leur élasticité. Elles sont rapprochées par un anneau coulant que le plus léger obstacle fait remonter avec la plus grande facilité, ce qui permet aux deux branches de s'écarter. Après avoir fait au sac lacrymal une incision semblable à celle que l'on pratique pour faire l'opération de la fistule, l'opérateur engage dans l'extrémité supérieure de la canule le mandrin bifurqué. A mesure

Beer recommande l'usage de la corde à boyau pour dilater le canal oblitéré. Après avoir ouvert le sac et introduit une sonde dans le canal, il y glisse un morceau de corde à boyau qu'il enfonce jusqu'à ce qu'il sorte par le nez. On fixe aux ailes du nez l'extrémité inférieure de la corde à l'aide d'un morceau de diachylum gommé, et l'autre extrémité s'attache, soit au bonnet, soit au bandage du malade. Chaque jour on coupe un morceau de cette corde que l'on remplace, quand elle est finie, par une autre d'un diamètre plus considérable, jusqu'à ce qu'enfin le calibre du canal soit rétabli.

Le procédé que l'on emploie le plus généralement aujourd'hui, consiste à faire au sac une incision avec un bistouri, dont la lame est à double tranchant. On introduit dans le canal une sonde, à l'aide de laquelle on glisse une petite tige d'argent dont la tête se termine comme une tête de clou : c'est le stylet à tête de clou inventé par Ware. Toutefois, il faut faire attention de ne point introduire ce stylet dans le canal nasal, avant que l'ouverture supérieure se soit un peu rétrécie, dans la crainte que la tête du stylet ne s'engage dans le sac lacrymal. On peut supposer que la présence d'un corps qui remplit le canal nasal, ne peut efficacement contribuer à rétablir le cours des larmes ; mais il arrive ici ce

que l'extrémité inférieure de celui-ci pénètre, l'anneau coulant, dont le volume est plus considérable que celui de la canule, parvenu là, remonte, et lorsque les crochets ont dépassé le bec de la canule, ils s'écartent, puisqu'ils ne sont plus retenus par l'anneau. Ils s'engagent au dessous et en dehors des bords inférieurs de la canule ; alors on retire le mandrin qui entraîne inévitablement la canule avec lui. » (*Journ. hebd. de méd.*, n° 44, p. 194.)

Il paraîtrait que les avantages et les succès de la méthode de M. Dupuytren seraient assez importants, puisque d'après, ses calculs, le nombre des guérisons est de 15 sur 16. (*Même Journ.*, *même* n°, p. 195.)   (*Note du traducteur.*)

qu'on observe pour le canal de l'urètre, dont on détruit les rétrécissements par l'introduction d'une bougie (1). J'ai souvent recommandé à mes malades de porter constamment ce stylet, et de le retirer de temps en temps pour le nettoyer. Si j'en juge d'après mon expérience, cette méthode remplit à merveille le but qu'on se propose dans l'opération de la fistule lacrymale, et ne fait pas éprouver au malade le moindre accident.

Lorsque des inflammations réitérées viennent altérer la structure du sac, et se manifestent malgré les moyens les plus rationnels employés pour les combattre, on a conseillé de détruire les parois du sac par l'application de l'alcali pur. Mais je n'ai jamais rencontré aucun cas qui fût de nature à nécessiter l'emploi de ce moyen extrême. On a également conseillé la perforation de l'os unguis, je ne me suis jamais trouvé dans le cas d'adopter ce procédé, les autres ayant suffisamment rempli mes intentions.

Le canal nasal et le sac lui-même, peuvent être attaqués et détruits par des maladies développées dans les fosses nasales, comme les polypes, les ulcères syphili-

(1) L'analogie a conduit aussi à employer la cautérisation contre les rétrécissements du canal nasal, par une méthode semblable à celle qu'on emploie dans le rétrécissement de l'urètre. Le docteur Harveng, de Manheim, proposa d'abord, en 1823, la cautérisation par le cautère actuel; M. Gensoul, chirurgien en chef de l'Hôtel-Dieu de Lyon, se servit, dans le même but, du nitrate d'argent, et les succès nombreux qu'il a obtenus depuis 1824, ont montré les avantages de ce procédé opératoire. Il cautérise de bas en haut, par l'orifice inférieur du conduit, à l'aide d'un porte-caustique courbe. Le docteur Taillefer a décrit avec détail le même procédé qui ne diffère de celui de M. Gensoul, qu'en ce qu'il porte le caustique de haut en bas, par l'ouverture pratiquée au sac lacrymal. Les méthode proposées par MM. Harveng et Taillefer, sont consignées dans les *Archives gén. de méd.*, t. XI, p. 438, et t. XVIII, p. 48. (*Note du traducteur.*)

tiques, les affections du sinus maxillaire, etc. : les moyens
propres à combattre l'affection principale, conviennent
également à l'état morbide des voies lacrymales, et dans
ce cas, on ne peut espérer que pallier les accidents auxquels le malade est en proie.

PRÉCIS

DE

L'ANATOMIE PATHOLOGIQUE

DE L'ŒIL.

QUATRIÈME PARTIE.

PRÉCIS DE L'ANATOMIE PATHOLOGIQUE DE L'OEIL.

L'œil, organe très compliqué, présente, pour ainsi dire en miniature, l'ensemble des parties qui composent le corps humain. Il s'ensuit que les altérations causées par les maladies qui s'y développent, sont si nombreuses et si diverses, que la médecine peut rencontrer dans la sphère étroite où se trouve relégué l'organe de la vue, une représentation fidèle des principaux états morbides des autres viscères de l'économie; et, comme ici les parties malades se dévoilent à nos yeux, nous pouvons tirer de l'étude de leurs maladies des conséquences applicables aux affections des organes que nous ne pouvons apercevoir pendant la vie.

Ainsi donc, l'anatomie pathologique de l'œil ne doit pas seulement avoir un but de curiosité, et ne doit pas consister dans l'énumération stérile des lésions qui surviennent aux tissus de l'œil, mais, riche en applications et en rapprochements, elle peut répandre une lumière utile sur l'histoire des maladies internes, en nous conduisant à conclure de ce que nous voyons à ce que nous ne voyons pas.

C'est sous ce point de vue que je veux présenter l'anatomie pathologique de l'œil. On sent bien qu'en raison

29.

du cadre étroit que je me suis tracé, je ne puis donner à ce travail toute l'extension qu'il mérite; cependant
pour le rendre aussi complet que me le permettent les
limites de ma tâche, je passerai successivement en revue
les vices de conformation de l'œil, ses lésions accidentelles, les tissus de nouvelle formation qu'on y observe
et ses divers modes de désorganisation.

J'ai puisé les matériaux de ce travail dans les recueils
scientifiques, dans Bonet et dans Morgagni, dans l'anatomie pathologique de Meckel (1), et sur-tout dans deux
ouvrages importants sur l'anatomie pathologique de l'œil,
celui de M. Wardrop, où l'on trouve de savantes recherches et la représentation fidèle de plusieurs maladies de
l'œil (1), et l'excellente monographie publiée sous les auspices du célèbre Meckel par le docteur Albrecht Schön (2).

Ce travail, que je rattache ici, en quelque sorte comme
complément du *Traité des maladies des yeux* de M.
Lawrence, est, comme on voit, le fruit d'une compilation
assez laborieuse que j'ai cru devoir accompagner de
réflexions critiques et de développements sans lesquels je
n'aurais eu à présenter qu'une ennuyeuse énumération
des altérations qui surviennent aux tissus de l'œil.

---

(1) *Handbuch der path. anat Bd.* 1. Lpz, 1812, p. 393. — 400.

(2) Wardrop, *essay on the morbid anatomy of the human eye.*
Edimburgh, 1808 et 1818, in-8. Cet ouvrage est enrichi de gravures
remarquables par leur exactitude et par le luxe de l'exécution.

(3) *Handbuch der pathologischen anatomie des menschlichen auges*
Von, D.r Math.-Joh. Albrecht Schön. Hamburg 1828, in-8, de 233 p.;
c'est-à-dire Manuel d'anatomie pathologique de l'œil humain.

J'ai cru pouvoir rendre service à la littérature française en publiant
les faits les plus intéressants que renferment ces ouvrages qui n'ont pas
été traduits dans notre langue, quoiqu'ils fussent dignes de cet honneur. Cependant on pourrait reprocher à l'ouvrage de M. Schön, d'être
entièrement dépourvu de critique : il n'est riche que de faits et d'indications bibliographiques.

CHAPITRE I.

VICES DE CONFORMATION PRIMITIFS.

§ I^rr. ANOPSIE.

Les yeux peuvent être complètement absents, de manière à ne laisser que peu ou pas de traces de leur existence. Les exemples de cette difformité sont assez rares,
cependant les recueils scientifiques nous en offrent un
certain nombre. Ainsi, le docteur Schön, dans l'ouvrage
que j'ai cité, rapporte à ce sujet les indications et les faits
suivants :

L'absence des deux yeux à la fois a été observée par
les auteurs suivants : *Schenk* (Observ. med., rar.,
lib. VII, Frkft, 1665, p. 151) ; *Haller* (Oper. arg.,
anat., minora, t. III, p. 23; opusc,, anat., p. 23),
Alix (Obs. chir., fasc. IV). On trouve d'autres cas
dans (Mus. pétropöl., t. Ier, p. 298, Act. erudit.,
Lips, 1726, mens. mart.); *Kortum* a rencontré cette
difformité (Handb., D. Augenkrankhtt, Bd. 2, p. 67,
Lemgo, 1793); *Spielenberger* (Miscell. nat. cur.,
dec. 1, an III, obs. 108) a décrit un monstre dont les
deux yeux manquaient. *Storch* (De abortu, in *Haller*,
oper. anat. t. III, p. 56) a observé l'absence des yeux
avec l'existence des orbites. *Sprengel* (Sybel, diss. Halœ,
1799) a rencontré une jeune fille qui n'avait aucune
trace d'yeux ni d'orbites. *Botin* (Mém. de l'Acad. des

Sciences, 1721, p. 42) a trouvé chez un enfant de six semaines l'absence du globe de l'œil ; les paupières agglutinées offraient à leur centre une petite ouverture derrière laquelle on trouva une membrane mince, rouge et peu sensible, qui semblait être un rudiment de la conjonctive, et qui fermait la cavité orbitaire. Des faits analogues ont été observés par *Fielitz* (Richter's, chir.. bibl., Bd. 5, p. 143); *Hoffman* (Stark's, arch., Bd. 4, p. 700); *Malacarne* (Sistemi de corpo umano e la recipr. infl., etc., Padoue, 1803); *Himly* et *Schmidt* (Ophthalm., bibl., Bd. 3, 1807, p. 173) ont rapporté l'histoire d'un enfant qui vécut deux mois, et sur lequel on ne trouva pas les couches optiques, les nerfs du même nom ni leur entrecroisement, les nerfs moteurs de l'œil et pathétiques, le globe de l'œil ainsi que ses muscles, et enfin la glande lacrymale. Les paupières et les conduits lacrymaux existaient. On trouva une petite masse charnue à la place du globe de l'œil. Schmidt a donné sous le nom de ανοφταλμος, dans la Bibliothèque ophthalmologique, (1805) 3ᵉ vol., p. 170, l'histoire d'un enfant qui vécut quatre à six semaines, et chez lequel les orbites ne contenaient pas de globe oculaire. On trouva à la place les glandes lacrymales, la troisième paire de nerfs, la première branche de la cinquième et la sixième, les branches de l'artère ophthalmique, ainsi que tous les muscles du globe de l'œil. Les nerfs optiques existaient bien à la base du cerveau, mais comme les trous optiques étaient oblitérés, ces nerfs ne pénétraient pas dans l'orbite.

Pittshalft (Hufeland's Journal, 1818, décemb., p. 91) n'a trouvé qu'une matière sanguinolente dans les deux cavités orbitaires chez un enfant qui vécut trois mois. Des cas analogues ont été recueillis par *Fischer* (Hufeland's Journal, Juillet, 1819), et *W. J. Schmit* (Salzburg,

méd. chir., Zeit., 1821, Bd. 2, p. 429); il est à remarquer que dans la plupart de ces cas, les paupières,
offraient à l'extérieur leurs formes et leurs rapports
naturels.

Aux faits que je viens de citer, le docteur Schon en
ajoute un qui lui est propre et qu'il a dû à l'obligeance
du docteur Gerson. L'enfant avait vécu 5 jours; pendant sa vie il avait un peu entr'ouvert les paupières, et
l'on avait pu distinguer une petite masse brunâtre dans
l'orbite. Le cerveau était à l'état normal. Les nerfs moteurs de l'œil, les pathétiques, les nerfs de l'élévateur,
et le trijumeau existaient dans toute leur intégrité, mais
les nerfs optiques manquaient dès leur origine au cerveau. A la place du globe de l'œil on trouva une petite
masse celluleuse et adipeuse à laquelle venaient s'attacher les muscles de l'œil. La glande lacrymale était
absente, mais tout le reste de l'appareil lacrymal se
trouvait dans une intégrité parfaite.

Lorsque l'on réfléchit à ces divers exemples d'absence
des yeux, on remarque sur-tout que le globe de l'œil s'est
trouvé presqu'entièrement détruit ou à un état rudimen-
taire au milieu des parties accessoires demeurées saines
et complètes; la seule partie qui ait en même temps été
détruite est le nerf optique dont la perte semble avoir
constamment accompagné celle du globe oculaire. Ces
deux parties auraient donc une existence indépendante
des autres parties renfermées dans l'orbite; elles auraient
leur sphère de vie et d'activité particulière, et ne pourraient vivre l'une sans l'autre. C'est, en effet, ce que l'on
observe pendant la vie, lorsque l'œil s'atrophie après
certaines maladies de cet organe ou certaines opérations: il est très ordinaire de trouver alors l'atrophie du
globe de l'œil et celle du nerf optique en même temps.

Maintenant on peut se demander par où commence

la difformité et quelle en est la cause. Si nous jugeons ici par analogie, si nous considérons que dans l'absence congénitale de l'œil, le globe oculaire ou la masse informe qui le représente, offre absolument les mêmes débris que l'œil qui s'est complètement atrophié pendant la vie, on peut être porté à croire qu'ici comme dans le cas d'atrophie accidentelle, la désorganisation du nerf optique a été consécutive à celle de l'œil. De sorte qu'il paraîtrait probable que l'absence des yeux serait le résultat d'une maladie du globe oculaire développée dès les premiers instants de la vie fœtale, et par suite de laquelle une véritable atrophie de l'œil serait survenue.

On ne peut invoquer comme cause de l'absence de l'œil, l'oblitération ou l'absence de l'altère ophthalmique, puisque nous avons rapporté tout à l'heure un cas d'absence de l'œil avec intégrité de cette artère. On ne peut non plus regarder l'arrêt de développement des couches optiques, comme cause de la difformité dont il s'agit, puisque Gall et M. Tiedeman ont démontré que ces couches n'avaient aucun rapport avec l'origine des nerfs optiques. Enfin, ce n'est pas parce que la cavité orbitaire a été contrariée dans son développement, que le globe oculaire s'est montré difforme, puisque dans presque tous les cas que nous avons signalés, les orbites avaient leur forme et leurs dimensions naturelles, et si nous avons trouvé les trous optiques oblitérés, cela devait être la conséquence naturelle de l'atrophie du nerf optique, atrophie que l'on remarque dans tous les autres nerfs de l'économie qui se rendent à des parties que quelques maladies désorganisent. Ne voit-on pas, par exemple, l'atrophie du nerf circonflexe coïncider avec celle du deltoïde, lorsqu'à la suite d'une fracture, d'une luxation, ou d'un rhumatisme, ce muscle perd son action, et se réduit à un mince volume?

Toutes ces considérations militent puissamment en faveur de la manière dont s'explique l'absence des yeux ; et si cette absence a lieu dans les deux yeux à la fois, cela tient à la sympathie qui lie ces deux organes de la manière la plus intime, et les expose à éprouver simultanément des affections capables de les désorganiser. Cependant il est possible qu'un seul œil soit affecté, et présente à la naissance une atrophie plus ou moins complète ; mais il est vrai de dire que ce vice de conformation est plus rare. M. Wardrop (*L. C. p.* 125) a rapporté l'exemple d'un jeune garçon, qui était né avec une cataracte à l'un des yeux ; l'orbite, de l'autre côté, offrait à peine les vestiges d'un œil ; on ne pouvait reconnaître que la cornée ; le globe de l'œil avait à peine la grosseur d'un pois, et il ne présentait aucune trace de son organisation primitive. Il est probable, dit M. Wardrop, que cet œil avait été détruit par une maladie développée dans l'utérus.

§ II. MONOPSIE.

On observe plus communément la fusion des deux yeux en un seul. Ce vice de conformation a été décrit sous les noms de *cyclopie, monopsie, rhinencéphalie.* M. Andral, dans son savant ouvrage sur l'anatomie pathologique, a fait un tableau plein de vérité et de concision des divers degrés de la cyclopie. « Cette difformité, dit-il, plus commune chez certains animaux que chez l'homme, coïncide constamment avec une absence ou une imperfection de développement : 1° des lobules olfactifs, et des nerfs du même nom ; 2° de l'os ethmoïde. Ainsi, dans ces cas, c'est l'absence d'un sens qui produit le déplacement d'un autre. Il est d'ailleurs tout naturel, qu'en raison du défaut de développement des

portions osseuses ordinairement interposées entre les
deux orbites, ceux-ci se rapprochent et tendent à se
confondre; mais dans cette confusion des orbites, et par
suite des organes qui y sont renfermés, il existe plusieurs degrés qu'il importe de signaler. »

1° Les deux orbites communiquent, et chacun contient un œil distinct; 2° une seule cavité orbitaire renferme deux yeux qui se touchent sans se confondre (1);
3° les deux yeux se réunissent, mais avec leurs humeurs
et leurs membranes doubles qui, quelquefois sont renfermées dans une seule sclérotique.

Les os propres du nez, et les parties molles qui les
recouvrent, forment au milieu du front une espèce de
trompe; de là, la dénomination de *rhinencéphale* imposée par M. Geoffroy Saint-Hilaire (2), aux fœtus mo-
nopses. Plusieurs de ces fœtus ont présenté une singulière
conformation du cerveau. Ils n'avaient qu'un seul lobe
cérébral situé sur la ligne médiane, et peu développé.
M. Andral se demande si la réunion des yeux vers la partie moyenne de la face, ne dépendrait pas autant de cette
circonstance que de l'absence de l'appareil nerveux ol-
factif (3). Parmi les cas les plus intéressants de monopsie
publiés par les auteurs, je citerai sur-tout les suivants :
Eller (Hist. de l'Acad. roy., 1754. A. Berlin, 1756, p. 112)
a trouvé sur un fœtus monopse, une seule artère ophthalmique, et un seul nerf optique qui se rendaient à un globe
de l'œil unique: du milieu du front s'élevait une éminence
qui ressemblait à un membre viril. *Collomb* (Œuvres
méd.-chir., Lyon, 1798), a donné l'histoire d'un monstre
humain, qui n'avait qu'un œil, auquel on trouva deux
cornées transparentes, deux iris et deux pupilles. Les qua-

(1) Haller, *Hist. de l'Acad. des Sc.*, 1751, p. 49.
(2) *Philosophie anatomique*, 2 vol. in 8. Atlas.
(3) *Andral*, Précis d'anatomie pathologique, t. 1er, p. 129.

tre paupières étaient confondues, et les muscles obliques
de l'œil manquaient. *Léveillé* (Phys.-méd. , Journ.
1808, nov., p. 855) a observé un œil situé au-dessus du
nez, et qui avait deux cornées, et deux nerfs optiques.

Je crois devoir rapporter ici les détails que m'a fournis
la dissection d'un fœtus cyclope, qui m'avait été remis
par M. le docteur Mauriceau, du Louroux. L'enfant,
mort peu de temps après sa naissance, était né à terme,
d'une mère qui en avait eu déjà plusieurs autres; il avait
la taille et le volume naturels ; le front était légèrement
déprimé sur les côtés, le sommet de la tête était un peu
pointu, une large fontanelle séparait les os frontal et
pariétaux. Le nez était remplacé par une éminence
molle, ronde et charnue, recouverte de peau, légèrement conique, et terminée à son sommet par une ouverture circulaire dans laquelle un stylet assez gros
entrait sans difficulté. Cette saillie, longue d'un pouce,
occupait la ligne médiane, et se trouvait adhérente par
la continuation de la peau du front, au niveau même
du point qu'occupe la racine du nez. Au-dessous de cette
éminence existait une ouverture ovale, large d'un pouce
et demi, bordée en haut et en bas de quelques poils
qu'on reconnaissait évidemment pour être les cils ; le
bord supérieur de cette ouverture formait un arc complet; mais la partie moyenne du bord inférieur présentait une légère échancrure, des deux côtés de laquelle
on reconnaissait les points lacrymaux. Ainsi, c'était
dans cette partie qu'existait le point d'union des deux
paupières. Au centre de cette ouverture palpébrale, se
présentait une masse rougeâtre, molle et irrégulière-
ment bosselée. Cette tumeur formée en avant par la
cornée, et en arrière par la sclérotique, remplaçait le
globe de l'œil. Elle contenait un liquide sanguinolent,
mélangé de parties dures comme de l'albumine con-

crétée, et qui semblaient être les rudiments des membranes et des humeurs de l'œil. Ce globe irrégulier
recevait un seul nerf optique et une seule artère ophthalmique. On voyait au centre de la poche qu'il représen-
tait, une cloison incomplète, formée sans doute par
l'adossement des deux yeux; de sorte que si nous trou-
vions à l'extérieur la jonction des deux paupières, nous
pouvions rencontrer à l'intérieur, les traces des deux
yeux. Quant aux bosselures rouges et irrégulières qu'offrait en avant la cornée, elles ressemblaient tout-à-fait
à ce que l'on appelle le staphylôme en grappe de la
cornée. Le détritus que renfermait ce globe oculaire,
ne permettait pas de reconnaître l'existence isolée des
membranes internes de l'œil.

La saillie ou éminence en forme de trompe, qui sur-
montait le front, était formée par la peau, les os propres
du nez, et les cartilages des ailes du nez. L'hiatus que
présentait cette saillie, allait communiquer par un pertuis étroit dans les fosses nasales, dont la voûte était
considérablement rétrécie par l'absence complète de l'os
ethmoïde. Il n'y avait pas de nerfs olfactifs, et le cerveau, quoiqu'ayant tous ses lobes, offrait un premier
degré d'anencéphalie, c'est-à-dire, que la partie supérieure des hémisphères cérébraux était tellement petite
que le corps calleux était presque à découvert; et comme
le crâne était plus grand que le volume du cerveau, le
reste de l'étendue de la poche formée par les méninges,
était rempli d'une eau rougeâtre. Tous les nerfs de la
base du crâne, excepté la première paire, manquait. Il
n'y avait point de commissure des nerfs optiques qui,
à peine émanés de la masse cérébrale, se réunissaient
en un cordon unique qu'on voyait se plonger au-devant
de la selle turcique dans l'ouverture qui remplaçait le
trou optique.

Cet exemple de monopsie me paraît intéressant en ce qu'il offre le plus haut degré de cette difformité, quoique cependant il soit aisé de suivre les traces de la fusion des deux yeux qui, dans ce cas, comme dans tous les cas analogues, se sont réunis et confondus par suite du défaut de développement de l'ethmoïde.

Nous avons vu précédemment que l'absence totale des yeux, avec intégrité des orbites et des parties accessoires, était due principalement à une maladie du globe oculaire, par suite de laquelle celui-ci subissait une atrophie analogue à celle que l'on observe pendant la vie. Nous voyons ici que le globe oculaire ne se désorganise que consécutivement à la difformité des parties qui l'environnent, et qu'il est en quelque sorte contraint de s'unir à celui du côté opposé, par l'entraînement, dans cette fusion, de toutes les parties contenues dans l'orbite : en effet, il est impossible que cette cavité reste intacte et régulière, dès que les matériaux de sa cloison de séparation manquent ou sont imparfaits, et la fusion des yeux une fois effectuée, rien n'est plus facile que la désorganisation de ses humeurs et de ses membranes, exposées par leur contact, leur gêne, et leur nutrition, sans doute imparfaite, à mille causes de destruction. La monopsie est donc un vice de conformation consécutif et non primitif; elle est la conséquence inévitable de l'absence de l'ethmoïde, vice de conformation dont il ne nous appartient pas de chercher ici la cause. Du reste, je ne fais que confirmer ici, par un nouveau fait, la vérité des explications que les auteurs ont données de cette monstruosité, dont la science possède déjà beaucoup d'exemples (1).

_____

(1) On peut ajouter aux citations que j'ai faites les indications suivantes :

§ III. AUGMENTATION DE NOMBRE DES YEUX.

Une anomalie tout-à-fait opposée à celle dont nous venons de nous occuper, consiste dans l'augmentation de nombre des yeux. On a vu trois et quatre yeux sur une seule tête. *Sœmmering* (Abbild. u Beschreib. Einiger. Missgeb. Mainz, 1791, tab. 3) a donné la description d'un monstre, qui avait trois yeux sur une seule tête. *Guérin* (Traité des maladie des yeux, p. 176) a vu une petite fille, parfaitement bien conformée, et qui avait trois yeux. Zacutus Lusitanus, et P. Lampagnenus, ont vu quatre yeux sur un seul enfant. M. *Geoffroy Saint-Hilaire* (Revue médicale, mars, 1827, p. 539) a vu deux yeux dans un seul et même orbite. *Home* (Philos. Trans., 1791, p. 299) a donné la description d'un monstre qui, au sommet de la tête, portait une tumeur ou seconde tête, à laquelle on voyait des yeux; mais les yeux de ces deux têtes, ne se trouvaient pas sur le même plan.

On peut expliquer la présence de ces yeux surnuméraires, en les considérant comme les traces d'une véritable duplicité monstrueuse. On sait maintenant qu'il

Borell (Hist. et obs. med.-phy., Frkf. 1670. Cent. III, obs. 3, p. 193). *Mery*. (Hist. de l'Acad. des sc. 1709). *Guérin*.(Traité des maladies des yeux. Lyon 1769, p. 176). *Borrinch* (Journal de Copenhague, vol. 1, obs. 95, p. 182). *Gilibert* (Samml. prakt. Beob. u. krankegsch A. dem. Lat. V. Hebenstreit. Lpz 1792, p. 56.) *Heuermann* (Unters, p. 315). *Ghidella* (in *Brera*, nuov. Comment. Padua 1819, t. IV, semest. 2). *Berzelius* (Berättelse om Swenska Läkare. Stockolm. 1820). *Heymann*. (*Meckel*, deut. arch. f. d. Phys. Bd. C. Hft. 3). *Lenhossek*. (Harless Jahrbuch Bd. 3. Stck 1). *Walther*.(Ueb. de angb. Fett geschw., etc. Landshut 1814). *Ploucquet*. (Nova act. phys. med. acad., t. VIII, Nuremb. 1791). *Tiedemann*, (Zeitschr f. d. Physiol.) (*Klinkoseh* prog. quo rect. et demonstr. indicit, etc. Prag. 1766, in-4.) *Vict. Laroche*, dissert. inaugur. Paris, 1823, p. 42.

est possible de rencontrer des débris de fœtus accolés à diverses parties du corps, ou même cachés dans l'intérieur des organes. Or, n'est-il pas convenable de re‑garder les fœtus pourvus de plusieurs yeux comme offrant les traces d'un fœtus qui aurait pu s'accoler à lui, et dont un seul organe seulement s'est développé. Dans l'exemple rapporté par Home, il y avait eu, de la part de la nature, quelques efforts, pour ainsi dire, en faveur de l'évolution d'un second fœtus, puisqu'on a découvert les traces d'une tête imparfaite. Si cette ébauche de fœtus eût reçu plus de matériaux de nutrition, peut-être le corps entier de l'enfant se fût-il formé ; si elle en eût reçu moins, peut être n'eût-on vu que les yeux sans la tête simulée qui les portait. On pourrait dire que la naissance de deux jumeaux bien conformés serait le plus haut degré de la duplicité fœtale, dont l'apparence d'un organe supplémentaire ne serait que la plus faible trace. Nous ne devons donc pas plus nous étonner de voir un enfant naître avec quatre yeux, que de voir venir au monde deux enfants bien conformés : ce sont deux phénomènes émanés de la même cause, mais offrant des différences du moins au plus.

§ IV. SITUATION ANORMALE DES YEUX.

Nous devons signaler encore la situation insolite des yeux. On en a vu placés au front, au sommet de la tête, et même sur les épaules (1). On a vu aussi des yeux superposés sur d'autres yeux, et former de la sorte une

(1) *Pline.* (Hist. natur., lib. xi, chap. 52). *Bartholin, Lampagnenus, Schenk, Denys* (Phil. trans., t. vi). *Rosenmuller* (Beiträg f. d., Zgliedkunst. Bd. 1, p. 315) ont rapporté des anomalies de cette espèce.

saillie considérable (1). Ces différents vices de conformation, me paraissent également être des traces de la
duplicité monstrueuse.

§ V. VICES DE CONFORMATION DES PAUPIÈRES.

Les paupières sont sujettes à certains vices de conformation primitifs. Un des plus remarquables est leur
absence. *Vicq d'Azyr* en a publié un exemple, dans les
Mémoires de la Société de médecine, année 1776,
p. 315. *Morgagni* rapporte le fait suivant, qu'il eut
occasion de rencontrer en disséquant : « *Vir quidam ex
Etruriâ ingenti, fœtidissimoque cruris ulcere penæ
confectus proptereaque in hoc nosocomium receptus,
mortuus est circà medium Januarium, a. 1740. Capitis dissecandi causâ propter alias observationes ac-
cesseram; cum hominem altero captum fuisse oculo
animadverti : sed unde et quandiù; quod esset ut dixi
alienigena; scire non potuit : tu ex oculi descriptione
conjicies. Cum sinister oeulus esset sanus; dextri qui
pessimè se habebat palpebræ nullum usquam ut neque
ulla pars faciei, et reliqui capitis, progressi olim vul-
neris aut ulceris vestigium ostendebant.* » (Epist. XIII,
pag. 202. Edente Tissot.). Cette absence des paupières
coïncidait ici avec une atrophie très avancée, et probablement congénitale du globe oculaire. Ce double vice de
conformation existe, à ce qu'il paraît, presque toujours
simultanément. *Sprengel* (Sybel., Diss., Halæ, 1799) a
observé une jeune fille, chez laquelle il n'y avait aucune
trace d'yeux ni de paupières. Il est évident que l'absence
des paupières est le résultat d'un arrêt de développement, provoqué peut-être par une affection congénitale

---

(1) *Hoffmann*, Misc. Nat. Cur. Dec. 1, ob. 36.

du globe oculaire, qui, en s'atrophiant, cause la destruction des voiles palpébraux. On observe à peu près le même phénomène pendant la vie, dans le cas d'atrophie de l'œil ; les paupières s'affaissent, s'amoindrissent, et perdent au moins la moitié de leur épaisseur et de leur étendue. Si l'atrophie de l'œil se manifeste chez l'embryon à une époque où les paupières sont à peine apparentes, on conçoit que leur disparition complète est extrêment facile, et l'on ne doit pas s'étonner de voir coïncider, à l'époque de la naissance, l'absence des paupières avec celle du globe de l'œil.

La réunion congénitale des paupières, ou l'*ankylo-blépharon* est possible ; les exemples de cette difformité ne sont pas très communs : nous en avons déjà parlé à l'occasion de l'absence des yeux. Dans le cas publié par Botin, dans les Mémoires de l'Académie des sciences, les paupières réunies ne laissaient entre elles qu'une petite ouverture au milieu de l'œil. Cette réunion est probablement le résultat d'une inflammation adhésive du bord des paupières, ou mieux encore la persistance de l'adhésion qui réunit primitivement les paupières pendant les premiers mois de la gestation.

On peut rencontrer des paupières surnuméraires. Ainsi, *Colomb* (*Reil*, Arch. 4, p. 213.) a trouvé quatre paupières pour un seul œil. Le docteur *Schön* a vu une troisième paupière formée par le développement de la membrane semi-lunaire, qui occupe l'angle interne de l'œil.

Je dois citer parmi les vices de conformation particuliers aux paupières, leur renversement incomplet ou complet (*Lagophthalmie*, *Ectropium*). Ces deux altérations congénitales peuvent être le résultat d'adhérences causées par certaines affections de l'œil et des paupières, développées pendant la vie fœtale.

§ VI. ANOMALIES DE LA GLANDE LACRYMALE.

On a vu la glande lacrymale manquer (*Hymly* et *Shmidt,* Ophthal. bibl. Bd. 3, stck 3, p. 173.), les points lacrymaux ne pas exister (*Anel, Scarpa, Travers*), et enfin le canal nasal lui-même être absent (*Jurine,* Journal de Médecine, Paris 1791 , vol. 89).

§ VII. ANOMALIES DE L'IRIS.

La forme irrégulière de la pupille est due probablement à des ophthalmies internes, developpées avant la naissance : son occlusion , à la persistance de la membrane pupillaire, que l'on a rencontrée long-temps encore après la naissance (*Wrisberg,* de membranâ fœtûs pupillari; *Littre,* Mém. de l'Académ. des Scienc. 1707, p.659 ; *J. Cloquet,* mém. sur la membrane pupillaire, etc. Paris, 1818; *Portal,* Mém. du Muséum, t. IV, p. 457).

Quant à la présence d'une pupille double, dont on trouve des exemples dans *Vallisnieri* (Oper. p. 297), *Haller* (Opera anat., t. 3, p. 39.—Ephem. nat. curios. dec. 1, obs. 163 , et 277), et à l'existence de pupilles triples (*Lerche ,* Petersbg. Vermischt. , abhdl, 3 te. Sammlg. , 1825 , p. 250); on ne peut expliquer ce singulier phénomène , qu'en admettant la persistance d'une portion de la membrane pupillaire incomplètement disparue. C'est également en admettant la formation et la persistance de plusieurs membranes pupillaires, qu'on pourra expliquer l'existence et la formation de cette pupille, divisée en sept petits arceaux mobiles observés par *Himly* (Ophthalm. beob. Brem. 1801, stk. 1, p. 50.)

§ VIII. ANOMALIES DU NERF OPTIQUE.

Nous avons déjà parlé des altérations congénitales du
nerf optique, lorsque nous avons passé en revue les cas
d'absence de l'œil. Ce nerf peut être altéré dans sa texture,
indépendamment des lésions du globe oculaire, et la
rétine, qui n'en est que l'expansion, offre elle-même assez
souvent des altérations congénitales de diverse nature:
Ainsi, son absence a été observée chez des aveugles-nés
par *Malacarne* et *Acharius*. M. Travers pense qu'il
est possible que la rétine soit, comme la cornée, le siége
d'une opacité congénitale, à laquelle est due l'amaurose
de naissance (*synopsis*, etc. p. 158):

On a trouvé le nerf optique incomplet, totalement
absent, ou irrégulier dans sa forme et sa direction (*Haller*,
opera minora, Ép. 56. — *Fabricius ab Aquapendente*,
de oculo, p. 3.—*Morgagni*, Epist. 56.—*Bonet*, Sepulchr.
Mais il est vrai de dire que presque toujours le globe
oculaire était alors le siége d'autres lésions, ou d'autres
aberrations organiques, comme l'hydrocéphalie, et l'a-
nencéphalie, et enfin l'absence des muscles de l'œil.

§ IX. ANOMALIES DU CRISTALLIN.

Parmi les altérations congénitales du cristallin, la plus
commune est son opacité; la cataracte congénitale est en
effet une maladie assez ordinaire, et les auteurs nous en
offrent de nombreux exemples (*Saunders*, Treatise, etc.
Lond. p. 155; *Pellier* (1), *Lusardi*, mémoire sur la
cataracte congénitale, etc); mais une anomalie plus

(1) Recueil de mémoires et d'observations, Montpellier, 1783 an 8—
Précis ou cours d'opérations sur la chirurgie des yeux, Paris 1789 2
vol. in-8., fig.

rare, est l'existence de deux cristallins dans un seul œil;
(Histoire de l'Acad. des Scienc., année 1751, p. 49).
C'est principalement chez les fœtus cyclopes, qui
offrent ordinairement les traces de la fusion des deux
yeux, que l'on rencontre la duplicité du cristallin;
son absence, dont *Janin*, *Morgagni* et *Walther*, nous
ont rapporté des exemples, peut s'expliquer par la résorption qui s'en empare, comme cela se voit après l'opération de la cataracte. Les altérations et les difformités
congénitales de la cornée, sont assez ordinaires toutes
les fois qu'il existe en même temps une aberration des
autres parties constituantes de l'œil. Dans la monopsie,
dans l'hydrophthalmie, dans l'absence des paupières,
la cornée est souvent perforée, opaque, atrophiée, staphylomateuse, etc.

§ X. ALTÉRATIONS CONGÉNITALES DES HUMEURS DE L'OEIL.

Les altérations congénitales des humeurs de l'œil, ne
sont ordinairement que la conséquence des lésions survenues dans les parties solides du globe oculaire. Quant
à leur liquéfaction, elle peut sans doute survenir pendant
le séjour de l'enfant dans l'utérus, comme on la voit
arriver pendant la vie, lorsque ces humeurs deviennent
le siége de la maladie que l'on a désignée sous le nom de
synchysis de l'œil (voy. pag. 329). Leur absence, leur
transformation en un liquide sanguinolent ou puriforme,
s'observent ordinairement dans les cas de désorganisation du globe oculaire, partielle ou générale.

Telles sont, en général, les altérations congénitales du
globe oculaire et de ses dépendances. Si l'on ne voulait
expliquer les anomalies du globe de l'œil, que par la
loi des analogies, on s'exposerait à faire des rapprochements forcés. En effet, dans quelle classe d'animaux vertébrés trouverons-nous l'analogue de la mo-

nopsie, de l'imperfection du nerf optique, de la pluralité des yeux ou de la pupille. Le seul point de rapprochement possible, est celui que présente l'existence
de paupières surnuméraires, dont on trouve l'analogue
chez certains oiseaux; mais à part cette unique circonstance que le hasard semble faire servir à la démonstration du système des analogies, toutes les autres
aberrations de l'œil offrent autant d'objections contre
cette loi: tandis qu'il est bien plus facile de les expliquer, en admettant le développement de quelques
maladies pendant le séjour de l'enfant dans l'utérus :
maladies dont les progrès ont détruit les parties déjà
développées, ou arrêté, dans leur progression, les organes ou les parties d'organes dont la forme était à
peine ébauchée, lorsque les affections qui les ont détruites se sont manifestées.

Si donc, en empruntant aux diverses théories relatives aux monstruosités, des explications propres à nous
dévoiler le secret des différentes anomalies de l'organisation, nous parvenons à démontrer assez clairement
la cause de ces anomalies ; et si, par une application
forcée d'une théorie particulière, nous ne pouvons toujours parvenir à écarter le voile dont la nature enveloppe quelquefois ses productions, nous devons conve
nir ici, comme dans beaucoup d'autres circonstances,
qu'il est impossible d'adopter exclusivement une seule
et même théorie dans une science où la pluralité et la
diversité des effets doit naturellement supposer la diversité des causes. C'est du moins ce que démontre
l'étude des anomalies du globe de l'œil.

CHAPITRE II.

CONSIDÉRATIONS GÉNÉRALES SUR LES LÉSIONS ET LES TISSUS ACCIDENTELS DU GLOBE DE L'OEIL ET DE SES DÉPENDANCES.

On a vu, dans le traité auquel ce travail sert d'appendice, l'histoire des diverses maladies de l'organe de la vue. Mon but n'est point de reproduire ici les détails que renferment les savantes leçons de M. Lawrence. Je veux seulement émettre quelques considérations sur la nature des lésions qui surviennent aux parties constituantes de l'œil, sur leurs rapports avec les maladies des autres organes, et enfin, sur les variétés que présentent entre elles les affections particulières à chacune des parties constituantes du globe oculaire.

Je passerai donc en revue : 1° les congestions ; 2° les inflammations ; 3° les diverses altérations de l'œil ; 4° les transformations de ses tissus en des tissus nouveaux.

§ I. CONGESTIONS.

L'aspect anatomique d'un organe congestionné, a de si grands points de ressemblance avec l'état inflammatoire, qu'on est souvent exposé à confondre ces deux phénomènes pathologiques. D'un autre côté, la nature intime de l'inflammation est encore si peu connue, que l'on ne peut qu'avec peine tracer les caractères positifs de cette lésion ; d'où il suit que l'on s'est vu sóuvent

forcé de raisonner sur un mot, sur une pure abstraction, toutes les fois qu'on a voulu se livrer à l'étude
approfondie des phénomènes inflammatoires.

M. Andral a cru devoir introduire un mot nouveau
dans la science, pour exprimer l'état d'un organe dont
les vaisseaux capillaires sont remplis de sang. Ainsi, il
appelle *hypérémie* une accumulation insolite de sang
dans les réseaux capillaires, et il reconnaît pour causes
de cette injection capillaire : 1.° l'irritation ; 2° le défaut
de ton des vaisseaux capillaires ; 3° un obstacle mécanique à la circulation veineuse (1). Je ne veux point entrer
ici dans aucune discussion sur ce point de doctrine,
cela m'entraînerait dans une trop longue digression ; je
me bornerai seulement à faire remarquer que, malgré
l'exactitude de cette exposition des caractères généraux
de l'inflammation et de la congestion, toutes les
nuances de ces deux phénomènes morbides, ne sont
point indiquées par l'expression nouvelle de M. Andral, ni par les divisions qu'elle renferme ; ainsi, le
mot hypérémie, qui convient très bien au chémosis,
ne peut avoir une juste application dans l'inflammation
simple, pustuleuse ou ulcéreuse de la cornée. Cependant la même cause irritante produit souvent en même
temps ces deux phénomènes, dont les effets sont différents parce que les parties varient par leur structure.

Tout en convenant que le mot inflammation est trop
vague pour pouvoir être à jamais conservé dans notre
science, je continuerai cependant de m'en servir ici,
avec le regret de ne pouvoir faire mieux.

J'entends par congestion de l'œil, l'injection passive
des vaisseaux de cet organe, et sur-tout des vaisseaux
de la conjonctive palpébrale et oculaire, et de la sclé-

(1) *Andral*, Journal Hebdomadaire de Médecine 1829 T. 2 pag. 145.
— Précis d'anat. path., t. 1, p. 11.

rotique. Cette congestion existe sans douleur, sans altération moléculaire du tissu qui en est le siége, et
sans trouble dans sa sécrétion ; en un mot, il ne manque
à cet état pathologique, qu'un degré d'irritation pour
devenir une inflammation.

Les congestions de l'œil sont ordinaires chez les individus qui ont été long-temps affectés d'ophthalmies
chroniques, et qui en sont actuellement guéris. Les
vaisseaux des paupières sont presque toujours gorgés
de sang; la conjonctive palpébrale est d'un rouge vio-
lacé; la conjonctive oculaire présente des vaisseaux régulièrement arborisés, et ceux de la sclérotique, plus
obscurs, plus petits et plus cachés, se dessinent en zône,
autour et à une petite distance de la cornée. Tel est
l'aspect de l'œil des enfants scrofuleux, ou des individus qui se livrent aux excès du vin. On peut dire qu'il
n'y a qu'un degré de cet état de congestion à l'inflammation; car, aussitôt que les personnes affectées de cet
état morbide de l'œil s'exposent à des causes irritantes,
comme une course contre un vent froid, des excès de
table, ou l'introduction d'un peu de poussière dans
l'œil, la congestion devient une véritable inflammation,
ainsi que l'attestent la douleur de l'œil, la sécrétion
puriforme de la conjonctive, et la rougeur plus intense
du globe oculaire.

L'œil peut devenir le siége de congestions accidentelles : comme des ecchymoses, des pétéchies, etc., et
dans ce cas, comme dans le précédent, il suffit de la
plus légère irritation pour qu'une inflammation remplace la simple injection vasculaire de l'œil.

En effet, il n'est pas rare de voir les congestions sanguines de l'œil devenir, par suite de leur durée et de la
persistance de leurs causes, de véritables inflammations.
C'est ce qu'on observe à la suite des chagrins violents,

ou des veilles prolongées. On peut encore citer à l'appui
de cette opinion, un fait signalé par Duncan : c'est que
chez les brebis à qui on a fait faire de longues marches,
chez les chevaux qui, après avoir été nourris à l'écurie,
sont mis à l'herbe, où ils baissent continuellement la
tête, la situation déclive de cette partie fait affluer le sang
vers l'œil avec une telle abondance, qu'il en résulte
une obscurité de la cornée, que les pâtres font disparaître en ouvrant les veines situées à la partie inférieure
de l'orbite (1).

Je crois que l'on peut regarder cette altération comme
une sorte de degré intermédiaire entre les congestions
et les inflammations, tant il est vrai que ces deux modes
d'altérations se touchent par des degrés insensibles, et
présentent, pendant la vie, autant de points de contact
et de ressemblance, que leurs caractères anatomiques
en offrent après la mort. Je dois ranger, parmi les congestions de l'œil, la formation de vaisseaux accidentels
dans l'épaisseur de la cornée. « J'ai vu, dit M. Wardrop, chez quelques individus, la cornée présenter, à
la suite d'une ancienne inflammation, des vaisseaux
assez nombreux qui rampaient à sa surface ; les malades
disaient qu'ils voyaient quelques lignes ou stries passer
devant leurs yeux, et présenter un mouvement vermiculaire et irrégulier, comme celui qu'a probablement
le sang en circulant dans les vaisseaux de la cornée.
(*Wardrop*, vol. 1, p. 19.) (2).

---

(1) *Duncan*. Essay on the diseases of the Sheep, inséré dans les transactions of the highland society of scotland. C'est-à dire *Essai sur les
maladies des brebis*, etc.

(2) Peut-être aussi que ce sentiment d'un mouvement vermiculaire
au-devant de l'œil, était produit par les globules que M. Ribes a reconnus dans l'humeur lacrymale. Voyez, *Archives génér. de méd.
avril* 1830.

§ II. INFLAMMATIONS.

Les inflammations de l'œil sont remarquables par les différences qu'elles présentent, suivant les tissus qu'elles affectent; elles démontrent en cela la vérité d'un principe établi dans la science par les travaux de Pinel et de Bichat; et non-seulement l'inflammation a des caractères qui lui sont propres, suivant tel ou tel tissu; mais encore elle offre des caractères analogues à ceux des inflammations qui s'emparent des autres tissus analogues de l'économie; ainsi, la conjonctive, la cornée, l'iris, les membranes des humeurs de l'œil, la rétine, la sclérotique et le nerf optique, ont chacun leur mode inflammatoire et leurs symptômes propres; comme aussi les caractères anatomiques de ces diverses inflammations ressemblent à ceux des phlegmasies qui s'emparent des membranes muqueuses, séreuses ou nerveuses répandues dans les différentes régions de notre corps.

Les inflammations de la conjonctive sont éminemment catarrhales, comme celles des membranes muqueuses de l'appareil respiratoire ou digestif. Non-seulement la conjonctive palpébrale et oculaire peut devenir le siége d'une inflammation simple, mais encore cette inflammation peut revêtir certains caractères spécifiques. J'ai vu à l'hospice des Enfants-Trouvés de Paris, une fille de service être prise d'une conjonctivite palpébrale et oculaire. Elle faisait son service dans une salle où beaucoup d'enfants avaient le muguet; la conjonctive se couvrit bientôt d'une couche pelliculeuse, tout-à-fait semblable au muguet de la bouche, et cette pellicule, composée de petits flocons blancs aglomérés, s'étendit peu à peu jusqu'au devant de la cornée dont elle troubla la transparence.

On a vu de véritables aphthes se développer à la surface de l'œil. M. Wardrop pense que ce que l'on appelle
pustules de l'œil ne sont, le plus souvent, autre chose que
ce que l'on appelle *aphthes* dans la bouche ou sur les
lèvres. Une observation attentive permet de reconnaître
que ces pustules ou aphthes de l'œil prennent naissance
dans les petites glandes muqueuses de la conjonctive.
Il cite d'ailleurs, à l'appui de cette opinion, le passage
suivant de l'ouvrage du professeur Hymly.

« J'ai observé, dit cet auteur, que lorsque les aphthes
de la gorge devenaient plus fréquentes, il se développait en même temps de petites vésicules blanchâtres à
la surface de la sclérotique enflammée, et parfois, mais
plus rarement, au devant de la cornée. J'ai vu tous les
membres d'une famille affectés, l'un après l'autre, de cette
maladie; c'était une ophthalmie catarrhale; ces vésicules ou aphthes disparaissaient par l'usage des diaphorétiques, des vésicatoires, du camphre, de l'antimoine,
sans le secours d'aucun autre topique que des mucila-
gineux. Je pense, dit M. Hymly, que c'était la même
affection que les aphthes du tube intestinal et des autres
parties où il existe des glandes muqueuses. » (1)

L'inflammation chronique de la conjonctive produit,
par sa durée, diverses altérations organiques dont l'histoire rentre dans celle des tissus accidentels.

L'inflammation de la cornée a pour caractère particulier, de produire l'infiltration puriforme du tissu de
cette membrane, de là, les abcès, les taches, les ulcères
et sur-tout le ramollissement de cette membrane analogue
par sa texture aux tissus cartilagineux. Comme eux,

____

(1) Bemerkungen über Einige angenkrankeiten. Van prof. himlyzu
Braunschweig, — Voy. *Journal de Loder*, vol. I. p. 402. (Wardrop
Loc. Cit., T. 1, p. 43).

elle s'épatssit, se boursouffle, se ramollit et s'ulcère, sous l'influence du stimulus inflammatoire qui s'en empare : comme eux, elle présente, dans certaines circonstances, des vaisseaux qui étaient invisibles dans l'état sain, et que l'afflux du sang est venu distendre et colorer.

L'iris et la capsule du cristallin offrent la plus grande analogie avec les membranes séreuses du thorax et de l'abdomen. Comme le péritoine et la plèvre, les membranes dont il s'agit, sécrétent, aussitôt qu'elles s'enflamment, une matière albuminiforme, qui, s'accolant à leur surface, en augmente l'épaisseur et fournit les matériaux de leurs adhérences ; aussi trouve-t-on souvent à la suite de l'iritis, des brides ou adhérences celluleuses entre l'iris et les parties voisines, comme entre la plèvre costale et pulmonaire. S'il est vrai que le traitement mercuriel ait plus de succès que tout autre traitement dans l'iritis, on pourra concevoir que c'est avec raison qu'on a conseillé l'emploi des mercuriaux dans le traitement de la péritonite; l'analogie de structure entraîne l'analogie de maladie, et peut, jusqu'à un certain point, conduire à un traitement analogue.

Quant aux altérations du cristallin, il est difficile d'en reconnaître la nature intime : son opacité qui est l'affection la plus commune qui s'y développe est probablement le résultat d'une altération de nutrition ; il en est de même de l'opacité de la capsule. En effet, la cause la plus probable de la cataracte, est le dépôt dans le tissu du cristallin d'une matière moins fluide et moins transparente que celle qui, dans l'état normal, pénètre en quelque sorte l'épaisseur de ce corps. Du reste, la nature particulière du cristallin entraîne avec elle un mode particulier d'altération que l'on ne connaîtra bien qu'après avoir découvert son mode de nutrition. Dans l'état actuel de la science, l'histoire de la cataracte ne peut être faite que sur de simples conjectures. Un seul fait capable d'éclairer la formation de cette opacité, c'est qu'elle est l'effet presque inévitable des blessures faites au cristallin ; or, ces blessures causent-elles, dans ce corps, une inflammation, comme cela survient dans les autres organes, et l'opacité est-elle ici le résultat de cette inflammation, c'est-à-dire d'une accumulation de fluides qui se condensent au sein du corps qui les reçoit? c'est ce qu'on est porté à admettre par analogie.

L'inflammation de la rétine a été peu étudiée dans ses caractères anatomiques. Cependant si l'on regarde comme l'effet de son inflammation, certaines altérations de forme et de couleur signalées par les auteurs, il est évident que cette membrane peut être le siége de phlegmasies assez intenses. Ainsi, M. Wardrop a vu la rétine devenir brune à la suite de symptômes inflammatoires de l'œil. Morgagni l'a trouvée indurée et adhérente à la capsule de l'humeur vitrée (Epist. 13, art. 9). Beer a trouvé ses vaisseaux variqueux. On a trouvé l'absence complète de la partie médullaire de cette membrane, chez des personnes amaurotiques. Michaelis a rencontré la tache jaune convertie en une tache noire. Walther a trouvé cette membrane dure et coriace. Guérin l'a rencontrée mince et coriace chez un homme aveugle depuis dix ans (*Wardrop*, loc. cit.); toutes ces altérations sont le résultat probable des inflammations de la rétine. Dans un œil staphylomateux, Michaelis a trouvé la tache de Sœmmering presque entièrement disparue. On l'a trouvée noire dans un œil amaurotique.

Quant aux inflammations du nerf optique, il est difficile d'en constater les traces, à moins que l'on ne regarde comme telles son ramollissement et son atrophie, qui sont les lésions les plus communes dont il soit le siége.

Si nous jetons un coup d'œil sur les altérations de la choroïde et des corps ou procès ciliaires, nous verrons que ces parties présentent sur-tout des lésions qui tiennent à leur analogie avec les membranes séreuses, et à leur grande vascularité. *Wagner* (*Horn*, Archiv. 1821, Bd. 1, *p.* 195) a fait un excellent travail sur ce sujet; il a signalé une sorte de surabondance du pigment choroïdien, sous le nom de pléthore choroïdienne. On a souvent observé des exsudations pseudo-membraneuses à la surface de la choroïde (*Staphylôme des corps ciliaires*), des adhérences entre cette membrane et la sclérotique (*Morgagni, ep.* 6. 3-2). Beer et Wardrop ont fréquemment rencontré une dilatation variqueuse des vaisseaux de la choroïde, après certaines ophthalmies arthritiques. Graëfe a trouvé la choroïde et les vaisseaux désignés sous le nom de *vasa verticillata*, gorgés de sang. Enfin, la choroïde et les corps ciliaires peuvent être le siége de congestions et d'ecchymoses, ainsi que M. *Portal* (Anat. méd., t. IV, p. 418), et M. *Ribes* (Mém. de la société méd. d'émulat., an 8, p. 643), en ont rapporté des exemples.

Il s'accumule quelquefois de l'eau entre la choroïde et la rétine, ou bien entre la choroïde et la sclérotique; cela constitue une véritable hydropisie de la choroïde (*Zinn*, de oculo humano; *Ware*, surgical observations on the eye, p. 510).

§ III DIVERSES ALTÉRATIONS DE L'OEIL.

Après les inflammations du globe oculaire, nous devons signaler les hémorrhagies et les altérations de ses humeurs. Les hémorrhagies sont assez rares; cependant Voigtel en a cité des exemples (*Pathologischen anatomie*). Après l'opération de la cataracte, on voit quelquefois un épanchement de sang colorer l'humeur aqueuse, et troubler la transparence de la cornée.

Les altérations des humeurs de l'œil peuvent servir à nous démontrer qu'il est possible que nos humeurs s'altèrent au milieu des cavités ou des vaisseaux qu'elles parcourent. Prochaska rapporte un cas où l'humeur aqueuse était si âcre, qu'elle altéra le poli du couteau à cataracte pendant l'opération (*Voigtel*, Handbuch, 2ᵉ bd., p. 10). On a prétendu qu'on voyait quelquefois, chez les accouchées, une substance albumineuse, comme du lait mélangé avec cette humeur (*Wardrop*), et Woolhouse dit y avoir observé de petites bulles d'air (*Sybel*, voy. *Reil*, archiv. fur die physiologie). J'ai vu chez un adulte, une inflammation interne des deux yeux causer une altération des humeurs de l'œil ; au lieu d'offrir leur transparence naturelle, elles présentaient un aspect blanc, laiteux et floconneux, comme cela s'observe dans le cas de cataracte molle, à l'instant où l'on détache le cristallin. Cet état dura plusieurs mois, au bout desquels les yeux s'atrophièrent. L'humeur aqueuse peut être troublée par un épanchement de pus, provenant sans doute de la face interne de la cornée. Richter a vu un homme qui était aveugle chaque matin ; lorsqu'on examinait ses yeux, l'humeur aqueuse paraissait trouble, mais elle s'éclaircissait dans le courant du jour. (*Wardrop*, loc. cit. pag. 51.)

Je pense que l'altération des humeurs de l'œil, est ordinairement l'effet de l'inflammation des membranes qui les recèlent ; toutefois, je ne suis pas éloigné de croire qu'elles puissent s'altérer spontanément.

(1) *Weller*, Icones ophthalmologicæ. Lipsiæ 1825, in-4, fig. coloriées Fasc. I, p. 21.

En général, les altérations que l'humeur aqueuse éprouve, sont presque toujours analogues à celles que nous offre la sérosité des membranes séreuses. Ce sont des flocons épanchés, ou de la matière puriforme, comme on en trouve dans la péricardite ou la pleurésie (*Schôn*, loc. cit., p. 210), des matières assez épaisses et comme caséeuses (*Portal*, Cours d'anatomie méd., t. IV, p. 444); et enfin, une augmentation extraordinaire de sécrétion, comme dans l'hydropisie thoracique et abdominale, et c'est précisément ce qu'on a désigné sous le nom d'hydrophthalmie antérieure. De sorte qu'on peut regarder les altérations de la membrane de l'humeur aqueuse et de cette humeur elle-même, comme tout-à-fait analogues à celles des membranes séreuses et de la sérosité qu'elles sécrètent.

Quant aux altérations de l'humeur vitrée, elles présentent un caractère qui leur est propre et qui mérite une attention particulière. M. Travers en a signalé certaines entr'autres, dont il est important d'établir le diagnostic. Ainsi, elle se montre quelquefois décolorée : elle est brune comme du chocolat, et en même temps tellement liquide, qu'il est probable que l'espèce de réseau qui la contient est détruit. Dans ce cas, l'œil ne tarde pas à s'affaisser, à s'ouvrir et à laisser écouler le fluide décomposé dont je parle. Dans d'autres cas, le réseau de l'humeur vitrée ne se détruit pas; mais, au lieu d'offrir ses propriétés physiques habituelles, cette humeur se transforme en une substance opaque et blanche, comme caillebotée, ou comme du riz bouilli. Si le cristallin a conservé sa transparence, on distingue, au fond de l'œil, cette apparence caséeuse de l'humeur vitrée. Dans d'autres cas, elle présente une couleur jaunâtre et plus ou moins brillante. Il ne faut pas se hâter de prendre, pour le premier degré d'un fongus, ces altérations de l'humeur vitrée; M. Travers les a vu rester stationnaires, et ne troubler en rien la santé des malades qui en étaient affectés; cependant, à l'aspect de la teinte éclatante que présentaient ces altérations, on aurait été porté à croire qu'il s'agissait d'un fongus malin. Il est à remarquer que cette maladie a principalement été observée chez les enfants (1).

Morgagni a rapporté un fait analogue à l'un de ceux dont parle M. Travers : il a vu l'humeur dont il s'agit convertie en quelques gouttes d'une eau trouble et brunâtre (*Epist. XIII—9*), et Scarpa a rencontré, à la place de cette humeur, quelques gouttes d'une eau sanguinolente et glutineuse. Dans le glaucôme, il n'est pas rare de rencontrer l'humeur vitrée d'une couleur verdâtre (2).

Les hémorrhagies de l'humeur vitrée peuvent avoir lieu à la suite de l'opération de la cataracte par extraction; elles peuvent être extrêmement graves, car il est difficile d'atteindre ou de comprimer le vaisseau qui les fournit, et qui, sans doute, ne laisse écouler le sang que par suite d'une lésion dont il est le siége. M. Travers rapporte, dans son excellent ouvrage, plusieurs cas d'hémorrhagies survenues dans cette circonstance. La distension de l'œil, et la douleur qui s'en suivit, furent portés au plus haut degré, jusqu'à ce que le caillot de sang se fût échappé par l'incision faite à l'œil (3).

Il est difficile d'expliquer la cause et la nature de ces altérations de l'humeur vitrée; cependant, lorsque l'on considère que sa consistance est à peu près celle du cris-

(1) *Travers*, Synopsis of the diseases of the Eye, etc., p. 215 et suivantes.

(2) *Weller*, Icones ophthalmologicæ. Fasciculus primus, pag. 21.

(3) *Travers*, Loc. Cit., p. 210.

tallin, et qu'il y a quelque analogie entre la composition de ces deux corps, on ne doit pas s'étonner de voir
qu'un des caractères particuliers des altérations de l'humeur vitrée, consiste en un épaississement et une opacité peu différente de l'opacité qui survient dans la cataracte. Mais, d'un autre côté, on trouve l'humeur vitrée
dans certains états morbides que ne présente point le
cristallin, et qui dépendent sans doute de quelque différence de structure, de connexion et de densité entre
ces deux parties de l'œil. Toujours est-il, qu'avec l'analogie de structure, nous trouvons encore ici l'analogie
d'altération.

Ce que nous venons de dire de l'humeur vitrée peut
s'appliquer à l'humeur de Morgagni, qui entoure le
cristallin, et qui, dans certains cas, peut devenir
opaque, au point de nuire à la vision : c'est ce que
l'on a appelé *cataracte morganienne.* Cette liqueur
peut changer de couleur. Wenzel dit l'avoir trouvée
verte comme du méconium. (*Manuel de l'oculiste,*
tome Ier, p. 148.)

Enfin, une dernière remarque doit terminer ce que
j'avais à dire sur les altérations des humeurs de l'œil ;
c'est que la plus légère altération de ces humeurs est
très préjudiciable à la vue, dont elle cause presque toujours la perte. En effet, soit que ces humeurs deviennent d'une fluidité extrême, ce que l'on reconnaît à
l'affaissement de l'œil et au tremblement de l'iris (*Syn-
chisis oculi*), soit qu'elles deviennent opaques et plus
denses que dans l'état naturel, la vue s'altère et ne se
rétablit pas, parce que le peu de réaction vitale dont
ces parties sont douées, s'oppose à la résolution de leurs
maladies. La surabondance de sécrétion (hydrophthalmie) est peut-être le seul cas des maladies des humeurs de l'œil où l'on puisse espérer une guérison ;

encore faut-il que cette hydrophthalmie soit légère.

Si je prenais à tâche de passer en revue les maladies des dépendances du globe de l'œil, je ne ferais que répéter ce qui se trouve amplement développé dans le travail de M. Lawrence. Je me contenterai de faire une seule remarque, c'est que chacune des parties constituantes des dépendances du globe de l'œil a pour ainsi dire ses lésions propres ; ainsi la glande lacrymale, les paupières, les glandes de Meibomius, les conduits lacrymaux, la caroncule lacrymale, toutes ces parties diffèrent entre elles par leurs maladies comme par leur structure. Les nerfs qui parcourent l'orbite, ont leurs névralgies ; les vaisseaux, leurs anévrysmes ; les muscles, leurs contractions spasmodiques, leur inflammation, leur atrophie, etc. ; et enfin, le tissu adipeux et celluleux des paupières, ses abcès, ses lipômes, ses kystes, comme chacune des parties semblables des autres régions du corps : de sorte que la pathologie de ces organes, rentre essentiellement dans le domaine de la pathologie générale. On pourrait toutefois signaler ici des différences de localité : ainsi les névralgies de l'œil donnent au globe oculaire certaines attitudes qui nuisent à l'acte de la vision ; les anévrysmes de l'orbite, le squirrhe de la glande lacrymale; les abcès et les kystes de l'orbite déplacent le globe oculaire, et peuvent même le désorganiser; et enfin, les altérations des glandes palpébrales sont susceptibles de nuire à la vue, par l'espèce de voile que la suppuration de ces glandes étend au-devant de la cornée.

§ IV. PRODUCTIONS ACCIDENTELLES.

On a vu assez souvent des excroissances charnues se développer sur la conjonctive oculaire, et s'étendre

31.

au-devant de la cornée. Dans son ouvrage, M. Wardrop en a décrit et figuré une qui était couverte de poils. Ce cas lui avait été communiqué par Monro. La science est redevable de la publication de faits semblables à *De Gazelles* (Journ. de Médec., t. XXIV; à *Maître-Jean* (Traité des Maladies des Yeux), et à *Voigtel*, qui a vu une tumeur de cette espèce, parsemée de vaisseaux, recouvrir la moitié de la cornée (Handbuch der patholog. anat. Halle, 1804). Le grand nombre des vaisseaux de la conjonctive, et la facilité avec laquelle le sang y abonde, nous permettent d'expliquer la formation de ces tumeurs charnues qui sont tout-à-fait analogues aux fongosités et aux excroissances que l'on remarque à la surface des membranes muqueuses. Toutefois, l'iris peut offrir également des tumeurs d'apparence charnue ; ainsi l'on voit dans le cabinet de Meckel un œil dont la pupille est fermée par une excroissance polypiforme. *Beer* dit avoir vu des tumeurs charnues s'élever au bord libre de l'iris (Lehre der augenkrankheiten).

On a quelquefois rencontré des hydatides dans l'intérieur de l'œil. M. Portal dit en avoir vu entre la choroïde et la rétine. Paw a trouvé dans un nerf optique une large hydatide, qui avait produit une amaurose. Morgagni a rapporté un cas d'amaurose où l'on trouva les nerfs optiques envahis par un kyste ou vessie pleine d'une eau limpide (Epist XIII, art. VI). Elle prenait naissance à l'entrecroisement de ces nerfs. Les hydatides de l'intérieur de l'œil me paraissent avoir quelque ressemblance avec les vésicules hydatidiformes que l'on rencontre dans les plexus choroïdes.

Un fait digne de remarque dans l'anatomie pathologique de l'œil, c'est que l'ossification des divers tissus de cet organe, est peut-être plus fréquente que celle des diverses autres parties du corps : il n'est sans doute pas une seule partie de l'œil qui n'ait offert des traces plus ou moins prononcées d'ossification. M. Wardrop a trouvé deux fois l'ossification de la cornée. Walther possède dans sa collection anatomique, la cornée d'un homme de 6o ans, dans l'épaisseur de laquelle se trouve enveloppée une petite masse osseuse; elle a trois lignes de long, deux lignes de large, et pèse deux grains. (*Wardrop*, loc. cit.) M. Anderson, chirurgien à Iverary, a communiqué à M. Wardrop un exemple très curieux d'ossification de la cornée, survenue à la suite d'un coup de branche d'arbre sur l'œil. M. A. Darcet a recueilli à l'hôpital Saint-Louis, dans le service de MM. Richerand et J. Cloquet, un exemple d'ossification de la cornée; le sujet était un ancien soldat de l'expédition d'Égypte, où il avait jadis éprouvé l'ophthalmie particulière à cette contrée. La cornée, dans le centre, présentait une ossification d'un blanc de lait, très dure, cassante, du volume d'une lentille, occupant la totalité de l'épaisseur de la cornée, et faisant une légère saillie vers le cristallin. Cette ossification était placée au centre d'un cercle entièrement opaque, et correspondait parfaitement à la pupille; le reste de la cornée présentait aussi de l'opacité, mais elle était beaucoup plus prononcée; les autres parties de l'œil paraissaient très saines (1).

Avant de passer à l'état osseux, le tissu de la cornée offre parfois une tranformation cartilagineuse, que l'on doit regarder comme un état intermédiaire entre son état normal et son ossification. Ainsi, *Angely* a trouvé la cornée d'un vieillard aussi dure et aussi épaisse qu'un cartilage (*Commentatio de oculo organisque lacrymalibus.*). Si l'on se rappelle que nous avons fait observer que le

(1) Journal hebdomadaire de médecine, n° 51, p. 482.

résultat de l'inflammation de la cornée avait beaucoup de rapport avec les effets de l'inflammation des cartilages, on ne doit pas s'étonner de voir dans l'ossification de la cornée, un nouveau point de contact entre cette membrane et les tissus cartilagineux.

Les membranes séreuses s'incrustent quelquefois de plaques cartilagineuses et osseuses. La plèvre, par exemple, offre assez souvent des plaques osseuses plus ou moins larges. On sait que les membranes internes de l'œil présentent la plus grande analogie avec les membranes séreuses des diverses cavités splanchniques; elles doivent avoir aussi quelques points de ressemblance avec ces membranes sous le rapport des productions nouvelles qui s'y développent. C'est, en effet, ce que démontre l'observation. M. Wardrop a rapporté un exemple d'ossification de la membrane de l'humeur aqueuse (t. 2, p. 17). Le même auteur rapporte un cas d'ossification de la choroïde, et il dit que des cas analogues ont été publiés par Haller, Morgagni, Walther, Pellier, Morand, Scarpa et Günz. On a également trouvé de la matière osseuse déposée dans l'épaisseur de la capsule du cristallin et dans l'humeur vitrée (*loc. cit.* , p. 69). M. Wardrop rapporte un exemple remarquable d'ossification du cristallin ; la pièce lui avait été envoyée par M. Allan Burns, de Glascow. En divisant le cristallin, on trouva que le centre était converti en os. Quant à l'ossification de la capsule du cristallin, on pourrait presque dire que les exemples en fourmillent dans les auteurs. M. Wardrop l'a observée dans des cas où il y avait en même temps ossification de la choroïde et de la membrane hyaloïde. Cette lésion s'est également rencontrée avec le staphylôme et le fongus hématode.

Nous devons encore des faits intéressants, relativement à l'ossification de la capsule à *Morgagni* (Epist.

XIII—10), *Morand* (Mém. de l'Acad. des Sc. , année 1730), *Janin* (Traité des maladies de l'œil). M. Gibson, chirurgien à l'infirmerie de Manchester, a trouvé en faisant l'opération de la cataracte, une capsule ossifiée. Lorsqu'on porta l'aiguille sur la cataracte afin de l'abaisser, elle produisit un bruit tel qu'on eût pensé que l'instrument était promené sur un parchemin sec (1).

M. Wardrop (page 128.) a trouvé la membrane hyaloïde ossifiée en même temps que la capsule du cristallin. En examinant la membrane hyaloïde, il y trouva de petits fragments durs, irréguliers, et tout-à-fait semblables à des parcelles d'os. Il me semble que ces petites incrustations avaient une certaine ressemblance avec les concrétions irrégulières qui se manifestent à la surface de la pie-mère dans le voisinage de la glande pinéale.

L'examen des ossifications de l'œil nous conduit à celui des calculs de cet organe. On a rapporté un assez grand nombre d'exemples de calculs contenus dans les diverses parties de l'œil ; mais il me semble que ce n'était, pour la plupart du temps, qu'une véritable ossification. Scarpa a rapporté l'exemple remarquable d'une ossification en masse du globe oculaire, sous le titre de concrétion calculeuse (*Sopra una calcolosa concrezione dell' interno dell' occhio*, Loc. cit., t. 2, p. 328). Haller a également trouvé dans l'œil ce que Scarpa appelle une concrétion calculeuse, mais ce célèbre physiologiste avait sans doute entrevu que cette concrétion dût être de nature osseuse, quoiqu'il n'eût pas découvert de fibres osseuses, puisqu'il s'exprime en ces termes : *Choroideæ membranæ suberat retinæ*

(1) *Benjamin Gibson*, Practical obs. on the format. of an artificial pupil in several deranged states of the eye.

loco lamina ossea aut lapidea; *nam fibras osseas nullas vidimus, cui ipsa choroidea adhœrebat* (1). Ce fait est d'autant plus important, qu'il nous offre un exemple d'ossification de la rétine, car je ne puis m'empêcher de regarder cette concrétion comme une véritable transformation osseuse.

Toutefois je ne veux pas dire pour cela qu'on ne puisse trouver de véritables calculs ou du moins des concrétions d'apparence calculeuse, incrustées dans les diverses parties de l'organe de la vue, ou libres et flottantes dans ses cavités. Ainsi, *Morgagni* rapporte que chez une femme, on découvrit une pierre grosse comme un pois dans la substance même du nerf optique. (Epist. XIII—6.) *Blasius* (Obs. med., tab. 9, fig. 10) a donné l'observation d'un calcul qui occupait la caroncule lacrymale, et qui, couvrant par son volume les points lacrymaux, s'opposait à l'absorption des larmes. Walther a trouvé des concrétions calculeuses chez un maniaque dans le nerf optique, au point où il traverse le trou optique : cette concrétion avait deux lignes de diamètre (*Wardrop*, t. 2, p. 158). On trouve dans les auteurs d'autres faits analogues (2). Il serait important de soumettre ces espèces de calculs à l'analyse chimique, car l'étude de leur composition manque encore à leur histoire.

On peut se demander à quoi tient la formation si fréquente du tissu osseux dans l'œil. Il n'est sans doute pas plus facile d'expliquer ici que partout ailleurs le déve-

(1) Observ. path. Opera minora , obs. 65.

(2) *Vater,* De calculis in locis inusitatis et per vias insolitas exclusis. *Haller,* Disput. chir., T. 1, p. 29.

Sandlfort, Mus. anat., T. 1.

Krimer (voy. Graëfe et Walter's Journ. Bd. 10. Hft. 4. p. 637), a trouvé un calcul dans le canal nasal.

loppement d'un tissu de nouvelle formation ; mais du moins on peut remarquer que c'est sur-tout pendant les inflammations chroniques de l'œil qu'il se manifeste, et qu'il semble avoir pour siége de prédilection les membranes fibreuses et séreuses de l'organe. Or, ne peut-on pas se rendre compte du développement de ce tissu dans ces parties, en considérant qu'elles y sont disposées par la nature de leur texture, leur mode de nutrition, et leur peu de vascularité. Les matières déposées dans ces membranes par l'inflammation, ne peuvent-elles pas, en y séjournant, s'y épaissir, s'y concréter, s'y durcir plus aisément et plus promptement que si elles se trouvaient sans cesse charriées et renouvelées par la circulation capillaire d'un organe éminemment vasculaire. Aussi les ossifications de l'œil ne surviennent-elles pas dans la conjonctive, tandis qu'elles sont plus communes dans les autres parties de l'organe. Quoi qu'il en soit, nous sommes conduits à regarder l'ossification des membranes de l'œil comme un des résultats de l'inflammation chronique de cet organe.

CHAPITRE III.

DES DIVERS MODES DE DÉSORGANISATION DE L'OEIL.

Si l'œil est sous la dépendance de la vie générale qui anime le corps dont il constitue une partie importante, et auquel il est lié par ses connexions intimes avec les centres circulatoires et nerveux, il n'en a pas moins sa vitalité

particulière; il peut avoir des maladies indépendantes
du reste de l'économie; en un mot, il peut se passer en
lui des phénomènes de désorganisation propres à causer
sa mort particulière.

Si nous voulons réduire à leur plus simple expression
les affections de l'œil qui tendent toujours à le désorganiser, nous verrons qu'elles se bornent à deux grands
phénomènes morbides, l'*hypertrophie* et l'*atrophie*.

§ I. HYPERTROPHIE.

Dans l'hypertrophie je comprends l'hydrophthalmie,
le staphylôme et le cancer de l'œil. Ces affections ont
en effet pour principe ou pour cause générale, un surcroît d'activité vitale ou de force végétative dont les efforts et les progrès tendent sans cesse à détruire l'œil par
une augmentation de sécrétion de ses humeurs, par une
exagération de développement de ses membranes, par
une nutrition vicieuse de ses tissus. Remarquons bien
que je ne cherche point à remonter ici à la cause de
cette hypertrophie, elle se perd dans le secret de la vie;
je m'attache seulement et simplement à étudier son
mode d'action, à suivre pas à pas son travail et ses
effets.

Si l'hypertrophie, ou le mouvement vital qui la constitue, agit particulièrement sur les membranes qui sécrètent les humeurs de l'œil, ces humeurs deviennent
surabondantes, elles distendent outre mesure le globe
oculaire, et produisent l'hydrophthalmie. Il est rare
que cette hydrophthalmie soit simple, car la cause qui
la détermine, et qui, pour l'ordinaire, est une inflammation, ne tarde pas à étendre son influence sur les autres parties de l'œil, et produit, soit dans la cornée, soit
dans la sclérotique, soit dans le corps ciliaire, un déve-

loppement de tissu, qui donne lieu à l'élargissement, à la tuméfaction, à la distension de ces membranes, d'où résulte le staphylôme de la cornée, de la sclérotique ou du corps ciliaire. Il est si vrai qu'il y a dans le staphylôme une véritable hypertrophie des membranes, et une hypersécrétion des humeurs de l'œil, que ce fluide coule, pour ainsi dire, sans cesse pendant des années entières et se renouvelle sans interruption, à moins que la maladie ne venant à changer de nature, l'œil ne s'affaisse et s'atrophie.

Ainsi donc, nous concevons la formation du staphylôme en admettant que, d'une part, les humeurs de l'œil sont sécrétées en plus grande abondance, et que, de l'autre, ses membranes reçoivent, en se distendant, plus de matériaux de nutrition, d'où résulte la facilité avec laquelle elles cèdent à la distension, et d'où résulte encore leur agrandissement évident, et presque toujours le bourgeonnement de leur tissu, et l'épanchement entre leurs lames d'une matière concrescible et opaque.

On pourrait renouveler, à l'occasion de l'hydrophthalmie, la question relative aux hydropisies. Est-elle le résultat d'un défaut d'équilibre entre la sécrétion et l'absorption du fluide? Il est difficile de répondre définitivement à cette question; mais cependant il est évident que l'hydropisie de l'œil est presque toujours l'effet d'une inflammation aiguë ou chronique, et que, par conséquent, elle est le résultat le plus ordinaire d'une hypersécrétion active des humeurs du globe oculaire. La cause première du défaut d'équilibre serait donc ici du côté de l'appareil sécréteur.

Si l'hyperthrophie agit sur les membranes de l'œil d'une manière régulière et insensible, cet organe prend une sorte d'accroissement normal, qui agit plutôt sur son volume que sur sa forme. Alors survient ce que l'on

a désigné sous le nom de *conicité de la cornée*. Cette
altération de l'organe de la vue se développe par des
degrés insensibles. Elle est d'abord trop légère pour que
la vue en soit sensiblement altérée; mais bientôt elle
prend un tel accroissement, qu'elle offre un premier
degré de staphylôme (1), et trouble considérablement
les fonctions de l'organe. Ainsi donc, l'hypertrophie ne
serait, à proprement dire, qu'une inflammation lente
et chronique, tendant sans cesse, par ses effets, à désorganiser les parties constituantes du globe oculaire.
On conçoit que cette hypertrophie peut aussi demeurer
long-temps stationnaire, et causer ce qu'on appelle un
staphylôme permanent. Il y a souvent alors, au centre
du staphylôme, un pertuis qui donne issue aux humeurs
surabondantes de l'œil.

Une autre variété d'hypertrophie, est le cancer de
l'œil. On en a long-temps méconnu le siége et la nature;
mais les travaux de Saunders et de MM. Travers et
Wardrop, ont répandu beaucoup de lumière sur ce sujet. Il est évident que le cancer de l'œil n'a pas son
siége exclusivement dans une des parties de l'organe; il
peut toutes les envahir successivement ou à la fois. Il
consiste en une augmentation de nutrition des diverses
parties qui composent le globe oculaire; mais ici, il ne
s'agit pas seulement d'une simple augmentation de volume, il se développe en même temps un travail morbide et désorganisateur au sein des tissus qui perdent
peu à peu leur aspect et leur texture naturelle, et par
leur confusion, leurs adhérences et leur décomposition,
finissent par constituer une masse irrégulière et informe, dont l'aspect permet à peine de reconnaître l'organe qui a servi de noyau à cette désorganisation.

(1) Voyez le chapitre du *staphylôme*, page 30).

Le cancer de l'œil revêt presque toujours la forme fongueuse et médullaire; il peut commencer par toutes les parties de l'œil, le cristallin seul excepté : ainsi, on le voit se développer dans la rétine, dans la choroïde, dans la sclérotique. Quel que soit son point de départ, il commence par une petite masse d'apparence cérébriforme, lobulée, qui, par son développement, repousse et comprime les parties environnantes; il n'est pas rare de voir les racines de la tumeur s'étendre et ramper dans l'épaisseur de la sclérotique, que l'on voit en quelque sorte s'user et s'absorber. D'un autre côté, cette membrane garde quelquefois sa solidité, et forme entre les lobes de la tumeur, des cloisons qui conservent les formes et la solidité du tissu de la sclérotique. Il arrive souvent que le cancer se développe dans la choroïde même. Elle se transforme peu à peu en une masse irrégulière qui remplit en grande partie le globe de l'œil, et qui prend une couleur noire (mélanose de l'œil); le corps ciliaire et l'iris peuvent également recevoir le germe de cette désorganisation, qui toujours tend à pénétrer dans les interstices des membranes environnantes, à les comprimer, les refouler, les absorber, de sorte qu'il arrive une époque où l'on a peine à reconnaître leurs traces. Il ne survient, pendant tout ce désordre, ni ulcérations, ni suppuration. C'est par absorption que disparaissent les diverses parties de l'œil. Lorsque la tumeur a pris un accroissement considérable, elle envahit les parties externes et accessoires de l'œil; elle les confond dans sa propre masse, et produit au devant de l'orbite une tumeur dont l'aspect varie suivant la partie de l'œil sur laquelle elle a pris naissance. Ainsi, dit M. Weller, l'aspect de la tumeur est différent suivant que le mal a pour siége la sclérotique, la choroïde, l'humeur vitrée ou le tissu adipeux

de l'orbite. Il en est de même pour la couleur et les
hémorrhagies. La conservation de la forme des parties
et la rapidité de l'accroissement de la tumeur varient
suivant qu'elle a son siége dans le globe oculaire ou en
dehors. La choroïde fournit une tumeur d'un bleu brunâtre, ou noire ; le nerf optique, une masse blanchâtre
et médullaire ; la sclérotique, une tumeur irrégulière
et évidemment fibreuse (1).

Enfin, on sait que le cancer médullaire peut se développer dans le crâne même, et pénétrer dans l'orbite
où il enveloppe le globe oculaire dans son travail de
désorganisation.

Il est inutile de rappeler ici, qu'une foule de complications viennent s'ajouter à cette maladie, comme l'hydrophthalmie, les hémorrhagies, l'évacuation des humeurs de l'œil, les concrétions, l'ossification des
membranes, la dilatation variqueuse des vaisseaux, le
staphylôme, les abcès des parties environnantes, le
cancer de la glande lacrymale, etc. En un mot, tout le
cortége des accidents et des lésions inflammatoires peut
ajouter encore au désordre épouvantable auquel l'œil se
trouve en proie lorsque le cancer s'empare de ses tissus.

Quelle est la cause du cancer de l'œil? Rien n'est plus
difficile à déterminer. La seule remarque que nous puissions faire, c'est que le mode de développement de la
tumeur cancéreuse, semble consister dans une véritable
sécrétion morbide dont le produit est la tumeur cancéreuse. Il est encore une remarque importante et digne
de toute l'attention du pathologiste, c'est que cette tumeur offre jusqu'à la fin, des différences anatomiques suivant son siége primitif. Il semblerait donc
que ce serait moins à l'état particulier et à la na-

_____

(1) *Weller*, Icones ophth., Fasc. 1, p. 4.

ture des fluides, qu'à l'état des tissus qui les reçoivent,
que serait due la dégénération cancéreuse; car, tandis
que la tumeur naît à la choroïde, la sclérotique qui l'a-
voisine, la rétine qui lui est contiguë, ne deviennent pas
cancéreuses; l'une fournit des cloisons aux lobules de
la tumeur; l'autre refoulée, amincie, et réduite au plus
petit volume, se laisse encore long-temps reconnaître au
milieu de la désorganisation de l'œil. Si le sang, par
exemple, charriait les matériaux du cancer, il les porterait aussi bien dans toutes les parties de l'œil qu'exclusivement dans une seule. Ces considérations me paraissent propres à jeter quelque jour sur la nature des
affections cancéreuses, dont la cause principale se dérobe encore à nos recherches, et qui, dans le cas dont
il s'agit, semblerait plutôt être une affection des tissus,
que le résultat d'une altération des fluides.

§ II. ATROPHIE.

La désorganisation la plus simple et la moins douloureuse qui puisse anéantir l'œil, est, suivant moi, son
atrophie.

L'atrophie de l'œil consiste dans la disparition suc-
cessive des différentes parties qui le composent. L'exemple le plus simple de cet état morbide est l'atrophie que
présente l'œil après avoir été vidé, soit par une opération, soit par une ulcération ou par une plaie faite accidentellement : le globe de l'œil s'affaisse, ses membranes
appliquées les unes sur les autres diminuent d'épaisseur
et d'étendue, enfin, toutes les parties constituantes de
l'œil se réduisent en une petite masse agglomérée et
cachée au fond de l'orbite. Dans ce cas, il est évident
que l'œil s'est atrophié, parce que ses humeurs ont été
évacuées, et l'expérience est si concluante, qu'on peut

dire que l'évacuation de l'œil est ici la cause de son atrophie.

Si nous partons de ce fait, dont l'évidence est frappante, pour nous éclairer dans les cas où la cause de l'atrophie est moins apparente, nous pourrons sans doute répandre sur ce sujet quelque lumière. En effet, après certaines inflammations chroniques qui ont laissé des traces plus ou moins profondes sur la cornée, l'iris ou la sclérotique, on voit l'œil s'atrophier, bien que ses humeurs ne soient pas écoulées. Cependant, le premier effet de cette atrophie est la diminution des humeurs de l'œil, et si elles n'ont pas d'issue au dehors, il faut donc que la cause de leur diminution et même de leur disparition, soit dans l'organe lui-même. Nous trouverons, en effet, cette cause dans l'une des propriétés vitales dont l'œil est doué : on sait que le phénomène de l'absorption existe au plus haut degré dans l'œil, puisque c'est par lui que l'on voit disparaître les cristallins les plus durs. Or, n'est-il pas possible que, par suite de l'inflammation chronique dont l'œil a été plus ou moins long-temps le siége, l'équilibre de ses propriétés vitales soit détruit au point que l'une ait la prédominance sur l'autre? Nous avons vu dans l'hydrophthalmie et le staphylôme une hypersécrétion des humeurs de l'œil et une hypertrophie de ses membranes. Eh bien, ne peut-on pas admettre que le contraire ait lieu dans le cas dont il s'agit : la force de résorption devient à son tour prédominante; c'est par elle que disparaissent d'abord les humeurs que leur fluidité rend plus propres à être absorbées, puis le cristallin, la rétine, la choroïde, et enfin, il ne reste bientôt plus que la sclérotique et la cornée qui résistent les dernières et qui toujours forment le noyau du tubercule qui remplace ordinairement l'œil atrophié.

Pendant que le globe oculaire se détruit, toutes les

parties qui lui sont contiguës se détruisent elles-mêmes.
Les muscles livrés à l'inaction s'affaiblissent, et s'effacent
pour ainsi dire dans le tissu adipeux de l'orbite, les
paupières tombent immobiles au devant de la cavité
orbitaire, et le nerf optique s'amincit, s'aplatit, se
plisse en zig-zag, se ramollit ou disparaît presque en totalité. Ces divers états du nerf optique dans le cas d'atrophie de l'œil, ont été observés par *Allan Burns* (*Wardrop*, loc. cit., p. 162), *Bichat* (Anat. descript., vol. 3,
p. 153), *Morgagni* (Epist. XIII, art. 29), *Bonet* (Se-
pulchretum anatomicum).

Ainsi donc, l'atrophie de l'œil serait, selon moi, le
résultat de l'absorption des humeurs de l'œil, et cette
absorption serait due à un surcroit d'activité dans cette
propriété vitale; ce serait le phénomène morbide directement opposé au staphylôme et à l'hydrophthalmie, que
je regarde comme des résultats d'une véritable hypertrophie, et d'une augmentation de sécrétion. On deman-
dera sans doute comment l'inflammation chronique, qui
cause souvent l'hypertrophie, produit aussi l'atrophie.
Je ne puis rendre compte de cette apparente contradiction, qu'en faisant observer que tous les jours la
nature produit, dans l'économie, des effets différents,
avec des causes identiques en apparence.

Si l'on voulait chercher la cause de l'atrophie de l'œil
dans l'oblitération de l'artère ophthalmique, on se verrait contraint d'abandonner cette idée, en considérant
que presque toujours on trouve l'artère ophthalmique
intacte malgré l'atrophie de l'œil; j'en ai rapporté un
exemple au commencement de ce travail. Si, d'un autre
côté, on supposait que la destruction du nerf optique ou
sa paralysie, fussent la cause de l'atrophie de l'œil, il
faudrait encore abandonner cette opinion; car des faits
authentiques prouvent que l'œil peut demeurer parfai-

tement sain malgré la destruction du nerf optique. Dans
l'amaurose, par exemple, les yeux sont souvent remarquables par leur beauté, malgré la paralysie de la rétine
et du nerf optique. Morgagni, que l'on invoque toujours
comme une puissante autorité, a trouvé le nerf optique
d'un œil parfaitement sain, décoloré et aplati comme
un ruban (*Epist. LXIII, art.* 8). Si l'on rencontre si
souvent l'atrophie du nerf optique en même temps que
l'atrophie de l'œil, c'est que ce nerf a été réduit à cet
état par suite de son inaction et de son inutilité. Il est
donc beaucoup plus rationnel d'admettse l'excès de la
force d'absorption dont l'œil est doué, comme la cause
la plus probable et la plus évidente de son atrophie (1).

L'œil se désorganise, se détruit et s'atrophie encore
dans une autre circonstance. Lorsque l'inflammation
ulcéreuse s'empare de ses tuniques, elle les réduit en
suppuration jusqu'à ce que l'orbite soit, pour ainsi
dire, entièrement vide; c'est ce que l'on a désigné sous
le nom de *phthisie de l'œil.* On a particulièrement observé cette espèce d'atrophie dans l'ophthalmie d'Égypte,
l'ophthalmie purulente des nouveau-nés, et l'ophthalmie
vénérienne.

On doit encore regarder comme un des modes de dé-
sorganissation de l'œil, sa gangrène.—Elle est assez rare
pour le globe oculaire lui-même, mais elle est plus
commune pour les paupières, que l'on voit tomber en
sphacèle après de graves inflammations, tels que l'érysipèle, la gangrène de la bouche, les ulcères vénériens,
les abcès de l'orbite; on remarque même quelquefois
que le globe de l'œil demeure intact au milieu des

(1) La force de résorption du globe oculaire a été démontrée, avec
autant de talent que de vérité, par M. Welter, dans son ouvrage intitulé *Icones Ophthalmologicæ*, etc., chap. 1, *Pauca de abundantiâ
resorptionis bulbi oculi.*

ravages causés dans l'orbite par les progrès de la gangrène. J'ai vu une ophthalmie violente survenir à la
suite d'un éclat de pièce d'artifice. La cornée se gan-
gréna ; il se forma une escarre, dont la chute donna lieu
à l'évacuation des humeurs de l'œil, et à son atrophie.

Je termine ici le tableau des lésions et des altérations
auxquelles le globe de l'œil est exposé. Elles sont si nombreuses et si diverses, qu'on pourrait dire que l'anatomie pathologique de l'œil est un abrégé de l'anatomie
pathologique du corps humain.

FIN.

CATALOGUE

DES LIVRES

DE

MÉDECINE, CHIRURGIE, ANATOMIE,
PHYSIOLOGIE, HISTOIRE NATURELLE, PHYSIQUE,
CHIMIE, PHARMACIE,

QUI SE TROUVENT

CHEZ J.-B. BAILLIERE,

LIBRAIRE DE L'ACADÉMIE ROYALE DE MÉDECINE,

RUE DE L'ÉCOLE-DE-MÉDECINE, 17,

A PARIS.

———————

A LONDRES CHEZ H. BAILLIERE,

LIBRAIRIE SCIENTIFIQUE FRANÇAISE ET ANGLAISE,

219, REGENT STREET.

———————

Février 1841.

Sous presse pour paraître incessamment.

TRAITÉ DES NÉVRALGIES, ou Affections douloureuses des nerfs, par F.-L.-I. VALLEIX, docteur en médecine de la Faculté de Paris, médecin du bureau central des hôpitaux. Un vol. in-8.

TRAITÉ PRATIQUE DE LA PNEUMONIE, aux différents âges et dans ses rapports avec les autres maladies aiguës et chroniques, par A. GRISOLLE, médecin du bureau central des hôpitaux, membre de la Société médicale d'observations. In-8.

TRAITÉ ÉLÉMENTAIRE DE NOSOGRAPHIE MÉDICALE générale et spéciale, par J. BOUILLAUD, professeur de clinique médicale à la Faculté de Médecine de Paris, médecin de l'hôpital de la Charité. 5 vol. in-8.

LIVRES DE FONDS.

ANNALES DE CHIRURGIE FRANÇAISE, publiées par MM. Bégin, chirurgien en chef de l'hôpital militaire du Val de Grâce ; Marchal (de Calvi), Docteur en Médecine ; Velpeau, professeur de clinique chirurgicale à la Faculté de Médecine de Paris, et Vidal (de Cassis), Chirurgien de l'hôpital de Lourcine, professeur agrégé à la Faculté de Médecine de Paris.

Les *Annales de Chirurgie* sont publiées tous les premiers du mois à partir de janvier 1841, par cahier de huit feuilles in-8° (128 pages, caractère philosophie pour les Mémoires et la Revue chirurgicale, et petit-texte pour les variétés et la bibliographie.

Prix de l'abonnement, Par an, pour Paris :   20 fr.
Franco pour les départements :   24 fr.

ANATOMIE DE L'HOMME, ou Description et Figures lithographiées de toutes les parties du corps humain ; par Jules Cloquet, professeur de Clinique chirurgicale et Chirurgien de l'hospice clinique de la Faculté de Médecine de Paris. Paris, 1821-1831. *Ouvrage complet.*

Dans la description des organes, l'auteur a suivi dans cet ouvrage l'ordre généralement adopté dans l'enseignement ; c'est ainsi que son livre est divisé.

1° Tome **. De l'ostéologie ou des os et des ligaments, 158 pages de texte, avec   56 planches.
2° Tome 2, De la myologie ou des muscles et de leurs annexes, 164 pages de texte avec   60 —
3° Tome 3, De la névrologie ou des nerfs et des organes des sens, 218 pages avec   86 —
4° Tome 4, De l'angiologie ou des vaisseaux, 116 pages de texte avec   56 —
5° Tome 5, De la splanchnologie ou des viscères et de l'embryotomie ou du fœtus et de ses dépendances, 117 pages de texte avec   41 —

Ces *trois cents planches* contiennent 1,315 figures dont plus de la moitié ont été dessinées d'après nature sous la direction de l'auteur.

L'*Anatomie de l'homme* de M. le professeur J. Cloquet, a été publiée en 52 livraisons grand in-folio, au prix de 9 fr. chaque.

Acquéreur du petit nombre d'exemplaires restant de ce grand et bel ouvrage. j'en ai réduit le prix de près de deux tiers. Prix d'un exemplaire complet. 5 vol. grand in-folio avec 300 planches, au lieu de 468 fr.   140 fr.

Nota. Il ne reste que très peu d'exemplaires des dernières livraisons. Prix de chaque.   6 fr.

AUGUSTE SAINT-HILAIRE. Flora brasiliensis, ou Histoire et description de toutes les plantes qui croissent dans les différentes provinces du Brésil, par M. Auguste de Saint-Hilaire, membre de l'Institut de France. professeur de Botanique à la Faculté des Sciences. Ce bel ouvrage a été publié en 24 livraisons formant 3 vol. grand in-4, avec 192 planches gravées, Prix, au lieu de 360 fr. :   150 fr.

Les dernières livraisons pourront être fournies au prix chaque de 15 fr.

Il y a quelques exemplaires, 3 vol. grand in-folio, papier vélin, figures coloriées et retouchées au pinceau.   500 fr.

Les planches ayant été détruites et ne possédant qu'un très petit nombre d'exemplaires de ce magnifique ouvrage. je ne pourrai fournir à ces prix réduits que pendant peu de temps.

ŒUVRES COMPLÈTES D'AMBROISE PARÉ, revue et collationnée sur toutes les éditions, avec les variantes ; ornées de 217 planches et du portrait de l'auteur ; accompagnées de notes historiques et critiques, et précédées d'une introduction sur l'origine et les progrès de la chirurgie en Occident du vi° au xvi° siècle et sur la vie et les ouvrages d'Ambroise Paré, par J. F. Malgaigne, chirurgien de l'hospice de Bicêtre, professeur agrégé à la Faculté de Médecine de Paris, etc. Paris. 1840, 3 vol. grand in-8 à deux colonnes, avec un grand nombre de figures intercalées dans le texte. *Ouvrage complet*, Prix :   36 fr.

A. Paré est avec raison considéré comme le père de la chirurgie française et son autorité est chaque jour invoquée par nos grands maîtres ; c'est donc rendre service aux amis de la bonne chirurgie, que de publier, dans un format commode, une nouvelle édition complète de cet important ouvrage. Indépendamment d'une appréciation historique de la chirurgie avant et après A. Paré, travail important qui lui a demandé de nombreuses recherches, M. Malgaigne s'est appliqué à collationner le texte sur les douze éditions qui ont été publiées, à faire disparaître une grande quantité de fautes introduites principalement par les éditeurs de Lyon, et à conserver dans toute sa pureté le style naïf de l'auteur, empreint d'une grande bonne foi. Nous avons reproduit dans le texte toutes les planches qu'il était important de conserver ; nous ne doutons pas que cette belle édition ne trouve place dans la bibliothèque de tous les chirurgiens.

OEUVRES COMPLÈTES D'HIPPOCRATE, traduction nouvelle, *avec le texte grec en regard*, collationné sur les manuscrits et toutes les éditions; accompagnée d'une introduction, de commentaires médicaux, de variantes et de notes philologiques; suivie d'une table générale des matières, par E. LITTRÉ, membre de l'Institut de France. Paris, 1839-1840.—Cet ouvrage formera environ 7 forts vol. in-8, de 6 à 700 pages chacun; il sera publié un vol. tous les six mois. Prix de chaque vol. 10 fr.
Il a été tiré quelques exemplaires sur jésus-vélin. Prix de chaque volume.   20 fr.
Les tomes 1 et 2 sont en vente.

ARCHIVES ET JOURNAL DE LA MÉDECINE HOMOEOPATHIQUE, publiés par une société de médecins de Paris.—*Collection complète* de juillet 1834 à juin 1837, 6 forts volumes in-8.   30 fr.
— La quatrième année, rédigée par MM. les docteurs Libert et Léon Simon, a été publiée, de janvier à décembre 1838, tous les mois par cahiers de cinq feuilles in-8. Prix à Paris :   18 fr.

C'est dans l'*Organon* et la *Matière médicale pure*, qu'on trouve les principes et les moyens d'application de cette doctrine nouvelle. Mais, quelque indispensables que soient ces deux livres fondamentaux, bien des questions secondaires, soulevées par la théorie et la pratique, n'ont pu y trouver place. Ces questions importantes ont cependant été examinées, discutées, approfondies à l'étranger, en Allemagne surtout. Ce journal a reproduit tout ce qui peut mettre en état de mieux apprécier le caractère et la haute portée de l'homoeopathie.

ANNALES D'HYGIÈNE PUBLIQUE ET DE MÉDECINE LÉGALE, par MM. ADELON, ANDRAL, D'ARCET, BARRUEL, CHEVALLIER, DEVERGIE, ESQUIROL, GAULTIER DE CLAUBRY, Guérard KERAUDREN, LEURET, MARC, OLLIVIER (d'Angers), ORFILA, PARENT-DU-CHATELET, TRÉBUCHET, VILLERMÉ.

LES ANNALES D'HYGIÈNE PUBLIQUE ET DE MÉDECINE LÉGALE paraissent depuis 1829 régulièrement tous les trois mois par cahiers de 15 à 16 feuilles d'impression in-8, environ 250 pages, avec des planches gravées.
Le prix de l'abonnement par an pour Paris est de   18 fr.
21 fr., *franc de port*, pour les départements. — 24 fr. pour l'étranger.
La collection complète 1829 à 1840, dont il ne reste que peu d'exemplaires, 24 vol. in-8., fig, prix 216 fr. —Les dernières années séparément; prix de chaque : 18 f.
TABLES ALPHABÉTIQUES par ordre des matières et par noms d'auteurs des Tomes I à XX, pour 1829 à 1838, in-8.   2 fr.

Table des principaux Mémoires publiés en 1840.

ADET DE ROSEVILLE et Mad. **MERCIER**. Traité complet des manœuvres de tous
les accouchements, avec 180 aphorismes sur les soins que réclament la mère et
l'enfant pendant et après le travail et pendant les neuf premiers jours qui suivent
la parturition; par E. Adet de Roseville et Mad. J. Mercier, professeurs d'accouchements, avec 13 planches. Paris. 1837, in-18.   3 fr. 50 c.

AJASSON. Manuel complet de physique et de météréologie, par Ajasson de Grand-
sagne et L. Fouché, 2e édition augmentée. Paris, 1836, in-18, avec figures. 3 fr. 50 c.

ALARD. De l'inflammation des vaisseaux absorbants, lymphatiques, dermoïdes et
sous-cutanés, maladie désignée par les auteurs sous les différents noms d'éléphan,
tiasis des Arabes, d'œdème dur, de hernie charnue, de maladie glandulaire de Bar-
bade, etc., avec quatre planches en taille-douce, représentant les diverses formes
etc., par M. Alard, D. M. P., membre de l'Académie royale de Médecine,
médecin de la Maison royale de Saint-Denis, etc. ; deuxième édition. Paris, 1824,
in-8.   6 fr.

ALARD. Du siége et de la nature des maladies, ou Nouvelles considérations touchant la véritable action du système absorbant dans les phénomènes de l'économie
animale; par M. Alard. Paris. 1821, 2 vol in-8.   12 fr.

ANGLADA. Traité de toxicologie générale envisagée dans ses rapports avec la physiologie, la pathologie, la thérapeutique et la médecine légale, par M. J. Anglada,
professeur de médecine légale à la Faculté de Médecine de Montpellier, in-8, et tableaux toxicologiques servant à la recherche analytique des poisons.   5 fr. 50 c.

BANCAL. Manuel pratique de la lithotritie, ou Lettres à un jeune médecin sur
le broiement de la pierre dans la vessie; par A.-P. Bancal docteur en médecine;
suivi d'un rapport fait à l'Institut royal de France, par MM. Percy, Chaussier,
Deschamps, Pelletan et Magendie, en faveur de son nouvel instrument pour
l'opération de la cataracte par extraction, et d'une lettre descriptive de la manière de la pratiquer au moyen de cet instrument. Paris, 1829, in-8, avec cinq
planches, le portrait de M. Dubois. et un fac-simile de son écriture.   5 fr.

BARTHEZ. Traité des maladies goutteuses, par P. J. Barthez, professeur de l'école
de Médecine de Montpellier, etc. Paris, 1819, 2 vol. in-8   12 fr.

BAUDELOCQUE. Traité de la péritonite puerpérale, par A. C. Baudelocque, médecin de l'hôpital des Enfans, ouvrage couronné par la Société royale de Médecine de
Bordeaux. Paris, 1830, in-8.   6 fr. 50 c.

BAUDRIMONT. Du sucre et de sa fabrication, suivi d'un précis de la législation qui
régit cette industrie, par A. Trébuchet. Paris, 1841, in-8, avec 21 figures.   3 fr.

BAYLE. Bibliothèque de thérapeutique. ou Recueil de mémoires originaux et des
travaux anciens et modernes sur le traitement des maladies et l'emploi des médicaments, recueillis et publiés par A.-L.-J. Bayle, D. M. P., agrégé et sous-biblio-
thécaire à la Faculté de Médecine, etc. Paris, 1828-1837, 4 forts vol. in-8. 28 fr.

La bibliothèque de thérapeutique, ayant pour unique but le perfectionnement des maladies, déduit de l'observation pure, est essentiellement un ouvrage de médecine pratique expérimentale, et n'a aucun rapport avec
les traités de matière médicale consacrés en grande partie à des détails sur l'histoire naturelle, les propriétés physiques et chimiques des médicaments.

Elle se compose : 1° du recueil de tous les faits anciens et modernes publiés jusqu'aujourd'hui dans toutes les
langues sur les vertus des agens thérapeutiques ; 2° de, conclusions générales tirées de ces faits comparés, analysés
et comptés, conclusions qui sont placées à la suite de chaque recueil d'observation sous le nom de Résumés.

Les faits clin'ques enfermés par extrait ou en substance dans les quatre volumes de la bibliothèque de thérapeutique s'élèvent à 11,933.

Voici le nombre des faits sur chacun des agens examinés :

Sur l'emploi de l'iode	677	Sur l'emploi de la belladone		2887
— de l'émétique à haute dose	1086	— de la digitale		2725
— de l'écorce de racine de grenadier	140	— du seigle ergoté		1345
— du baume de copahu	488	— de la ciguë		555
— de l'acupuncture	397	— de la compression		4
— du phosphore	100	— du fer et des ferrugineux		239
— de la noix vomique	470	— de l'huile de thérébentbine		334
— du stramonium	200			

BAZIN. Du système nerveux, de la vie de relation et de la vie organique, de leurs
connexions et de leurs rapports physiologiques, psychologiques et zoologiques, par A.
Bazin, professeur d'anatomie, de physiologie et de zoologie à la Faculté des Sciences de Bordeaux, etc. Paris, 1841, in 4, avec 6 planches.

BEAUVAIS. Clinique homœopathique. ou Recueil de toutes les observations pratiques publiées jusqu'à nos jours, et traitées par la méthode homœopathique. Ouvrage complet. Paris. 1836-1840, 9 forts volumes in-8. Prix de chaque.   9 fr.

BEAUVAIS. Effets toxiques et pathogénétiques des médicaments sur l'économie animale dans l'état de santé, recueillis et mis en tableaux synoptiques; par le docteur
Beauvais (de Saint-Gratien). Paris, 1838. — Cet ouvrage est publié par livraisons
de 5 feuilles in-8, accompagnées de tableaux. (6 livraisons sont en vente.) Prix de
chaque livraison.   2 fr. 50 c.

BEBIAN. MANUEL DE L'ENSEIGNEMENT PRATIQUE DES SOURDS-MUETS ; par M. Bébian, censeur des études de l'Institution royale des Sourds-Muets, suivi de l'Art d'enseigner à parler aux sourds-muets, par l'abbé de l'Épée. Paris, 1827, 2 vol., dont un in-4, modèle d'exercices contenant 32 planches en taille-douce, et un vol. in-8.   16 fr.

BELMAS. TRAITÉ DE LA CYSTOTOMIE SUS-PUBIENNE. Ouvrage basé sur près de cent observations tirées de la pratique du docteur Souberbielle, par D. Belmas, docteur en chirurgie de la Faculté de Paris, etc. Paris, 1827, in-8, fig.   6 fr.

BERTIN. DES MOYENS DE CONSERVER LA SANTÉ DES BLANCS ET DES NÈGRES AUX ANTILLES ou climats chauds et humides de l'Amérique, contenant un exposé des causes des maladies propres à ces climats et à la traversée, relativement à la différence des positions, des saisons et des températures, et le traitement en particulier de quelques maladies communes chez les Nègres, telles que le pian, le mal d'estomac et la lèpre ; in-8.   2 fr. 50 c.

BERTON. TRAITÉ DES MALADIES DES ENFANTS, ou Recherches sur les principales affections du jeune âge, depuis la première dentition jusqu'à la puberté, fondé sur de nombreuses observations physiologiques, cliniques et pathologiques, sur l'examen et la discussion de la plupart des auteurs qui se sont occupés de cette partie de la médecine , *ouvrage* faisant suite à celui de Billard, avec des notes par M. le docteur Baron. Paris, 1837, in-8.   7 fr.

BERZÉLIUS. TRAITÉ DE CHIMIE, par J.-J. Berzélius, traduit par A.-J.-L. Jourdan et M. Esslinger, sur les manuscrits inédits de l'auteur, et sur la dernière édition allemande. Paris, 1829-1833. 8 vol. in-8, fig.   56 fr.

BERZÉLIUS. THÉORIE DES PROPORTIONS CHIMIQUES, et tableaux synoptiques des poids atomiques des corps simples, et de leurs combinaisons les plus importantes, par J.-J. Berzélius. 2e édition considérablement augmentée. Paris, 1835, in-8. 8 fr.

BICHAT. ANATOMIE PATHOLOGIQUE, dernier Cours de Xav. Bichat, d'après un manuscrit autographe de P.-A. Béclard, avec une notice sur la vie et les travaux de Bichat, par F.-G. Boisseau, D. M. P., etc. Paris, 1825, in-8, *portrait et fac-simile.* 5 fr.

BIGEL. HOMŒOPATHIE DOMESTIQUE, comprenant l'hygiène, le régime à suivre pendant le traitement des maladies et la thérapeutique homœopathique, par le docteur Bigel, précédée d'une notice sur l'hôpital homœopathique de la Charité de Vienne ; *deuxième édition entièrement refondue,* par le docteur Beauvais (de Saint-Gratien). Paris, 1839, in-18, de 624 pages.   5 fr. 50 c.

BIGEL. MANUEL D'HYDROSUDOPATHIE, ou Traitement des maladies par l'eau froide, la sueur, l'exercice et le régime, suivant la méthode de V. Priessnitz, employée dans l'établissement de Graenfenberg ; par le docteur Bigel, suivi d'un Mémoire sur la chaleur animale, par M. Pelletan, professeur à la faculté de médecine de Paris. Paris, 1840, grand in-18.   4 fr.

BILLARD. TRAITÉ DES MALADIES DES ENFANTS NOUVEAU-NÉS ET A LA MAMELLE, fondé sur de nouvelles observations cliniques et d'anatomie pathologique, faites à l'hôpital des Enfants-Trouvés de Paris, dans le service de M. Baron ; par C. Billard, D. M. P., ancien interne de cet hôpital ; *troisième édition,* avec une notice sur la vie et les ouvrages de l'auteur, et *augmentée de notes ;* par Ollivier d'Angers, D. M. P. Paris, 1837, 1 fort vol. in-8.   9 fr.

BILLARD. ATLAS D'ANATOMIE PATHOLOGIQUE, pour servir à l'histoire des maladies des enfants ; par C. Billard, D. M. P. Paris, 1828, in-4 de dix planches coloriées, avec un texte explicatif.   10 fr.
Les planches, exécutées sur les dessins de l'auteur, ont été gravées, imprimées en couleur, et retouchées au pinceau avec soin par M. Dumévil.

BLANDIN. NOUVEAUX ÉLÉMENTS D'ANATOMIE DESCRIPTIVE ; par F.-Ph. Blandin, chef des travaux anatomiques de la Faculté de Médecine de Paris, chirurgien de l'Hôtel-Dieu. Paris, 1838, 2 forts volumes in-8.   16 fr.
Ouvrage adopté pour les dissections dans les amphithéâtres d'anatomie de l'école pratique de la Faculté de Médecine de Paris.

BLANDIN. ANATOMIE DU SYSTÈME DENTAIRE, considérée dans l'homme et les animaux. Paris, 1836, in-8, avec une planche.   4 fr. 50 c.

BLAUD. TRAITÉ ÉLÉMENTAIRE DE PHYSIOLOGIE PHILOSOPHIQUE, ou Éléments de la Science de l'homme ramenée à ses véritables principes ; par P. Blaud, médecin en chef de l'hôpital de Beaucaire, membre de plusieurs Sociétés savantes. Paris, 1830, 3 vol. in-8.   12 fr.

BOISSEAU. NOSOGRAPHIE ORGANIQUE, ou Traité complet de Médecine pratique ; par F.-G. Boisseau, D. M. P., memb. des Acad. roy. de Méd. de Paris et de Madrid, prof. à l'hôp. militaire d'instr. de Metz. Paris, 1828-1830, 4 forts vol. in-8. 34 fr.
L'introduction de la physiologie dans la pathologie, le rappel à l'étude des organes, la découverte des signes de la gastro-entérite, le renversement des fièvres essentielles, enfin la révolution opérée par M. Broussais dans la

skience et dans la pratique médicales, faisaient vivement désirer une nouvelle nosographie où l'état des connaissances médicales actuel fût exposé avec méthode, avec clarté.

· Telle est la tâche que s'est imposée M. Buisseau auteur de la *Pyrétologie physiologique*, dont quatre éditions attestent le succès. Versé dans l'étude de la médecine antique, disciple indépendant du réformateur, il s'est proposé de tracer un tableau exact et complet des causes et des signes des maladies *considérées dans les organes*, d'unir les vérités anciennes aux vérités nouvelles, de présenter les véritables indications thérapeutiques dans chaque affection ; en un mot, de résumer, dans l'intérêt des étudians et des praticiens, l'état présent de la pathologie, de la thérapeutique médicale.

BOISSEAU. PYRÉTOLOGIE PHYSIOLOGIQUE, ou Traité des fièvres considérées dans l'esprit de la nouvelle doctrine médicale, par F.-G. BOISSEAU. *Quatrième édition, augmentée.* Paris, 1831, in-8 de 715 pages. 9 fr.

BOISSEAU. TRAITÉ DU CHOLÉRA-MORBUS, CONSIDÉRÉ SOUS LE RAPPORT MÉDICAL ET ADMINISTRATIF, ou Recherches sur les symptômes, la nature et le traitement de cette maladie, et sur les moyens de l'éviter ; suivi des INSTRUCTIONS SUR LA POLICE SANITAIRE, *publiées par ordre du gouvernement* ; par F.-G. BOISSEAU. Paris, 1832, in-8. 6.

BOIVIN. MÉMORIAL DE L'ART DES ACCOUCHEMENS, ou Principes fondés sur la pratique de l'hospice de la Maternité de Paris, et sur celle des plus célèbres praticiens nationaux et étrangers, avec 143 gravures représentant le mécanisme de toutes les espèces d'accouchemens ; par madame BOIVIN. *Ouvrage adopté par le gouvernement comme classique pour les élèves de la Maison d'accouchement de Paris. Quatrième édition, augmentée.* Paris, 1836, 2 vol. in-8. 14 fr.

BOIVIN ET DUGÈS. TRAITÉ PRATIQUE DES MALADIES DE L'UTÉRUS ET DE SES ANNEXES, appuyé sur un grand nombre d'observations cliniques ; par madame BOIVIN, docteur en médecine, sage-femme, surveillante en chef de la Maison royale de Santé, et A. DUGÈS, prof. à la Fac. de Méd. de Montpellier. Paris, 1833, 2 v. in-8. 14 fr.
— Atlas de 41 planches in-fol., gravées et coloriées, *représentant les principales altérations morbides des organes génitaux de la femme.* Paris, 1833, in-fol., avec explication. 60 fr.
— L'ouvrage complet pris ensemble, 2 vol. in-8, atlas in-fol. 70 fr.

La qualification de *pratique* donnée à ce travail n'est pas une expression vaine et destinée seulement à le présenter sous des auspices plus favorables : il la mérite, parce qu'il est entièrement déduit de l'observation. Les auteurs ont donné aux maladies les plus fréquentes, à celles dont le diagnostic est le plus important et le plus difficile, à celles dont le traitement et ses divers modes peuvent être discutés d'après les résultats de l'expérience, toute l'extension nécessaire pour les rendre plus profitables au lecteur ; en un mot, on y trouve à chaque pas d'excellents préceptes dont une longue pratique pouvait seule confirmer la justesse et l'utilité. Précision et clarté, jugement sain, érudition choisie, savoir solide : telles sont les qualités qui distinguent ce livre éminemment remarquable, destiné à occuper une des premières places dans les bibliothèques de tous les médecins, de tous les accoucheurs. Les observations personnelles de madame Boivin, fruit d'études longues, soit dans les hôpitaux consacrés spécialement aux femmes, soit en ville dans une pratique étendue, les remarques et les observations de M. Dugès, les souvenirs de madame Lachapelle, tout se réunit pour ajouter à l'attrait du sujet.

Un bel Atlas, in-folio, de quarante et une planches gravées et coloriées avec soin, exécutées sur les dessins de madame Boivin elle-même, par A. Chazal, si connu par la perfection qu'il apporte dans les planches anatomiques, forme le complément indispensable de l'ouvrage. Ces planches ne contribueront pas peu à répandre un grand jour sur des maladies que tant de causes ont laissées dans un vague et une obscurité aussi pénibles pour les gens de l'art que funestes pour les malades.

BOIVIN. RECHERCHES SUR UNE DES CAUSES LES PLUS FRÉQUENTES ET LA MOINS CONNUE DE L'AVORTEMENT, suivies d'un mémoire sur l'intro-pelvimètre, ou mensurateur interne du bassin ; par madame BOIVIN. Paris, 1828, in-8, fig. 4 fr.

BOIVIN. NOUVELLES RECHERCHES SUR L'ORIGINE, LA NATURE ET LE TRAITEMENT DE LA MOLE VÉSICULAIRE, ou Grossesse hydatique ; par madame BOIVIN. Paris, 1827, in-8. 2 fr. 50 c

BOUILLAUD. CLINIQUE MÉDICALE DE L'HOPITAL DE LA CHARITÉ, ou Exposition statistique des diverses maladies traitées à la Clinique de cet hôpital ; par J. BOUILLAUD, professeur de clinique médicale à la Faculté de Médecine de Paris, médecin de l'hôpital de la Charité. Paris, 1837. 3 vol. in-8. 21 fr.

BOUILLAUD. TRAITÉ CLINIQUE DES MALADIES DU CŒUR, précédé de recherches nouvelles sur l'anatomie et la physiologie de cet organe ; par J. BOUILLAUD. *Deuxième édition considérablement augmentée*, Paris, 1841, 2 forts vol. in-8, avec 8 planches gravées. 16 fr.

BOUILLAUD. TRAITÉ CLINIQUE DU RHUMATISME ARTICULAIRE, et de la loi de coïncidence des inflammations du cœur avec cette maladie ; par J. BOUILLAUD. Paris, 1840. in 8. 7 fr. 50 c.

BOUILLAUD. ESSAI SUR LA PHILOSOPHIE MÉDICALE et sur les généralités de la clinique médicale, précédé d'un Résumé philosophique des principaux progrès de la médecine et suivi d'un parallèle des résultats de la formule des saignées coup sur coup avec ceux de l'ancienne méthode dans le traitement des phlegmasies aiguës ; par J. BOUILLAUD. Paris, 1837, in-8. 7 fr.

BOUILLAUD. TRAITÉ PRATIQUE, THÉORIQUE ET STATISTIQUE SUR LE CHOLÉRA-MORBUS DE PARIS, appuyé sur un grand nombre d'observations recueillies à l'hôpital de la Pitié ; par J. BOUILLAUD. 1832, in-8 de 450 pages. 5 fr. 50 c.

BOUILLAUD. TRAITÉ CLINIQUE ET EXPÉRIMENTAL des Fièvres dites essentielles; par J. BOUILLAUD. Paris, 1826, in-8. 7 fr.

BOUILLAUD. EXPOSITION RAISONNÉE d'un cas de nouvelle et singulière variété d'hermaphrodisme, observée chez l'homme. Paris, 1833, in-8, fig. 1 fr. 50 c.

BOUILLAUD. DE L'INTRODUCTION DE L'AIR DANS LES VEINES. Rapport à l'Académie royale de Médecine. Paris, 1838. in-8. 2 fr.

BOURDON. PRINCIPES DE PHYSIOLOGIE COMPARÉE, ou Histoire des phénomènes de la vie dans tous les êtres qui en sont doués, depuis les plantes jusqu'aux animaux les plus complexes; par Isid. BOURDON, D. M. P., membre de l'Académie royale de Médecine. Paris, 1830, in-8. 7 fr.

BOURDON. PRINCIPES DE PHYSIOLOGIE MÉDICALE; par Isid. BOURDON. Paris, 1828, 2 vol. in-8 12 fr.

BOURDON. RECHERCHES SUR LE MÉCANISME DE LA RESPIRATION et sur la circulation du sang; essais qui ont obtenu une mention honorable au concours de l'Institut; par Isid. BOURDON, D. M. P. Paris, 1820, in-8. 2 fr.

BOURDON. DE L'INFLUENCE DE LA PESANTEUR sur quelques phénomènes de la vie; par Isid. BOURDON. Paris, 1823, in-8. 75 c.

BOUSQUET. TRAITÉ DE LA VACCINE et des Éruptions varioleuses ou varioliformes; *ouvrage rédigé sur la demande du gouvernement,* par J. B. BOUSQUET, D. M, secrétaire du conseil et membre de l'Académie royale de Médecine, chargé des vaccinations gratuites. Paris, 1833, in-8. 6 fr.

BOUSQUET. NOTICE SUR LE COWPOX, ou petite vérole des vaches, découvert à Passy en 1836, par J.-B. BOUSQUET. Paris, 1836, in-4, avec une grande planche. 2 fr. 50 c.

BOUVIER. MÉMOIRE sur la section du tendon d'Achille dans LE TRAITEMENT DES PIEDS-BOTS, par H. BOUVIER, directeur de l'établissement orthopédique de Chaillot, médecin de l'hospice de Larochefoucault, etc. *Deuxième édition augmentée.* Paris, 1841, in-8, fig.

BRESCHET. MÉMOIRES CHIRURGICAUX sur différentes espèces d'anévrismes; par G. BRESCHET. professeur d'anatomie à la Faculté de Médecine de Paris, chirurgien de l'Hôtel-Dieu. Paris. 1834, in-4, avec six planches in-fol. 12 fr.

BRESCHET. RECHERCHES ANATOMIQUES ET PHYSIOLOGIQUES sur l'Organe de l'ouïe et sur l'Audition dans l'homme et les animaux vertébrés; par G. BRESCHET. Paris, 1836, in-4, *avec 13 planches gravées.* 16 fr.

BRESCHET. RECHERCHES ANATOMIQUES ET PHYSIOLOGIQUES sur l'organe de l'ouïe des poissons; par G. BRESCHET, Paris, 1838, in-4, avec 17 planches gravées. 12 fr.

BRESCHET. NOUVELLES RECHERCHES SUR LA STRUCTURE DE LA PEAU; par G. BRESCHET et ROUSSEL de Vauzème. Paris, 1835, in-8 avec 3 pl. 4 fr. 50 c.

BRESCHET. LE SYSTÈME LYMPHATIQUE considéré sous les rapports anatomique, physiologique et pathologique. Paris, 1836, in-8, avec 4 planches. 6 fr.

BROC. TRAITÉ COMPLET D'ANATOMIE DESCRIPTIVE ET RAISONNÉE. Paris, 1835, 2 gros vol. in-8. 16 fr.

BROC. INTRODUCTION A L'ÉTUDE DE L'ANATOMIE, ou l'homme considéré en grand sous le rapport des appareils et des fonctions. Paris, 1835. 1 vol. in-8., et atlas in-4 de 12 pl., avec explication. 12 fr.

BROUSSAIS. COURS DE PATHOLOGIE ET DE THÉRAPEUTIQUE GÉNÉRALES, professé à la Faculté de Médecine de Paris, par F.-J.-V. BROUSSAIS, professeur à la Faculté de Médecine de Paris, médecin en chef de l'hôpital militaire du Val-de-Grâce, membre de l'Institut. — *Ouvrage complet,* composé de 129 leçons. Paris, 1835, 5 forts volumes in-8. 40 fr.
Séparém., leçons 61 à 129, formant les tom. 3, 4, 5. Paris, 1835, 3 v. in-8. 23 fr.

BROUSSAIS. DE L'IRRITATION ET DE LA FOLIE, ouvrage dans lequel les rapports du physique et du moral sont établis sur les bases de la médecine physiologique, par F. J. V. BROUSSAIS, membre de l'Institut, professeur à la Faculté de médecine de Paris, etc. *Deuxième édition, entièrement refondue.* Paris, 1839, 2 vol. in-8. 15 fr.

C'est surtout dans le *Traité de l'Irritation et de la Folie* que M. Broussais a déployé cette puissance de raisonnement et cette force de logique qu'il apportait dans la discussion. Ici les questions les plus ardues de la philosophie et de la physiologie sont développées avec cette chaleur de style et cette hardiesse de pensée qui n'appartiennent qu'aux hommes de génie.

L'impression de cette deuxième édition était commencée lors de la mort de l'auteur. C'est, d'après ses vœux, M. le docteur Casimir Broussais, son fils, qui a dirigé cette publication, et mis en ordre les nombreuses additions qu'il avait laissées.

BROUSSAIS. COURS DE PHRÉNOLOGIE, fait à la Faculté de Médecine de Paris. Paris, 1836, un vol. in-8 de 850 pages, fig. 9 fr.

BROUSSAIS. TRAITÉ DE PHYSIOLOGIE appliquée à la Pathologie, deuxième édition. Paris, 1834, 2 vol. in-8. 15 fr.

BROUSSAIS. EXAMEN DES DOCTRINES MÉDICALES ET DES SYSTÈMES DE NOSOLOGIE, précédé de propositions renfermant la substance de la médecine physiologique. Troisième édition. Paris, 1829-1834, 4 forts vol. in-8. 21 fr.

BROUSSAIS. COMMENTAIRES DES PROPOSITIONS DE PATHOLOGIE consignées dans l'Examen des Doctrines médicales. Paris, 1829, 2 vol. in-8. 13 fr.

BROUSSAIS. MÉMOIRES SUR LA PHILOSOPHIE DE LA MÉDECINE, ET SUR L'INFLUENCE QUE LES TRAVAUX DES MÉDECINS PHYSIOLOGISTES ont exercée sur l'état de la médecine en France. Paris, 1832, in-8. 1 fr. 50 c.

BROUSSAIS. LE CHOLÉRA-MORBUS ÉPIDÉMIQUE, observé et traité selon la méthode physiologique, avec notes et supplément. Paris, 1832, in-8. 3 fr. 50 c.

BROUSSAIS. DE LA THÉORIE MÉDICALE dite PATHOLOGIQUE, ou Jugement de l'ouvrage de M. Prus. Paris, 1826, in-8. 3 fr.

BROUSSAIS. ANNALES DE LA MÉDECINE PHYSIOLOGIQUE, journal publié par M. BROUSSAIS. Paris, 1822-1834, 13 années. Collection complète, formant 26 forts volumes in-8. 200 fr.

BROUSSAIS. PORTRAIT DU PROFESSEUR BROUSSAIS, gravé par Bonvoisin, d'après le tableau de Duchesne, gravure grand in-4. 6 fr.
— Lettre grise, 10 fr. — Papier de Chine, 12 fr.

BROUSSAIS. NOTICE HISTORIQUE sur la vie, les travaux, les opinions médicales et philosophiques, de F. J. V. BROUSSAIS, précédée de sa profession de foi, et suivie des discours prononcés sur sa tombe; par le docteur H. DE MONTÈGRE, secrétaire de M. Broussais pendant plusieurs années. Paris, 1839, in-8 de 158 pages, avec un beau portrait gravé. 2 fr. 50 c.

BROUSSAIS. ATLAS HISTORIQUE ET BIBLIOGRAPHIQUE DE LA MÉDECINE, ou HISTOIRE DE LA MÉDECINE, composée de tableaux sur l'histoire de l'anatomie, de la physiologie, de l'hygiène, de la médecine, de la chirurgie, de l'obstétrique, de la matière médicale, de la pharmacie, de la médecine légale, de la police médicale et de la bibliographie, avec une introduction, etc., par C. BROUSSAIS, professeur agrégé à la Faculté de Médecine de Paris, médecin et professeur à l'hôpital militaire du Val-de-Grâce. Paris, 1834, in-fol. 8 fr.

BROUSSAIS. HYGIÈNE MORALE, ou Application de la Physiologie à la Morale et à l'Éducation, par C. BROUSSAIS. Paris, 1837, in-8. 5 fr.

BROUSSAIS. DE LA STATISTIQUE APPLIQUÉE A LA PATHOLOGIE ET A LA THÉRAPEUTIQUE; par C. BROUSSAIS. Paris, 1840, in-8. 2 fr. 50 c.

BROUSSAIS. DE LA GYMNASTIQUE considérée comme moyen thérapeutique et hygiénique; par C. BROUSSAIS. Paris, 1828, in-8. 1 fr.

BULLETIN DE L'ACADÉMIE ROYALE DE MÉDECINE, Publié par les soins de la commission de publication de l'Académie, et rédigé par MM. E. PARISET, secrétaire perpétuel, L.-Ch. ROCHE, secrétaire annuel, et J.-B. BOUSQUET, secrétaire du conseil.

Le Bulletin est publié tous les quinze jours, par cahiers de 3 feuilles in-8. Prix de l'abonnement pour un an franco pour toute la France. 15 fr.

Les première, deuxième, troisième et quatrième années, du 1er octobre 1836 au 30 septembre 1840, formant 5 vol. in-8; prix à Paris, chaque année. 12 fr.

Ce Bulletin official rend un compte exact et impartial des séances de l'Académie royale de Médecine, et présentant le tableau fidèle de ses travaux, il offre l'ensemble de toutes les questions importantes que les progrès de la médecine pourront faire naître; l'Académie étant devenue le centre d'une correspondance presque universelle, c'est par les documents qui lui sont transmis que chacun de ses membres peut suivre les mouvements de la science dans tous les lieux où elle peut être cultivée, et connaître, presqu'au moment où elles naissent, les inventions et les découvertes. — L'ordre du Bulletin est celui des séances : on inscrit d'abord la correspondance soit officielle, soit manuscrite, soit imprimée; à côté de chaque pièce, on lit les noms des commissaires chargés d'en rendre compte à la Compagnie. Le rapport est-il lu, approuvé, les rédacteurs le donnent en totalité ou en partie, suivant son importance et son étendue; est-il suivi de discussions, ils s'appliquent avec la même impartialité à la reproduire dans ce qu'elle offre d'essentiel, principalement sous le rapport pratique. C'est dans le Bulletin seulement que sont reproduites dans tous leurs détails et avec impartialité les discussions relatives à l'Empyème, au Magnétisme, à la Morve, à la Fièvre typhoïde, à la Statistique appliquée à la médecine, à l'Introduction de l'air dans les veines, au système nerveux, etc. Ainsi, tout correspondant, tout médecin, tout savant qui transmettra un écrit quelconque à l'Académie, en pourra suivre les discussions et connaître exactement le jugement qui en est porté.

BURDACH. TRAITÉ DE PHYSIOLOGIE considérée comme science d'observation, par G.-F. BURDACH, professeur à l'université de Kœnigsberg, avec des additions par MM. les professeurs BAER, MOSER, MEYER, J MULLER, RATHKE, SIEBOLD, VALENTIN, WAGNER. Traduit de l'allemand sur la deuxième édition, par A.-J.-L. JOURDAN. Ouvrage complet, Paris, 1837-1841, 9 forts vol. in-8, figures. Prix de chaque : 7 fr.

Le tome 9e et dernier contient une TABLE GÉNÉRALE ALPHABÉTIQUE pour tout l'ouvrage.

Ce que Haller fit pour le siècle dernier, M. Burdach l'exécute pour le nôtre; il nous donne un Traité dans lequel on trouve l'état présent de la physiologie, et surtout l'inventaire méthodique des innombrables recherches, dont cette science s'est enrichie depuis l'illustre professeur de Gœttingue. Anatomiste habile, expérimentateur ingénieux, érudit profond, savant initié par la connaissance de toutes les langues, aux travaux des diverses nations de l'Europe, et philosophe digne de l'école qui s'enorgueillit d'avoir produit Kant, il rapporte, examine, discute et apprécie les faits avec cette élévation de vues et cette largeur de pensée qui caractérisent les hommes supérieurs. Trop ami du vrai pour se livrer aux mesquins calculs de la vanité, et convaincu qu'un seul écrivain ne saurait aujourd'hui embrasser dans tous ses détails un sujet aussi vaste que la biologie, il a invoqué l'assistance de ceux d'entre ses compatriotes qui en avaient plus spécialement étudié quelque partie. MM. *Baer, Meyen, Meyer, Muller, Rathke, Siebold, Valentin* et *Wagner*, ont répondu avec empressement à cet appel généreux, et du concours de tant d'illustrations est sortie une véritable encyclopédie physiologique, qui prendra rang dans l'histoire, à côté de l'inestimable traité de Haller, dont elle est devenue le complément nécessaire. Toutes les observations modernes y sont non pas réunies sous les formes sèches d'une simple énumération, mais coordonnées sous les inspirations d'un virtualisme en harmonie avec les tendances platoniciennes de notre époque, et dont pourront aisément faire abstraction ceux qui sont demeurés fidèles aux principes d'une saine philosophie.

CABANIS. Rapports du physique et du moral de l'homme; par P.-J.-G. Cabanis, de l'Institut, professeur de la Faculté de Médecine de Paris, précédé d'une table analytique, par M. le comte Destutt de Tracy, et suivi d'une table alphabétique; nouvelle édition. Paris, 1824, 3 vol. in-12 de 1100 pages.   8 fr.

CADET GASSICOURT. Formulaire magistral et mémorial pharmaceutique, par Ch. Cadet Gassicourt, 7e édition, augmentée par F. Cadet Gassicourt, pharmacien, Cottereau et L. de la Morlière, D. M. P., et contenant le *Rapport de l'Académie royale de Médecine sur les nouveaux poids et mesures et la concordance des poids anciens avec le système décimal*. Paris, 1840, in-18 de 700 pages.   5 fr.

CALMEIL. De la Paralysie considérée chez les aliénés, recherches faites dans le service et sous les yeux de MM. *Royer-Collard* et *Esquirol*; par L.-F. Calmeil, D. M. P., médecin à la Maison royale des aliénés de Charenton. Paris, 1826, in-8.   6 fr. 50 c.

« Résultat de huit années d'observations faites aux cliniques de la Salpêtrière et de la Maison royale de Charenton, M. Calmeil a fait une étude spéciale de ce genre de maladie sur laquelle on n'avait que des idées confuses. Son ouvrage, riche d'un grand nombre d'observations pathologiques, doit fixer l'attention dans un moment où la pathologie du cerveau est devenue l'objet d'une étude spéciale. »

CAP. Principes élémentaires de Pharmaceutique, ou Exposition du système des connaissances relatives à l'art du pharmacien; par P.-A. Cap, pharmacien, membre de la Société de pharmacie de Paris. Paris, 1837, in-8.   6 fr. 50 c.

CAPURON. Cours théorique et pratique d'accouchement, par J. Capuron, professeur d'accouchements, membre de l'Académie royale de Médecine; 4e édition, augmentée. Paris, 1828, in-8.   9 fr.

CARAULT. Guide des mères qui veulent nourrir, ou Préceptes sur l'éducation de la première enfance; par E. Carault, docteur en médecine de la Faculté de Paris, membre de plusieurs Sociétés savantes. Paris, 1828, in-18.   2 fr. 50 c.

CAZAUVIÉILH. Du suicide, de l'aliénation mentale et des crimes contre les personnes, comparés réciproquement; recherches sur ce premier penchant chez les habitants de la campagne; par M. Cazauvieilh, médecin de l'hospice de Liancourt, ancien interne de l'hospice de la Salpêtrière. Paris 1840, in-8.   5 fr.

GARRON DU VILLARDS. Répertoire annuel de clinique médico-chirurgicale, ou Résumé de tout ce que les journaux de médecine français et étrangers renferment d'intéressant sous le rapport pratique. Paris, 1833-1838, 5 vol. in-8.   35 fr.

CARUS. Traité élémentaire d'anatomie comparée, suivi de Recherches d'anatomie philosophique ou transcendante sur les parties primaires du système nerveux et du squelette intérieur et extérieur; par C.-C. Carus, D. M., professeur d'anatomie comparée, médecin du roi de Saxe; traduit de l'allemand sur la deuxième édition, et précédé d'une *esquisse historique et bibliographique de l'Anatomie comparée*, par A.-J.-L. Jourdan, membre de l'Académie royale de Médecine. Paris, 1835. 3 forts vol. in-8, *accompagnés d'un bel atlas de 31 planches gr. in-4 gravées*. 34 fr.

Dans cet ouvrage, l'auteur explique successivement les différents organes et systèmes dans les différentes classes d'animaux. Ce traité est digne d'une étude sérieuse, tant à cause de l'exposition claire et précise des faits principaux de la science, que des remarques pleines de profondeur et de nouveauté que l'auteur prodigue à chaque instant. Rempli des idées générales qui sont nées pour lui de la contemplation des détails, éclairant les particularités par la lumière de ces idées générales, l'auteur jette du charme et de l'intérêt sur des objets que l'on trouve parfois arides, et provoque dans l'esprit du lecteur de longues et sérieuses réflexions. C'est un excellent traité d'anatomie comparée, avec l'étude duquel les savants français se familiariseront aux idées allemandes, avantage qui a son importance à une époque où les Allemands rendent tant de services à la zoologie.

Un atlas fort bien gravé facilite l'étude et donne la représentation fidèle des formes les plus importantes du règne animal. Il contient aussi les constructions hypothétiques d'après lesquelles M. Carus conçoit une formation des êtres organisés; elles servent à l'intelligence du troisième volume, où l'auteur expose ses théories sur l'anatomie philosophique.

CASSAN. Recherches anatomiques et physiologiques sur les cas d'utérus double et de superfétation; par A.-L. Cassan, docteur en médecine de la Faculté de Paris, ancien interne des hôpitaux. Paris, 1826, in-8, figures.   2 fr. 50 c.

CASAMAYOR. Réflexions et observations anatomico-chirurgicales sur l'anévrisme spontané en général, et en particulier sur celui de l'artère fémorale, par J.-L.-L. Casamayor, doct. en médecine de la Faculté de Paris, etc. Paris, 1825, in-8. 6 fr.

CELSE (A.-C.). TRAITÉ DE LA MÉDECINE en VIII livres ; traduction nouvelle par MM. FOUQUIER , professeur de la Faculté de Médecine de Paris, et RATIER. Paris, 1824 , in-18 de 550 pages. 4 fr. 50 c.

CELSI (A.-C.). DE RE MEDICA LIBRI OCTO, editio nova , curantibus P. FOUQUIER , in saluberrimâ Facultate Parisiensi professore , et F.-S. RATIER, D. M. Parisiis, 1823, in-18, pap. fin des Vosges. 4 fr. 50 c.

— Le même , papier vélin. 8 fr.

CHELIUS. TRAITÉ PRATIQUE D'OPHTHALMOLOGIE, par M. CHELIUS, directeur de la cli-nique chirurgicale et professeur d'ophthalmologie à l'Université de Heidelberg ; traduit de l'allemand par MM. RUEF et J. DEYBER. Paris, 1839, t. 2. in-8. 9 fr.

CHEVALLIER. ESSAI SUR LA DISSOLUTION DE LA GRAVELLE ET DES CALCULS DE LA VESSIE ; par A. CHEVALLIER, professeur à l'École de Pharmacie , membre de l'Académie royale de Médecine, etc. Paris. 1837, in-8. 3 fr. 50 c.

CHERVIN, LOUIS et TROUSSEAU. DOCUMENTS SUR LA FIÈVRE JAUNE, recueillis par les membres de la commission médicale envoyée à Gibraltar par le gouvernement français, pour observer l'épidémie de fièvre jaune qui a régné dans cette place en 1828. Paris, 1830, 2 vol. in-8, avec cartes et plans. 16 fr.

CIVIALE. DE LA LITHOTRITIE , ou Broiement de la pierre dans la vessie, par le doc-teur CIVIALE. Paris, 1827, in-8, avec sept planches. 7 fr.

CIVIALE. LETTRES SUR LA LITHOTRITIE, ou Broiement de la pierre dans la vessie, pour servir de suite et de complément à l'ouvrage précédent, par le docteur CIVIALE. 1re Lettre à M. Vincent KERN. Paris, 1827. — IIe Lettre. Paris, 1828. — IIIe Lettre. Lithotritie uréthrale. Paris, 1831.—IVe Lettre à M. Dupuytren. Paris, 1833. 4 part. in-8. 11 fr. 50 c.

Séparément la IIIe Lettre. De la Lithotritie uréthrale. Paris, 1831, in-8. 3 fr. 50 c.

Séparément la IVe Lettre à M. Dupuytren. Paris , 1833, in-8. 2 fr. 50 c.

En 1826 et 1827, l'Institut royal de France a récompensé M. CIVIALE pour le grand nombre d'opérations qu'il a faites sur le vivant, et pour les beaux succès qu'il a obtenus. C'est pour répondre à ce suffrage aussi honorable que M. CIVIALE a publié son premier ouvrage ; et dans ses Lettres, il indique les diverses modifications que ses nombreuses observations lui ont suggérées.

CIVIALE. PARALLÈLE DES DIVERS MOYENS DE TRAITER LES CALCULEUX, contenant l'examen comparatif de la lithotritie et de la cystotomie, sous le rapport de leurs divers procédés, de leurs modes d'application , de leurs avantages ou inconvé-nients respectifs; par le docteur CIVIALE. Paris , 1836, in-8, fig. 8 fr.

CLARK. TRAITÉ DE LA CONSOMPTION PULMONAIRE , comprenant des recherches sur les causes, la nature et le traitement des maladies tuberculeuses et scrophuleuses en gé-néral, par J. CLARK, médecin consultant du Roi des Belges, etc. , trad. de l'anglais par H. Lebeau, docteur-médecin. Paris, 1836, in-8 6 fr.

COLLIN. DES DIVERSES-MÉTHODES D'EXPLORATION DE LA POITRINE ET DE LEUR APPLICA-TION AU DIAGNOSTIC DE SES MALADIES; par V. COLLIN, docteur en médecine de la Faculté de Paris ; deuxième édition , augmentée. Paris, 1831, in-8. 2 fr. 50 c.

COOPER (ASTLEY) ET TRAVERS. ŒUVRES CHIRURGICALES contenant des mémoires sur les luxations, l'inflammation de l'iris, la ligature de l'aorte ; le phimosis et le paraphimosis , l'exostose, les ouvertures contre nature de l'urètre , les bles-sures et les ligatures des veines, les fractures du col du fémur et des tumeurs enkystées ; traduites de l'anglais par G. BERTRAND, docteur en médecine, avec 21 planches. Paris, 1823, 2 vol. in-8. 14 fr.

COTTEREAU. TRAITÉ ÉLÉMENTAIRE DE PHARMACOLOGIE, par P. L. COTTEREAU, professeur agrégé à la Faculté de Médecine de Paris, Paris, 1835, un fort volume in-8. 9 fr.

COUTANCEAU. RÉVISION DES NOUVELLES DOCTRINES CHIMICO-PHYSIOLOGIQUES, suivie d'expériences relatives à la respiration ; par M. COUTANCEAU, D. M. P., médecin et professeur à l'hôpital milit. d'instruct. du Val-de-Grâce. Paris, 1821, in-8, br. 5 fr.

CUVIER. ICONOGRAPHIE DU RÈGNE ANIMAL DE G. CUVIER, ou Représentation d'après nature de l'une des espèces les plus remarquables, et souvent non encore figurée, de chaque genre d'animaux ; pouvant servir d'atlas à tous les Traités de zoologi ; par E. GUÉRIN, membre de la Société d'Hist. nat. Paris, 1830-1838, 7 vol. grand in-8.

Ce bel ouvrage est complet. Il a été publié en 45 livraisons, chacune de 10 planches gravées. Prix de chaque livraison in-8, figures noires. 6 fr.

Le même in-8, figures color. 15 fr.

Le même in-4. figures color. 20 fr.

L'ouvrage COMPLET est composé de 450 planches, avec un texte explicatif pour chacune des divisions qui se vendent séparément in-8 , savoir:

		pl.	fig. n.	fig. col.
			PRIX.	
1°	Mammifères, avec le portrait de G. Cuvier.	55	52 fr.	80 fr.
2°	Oiseaux.	70	42	105
3°	Reptiles.	30	18	45
4°	Poissons.	70	42	105
5°	Mollusques et zoophytes.	65	58	45
6°	Annélides, crustacés et arachnides.	55	52	80
7°	Insectes, avec le portrait de Latreille.	111	66	165

Dans le dernier rapport que le baron Cuvier a fait à l'Académie royale des Sciences, l'ouvrage de M. Guérin *est signalé comme l'un des plus utiles que l'on ait conçus en faveur des personnes qui veulent se familiariser avec les innombrables formes de la nature vivante qui composent le règne animal. L'illustre rapporteur ajoute qu'un grand nombre d'espèces nouvelles ont été représentées par M. Guérin ; que lui-même a vérifié une grande partie des figures de l'Iconographie, et qu'il les a trouvées toutes aussi exactes qu'élégantes.*

CRUVEILHIER. ANATOMIE PATHOLOGIQUE DU CORPS HUMAIN, ou Descriptions, avec figures lithographiées et coloriées, des diverses altérations morbides dont le corps humain est susceptible ; par J. CRUVEILHIER, professeur d'anatomie pathologique à la Faculté de Médecine de Paris, médecin de l'hôpital de la Charité, président perpétuel de la Société anatomique, etc.

Ce bel ouvrage sera publié en 40 livraisons : chacune contiendra 5 à 6 feuilles de texte in fol. grand-raisin vélin, caractère neuf de F. Didot, avec 5 planches coloriées avec le plus grand soin, et 6 planches lorsqu'il n'y aura qu'une partie de coloriée. Les dessins et la lithographie sont confiés à M. A. Chazal. Les livraisons se suivront de six semaines en six semaines. Le prix de chaque livraison est de   11 francs.

LES LIVRAISONS 1 A 37 SONT EN VENTE.

Table des livraisons publiées. — Les livraisons 1 à 20 forment le tome premier.

CRUVEILHIER. DES DEVOIRS ET DE LA MORALITÉ DU MÉDECIN ; Discours prononcé à la Faculté de Médecine de Paris. Paris, 1837. in-8.   1 fr.

CUVIER. RAPPORT HISTORIQUE SUR LES PROGRÈS DES SCIENCES NATURELLES depuis 1789, et sur leur état actuel, présenté au gouvernement en 1808 par l'Institut, rédigé par le baron G. CUVIER, membre de l'Institut, professeur administrateur du Muséum d'histoire naturelle ; nouvelle édition. Paris, 1827, in-8.   6 fr. 50 c.

DAVY. ÉLÉMENTS DE PHILOSOPHIE CHIMIQUE; trad. de l'angl., avec des additions, par VAN-MONS, correspondant de l'Institut. Paris, 1829. 2 vol. in-8, fig.   18 fr.

DELPECH. ÉTUDE DU CHOLÉRA-MORBUS EN ANGLETERRE ET EN ÉCOSSE, en 1832 ; par M. DELPECH, professeur de la Faculté de Médecine de Montpellier, etc. Paris, 1832, in-8.   4 fr.

DESAULT. ŒUVRES CHIRURGICALES, ou EXPOSÉ DE LA DOCTRINE ET DE LA PRATIQUE DE P.-J. DESAULT, chirurgien en chef de l'Hôtel-Dieu de Paris; par XAV. BICHAT, troisième édition. Paris, 1830, 3 vol. in-8 avec 15 pl.   18 fr.

DESCHAMPS. TRAITÉ HISTORIQUE ET DOGMATIQUE DE LA TAILLE, par F.-J. DESCHAMPS, chirurgien en chef de l'hôpital de la Charité, membre de l'Institut, etc., avec un supplément dans lequel l'histoire de la Taille est continuée, depuis la fin du siècle dernier jusqu'à ce jour, par L. J. BÉGIN, chirurgien en chef de l'hôpital militaire du Val-de-Grâce. Paris, 1826, 4 vol. in-8, fig.   20 fr.

— On vend séparément le Supplément par M. Begin, pour les possesseurs de l'ancienne édition de Deschamps. In-8.   3 fr.

DESCOT. DISSERTATION SUR LES AFFECTIONS LOCALES DES NERFS, enrichie de nombreuses observations, par P.-J. DESCOT, docteur-médecin. Travail fait sous la direction de M. Béclard, et orné d'un *fac-simile* de son écriture. 1 vol. in-8.   6 fr.

DESGENETTES. ÉLOGES DES ACADÉMICIENS DE MONTPELLIER, pour servir à l'histoire des sciences dans le XVIIIe siècle, par le baron R. DESGENETTES, professeur de la Faculté de Médecine de Paris, etc. Paris, 1811, in-8.   4 fr.

DESGENETTES. HISTOIRE MÉDICALE DE L'ARMÉE D'ORIENT, par le baron R. DESGENETTES; 2e édition, augmentée de notes. Paris, 1830, in-8.   6 fr.

DESRHEIMS. HISTOIRE NATURELLE ET MÉDICALE DES SANGSUES, contenant la description anatomique des organes de la sangsue officinale, avec des considérations physiologiques sur ses organes, des notions très étendues sur la conservation domestique de ce ver, sa reproduction, ses maladies, son application, etc.; par J.-L. DESRHEIMS, pharmacien, etc. Paris, 1825, in-8, avec six pl.   3 fr. 50 c.

DESROCHES. TRAITÉ ÉLÉMENTAIRE DE CHIMIE ET DE PHYSIQUE; par DESROCHES, ancien élève de l'École Polytechnique. Paris, 1831, 1 fort vol. in-8, avec 15 pl. gravées. 8 fr.

DESRUELLES. TRAITÉ PRATIQUE DES MALADIES VÉNÉRIENNES, comprenant l'examen des Théories et des Méthodes de traitement qui ont été adoptées dans ces maladies, et principalement la Méthode thérapeutique employée à l'hôpital militaire d'instruction du Val-de-Grâce; par H.-M.-J. DESRUELLES, chirurgien-major à l'hôpital du Val-de-Grâce, chargé du service des Vénériens. Paris, 1836, in-8.   8 fr.

DESRUELLES. TRAITÉ THÉORIQUE ET PRATIQUE DU CROUP, précédé de réflexions sur l'organisation des enfants; par H.-M.-J. DESRUELLES. Deuxième édition, entièrement refondue. Paris, 1824, 1 vol. in-8.   5 fr. 50 c.

DESRUELLES. TRAITÉ DE LA COQUELUCHE; par H.-M.-J. DESRUELLES, *ouvrage couronné par la Société médico-pratique de Paris.* Paris, 1827, in-8.   5 fr. 50 c.

DÉTILLY. FORMULAIRE ÉCLECTIQUE, comprenant un choix de formules peu connues et recueillies dans les écoles étrangères, des paradigmes indiquant tous les calculs relatifs aux formules, avec des tables de comparaison *tirées du calcul décimal*, des tables relatives aux doses des médicaments héroïques; tableaux des réactifs et des eaux minérales, un tableau des médications applicables à la méthode endermique, et un choix de formules latines. Paris, 1839, 1 beau vol in-18.   1 fr. 50 c.

DICTIONNAIRE DE MÉDECINE ET DE CHIRURGIE PRATIQUES, par MM.

ANDRAL, professeur à la Faculté de Médecine, médecin de l'hôpital de la Charité.

BÉGIN, chirurgien en chef de l'hôpital militaire du Val-de-Grâce.

BLANDIN, chirurgien de l'Hôtel-Dieu.

BOUILLAUD, professeur de Clinique médicale à la Faculté de Médecine.

BOUVIER, agrégé à la Faculté de Médecine, membre de l'Académie royale de médecine.

CRUVEILHIER, professeur d'Anatomie pathologique à la Faculté de Médecine.

CULLERIER, chirurgien de l'hospice des Vénériens.

A. DEVERGIE, agrégé à la Faculté de Médecine.

DESLANDES, docteur en médecine.

DUGÈS, professeur à la Faculté de Médecine de Montpellier.

DUPUYTREN, chirurgien de l'Hôtel-Dieu de Paris, professeur à la Faculté.

FOVILLE, médecin de l'hospice des Aliénés de Charenton.

GUIBOURT, professeur à l'École de pharmacie.

JOLLY, memb. de l'Acad. royale de médec.

LALLEMAND, professeur à la Faculté de Médecine de Montpellier.

LONDE, membre de l'Académie royale de Médecine.

MAGENDIE, membre de l'Institut, médecin de l'Hôtel-Dieu.

MARTIN-SOLON, médecin de l'hôpital Beaujon.

RATIER, docteur en médecine.

RAYER, médecin de l'hôpital de la Charité.

ROCHE, membre de l'Académie royale de Médecine.

SANSON, professeur de Clinique chirurgicale à la Faculté de Médecine de Paris, chirurgien de l'hôpital de la Pitié.

Ouvrage complet. Paris, 1830-1836, 15 vol. in-8 de 600 à 700 pages chacun. **Prix** de chaque volume :   7 fr.

La réputation du *Dictionnaire de Médecine et de Chirurgie pratiques* est faite. À son début, cet ouvrage fut rangé parmi les livres classiques, et en même temps qu'il prît la première place dans la bibliothèque des étudiants, il devint le *vade mecum* du médecin et du chirurgien praticien. Maintenant que la publication de cet important ouvrage est terminée, nous pouvons rappeler qu'il doit son immense succès à la manière large et à l'esprit consciencieux que les auteurs n'ont cessé d'apporter dans sa rédaction. Placés pour la plupart à la tête de l'enseignement, des grands hôpitaux ou établissements importants, et au milieu de toutes les difficultés de la pratique, mieux que d'autres, ils pouvaient comprendre le besoin d'un *Dictionnaire de Médecine et de Chirurgie pratiques*, et mieux que d'autres aussi ils pouvaient accomplir avec succès une pareille entreprise.

DICTIONNAIRE UNIVERSEL DE MATIÈRE MÉDICALE ET DE THÉRAPEUTIQUE GÉNÉRALE, contenant l'indication, la description et l'emploi de tous les médicaments connus dans les diverses parties du globe; par F.-V. MÉRAT et A.-J. DELENS, DD. MM. PP., Membres de l'Académie royale de Médecine, ouvrage complet. Paris, 1829-1834, 6 forts volumes in-8.   52 fr.

Pour donner une idée du cadre immense que les auteurs de ce Dictionnaire ont embrassé, fruit de vingt années de recherches, il nous suffit d'indiquer que, selon l'importance du sujet, l'histoire de chaque médicament comprend:

1° Noms linnéen, officinal, commercial, vulgaire, ancien et moderne dans les diverses langues; définition.

2° Découverte historique; gisement ou lieu natal; extraction ou récolte; état commercial; espèces, variétés, sortes, qualités.

3° Description pharmacologique; choix, préparation pharmaceutique; altération, sophistication, substitution.

4° Analyse chimique.

5° Action immédiate et médication chez l'homme et les animaux, dans l'état sain et dans l'état morbide; effets thérapeutiques; doses; formes; mode d'administration, adjuvants et correctifs; indications et contre-indications; inconvénients.

6° Opinions diverses des auteurs; classification.

7° Combinaisons; mélanges; composés pharmaceutiques.

8° Bibliographie, article important qui manque dans les ouvrages analogues.

Cet ouvrage immense contient non seulement l'histoire complète de tous les médicaments des trois règnes, sans oublier les agents de la physique, tels que l'air, le calorique, l'électricité, etc., les produits chimiques, les *eaux minérales et artificielles*, décrites au nombre de 1800 (c'est-à-dire le double au moins de ce qu'en contiennent les Traités spéciaux); mais il renferme de plus l'Histoire des poisons, des miasmes, des virus, des venins, considérés particulièrement sous le point de vue du traitement spécifique des accidents qu'ils déterminent; enfin celle des aliments envisagés sous le rapport de la diète et du régime dans les maladies; des articles généraux, relatifs aux classes des médicaments et des produits pharmaceutiques, aux familles naturelles et aux genres, animaux et végétaux; enfin certaines pratiques ou opérations chirurgicales, applicables au traitement des maladies internes, complètent l'ensemble des objets qui sont du domaine de la matière médicale et de la thérapeutique. Une vaste synonymie embrasse tous les noms scientifiques, officinaux, vulgaires, français et étrangers, celle même de pays, c'est-à-dire les noms médicamenteux particulièrement propres à telle ou telle contrée, afin que les voyageurs, cet ouvrage à la main, puissent rapporter à des noms certains les appellations les plus barbares.

Tous ces avantages réunis font, de ce Dictionnaire *polyglotte*, un ouvrage pratique à l'usage de toutes les nations, le seul jusqu'ici dont soit enrichie la littérature médicale.

DICTIONNAIRE DE L'INDUSTRIE MANUFACTURIÈRE, COMMERCIALE ET AGRICOLE; ouvrage accompagné d'un grand nombre de figures intercalées dans le texte, 10 forts volumes in-8. Prix de chaque: 8 fr.

Par MM.

BAUDRIMONT, préparateur de Chimie au Collège de France.

BLANQUI aîné, directeur de l'École spéciale du commerce, professeur d'Économie politique au Conservatoire des arts et métiers.

COLLADON, professeur à l'École centrale des arts et manufactures.

CORIOLIS, professeur à l'École polytechnique.

D'ARCET, de l'Académie royale des sciences, directeur des essais des monnaies, du conseil-général des manufactures.

P. DÉSORMEAUX, auteur du Traité sur l'art du tourneur.

DESPRETZ, professeur de physique au collège Henri IV.

FÉRRY, professeur de mécanique à l'École centrale des arts et manufactures.

H. GAULTIER DE CLAUBRY, répétiteur à l'École Polytechnique, membre du conseil d'administration de la Société d'encouragement.

GOURLIER, architecte, secrétaire du conseil des bâtiments civils.

T. OLIVIER, professeur à l'École centrale des arts et manufactures.

PARENT-DUCHATELET, médecin, membre du conseil de salubrité.

SAINTE-PREUVE, professeur de physique au collège Saint-Louis.

SOULANGE BODIN, membre de la Société royale et centrale d'agriculture.

A. TRÉBUCHET, avocat, chef du bureau des manufactures à la Préfecture de police.

En signalant ici les noms des principaux collaborateurs de cet ouvrage, l'éditeur s'empresse d'avertir que des articles originaux sur des points spéciaux, qui lui paraissent nécessaires à la perfection de cette publication, lui seront fournis par des savants qui en font l'objet de leurs études. Des fabricants, des chefs d'atelier instruits, le mettront aussi à même de profiter des connaissances qu'ils ont acquises par la pratique.

Ouvrage complet, 10 forts volumes in-8, figures. Prix de chacun, 8 francs.

Cet ouvrage comprend l'*agriculture* qui produit, l'*industrie* qui confectionne, et le *commerce* qui procure des débouchés aux produits confectionnés.

Il traite non-seulement des *arts* qui exigent les connaissances les plus étendues, mais aussi de ceux qui ne réclament que de la dextérité, une certaine intelligence, et que l'on nomme *métiers*; car les uns et les autres, tirés de différentes branches des sciences, peuvent recevoir, quoiqu'à des degrés différents, des améliorations qui les rendent plus profitables à la fois à la société et à ceux qui les pratiquent.

Aussi les auteurs ont pensé que leur but, celui de propager les saines doctrines industrielles, ne serait pas complètement atteint, si cet ouvrage était borné aux arts seuls; c'est pourquoi non-seulement ils parleront de leur liaison avec les sciences, telles que la *Mécanique*, la *Physique* et la *Chimie*, mais encore ils s'occuperont des rapports qui existent entre ces arts, la *Législation* et les règles d'*Hygiène publique* et particulière; ils exposeront l'influence de l'*Administration* sur les diverses branches de l'économie sociale; et c'est en réunissant dans un seul ouvrage ces nombreuses et intéressantes questions, qu'ils ont espéré faire un livre utile et d'un intérêt général.

DICTIONNAIRE DE MÉDECINE, DE CHIRURGIE ET D'HYGIÈNE VÉTÉRINAIRES; ouvrage utile aux vétérinaires, aux officiers de cavalerie, aux propriétaires, aux cultivateurs et à toutes les personnes chargées du soin et du gouvernement des animaux domestiques ; par HURTREL D'ARBOVAL, membre de la Société royale et centrale d'Agriculture de Paris, et de plusieurs sociétés nationales et étrangères. *Deuxième édition entièrement refondue.* Paris, 1838-1839, 6 forts vol. in-8 :   44 fr.

Cet ouvrage est adopté pour les écoles vétérinaires de France, et la plupart des vétérinaires s'en servent dans la pratique comme d'un guide ou aide-mémoire. Il est devenu le point de départ de tous les travaux et depuis dix ans qu'a paru la première édition, l'auteur n'a pas cessé de revoir, de corriger ou de refondre ses premiers articles en profitant de tous les faits observés et qui sont entrés dans le domaine de la science ; c'est donc avec une entière confiance qu'il présente *cette seconde édition comme un ouvrage presque entièrement neuf*.

DICTIONNAIRE (Nouveau) DES TERMES DE MÉDECINE, CHIRURGIE, PHARMACIE, PHYSIQUE, CHIMIE, HISTOIRE NATURELLE, ART VÉTÉRINAIRE, etc., où l'on trouve l'étymologie de tous les termes usités dans ces sciences, et l'histoire concise de chacune des matières qui y ont rapport ; par MM. BÉCLARD, CHOMEL. H. et J. CLOQUET, et ORFILA. Paris, 1833. 2 forts vol. in-8 de 1500 pag., imprimés sur 2 col. en petit-texte, augm. d'un Supplément, publié par les mêmes auteurs.   20 fr.

DUBLED. EXPOSITION DE LA NOUVELLE DOCTRINE SUR LA MALADIE VÉNÉRIENNE; par A. DUBLED, D. M. P., professeur agrégé à la Faculté de Médecine de Paris, ancien interne de l'hospice des Vénériens. Paris, 1829, in-8.   2 fr. 50 c.

DUBOIS. HISTOIRE PHILOSOPHIQUE DE L'HYPOCONDRIE ET DE L'HYSTÉRIE, par F. DUBOIS. (d'Amiens), membre de l'Académie royale de Médecine. Paris, 1837, in-8. 7 fr. 50 c.

DUBOIS. PRÉLEÇONS DE PATHOLOGIE EXPÉRIMENTALE, *première partie*. Observations et Expériences sur l'hyperémie capillaire, par M. DUBOIS (d'Amiens). Paris, 1841, in-8 avec 3 planches.   6 fr. 50 c.

DUCAMP. TRAITÉ DES RÉTENTIONS D'URINE causées par le rétrécissement de l'urètre, et des moyens à l'aide desquels on peut détruire complètement les obstructions de ce canal, par TH. DUCAMP, D. M. P., membre de la Société de Médecine. *Troisième édition.* Paris, 1825, in-8, fig.   5 fr.

DUFOUR. RECHERCHES ANATOMIQUES ET PHYSIOLOGIQUES SUR LES HÉMIPTÈRES, accompagnées de considérations relatives à l'Histoire naturelle et à la classification de ces insectes; par Léon DUFOUR, D. M. P., membre correspondant de l'Institut. Paris, 1833, in-4, avec 19 planches gravées.   25 fr.

DUGÈS. ESSAI PHYSIOLOGICO-PATHOLOGIQUE SUR LA NATURE DE LA FIÈVRE, DE L'INFLAMMATION ET LES PRINCIPALES NÉVROSES, appuyé d'observations pratiques; suivi de l'histoire des maladies observées à l'hôpital des Enfants malades, en 1818 ; Mémoire couronné par la Faculté de Médecine de Paris ; par Ant. DUGÈS, professeur de la Faculté de Médecine de Montpellier. Paris, 1823, 2 vol. in-8.   13 fr

DUGÈS. DE L'INFLUENCE DES SCIENCES MÉDICALES et accessoires sur les progrès de la chirurgie moderne ; par Ant. DUGÈS. Paris, 1827, in-8.   2 fr. 50 c.

Dans ce travail, M. Dugès a voulu faire sentir la liaison intime qui existe entre les diverses branches de l'art de guérir, la mutuelle dépendance de chacune de ces branches, et la nécessité de les étudier toutes.

DUGÈS. MÉMOIRE SUR PLUSIEURS INSTRUMENTS et procédés nouveaux relatifs à l'Obstétrique ; par A. DUGÈS. Paris, 1833, in-8, fig.   1 fr. 50 c.

DUGÈS. MÉMOIRE SUR UN NOUVEAU FORCEPS à cuillères tournantes, et sur son emploi ; par A. DUGÈS. Paris, 1833, in-8, fig.   1 fr. 50 c.

DUGÈS. SUNT-NE INTER ASCITEM et peritonitidem chronicam certa discrimina quibus diagnosci queant; auct. Ant. DUGÈS, D. M. P. Parisiis, 1824, in-4.   2 fr. 50 c.

DUGÈS. MÉMOIRE SUR LA CONFORMITÉ ORGANIQUE DANS L'ÉCHELLE ANIMALE; par Ant. DUGÈS, Paris, 1832, in-4, avec six planches.   6 fr.

DUGÈS. RECHERCHES SUR L'OSTÉOLOGIE et la Myologie des Batraciens à leurs différents âges; par A. DUGÈS. Ouvrage couronné par l'Institut de France. Paris, 1834, in-4 avec 20 planches gravées.   16 fr.

DUPUYTREN. MÉMOIRE SUR UNE MANIÈRE NOUVELLE DE PRATIQUER L'OPÉRATION DE LA PIERRE; par le baron G. DUPUYTREN, terminé et publié par M. L.-J. SANSON, chirurgien de l'Hôtel-Dieu, et L.-J. BÉGIN, chirurgien en chef de l'hôpital militaire du Val-de-Grâce. Paris, 1836. 1 vol. grand in-fol. accompagné de 10 belles planches lithographiées par Jacob, et représentant l'anatomie chirurgicale des diverses régions intéressées dans cette opération.   20 fr.

« Je lègue à MM. Sanson aîné et Bégin le soin de terminer et de publier un ouvrage déjà en partie imprimé sur la taille de Celse, et d'y ajouter la description d'un moyen nouveau d'arrêter les hémorrhagies. » *Testament de Dupuytren.*

DUPUYTREN. SUR LES ÉTRANGLEMENTS DES HERNIES par le collet du sac. Paris, 1832, in-8.   1 fr. 50 c.

DUTROCHET. MÉMOIRES pour servir à l'histoire anatomique et physiologique des Végétaux et des Animaux; par H. DUTROCHET, membre de l'Institut. *Avec cet épigraphe* : « Je considère comme non avenu tout ce que j'ai publié précédemment sur ces matières et qui ne se trouvent point reproduit dans cette collection. » Paris, 1837, 2 forts vol. in-8, avec atlas de 30 planches gravées.   24 fr.

Dans cet ouvrage M. Dutrochet a réuni et coordonné l'ensemble de tous ses travaux : il contient non seulement les mémoires publiés à diverses époques, revus, corrigés et appuyés de nouvelles expériences, mais encore un grand nombre de travaux inédits.

DUTROCHET. RECHERCHES ANATOMIQUES ET PHYSIOLOGIQUES sur la structure intime des animaux et des végétaux et sur leur motilité; par H. DUTROCHET. Paris, 1824, in-8, avec deux planches.   4 fr.

DUVAL. TRAITÉ PRATIQUE DU PIED-BOT, par M. V. DUVAL, directeur des traitements orthopédiques des hôpitaux civils de Paris, etc. Paris, 1839, in-8, avec un grand nombre de figures intercalées dans le texte.   7 fr.

ESQUIROL. DES MALADIES MENTALES, considérées sous les rapports médical, hygiénique et médico-légal, par E. ESQUIROL, médecin en chef de la Maison des aliénés de Charenton, membre de l'Académie royale de Médecine, etc. Paris, 1838, 2 forts vol. in-8, avec un atlas de 27 planches gravées.   20 fr.

« L'ouvrage que j'offre au public est le résultat de quarante ans d'études et d'observations. J'ai observé les symptômes de la Folie et j'ai essayé les meilleures méthodes de traitement; j'ai étudié les mœurs, les habitudes et les besoins des aliénés, au milieu desquels j'ai passé ma vie : m'attachant aux faits, je les ai rapprochés par leurs affinités, je les raconte tels que je les ai vus. J'ai rarement cherché à les expliquer, et je me suis arrêté devant les systèmes qui m'ont toujours paru plus séduisants par leur éclat qu'utiles par leur application. » *Extrait de la préface de l'auteur.*

FAUJAS SAINT-FOND. ESSAI DE GÉOLOGIE, ou Mémoires pour servir à l'histoire naturelle du globe; par B. FAUJAS SAINT-FOND, professeur au Jardin du Roi. Paris, 1809, 3 vol. in-8, avec 29 pl., dont 5 col.   21 fr.

FITZ-PATRICK. TRAITÉ DES AVANTAGES DE L'ÉQUITATION, considérée dans ses rapports avec la médecine, par le docteur FITZ-PATRICK, directeur du manège hygiénique pour le traitement des convalescents. Paris, 1838, in-8.   3 fr.

FODÉRA. HISTOIRE DE QUELQUES DOCTRINES MÉDICALES COMPARÉES A CELLE DU DOCTEUR BROUSSAIS; suivie de considérations sur les études médicales considérées comme science et comme art, et d'un Mémoire sur la thérapeutique; par M. FODÉRA, correspondant de l'Institut de France, docteur en médecine et en philosophie de l'Université de Catane, etc. Paris, 1821, in-8.   3 fr. 50 c.

FODÉRA. RECHERCHES EXPÉRIMENTALES SUR L'ABSORPTION ET L'EXHALATION, Mémoire couronné par l'Institut royal de France. Paris, 1824, in-8, avec une planche coloriée.   2 fr. 50 c.

FODÉRA. DISCOURS SUR LA BIOLOGIE, ou Science de la vie, suivi d'un Tableau des connaissances naturelles, d'après leur nature et leur filiation, Paris, 1826, in-8.
2 fr. 50 c.

FOISSAC. DE L'INFLUENCE DES CLIMATS SUR L'HOMME, par P. FOISSAC, docteur én médecine de la Faculté de Paris. Paris, 1837, in-8.   6 fr.

FORGET. TRAITÉ DE L'ENTÉRITE FOLLICULEUSE (fièvre typhoïde), par C.-P. FORGET, professeur de clinique médicale à la Faculté de Strasbourg, président des jurys médicaux, membre de l'Académie royale de médecine. Paris, 1841. in-8 de 850 pages.   9 fr.

FORGET. MÉDECINE NAVALE, ou Nouveaux Éléments d'hygiène, de pathologie et de thérapeutique médico-chirurgicale, à l'usage des officiers de santé de la marine de l'État et du commerce; par C. FORGET, D. M. P., professeur à la Faculté de Médecine de Strasbourg, ancien chirurgien de la marine au port de Rochefort. Paris, 1832, 2 vol. in-8.   14 fr.

FOURCADE-PRUNET. MALADIES NERVEUSES DES AUTEURS, rapportées à l'irritation de l'encéphale, des nerfs cérébro-rachidiens et splanchniques, avec ou sans inflammation; par G.-J. FOURCADE-PRUNET, docteur en médecine de la Faculté de Paris. Paris, 1826, in-8.   6 fr.

FREGIER. Des classes dangereuses de la population dans les grandes villes, et des moyens de les rendre meilleures; ouvrage récompensé en 1838 par l'Institut de France (Académie des sciences morales et politiques); par A. Frégier, chef de bureau à la préfecture de la Seine. Paris, 1840, 2 beaux vol. in 8.   14 fr.

L'ouvrage que nous annonçons touche aux intérêts les plus graves de la société; il se rattache tout à la fois à la physiologie, à l'hygiène et à l'économie sociale; car, à côté de la population riche, à côté des classes laborieuses et des classes pauvres, les grandes villes renferment forcément des classes dangereuses. L'oisiveté, le jeu, le vagabondage, la prostitution, la misère, grossissent sans cesse le nombre de ceux que la police surveille et que la justice attend. Ils habitent des quartiers particuliers, ils ont un langage, des habitudes, des désordres, une vie qui leur est propre.

L'administrateur y trouvera non seulement des documents et des traits de mœurs peu connus jusqu'ici sur les classes dangereuses et misérables qui foisonnent dans la ville de Paris et qui existent également dans les autres capitales du monde civilisé; mais encore des détails sur la classe vicieuse lettrée, détails curieux à cause du rôle que l'intelligence joue dans la dépravation des individus qui composent cette classe. Il pourra juger des précautions et des moyens répressifs employés par l'autorité publique pour garantir l'ordre intérieur de cette grande cité, ainsi que la sûreté de ses habitants et de leurs propriétés.

Le moraliste et le philosophe y pourront étudier le vice dans ses principales variétés, en approfondir les causes et y suivre pas à pas le progrès de ses développements.

Pour compléter cet important travail, M. Frégier a visité dans les intentions les plus louables que puissent inspirer la morale et l'humanité, les cabarets, les tripots, les garnis les plus infects, les plus hideux repaires, les hôpitaux, les ateliers, les prisons, les cachots: son livre, qui abonde en peintures, en détails, en observations étranges, excitera au plus haut point l'intérêt. Il renferme des renseignements précieux en ce qu'il éclaire un point de vue de la statistique criminelle qui, jusqu'à présent, n'avait pas été observé. En effet, les tableaux officiels publiés annuellement sur le mouvement de la criminalité en France, se bornent à constater les faits judiciaires accomplis, tandis que M. Frégier a recherché les éléments dangereux de la population, qui vit aux dépens de la société, et qui ne se trouve pas sous la main de la justice.

GALL. Sur les fonctions du cerveau et sur celles de chacune de ses parties, avec des observations sur la possibilité de reconnaître les instincts, les penchants, les talents, ou les dispositions morales et intellectuelles des hommes et des animaux, par la configuration de leur cerveau et de leur tête; par le docteur F. J. Gall. Paris, 1825, 6 forts vol. in-8, br.   42 fr.

GALTIER. Traité de pharmacologie et de l'art de formuler, par C.-P. Galtier, docteur en médecine de la Faculté de Paris, professeur de pharmacologie, de matière médicale et de toxicologie, etc. Paris, 1841, in-8.   4 fr. 50 c.

GALTIER. Traité de matière médicale et des indications thérapeutiques des médicaments, par C.-P. Galtier. Paris, 1841, 2 forts vol. in 8.   13 fr.

GAMA. Traité des plaies de tête et de l'encéphalite, principalement de celle qui leur est consécutive; ouvrage dans lequel sont discutées plusieurs questions relatives aux fonctions du système nerveux, en général; par J.-P. Gama, ex-chirurgien de l'hôpital militaire du Val-de-Grâce. Deuxième édition. Paris, 1835, in-8. 7 fr.

GASTÉ. Abrégé de l'histoire de la médecine, considérée comme science et comme art dans ses progrès et son exercice, depuis son origine jusqu'au xixe siècle; par L.-J. Gasté, D. M. P., médecin de l'hôpital de Metz, membre correspondant de l'Académie royale de Médecine. Paris, 1835, in-8.   7 fr.

GAULTIER DE CLAUBRY. Recherches sur les analogies et les différences qui existent entre le typhus et la fièvre typhoïde, dans l'état actuel de la science, par C. E. Gaultier de Claubry, D. M. P., membre de l'Académie royale de Médecine, etc. Ouvrage couronné par l'Académie royale de médecine. Paris, 1838, in-4.   6 fr.

GEOFFROY-SAINT HILAIRE. Histoire générale et particulière des Anomalies de l'organisation chez l'homme et les animaux, ouvrage comprenant des recherches sur les caractères, la classification, l'influence physiologique et pathologique, les rapports généraux, les lois et causes des Monstruosités, des variétés et vices de conformation ou Traité de tératologie; par Isid. Geoffroy Saint-Hilaire, D. M. P., membre de l'Institut. Paris, 1832—1836, 3 forts volumes in-8 et atlas de 20 planches.   27 fr.

— Séparément les tomes 2 et 3.   16 fr.

GEOFFROY-SAINT HILAIRE. Philosophie anatomique; par Et. Geoffroy-Saint-Hilaire, membre de l'Institut, professeur de zoologie au Muséum d'histoire naturelle, etc. — Tome Ier. Des Organes respiratoires. — Tome II. Monstruosités humaines. Paris, 1818-1823, 2 vol. in-8, avec 2 atlas in-4.   22 fr.

GEORGET. De la physiologie du système nerveux, et spécialement du cerveau, Recherches sur les maladies nerveuses en général, et en particulier sur le siège, la nature et le traitement de l'hystérie, de l'hypocondrie, de l'épilepsie et de l'asthme convulsif; par E. Georget, D. M. P., membre de l'Académie royale de Médecine. Paris, 1821, 2 vol in-8.   12 fr.

GEORGET. Discussion médico-légale sur la folie ou Aliénation mentale, suivie de l'Examen du procès criminel d'Henriette Cornier, et de plusieurs autres procès dans lesquels cette maladie a été alléguée comme moyen de défense; par E. Georget, D. M. P. Paris, 1826, in-8.   3 fr. 50 c.

2

GERANDO. De l'éducation des sourds-muets de naissance ; par de Gérando, membre de l'Institut, administrateur et président de l'Institution royale des Sourds-Muets. Paris, 1827, 2 forts vol. in-8.   16 fr.

GODDE. Manuel pratique des maladies vénériennes des hommes, des femmes et des enfants, suivi d'une pharmacopée syphilitique, par M. Godde de Liancourt, D. M., membre de plusieurs sociétés savantes, Paris, 1834, in-18.   3 fr.

GORY et PERCHERON. Monographie des cétoines et genres voisins, formant, dans les familles de Latreille, la division des scarabées mélilophiles ; par H. Gory et A. Percheron, membres de la Société entomologique de Paris. Paris, 1832—1836. Ce bel ouvrage est complet, il a été publié en 15 livraisons formant un fort volume in-8, imprimées sur papier grand-raisin, accompagné de 77 planches coloriées avec le plus grand soin.   90 fr.

GOUPIL. Exposition des principes de la nouvelle doctrine médicale, avec un Précis des Thèses soutenues sur ses différentes parties ; par J.-M.-A. Goupil, professeur à la Fac. de Médec. de Strasbourg. Paris, 1824, in-8, de 650 pages.   8 fr.

GRISOLLE. Traité pratique de la pneumonie aux différents âges et dans ses rapports avec les autres maladies aiguës et chroniques, par A. Grisolle, médecin du bureau central des hôpitaux, membre de la Société médicale d'observations. Paris, 1841, in-8.

GUEYRARD. La doctrine médicale homœopathique examinée dans ses rapports théorique et pratique. Paris, 1834, in-8.   4 fr. 50 c.

GUILBERT. Considérations pratiques sur certaines affections de l'Utérus, en particulier sur la phlegmasie chronique avec engorgement du col de cet organe, et sur les avantages de l'application immédiate des sangsues méthodiquement employées dans cette maladie ; par J.-N. Guilbert, professeur de la Faculté de Médecine de Paris. 1826, in-8, fig.   2 fr. 50 c.

HAAS. Mémorial du médecin homœopathiste, ou Répertoire alphabétique de traitements et d'expériences homœopathiques pour servir de guide dans l'application de l'homœopathie au lit du malade ; par le docteur J.-L. Haas ; traduit de l'allemand, par A.-J.-L. Jourdan. Paris, 1834, 1 vol. in-24.   3 fr.
Cet ouvrage a pour but de mettre en évidence tout ce que l'homœopathie a produit jusqu'à ce jour; il servira à diriger l'attention vers tel ou tel d'entre tous les nombreux moyens dont cette méthode dispose ; il servira de guide à l'homœopathiste au début de sa carrière, et à lui faire connaître, sous le point de vue pratique, l'efficacité des substances sur lesquelles son choix doit le fixer.

HAHNEMANN. Exposition de la doctrine médicale homœopathique, ou Organon de l'art de guérir ; par S. Hahnemann ; traduit de l'allemand sur la cinquième édition, par A.-J.-L. Jourdan, avec divers opuscules de l'auteur et suivi de la traduction sur la 5e édition de la Pharmacopée homœopathique de Hartmann. Seconde édition avec le portrait de Hahnemann. Paris, 1834, in-8.   8 fr.

HAHNEMANN. Doctrine et traitement homœopathiques des maladies chroniques; par le docteur S. Hahnemann ; traduit de l'allemand par A.-J.-L. Jourdan, membre de l'Académie royale de Médecine. Paris, 1832, 2 vol. in-8.   15 fr.

HAHNEMANN. Traité de matière médicale pure, ou de l'Action homœopathique des médicaments : par S. Hahnemann, avec des Tables proportionnelles de l'influence que diverses circonstances exercent sur cette action ; par G. Bonninghausen ; traduit de l'allemand par A.-J.-L. Jourdan. Paris, 1834, 3 forts vol. in-8.   24 fr.
Les progrès que fait chaque jour la doctrine médicale homœopathique, le grand nombre de partisans qu'elle compte rendaient nécessaire la publication d'ouvrages qui missent à même de pouvoir la discuter avec connaissance de cause et impartialité. C'est dans les ouvrages d'Hahnemann, son fondateur, qu'il faut l'étudier, car si l'Exposition ou Organon de l'art de guérir contient les principes généraux, c'est dans la Matière médicale pure et la Doctrine des maladies chroniques qu'il faut en suivre l'application pratique : ces trois ouvrages forment donc l'ensemble complet, théorique et pratique, de la doctrine homœopathique : la célébrité du docteur Hahnemann, la bonne foi qui signale ses productions, commandent de ne le juger qu'après examen.

HATIN. Chirurgie pratique, ou Choix d'observations cliniques recueillies à l'Hôtel-Dieu de Paris, dans le service de M. Dupuytren ; par M. Jules Hatin, D. M., professeur agrégé à la Faculté de Médecine de Paris, professeur d'accouchements, etc. Paris, 1832, in-8.   6 fr.

HATIN. Petit Traité de médecine opératoire et Recueil de formules à l'usage des sages-femmes. Deuxième édition, augmentée. Paris, 1837, in-18, fig.   2 fr. 50 c.

HENRY. Précis descriptif sur les Instruments de Chirurgie anciens et modernes, contenant la description de chaque instrument, le nom de ceux qui y ont apporté des modifications, ceux préférés aujourd'hui par nos meilleurs praticiens, et l'indication des qualités que l'on doit rechercher dans chaque instrument ; par Henry, fabricant d'instruments de chirurgie. Paris, 1825, in-8, fig.   6 fr.

HODGSON. Traité des maladies des artères et des veines, traduit de l'anglais avec des notes par G. Breschet, professeur à la Faculté de Médecine de Paris. Paris, 1819, 2 vol. in-8.   13 fr.

HOFFBAUER. Médecine légale relative aux aliénés, aux sourds-muets, ou les lois appliquées aux désordres de l'intelligence ; par Hoffbauer ; traduit de l'allem.

par Chambeyron, D. M. P., avec des notes, par MM. Esquirol et Itard. Paris, 1827, in-8. 6 f.

La juste réputation dont jouit l'ouvrage de M. Hoffbauer, les notes nombreuses et importantes qu'ont ajoutées à ce travail MM. Esquirol sur les aliénés, et Itard sur les sourds-muets, en font un ouvrage du premier ordre, qui sera consulté avec fruit par les médecins, les avocats, les juges, etc. Voici les principales divisions de cet ouvrage. — Des maladies mentales et de leurs suites légales. — De l'erreur de sentiment et des maladies analogues. — De la manie et des maladies analogues. — Du somnambulisme. — Des sourds-muets. — Des états passagers de l'âme qui peuvent être du ressort de la médecine légale. — De l'ivresse. — De l'état intermédiaire de la veille et du sommeil. — De l'égarement momentané. — De l'impulsion insolite. — De la monomanie homicide. — De l'influence qu'exercent sur la validité d'un témoin les maladies et les états indiqués ci-dessus. — Règles générales pour reconnaître une maladie mentale quelconque, ou un état mental qui vient à être du ressort de la médecine légale.

HOUDART. Études historiques et critiques sur la vie et la Doctrine d'Hippocrate et sur l'état de la médecine avant lui ; par le docteur Houdart, membre de l'Académie royale de médecine. 2e *édition augmentée.* Paris, 1840, in-8. 7 f. 50 c.

HUFELAND. La Macrobiotique ou l'Art de prolonger la vie de l'homme, suivi de *Conseils sur l'Education physique des Enfants*; par C.-G. Hufeland, premier médecin du roi de Prusse; traduit de l'allemand par A.-J.-L. Jourdan, D. M. P., *Deuxième édition augmentée.* Paris, 1838, in-8. 7 fr.

« La durée de la vie, ses conditions, les diverses méthodes mises en usage pour la prolonger, sont étudiées dans la première partie de cet ouvrage ; les causes qui l'abrègent comprennent la deuxième ; dans la troisième il est question de la santé et de tous les moyens de la maintenir florissante. Dans la quatrième partie l'auteur traite de l'éducation physique des enfants, après avoir indiqué les moyens à l'aide desquels on peut arriver à former des hommes bien portants, aptes à vivre long-temps et utiles à la société ; il examine ensuite les points les plus essentiels du régime diététique et du traitement médical des enfants. Une instruction variée, des observations nombreuses, des anecdotes pour la plupart curieuses, rendent la lecture de cet ouvrage fort agréable, et font un des livres les plus instructifs qu'on puisse lire. En un mot, c'est un livre bien fait, et qu'on est fâché de voir finir. »

HUFELAND. Traité de la maladie scrofuleuse ; ouvrage couronné par l'Académie impériale des Curieux de la Nature ; par C.-G. Hufeland, médecin du roi de Prusse; traduit de l'allemand, accompagné de notes, par J.-B. Bousquet, D. M., suivi d'un Mémoire sur les scrofules et de quelques réflexions sur le traitement du cancer, par M. le baron Larrey. Paris, 1821, in-8, fig. 6 f.

HUMBERT. Traité des difformités du système osseux, ou de l'emploi des moyens mécaniques et gymnastiques dans le traitement de ces affections; par F. Humbert, médecin, directeur de l'Etablissement orthopédique de Morley, et N. Jacquier, D. M. Paris, 1838. 4 vol. in-8, atlas de 174 planch. grand in-4. 65 fr.

HUMBERT. Essai et observations sur la manière de réduire les luxations spontanées ou symptomatiques de l'articulation ilio-fémorale ; méthode applicable aux luxations congénitales et aux luxations anciennes par cause externe ; par F. Humbert et N. Jacquier. Paris, 1835, in-8, et atlas de 20 planches in-4. 18 f.

JAHR. Manuel de médecine homœopathique, ou Résumé des principaux effets des médicaments homœopathiques, avec indication des observations cliniques, divisé en deux parties 1° *Matière médicale;* 2° *Répertoire symptomatologique et thérapeutique,* par G. H. G. Jahr, Paris, 1840. 4 vol. grand in-12. 18 fr.

JOURDAN. Phamacopée universelle, ou Conspectus des pharmacopées d'Amsterdam, Anvers, Dublin, Edimbourg, Ferrare, Genève, Grèce, Hambourg, Londres, Oldembourg, Parme, Slewig, Strasbourg; Turin, Wurtzbourg; américaine, autrichienne, batave, belge, danoise, espagnole, finlandaise, française, hanovrienne, hessoise, polonaise, portugaise, prussienne, russe, sarde, saxonne, suédoise et wurtembergeoise ; des dispensaires de Brunswick, de Fulde, de la Lippe et du Palatinat; des pharmacopées militaires de Danemarck, de France, de Prusse et de Wurtzbourg; des formulaires et pharmacopées d'Ammon, Augustin, Beral, Bories, Brera, Brugnatelli, Cadet de Gassicourt, Cottereau, Cox, Ellis, Foy, Giordano, Guibourg, Hufeland, Magendie, Phœbus, Piderit, Pierquin, Radius, Ratier, Saunders, Schubarth, Sainte-Marie, Soubeiran, Spielmann, Swiedaur, Taddei et Van-Mons; ouvrage contenant les caractères essentiels et la synonymie de toutes les substances citées dans ces recueils, avec l'indication, à chaque préparation, de ceux qui l'ont adoptée, des procédés divers recommandés pour l'exécution, des variantes qu'elle présente dans les différents formulaires, des noms officinaux sous lesquels on la désigne dans divers pays, et des doses auxquelles on l'administre ; par A.-J.-L. Jourdan, membre de l'Académie royale de Médecine. *Deuxième édition entièrement refondue* et considérablement augmentée, *et précédée de tableaux présentant la concordance des divers poids médicinaux de l'Europe entre eux et avec le système décimal.* Paris, 1840, 2 forts volumes in-8 de chacun 800 pages, à deux colonnes. 25 f.

JOURDAN. Dictionnaire raisonné, étymologique, synonymique et polyglotte des termes usités dans les sciences naturelles; comprenant l'anatomie, l'histoire naturelle et la physiologie générales ; l'astronomie, la botanique, la chimie, la géographie physique, la géologie, la minéralogie, la physique, la zoologie, etc. ; par

A.-J.-L. JORDAN, membre de l'Académie royale de Médecine. Paris, 1834. 2 forts vol. in-8. à deux colonnes   16 f.

Le goût des sciences naturelles est si généralement répandu aujourd'hui, qu'il y avait une véritable nécessité de mettre à la portée du public instruit, un Dictionnaire des termes que les savants emploient en indiquant leur étymologie, leur synonymie dans les langues grecque, latine, allemande, anglaise et italienne, les acceptions diverses et particulières sous lesquelles ils ont été employées dans tels ou tels auteurs. C'est en consultant tous les travaux entrepris en histoire naturelle depuis 40 années, que M. Jourdan est parvenu à faire un livre nécessaire à toutes les personnes qui se livrent à l'étude des sciences naturelles, il sera surtout indispensable à toutes celles qui consultent des ouvrages écrits en langue étrangère, puisqu'elles y trouveront réunis non seulement plus de dix huit mille mots, dont plus des deux tiers ne se trouvent encore dans aucun glossaire, mais encore une masse imposante d'exemples.

JOURNAL HEBDOMADAIRE DE MÉDECINE, par MM. ANDRAL, BLANDIN, BOUILLAUD, CAZENAVE, DALMAS, LITTRÉ, REYNALD, H. ROYER-COLLARD. Octobre 1828 à septembre 1830. Collection complète, 104 numéros en 8 fort vol. in 8, fig.   60 f.
JOURNAL UNIVERSEL HEBDOMADAIRE DE MÉDECINE ET DE CHIRURGIE PRATIQUES et des institution médicales, par MM. ANDRAL, BÉGIN, BOISSEAU, BOUILLAUD, CAFFE, DEVERGIE, DONNÉ, HERVEZ de CHÉGOIN, JOLLY, MÉLIER, MONTAULT, ROCHE, SANSON, VIDAL (de Cassis), octobre 1830 à décembre 1835, Collection complète, 170 numéros formant 13 forts vol. in-8, fig.   80 f.
Une année séparément, 4 vol. in-8.   30 f.

Ces deux collections forment la 1re et la 2e série du Journal hebdomadaire des progrès des sciences et institutions médicales; elles contiennent un choix de travaux originaux du plus grand intérêt. On y trouvera la série des observations et des faits les plus importants recueillis dans les hôpitaux de Paris pendant près de six années. C'est à la fois un recueil de monographies sur les divers points de la science, et une clinique médico-chirurgicale.
Il ne reste qu'un très petit nombre de Collections complètes.

KIÉNER. SPÉCIES GÉNÉRAL ET ICONOGRAPHIE DES COQUILLES VIVANTES, comprenant le Musée Masséna, la collection Lamarck, celle du museum d'Histoire Naturelle, et les découvertes les plus récentes des voyageurs; par L.-C. KIÉNER, conservateur des Collections du prince Masséna et de celles du Muséum d'Histoire Naturelle de Paris.

Chaque planche contient, l'une dans l'autre, de 8 à 10 figures presque toutes de grandeur naturelle; quelques grandes espèces seulement devront être réduites afin de pouvoir les faire tenir dans le format. On grossira les espèces trop petites de manière à rendre les caractères plus visibles; dans ce dernier cas, on aura soin de donner toujours à côté l'individu au trait de grandeur naturelle. Au commencement de chaque genre, on donnera la figure de l'animal, et l'on y ajoutera, lorsque ce sera nécessaire, quelques détails anatomiques.

Chaque livraison est composée de six planches gravées, coloriées avec le plus grand soin, et du texte descriptif formant une feuille et demie d'impression.
L'ouvrage se composera d'environ 150 livraisons, publiées de mois en mois.
Les livraisons 1 à 6 sont en vente. Prix de chaque:

    Grand in 8, papier raisin superfin satiné, figures coloriées,   6 f.
    Grand in-4, papier vélin satiné, figures coloriées,   12 f.

LACHAISE. TOPOGRAPHIE MÉDICALE DE PARIS, ou Examen général des causes qui peuvent avoir une influence marquée sur la santé des habitants de cette ville, le caractère de leurs maladies et le choix des précautions hygiéniques qui leur sont applicables, par C. LACHAISE, docteur en médecine de la Faculté de Paris, etc. Paris, 1822. in 8.   5 f. 50 c.

LACHAPELLE PRATIQUE DES ACCOUCHEMENTS, ou Mémoires et observations choisis sur les points les plus importants de l'art; par Mme LACHAPELLE, sage-femme en chef de la Maison d'accouchements de Paris, publiés par A. DUGÈS, son neveu, D. M. P., prof. d'accouchements de la Faculté de Médecine de Montpellier, avec une Notice sur la vie et les travaux de Madame LACHAPELLE, par le docteur CHAUSSIER. Paris, 1825. 3 vol. in-8.   20 f.

C'est après trente années d'une pratique continue en qualité de sage-femme en chef de la Maison d'accouchements de Paris, et plus de quarante mille accouchements opérés naturellement ou artificiellement, que madame Lachapelle livre à la méditation des gens de l'art le fruit de sa longue expérience. Son livre est un corps de clinique complet des accouchements, et qui, pour nous servir des expressions de M. le professeur Chaussier, est riche d'un grand nombre d'observations nouvelles, de réflexions judicieuses, qui doivent obtenir l'approbation de tous ceux qui se livrent à l'art des accouchements.

LAMARCK. MÉMOIRE SUR LES FOSSILES DES ENVIRONS DE PARIS, comprenant la détermination des espèces qui appartiennent aux animaux marins sans vertèbres et dont la plupart sont figurées dans la collection du Muséum; par J.-B.-P.-A. LAMARCK. Paris. in-4.   10 f.
LAMARCK. HISTOIRE NATURELLE DES ANIMAUX SANS VERTÈBRES, présentant les caractères généraux et particuliers de ces animaux, leur distribution, leurs classes, leurs familles, leurs genres et la citation synonymique des principales espèces qui s'y rapportent; par J.-B.-P.-A. de LAMARCK, membre de l'Institut, professeur au Muséum d'Histoire Naturelle. *Deuxième édition*, revue et augmentée des faits nou-

veaux dont la science s'est enrichie jusqu'à ce jour ; par M. G.-P. DESHAYES et H. MILNE EDWARDS. Paris, 1835.—1840. 9 forts vol. in-8. Prix de chaque 8 f.

Cette édition sera distribuée ainsi : T. I, Introduction, Infusoires ; T. II, Polypiers ; T. III, Radiaires, Tuniciers, Vers, Organisation des insectes ; T. IV, Insectes ; T. V, Arachnides, Crustacés, Annelides, Cirripèdes; T. VI, VII, VIII, IX, Histoire des Mollusques.

C'est bien certainement le plus important des ouvrages de Lamarck : il suppose de recherches et de travaux immenses, les circonstances les plus heureuses et la persévérance la plus longue et la plus infatigable. Ce livre place M. Lamarck au nombre des législateurs de la science, et toute personne qui veut étudier avec quelque succès les sciences naturelles en général, ou en particulier celle des animaux inférieurs, doit méditer l'Histoire naturelle des animaux sans vertèbres; car, malgré les travaux entrepris dans ces derniers temps, c'est encore dans ce livre que l'on trouve l'histoire la plus complète des Infusoires, des Zoophytes, des Polypiers, des Vers, des Mollusques, etc.

Dans cette deuxième édition, M. Deshayes s'est chargé de revoir et de compléter l'introduction, les coquilles et les mollusques; M. Milne Edwards, les infusoires, les zoophytes, les polypiers, les radiaires, les vers, les arachnides, les crustacés, et l'organisation des insectes.

Les tomes 1, 2, 3, 4, 5, 6, 7 et 8 sont publiés.

LAMARCK. PHILOSOPHIE ZOOLOGIQUE, ou Exposition des considérations relatives à l'histoire naturelle des animaux, à la diversité de leur organisation et des facultés qu'ils en obtiennent, aux causes physiques qui maintiennent en eux la vie et donnent lieu aux mouvements qu'ils exécutent; enfin à celles qui produisent, les unes le sentiment, et les autres l'intelligence de ceux qui en sont doués: par J.-B.-P.-A. LAMARCK, membre de l'Institut, prof. de zoologie au Muséum d'Histoire Naturelle, *Deuxième édition.* Paris, 1830. 2 vol. in-8. 12 f.

LANTHOIS. THÉORIE NOUVELLE DE LA PHTHISIE PULMONAIRE, augmentée de la méthode préservative; par M. LANTHOIS, docteur en médecine, etc., *Deuxième édition.* Paris, 1818. in 8. 6 f.

LARREY. CLINIQUE CHIRURGICALE exercée particulièrement dans les camps et les hôpitaux militaires, depuis 1792 jusqu'en 1836, par le baron D.-J. LARREY, membre de l'Institut de France et d'Égypte, membre du conseil de santé des armées, etc. Paris, 1830-1836. 5 vol. in-8, avec atlas de 47 planches. 40 f.
— Séparément le tome V, Paris, 1836, in-8, atlas de 17 planches. 10 f.

LATOUR. HISTOIRE PHILOSOPHIQUE ET MÉDICALE DES HÉMORRHAGIES, de leurs causes essentielles, immédiates ou prochaines, et des méthodes de traitement qu'il convient d'employer dans cette classe de maladies; par D. LATOUR, docteur en médecine, ancien médecin de l'Hôtel-Dieu d'Orléans. Paris, 1828. 2 vol. in-8. 12 f.

LATREILLE. FAMILLES NATURELLES DU RÈGNE ANIMAL, exposées succinctement et dans un ordre analytique, avec l'indication de leurs genres; par LATREILLE, membre de l'Institut, 1 vol. in-8. 9 f.

« Traiter en un seul volume toute la zoologie, réunir dans autant de cadres les animaux articulés et les zoophytes, offrir en p u de mots l'organisation tant extérieure qu'intérieure de chacun de ces groupes; présenter leurs divisions en autant de races, et sous, de sections, d'ordres, de familles et de tribus décrire leurs caractères distinctifs, et arriver enfin jusqu'à l'énumération de tous les genres; c'est le plan adopté et suivi par l'auteur. Nous croyons surtout cet ouvrage nécessaire aux personnes qui, ayant un dictionnaire d'histoire naturelle, de siceraient pouvoir rattacher chaque article à un ordre naturel. Sous ce rapport, l'ouvrage de M. Latreille offre un avantage précieux dans toutes ses parties. (Annales des sciences naturelles.)

LAUTH. DU MÉCANISME PAR LEQUEL LES MATIÈRES ALIMENTAIRES parcourent leur trajet de la bouche à l'anus, par E.-A. LAUTH, professeur de la Faculté de Médecine de Strasbourg. 1835. In 4. 3 fr.

LAUVERGNE. LES FORÇATS CONSIDÉRÉS SOUS LE RAPPORT PHYSIOLOGIQUE, MORAL ET INTELLECTUEL, observés au bagne de Toulon; par H. LAUVERGNE, médecin en chef de la marine et de l'hôpital du bagne de Toulon. Paris, 1841. In-8. 7 fr.

Cet ouvrage est divisé en neuf chapitres qui comprennent. 1° Phrénologie et physiognomonie du forçat.— 2° Des mœurs fières; études morales sur cette classe de forçats.— 3° De la Corse intérieure: de la vendetta.— 4° Des différentes classes d'assassins et de leur psychologie.— 5° Du vol, des grands et des petits voleurs; mœurs au bagne.— 6° Faussaires, faux monnayeurs, forçats lettrés. 7° s forçats condamnés pour viol.— 8° Législation des bagnes, règlement intérieur.— 9° Statistique des bagnes de France. Les bagnes sont-ils nécessaires ?

LAWRENCE. TRAITÉ PRATIQUE SUR LES MALADIES DES YEUX, ou Leçons données à l'infirmerie ophthalmique de Londres sur l'anatomie, la physiologie et la pathologie de l'œil; par LAWRENCE, chirurgien en chef de cet hôpital, membre du collège royal des chirurgiens de Londres ; traduit de l'anglais avec des notes et suivi d'un PRÉCIS DE L'ANATOMIE PATHOLOGIQUE DE L'ŒIL; par C. BILLARD, docteur en médecine de la Faculté de Paris, etc. Paris, 1830. in 8. 7 f.

LEBLANC ET TROUSSEAU. ANATOMIE CHIRURGICALE DES PRINCIPAUX ANIMAUX DOMESTIQUES, ou Recueil de 50 planches représentant: 1° l'anatomie des régions du cheval, du bœuf, du mouton, etc., sur lesquelles on pratique les opérations les plus graves; 2° les divers états des dents du cheval, du bœuf, du mouton, du chien, indiquant l'âge de ces animaux; 3° les instruments de chirurgie vétérinaire ; 1° un texte explicatif; par U. LEBLANC, médecin vétérinaire, ancien répétiteur à l'École royale vétérinaire d'Alfort, et A. TROUSSEAU, professeur à la Faculté de Paris, Atlas pour servir de suite et de complément au *Dictionnaire de médecine et de chirurgie vétérinaires*; par M. Hurtrel d'Arboval. Paris, 1828, grand in-fol., composé de 30 planches gravées et coloriées avec soin. **42 f.**

Cet atlas est dessiné par Chazal, sur des pièces anatomiques originales, et gravé par Ambr. Tardieu.

LECIEUX, etc. Médecine légale. Considérations sur l'infanticide, sur la manière de procéder à l'ouverture des cadavres, spécialement dans le cas de visites judiciaires, sur les érosions et perforations de l'estomac, l'ecchymose, la suggillation, la contusion, la meurtrissure; par MM. Lecieux, Renard, Laisné, Rieux, docteurs en médecine de la Faculté de Paris, 1819, in-8. **4 f. 50 c.**

LECOQ. Éléments de géographie physique et de météorologie, ou Résumé des notions acquises sur les grands phénomènes et les grandes lois de la nature, servant d'introduction à l'étude de la géologie; par H. Lecoq, professeur d'Histoire naturelle à Clermont-Ferrand. Paris, 1836. 1 fort vol. in-8, avec 4 planches gravées. **9 f.**

Les questions importantes traitées dans cet ouvrage le recommandent à toutes les personnes qui désirent connaître les phénomènes de la nature ; nous indiquerons les sujets des principaux chapitres :

1° De l'univers; 2° Astronomie sidérale : 3° Système planétaire ; 4° de l'attraction et des lois de la pesanteur ; 5° du soleil; 6° des planètes inférieures ; 7° de la terre ; 8° de la sphère terrestre, des latitudes et longitudes terrestres ; 9° des rapports des sphères terrestre et céleste ; Méridienne et position des astres; 10° de la parallaxe des astres : 11° de l'inégalité des jours et de la cause des saisons ; 12° de la lune, de ses phénomènes et des marées 13° du calendrier ; 14° Jupiter Saturne et Uranus ; 15° des comètes ; 16° de la formation du monde ; 17° de l'atmosphère ; 18° du baromètre et de ses oscillations ; 19° du son ; 20° de la lumière et de ses phénomènes ; 21° de la température et de ses phénomènes ; 22° des courants produits par les changements de température sur les différentes couches de l'atmosphère ou des vents; 23° des météores aqueux ; 24° du brouillard, du serein, de la rosée, du givre, du verglas, du grésil, de la neige; 25° des phénomènes électriques qui ont lieu dans l'atmosphère ; 26° des phénomènes magnétiques ; 27° des feux follets; 28° des matières qui tombent de l'atmosphère ; des aérolithes, des globes de feu, des étoiles filantes.

LECOQ. Éléments de Géologie et d'Hydrographie, ou Résumé des notions acquises sur les grandes lois de la nature, faisant suite et servant de complément aux Éléments de géographie physique et de météréologie, par H. Lecoq. Paris, 1838, 2 forts volumes in-8, avec viii planches gravées. **15 f.**

LECOQ et JUILLET. Dictionnaire raisonné des termes de botanique et des familles naturelles, contenant l'étymologie et la description détaillée de tous les organes, leur synonymie et la définition des adjectifs qui servent à les décrire ; suivi d'un vocabulaire des termes grecs et latins les plus généralement employés dans la Glossologie botanique; par H. Lecoq, et J. Juillet, D. M. P. Paris, 1831, 1 fort vol. in-8. **9 f.**

Les changements introduits dans le langage par les progrès immenses qu'a faits la botanique depuis trente ans, rendaient nécessaire un nouveau dictionnaire, et c'est pour répondre à ce besoin que MM. Lecoq et Juillet ont entrepris celui-ci.

LÉLUT. Qu'est-ce que la phrénologie? ou Essai sur la signification et la valeur des Systèmes de Psychologie en général, et de celui de Gall en particulier, par F. Lélut, médecin de l'hospice de la Salpêtrière. Paris, 1836, in-8. **7 fr.**

LÉLUT. De l'organe phrénologique de la destruction chez les animaux, ou Examen de cette question : les animaux carnassiers ou féroces ont-ils, à l'endroit des tempes, le cerveau et par suite le crâne plus large proportionnellement à sa longueur que ne l'ont les animaux d'une nature opposée, par F. Lélut. Paris, 1838, in-8, fig. **2 f. 50 c.**

LEMONNIER. Programme de l'enseignement de l'histoire naturelle dans les collèges, adopté par le conseil royal de l'instruction publique, disposé en 49 tableaux méthodiques; Par C. Lemonnier, professeur d'hist. naturelle au collège Rollin. *Troisième édition.* Paris 1840, in-4. cartonné, fig. coloriées, 24 fr., — fig. noires, 10 fr.

Le seul moyen de faire apprendre l'histoire naturelle aux jeunes gens et de la rappeler aux personnes qui veulent en prendre une prompte connaissance était d'offrir dans une série de tableaux un texte rapide avec un grand nombre de figures. Pour remplir ce but, M. Lemonnier a groupé dans les 49 tableaux qui composent cet ouvrage plus de 700 figures de zoologie, de botanique et de géologie. Son texte, en comprenant les caractères principaux, présente la connaissance de l'ensemble et des détails, et épargne à la personne qui étudie le choix toujours long à faire. La classification, si pénible à retenir pour les commençants, devient claire sur les tableaux, et est alors apprise pour ainsi dire par un seul regard.

LEONHARD. Géologie des gens du monde, par C.-K. de Léonhard, professeur à l'Université de Heidelberg, trad. de l'allemand sous les yeux de l'auteur, par P. Grimblot et P. A. Toulouzan. Paris, 1839, 3 vol. in-8, avec un grand nombre de figures, Les tomes 1 et 2 sont en vente. Prix de chaque volume. **9 fr.**

LEPECQ de la CLOTURE. Collection d'observations sur les maladies et constitutions épidémiques; ouvrage qui expose une suite de quinze années d'observations, et dans lequel les épidémies, les constitutions régnantes et intercurrentes sont liées avec les causes météorologiques, locales et relatives aux différents climats, Paris, 1783, 3 vol. in-4. **24 f.**

LEROY. Exposé des divers procédés employés jusqu'à ce jour pour guérir de la pierre sans avoir recours à l'opération de la taille; par J. Leroy, d'Etiolles, docteur en chirurgie de la Faculté de Paris, etc. Paris, 1825, in-8. avec cinq planches. **4 f.**

LEROY. Histoire de la lithotritie, précédée de réflexions sur la dissolution des calculs urinaires, par J. Leroy d'Étiolles. Paris, 1839, in-8, fig. **3 fr. 50 c.**

LEROY. MÉDECINE MATERNELLE, ou l'Art d'élever et de conserver les enfants; par Alphonse LEROY, professeur de la Faculté de Médecine de Paris. Seconde édition. Paris, 1830, in-8.   6 f.

LEURET. ANATOMIE COMPARÉE DU SYSTÈME NERVEUX considéré dans ses rapports avec l'intelligence, comprenant la description de l'encéphale et de la moelle rachidienne, des recherches sur le développement, le volume, le poids, la structure de ces organes, chez l'homme et les animaux vertébrés; l'histoire du système ganglionnaire des animaux articulés et des mollusques; et l'exposé de la relation graduelle qui existe entre la perfection progressive de ces centres nerveux et l'état des facultés instinctives, intellectuelles et morales, par FR. LEURET, médecin de l'hospice de Bicêtre. Paris, 1839-1841, 2 vol. in-8, et atlas de 33 planches in-fol., dessinées d'après nature et gravées avec le plus grand soin.

Ce bel ouvrage sera publié en 4 livraisons composées chacune d'un demi-volume de texte et d'un cahier de 8 planches in-folio. Il paraîtra une livraison tous les quatre mois. *Les livraisons 1 et 2 sont en vente.*

Prix de chaque livraison : 12 fr. — Figures coloriées :   24 f.

LEURET. DU TRAITEMENT MORAL DE LA FOLIE, par F. LEURET, médecin en chef de l'hospice de Bicêtre. Paris, 1840, in-8.   6 fr. 50 c.

LIÉBIG. MANUEL POUR L'ANALYSE DES SUBSTANCES ORGANIQUES, par G. LIÉBIG, professeur de chimie à l'université de Giessen ; traduit de l'allemand par A.-J.-L. JOURDAN, suivi de l'Examen critique des procédés et des résultats de l'analyse élémentaire de corps organisés, par F.-V. RASPAIL, Paris, 1838, in-8, figures.   3 f. 50 c.

Cet ouvrage, déjà si important pour les laboratoires de chimie, et que recommande à un si haut degré la haute réputation d'exactitude de l'auteur, acquiert un nouveau degré d'intérêt par les additions de M. Raspail.

LOISELEUR-DESLONCHAMPS. FLORA GALLICA, seu Enumeratio plantarum in Galliâ spontè nascentium, secundùm Linnæanum systema digestarum, addita familiarum naturalium synopsi ; auctore J. L.-A. LOISELEUR-DESLONCHAMPS. Editio secunda, aucta et emendata, cum tabulis 31. Paris, 1828, 2 vol. in-8.   16 f.

LONDE. NOUVEAUX ÉLÉMENTS D'HYGIÈNE; par Charles LONDE, D. M. P., membre de l'Académie royale de Médecine, de la Société médicale d'Émulation de Paris, etc. *Deuxième édition entièrement refondue.* Paris, 1838, 2 vol. in-8.   12 fr.

LOUIS. RECHERCHES ANATOMIQUES, PATHOLOGIQUES ET THÉRAPEUTIQUES sur la maladie connue sous les noms de FIÈVRE TYPHOÏDE, Putride, Adynamique, Ataxique, Bilieuse, Muqueuse, Entérite folliculeuse, Gastro-Entérite, Dothinentérite, etc. considérée dans ses rapports avec les autres affections aiguës; par P.-Ch. LOUIS, D. M. P., médecin de l'Hôtel-Dieu, membre de l'Académie royale de Médecine. *Deuxième édition considérablement augmentée.* Paris, 1841, 2 vol. in-8.   13 fr.

LOUIS. RECHERCHES ANATOMIQUES-PATHOLOGIQUES ET THÉRAPEUTIQUES SUR LA PHTHISIE, par P.-CH. LOUIS. 2ᵉ *édition, considérablement augmentée.* Paris, 1841, in-8, *sous presse.*

LOUIS. MÉMOIRES ou Recherches anatomico-pathologiques sur le ramollissement avec amincissement et sur la destruction de la membrane muqueuse de l'estomac : l'hypertrophie de la membrane musculaire du même organe dans le cancer du pylore ; la perforation de l'intestin grêle; le croup chez l'adulte; la péricardite; la communication des cavités droites avec les cavités gauches du cœur; les abcès du foie; l'état de la moelle épinière dans la carie vertébrale; les morts subites et imprévues; les morts lentes, prévues et inexplicables; le ténia et son traitement; par P.-Ch. LOUIS. Paris, 1826, in-8. br.   7 fr.

LOUIS. EXAMEN DE L'EXAMEN DE M. BROUSSAIS, relativement à la phthisie et aux affections typhoïdes; par P.-Ch. LOUIS. Paris, 1834, in-8.   3 f. 50 c.

LOUIS. RECHERCHES SUR LES EFFETS DE LA SAIGNÉE dans quelques maladies inflammatoires, et sur l'action de l'émétique et des vésicatoires dans la pneumonie; par P.-Ch. LOUIS. Paris, 1835, in-8.   2 f. 50 c.

LUGOL. MÉMOIRES 1ᵒ sur l'emploi de l'iode dans les maladies scrofuleuses ; 2ᵒ sur l'emploi des bains iodurés , suivi d'un tableau pour servir à l'administration de ces bains , suivant les âges ; 3ᵒ troisième mémoire sur l'emploi de l'iode, suivi d'un *Précis de l'art de formuler les préparations iodurées ;* par M. LUGOL , médecin de l'hôpital Saint-Louis, etc. *Ouvrage couronné par l'Institut de France.* Paris, 1829-1831, 3 parties, in-8.   8 f.
— On vend séparément le troisième Mémoire. Paris, 1831, in-8.   3 f. 50 c.

LYONET. RECHERCHES SUR L'ANATOMIE ET LES MÉTAMORPHOSES DE DIFFÉRENTES ESPÈCES D'INSECTES; par L.-L. LYONET, publiées par M. W. de HAAN, conservateur du Muséum d'Histoire Naturelle de Leyde. Paris, 1832, 2 vol. in-4, accompagnés de 54 planches gravées.   40 f.

MAGISTEL. TRAITÉ PRATIQUE DES ÉMISSIONS SANGUINES, par A.-J.-L. MAGISTEL, docteur en Médecine de la Faculté de Paris. Paris, 1837, in-8.   7 fr.

MAILLOT. TRAITÉ DES FIÈVRES OU IRRITATIONS CÉRÉBRO-SPINALES INTERMITTENTES, d'après des observations recueillies en France, en Corse et en Afrique; par F. C. MAILLOT, professeur à l'hôpital militaire d'instruction de Metz, ancien médecin en chef de l'hôpital militaire de Bone. Paris, 1836, in-8.   6 f. 50 c.

MALGAIGNE. TRAITÉ D'ANATOMIE CHIRURGICALE et de chirurgie expérimentale, par J.-F. MALGAIGNE, chirurgien de l'hospice de Bicêtre, professeur agrégé à la Faculté de Médecine de Paris, etc. Paris, 1838, 2 vol. in-8.   14 fr.

MANDL ET EHREMBERG. TRAITÉ PRATIQUE DU MICROSCOPE et de son emploi dans l'étude des corps organisés, par le docteur L. MANDL, suivi de RECHERCHES SUR L'ORGANISATION DES ANIMAUX INFUSOIRES, par C. G. EHRAMBERG, professeur à l'université de Berlin. Paris, 1839, in 8, avec 14 planches.   8 fr.

MANEC. ANATOMIE ANALYTIQUE, Tableau représentant l'axe cérébro-spinal chez l'homme, avec l'origine et les premières divisions des nerfs qui en partent; par M. MANEC, prosecteur de l'amphithéâtre des hôpitaux de Paris. Une feuille très grand in-folio.   4 f. 50 c.

MARANDEL. ESSAI SUR LES IRRITATIONS. Paris. 1807. in-4.   3 f.

MARC. DE LA FOLIE considérée dans ses rapports avec les questions médico-judiciaires, par C. C.-H. MARC, médecin du Roi, médecin assermenté près les tribunaux, membre de l'Académie royale de médecine. Paris 1840, 2 vol. in-8.   15 fr.

MARC LA VACCINE SOUMISE AUX SIMPLES LUMIÈRES DE LA RAISON, ouvrage destiné aux pères et mères de famille des villes et des campagnes, par M. MARC, médecin du Roi, membre du Conseil supérieur de Santé, etc. Paris, 1836 in-12.   1 f. 25 c.

MARTIN-ST ANGE MÉMOIRES SUR L'ORGANISATION DES CIRRHIPÈDES et sur leurs rapports naturels avec les animaux articulés; par G.-J. MARTIN-ST.-ANGE, D. M. P. Paris, 1835, in-4, avec planches.   3 f. 50 c.

MÉMOIRES DE L'ACADÉMIE ROYALE DE MÉDECINE. T. I, Paris, 1828 — T. II. Paris, 1832 — T III Paris 1833. — T. IV. 1835. — T. V, 1 36 — T. VI, 1837. T VII, 1838 — T. VIII, 1840 8 forts volumes in-4, avec planc. Prix de la collection complète des huit volumes pris ensemble, au lieu de 160 fr., réduit à 96 fr.
Le prix de chaque volume pris séparément est toujours de   20 f.

Cette nouvelle Collection peut être considérée comme la suite et le complément des *Mémoires de la Société royale de médecine et de l'Académie royale de chirurgie*. Ces deux sociétés célèbres sont représentées dans la nouvelle Académie par ce que la science a de médecins plus distingués soit à Paris, dans les départements ou à l'étranger. Par cette publication, l'Académie vient de répondre à l'attente de tous les médecins jaloux de suivre les progrès de la science.

Le 1er volume se compose des articles suivants: Ordonnances et Règlements de l'Académie, mémoires de MM. Pariset, Double, Itard, Esquirol, Villermé, Leveillé, Larrey, Dupuytren, Dugès, Fouquelin, Laugier, Virey Chomel, Orfila, Bouley, Lemaire.

Le tome II contient des mémoires de MM. Pariset, Breschet, Lisfranc, Ricord, Itard, Husson, Duval, Duchesne P. Dubois, Dubois d'Amiens), Melier, Herves de Chegoin, Petiot, Tanlmouche.

Le tome III contient des mémoires de MM. Breschet, Pariset, Marc, Velpeau, Planche, Pravaz, Chevalier, Lisfranc, Demetre, Cullerier, Souheiran, Paul Dubois, Reveille Parise, Roux, Chomel, Dugès, Dizé, Henry, Villeneuve, Dupuy, Foderé, Ollivier, André, Goyrand, Sanson, Fleury.

Le tome IV contient des mémoires de MM. Pariset, Bourgeois, Hamon, Girard, Mirault, Lauth, Reynaud, Salmade, Roux, Leveillier, Pravaz, Segalas, Civiale, Bouley, Bourdois Delamotte, Bavin, Siley, Larrey, P. Dubois, Rampfen, Blanchard.

Le tome V contient des mémoires de MM. Pariset, Gérardin, Goyrand, Pinel, Kéraudren, Mucartney, Amussat Moltz, Martin Solon, Malgaigne, Henri, Boutron Charlard, Leroy d'Étiolles, Breschet, Itard, Dubois (d'Amiens), Bousquet, etc.

Le tome VI contient: Rapport sur les épidémies qui ont régné en France de 1830 à 1836, par M. Piorry. Mémoire sur la Phthisie laryngée, par MM. Trousseau et Belloc; Influence de l'Anatomie pathologique sur les progrès de la médecine, par Bisou ... d'Amador; Mémoire sur le même sujet, par C. Stucerotte; Recherches sur le Sagou, par M. Planche; De la Morve et du Farcin chez l'homme, par M. P. Rayer.

Le tome VII contient: Éloges de Scarpa et Desgenettes, par M. Pariset, des mémoires par MM. Husson, Mérat, Piorry, Gaultier de Claubry, Montault, Bouvier, Malgaigne, Dupuy, Duval, Gautier Saint-Martin, Larrey, Mirault, Malle, Frariep, etc.

Le tome VIII contient: Éloge de Laennec, par M. Pariset; Éloge de Itard, par M. Bousquet; des Mémoires de MM. Prus, Thorbusson, Souberbielle, Cornuel, Boullarger, J. Pelletan, J. Sedillot, Lecanu, Jobert.

Le tome IXe est *sous presse*.

MÉRAT. DU TÆNIA, ou Ver solitaire, et de sa cure radicale par l'écorce de racine de grenadier; précédé de la description du Tænia et du Bothriocéphale; avec l'indication des anciens traitements employés contre ces vers, par F.-V. MÉRAT, D. M. P., membre de l'Académie royale de Médecine. Paris, 1832, in-8.   3 f.

MÉRAT. MANUEL DES EAUX MINÉRALES DU MONT-D'OR, par F. V. MÉRAT. Paris, 1838, in-18.   1 fr. 25 c.

MONFALCON. PRÉCIS DE BIBLIOGRAPHIE MÉDICALE, contenant l'indication et la classification des ouvrages les meilleurs et les plus utiles, la description des livres de luxe et des éditions rares, et des tables pour servir à l'histoire de la médecine; par J.-B. MONFALCON, médecin de l'Hôtel-Dieu de Lyon. Paris, 1827, un fort vol. in-18, pap. vélin.   6 f. 50 c.

MONGELLAZ. De la nature et du siège de la plupart des affections convulsives, comateuses, mentales, telles que l'hystérie, l'épilepsie, le tétanos, l'hydrophobie, la catalepsie, l'apoplexie, l'hypocondrie, etc. Paris, 1828, in-8.   4 f.

MONGELLAZ. Réflexions sur la théorie physiologique des fièvres intermittentes et des maladies périodiques. Paris, 1826, 1 vol. in-8.   3 f. 50 c.

MORGAGNI. De sedibus et causis morborum per anatomen indagatis, nova editio cum Not's Adelon et Chaussier. Paris, 1820-22. 8 vol. in-8.   45 f.

MONTAULT. Des fièvres typhoïdes et du typhus, histoire et description de ces affections, analogies et différences qui existent entre elles, par J. H. Montault D. M. P., ancien chef de clinique de l'hôpital de la Charité, etc. Ouvrage couronné par l'Académie royale de médecine. Paris, 1838, in-4.   6 fr.

MOULIN. Nouveau traitement des rétentions d'urine et des rétrécissements de l'urètre par le cathétérisme rectiligne; suivi d'un Mémoire sur les déchirures de la vulve et du périnée, produites par l'accouchement; par Et. Moulin, D M P. chirurgien du collége royal de St-Louis, et des pensionnaires de la Société philanthropique. Paris, 1834, in-8, avec 10 planches gravées.   4 f.

MOULIN. Traité de l'apoplexie, ou Hémorrhagie cérébrale : considérations nouvelles sur les hydrocéphales; description d'une hydropisie cérébrale particulière aux vieillards, récemment observée; par Et. Moulin. Paris, 1819. in 8.   3 f 50 c.

MULLER. Physiologie du système nerveux, ou recherches et expériences sur les diverses classes d'appareils nerveux, les mouvements, la voix, la parole, les sens et les facultés intellectuelles, par J. Muller, professeur d'anatomie et de physiologie à l'université de Berlin, traduit de l'allemand sur la troisième édition, par A. J L. Jourdan, membre de l'Académie royale de médecine. Paris. 1840. 2 v. in-8 avec un grand nombre de figures intercalées dans le texte, et 4 planches gravées.   16 fr.

NAEGELÉ. Des principaux vices de conformations et spécialement du rétrécissement oblique du bassin, par F.-Ch. Naegele, professeur d'accouchement à l'Université de Heidelberg; trad. de l'allemand, avec des notes, par A.-C. Danyau, professeur et chirurgien adjoint de l'hospice de la Maternité. Paris, 1840, 1 vol. grand in-8, avec 16 planches.   8 fr.

PAILLARD. Relation chirurgicale du siége de la citadelle d'Anvers; par Alex. Paillard, docteur en médecine de la Faculté de Paris. 1833, in-8.   3 f.

PARENT DUCHATELET. De la prostitution dans la ville de Paris, considérée sous le rapport de l'hygiène publique, de la morale et de l'administration; ouvrage appuyé de documents statistiques puisés dans les archives de la préfecture de police, avec cartes et tableaux; par A.-J.-B. Parent Duchatelet, membre du Conseil de salubrité de la ville de Paris. Deuxième édition revue, corrigée et augmentée, avec un beau portrait de l'auteur, gravé. Paris, 1837. 2 vol. in-8.   16 fr.

* Pour composer ce livre, dit l'auteur, j'ai eu recours aux documents renfermés dans les archives de la préfecture de police. Il existe dans cette administration une division connue sous le nom de Bureau des mœurs; là se trouvent des registres et des papiers d'une haute importance. J'ai puisé largement à cette source précieuse, et je puis dire que c'est dans ce bureau que j'ai composé mon livre : j'en suis redevable à la bienveillance de MM. les préfets de police Delavau, Debelleyme, Mangin, Girod (de l'Ain), Baude, Vivien, Gisquet, etc.

* Il m'a fallu plusieurs années pour achever dans le Bureau des mœurs le relevé, non seulement des écritures qu'on y tient et des registres qu'on y conserve, mais encore des dossiers individuels, tenus sur toutes ces femmes qui se trouvent à la tête des maisons de prostitution, et sur chacune des filles publiques que l'administration a pu soumettre à sa surveillance.

PARENT DUCHATELET. Hygiène publique, ou Mémoires sur les questions les plus importantes de l'hygiène appliquée aux professions et aux travaux d'utilité publique. Paris, 1836. 2 vol. in-8, avec 18 planches.   16 fr.

PARISET. Mémoire sur les causes de la peste et sur les moyens de la détruire, par E. Pariset, secrétaire perpétuel de l'Académie royale de Médecine. Paris, 1837, in-18   5 f. 50 c.

PARISET. Éloge de Dupuytren. Paris, 1836, in-8, avec portrait.   1 fr. 50 c.

PARISET. Éloge du baron Desgenettes. Paris, 1838, in 8, avec portrait.   2 fr. 50 c.

PATISSIER. Traité des maladies des artisans et de celles qui résultent des diverses professions, d'après Ramazzini : ouvrage dans lequel on indique les précautions que doivent prendre, sous le rapport de la salubrité publique et particulière, les administrateurs, manufacturiers, fabricants, chefs d'ateliers, artistes, et toutes les personnes qui exercent des professions insalubres; par Ph. Patissier, membre de l'Académie royale de Médecine, etc. Paris, 1822, in-8.   7 f.

PATISSIER. Nouvelles recherches sur l'action thérapeutique des eaux minérales et sur leur mode d'application dans les maladies chroniques. Paris, 1839, in-8   2 fr.

PATISSIER. Rapport sur l'emploi des eaux minérales de Vichy pour le traitement de la goutte, lu à l'Académie royale de Médecine au nom d'une commission, par Ph. Patissier. Paris, 1840. In-8.   3 f. 50 c.

PERCHERON. Bibliographie entomologique, comprenant l'indication par ordre alphabétique des matières et des noms d'auteurs : 1° des Ouvrages entomologiques publiés en France et à l'étranger depuis les temps les plus reculés jusqu'à nos jours ; 2° des Monographies et Mémoires contenus dans les Recueils, Journaux et Collections académiques français et étrangers. Paris, 1837, 2 vol. in-8.   14 fr.

PHARMACOPÉE FRANÇAISE, ou Code des médicaments ; nouvelle traduction du Codex medicamentarius , sive Pharmacopæa gallica , avec des notes et additions et suivie d'une table synoptique des eaux minérales de France ; par F.-S. Ratier, et par O. Henry fils , membre de l'Académie royale de Médecine. Paris, 1827, 1 vol. in-8.   8 f.

PHARMACOPÉE DE LONDRES, publiée par ordre du gouvernement, en latin et en français. Paris , 1837, in-18.   4 fr.

PHILIPPS. Amputations dans la continuité des membres, par le docteur Ch. Philipps, avec 16 planches, représentant les articulations des membres, 1838, in-8. 7 fr.

PINEL. Physiologie de l'homme aliéné, appliquée à l'analyse de l'homme social, par Scip. Pinel, médecin de l'hospice de Bicêtre. Paris, 1833, in-8   6 fr.

PIORRY. De la percussion médiate, et des signes obtenus à l'aide de ce nouveau moyen d'exploration, dans les maladies des organes thoraciques et abdominaux ; par P.-A. Piorry, professeur de la Faculté de Médecine de Paris, médecin de l'hospice de la Pitié. Paris , 1828, in-8, avec 2 planches.   6 f.

L'Institut royal de France a accordé un prix à M. Piorry pour les avantages qui doivent résulter, pour le diagnostic des maladies de poitrine, des modifications qu'il a apportées dans l'emploi de la percussion médiate.

PIORRY. Des habitations et de l'influence de leur disposition sur l'homme , en santé et en maladie, suivi du plan d'un cours d'hygiène , par P.-A. Piorry, Paris, 1838, in-8.   3 f. 50 c.

PORTAL. Observations sur la nature et le traitement de l'hydropisie ; par A. Portal , membre de l'Institut, président de l'Académie royale de Médecine. Paris, 1824, 2 vol. in-8.   11 f.

PORTAL. Observations sur la nature et le traitement de l'épilepsie; par A. Portal. Paris, 1827, 1 vol. in-8.   8 f.

PROUT. Traité de la gravelle, du Calcul vésical et des autres maladies qui se rattachent à un dérangement des fonctions des organes urinaires; par William Prout, membre de la Société royale de Londres ; traduit de l'anglais avec des notes par Ch. Mouroux , docteur en médecine. Paris, 1823, in-8.   5 f.

PUJOL. Œuvres de médecine pratique, de A. Pujol, D. M., contenant : Essai sur les inflammations chroniques des viscères , les maladies lymphatiques, l'art d'exciter ou de modérer la fièvre pour la guérison des maladies chroniques, des maladies de la peau , les maladies héréditaires, le vice scrofuleux, le rachitisme , la fièvre puerpérale, la colique hépatique par cause calculeuse, etc., avec une notice sur la vie et les travaux de l'auteur , et des additions , par F.-G. Boisseau, Paris , 1823, 4 vol. in-8., br.   15 f.

Rapports et discussions à l'Académie royale de Médecine, SUR LA TAILLE ET LA LITHOTRITIE, suivis de lettres sur le même sujet; par MM. Delmas, Souberbielle, Rochoux , Civiale, Velpeau. Paris, 1835, in-8.   3 f. 50 c.

Rapports et instructions de l'Académie royale de Médecine SUR LE CHOLÉRA-MORBUS, suivis des conseils aux administrateurs, aux médecins et aux citoyens, publiés par ordre du gouvernement. Paris, 1831-32, 2 parties in-8.   4 f.

Rapport du conseil de santé d'Angleterre, sur la maladie appelée dans l'Inde CHOLÉRA SPASMODIQUE, publié par ordre des lords composant le conseil privé de Sa Majesté Britannique, et suivi d'une Lettre sur la contagion du choléra ; par M. Mac Michael, médecin du Roi, membre du Collège des médecins ; traduit de l'anglais. Paris , 1832, in-8.   2 f. 50 c.

Rapports et discussions de l'Académie royale de Médecine SUR LE MAGNÉTISME ANIMAL, recueillis et publiés avec des notes explicatives, par M. P. Foissac, docteur en médecine, Paris, 1833, in-8.   7 f. 50 c.

RASORI. Théorie de la phlogose, trad. de l'italien par Cirus Pirondi, docteur en médecine. Paris, 1839, 2 vol. in-8.   12 fr.

RASPAIL. Nouveau système de physiologie végétale et de botanique, fondé sur les méthodes d'observations développées dans le Nouveau système de chimie organique, par F.-V. Raspail, accompagné de 60 planches, contenant près de 1000 figures d'analyse, dessinées d'après nature et gravées avec le plus grand soin. Paris, 1837. 2 forts vol. in-8, et atlas de 60 planches.   30 fr.
— Le même ouvrage, avec planches coloriées.   50 fr.

RASPAIL. Nouveau système de chimie organique, fondé sur de nouvelles méthodes d'observation ; précédé d'un Traité complet sur l'art d'observer et de manipuler en grand et en petit dans le laboratoire et sur le porte-objet du microscope ; par **F.-V. Raspail.** *Deuxième édition*, entièrement refondue, accompagnée d'un atlas in-4 de 20 planches de figures dessinées d'après nature, gravées avec le plus grand soin. Paris, 1838, 3 forts vol. in-8, et atlas in-4.　　　30 fr.

Jusqu'à présent nous ne possédions pas de Traité de chimie organique. L'ouvrage que publie M. Raspail, fondé sur un ensemble d'expériences rigoureuses, est donc entièrement neuf ; il est divisé en quatre parties principales ; La première est intitulée *Manipulation ou chimie expérimentale*. Elle est divisée en deux sections. La première traite des manipulations en grand, de celles dont la chimie organique emprunte les appareils à la chimie inorganique ; la seconde est consacrée aux manipulations en petit, c'est-à-dire à la méthode d'expérimentation au microscope que l'auteur a créée pour l'étude générale des corps organisés.

La deuxième partie, intitulée *chimie descriptive*, se divise en deux sections : l'une dans laquelle l'auteur expose les bases de la classification, l'autre où il décrit chaque ordre de substances et en discute les caractères, les usages et la valeur. C'est là la partie principale de l'ouvrage ; car elle en forme les deux tiers. La *chimie descriptive* est divisée en quatre groupes principaux, renfermant : 1° Les *substances organisées* ; 2° Les *substances organisatrices* ; 3° Les *substances organisantes* : 4° Les *substances organiques*.

Dans le groupe des organisées, les articles qui ont reçu les plus longs développements, sont ceux de la *fécule*, la première des découvertes de l'auteur ; de la *structure musculaire et nerveuse*, de l'*embryologie animale*, des *tissus parasites*, du *sang*, du *lait*, des *substances alimentaires*, etc. L'article de la *substance saccharine* a été traité avec tous les développements que commandait l'essor nouveau qu'a pris la fabrication du *sucre indigène*. La topographie du sucre, son extraction, ses divers mélanges, sources de tant d'illusions, etc.

La troisième partie intitulée *Théorie ou chimie conjecturale*, renferme la théorie de l'organisation déduite de la chimie et de l'anatomie. Après avoir descendu de la physiologie à la chimie inorganique dans la deuxième partie, l'auteur remonte ici, sous forme de récapitulation, de la molécule chimique à la vésicule organisée.

Dans la quatrième partie intitulée *Analogie ou Chimie générale*, franchissant toutes les lignes de démarcation qui séparent les diverses sciences, il étudie l'atome en lui-même, le trouve identique chez tous les corps.

L'atlas d'un ouvrage semblable demandait, pour rendre la démonstration plus visible à l'œil, une exécution aussi parfaite que possible; ustensiles, instruments, organes, détails microscopiques, figures mathématiques et de précision, tout y a été rendu avec le même soin et la même exactitude. Car dans ces sortes de dessins et de gravures la moindre négligence impliquerait une erreur.

RATIER. Traité élémentaire de matière médicale ; par F. S. Ratier, docteur en médecine de la Faculté de Paris, directeur de l'École préparatoire de Médecine, membre de plusieurs Sociétés savantes. Paris, 1829, 2 vol. in-8.　　10 f. 50 c.

RATIER. Coup d'œil sur les cliniques médicales de la Faculté de Médecine et des hôpitaux civils de Paris; par F.-S. Ratier. Paris, 1830, in-8.　　　3 f.

RATIER. Quelles sont les mesures de police médicale les plus propres à arrêter la propagation de la maladie vénérienne ? par F.-S. Ratier, *Mémoire couronné par la Société de médecine de Bruxelles*. Paris, 1836, in-8.　　1 fr. 25 c.

RATIER. Formulaire pratique des hopitaux civils de Paris, ou Recueil des prescriptions médicamenteuses employées par les médecins et chirurgiens de ces établissements, avec des notes sur les doses, le mode d'administration, les applications particulières, et des considérations générales sur chaque hôpital, sur le genre d'affections auxquelles il est spécialement destiné, et sur la doctrine des praticiens qui le dirigent. *Quatrième édition*, revue, corrigée et augmentée d'un appendice comprenant les nouveaux médicaments. Paris, 1832, in-18.　　　5 fr.

RAYER. Traité des maladies des reins, et des altérations de la sécrétion urinaire, étudiées en elles-mêmes et dans leurs rapports avec les maladies des uretères, de la vessie, de la prostate, de l'urèthre, etc.; par P. Rayer, médecin de l'hôpital de la Charité, médecin consultant du Roi, etc. Paris, 1839-1841, 3 forts vol. in-8.　　24 fr.

Le bel atlas pour cet ouvrage, représentant l'*Anatomie pathologique* des reins, de la vessie, de la prostate, des uretères, de l'urètre, a été publié en 12 livraisons contenant chacune 5 planches grand in-folio, gravées et magnifiquement coloriées d'après nature, avec un texte descriptif. Ce bel ouvrage composé de 60 planches grand in-folio *est complet.* Prix　　　192 fr.

Division de l'Atlas de ce bel ouvrage.

1. — Néphrite simple, Néphrite rhumatismale, Néphrite par poison morbide. — Pl. 1, 2, 3, 4, 5.
2. — Néphrite albumineuse (maladies de Bright). — Pl. 6, 7, 8, 9, 10.
3. — Pyélite (inflammation du bassinet et des calices). — Pl. 11, 12, 13, 14, 15.
4. — Piélo-Néphrite, Péri-Néphrite, Fistules Rénales. — Pl. 16, 17, 18, 19, 20.
5. — Hydronéphrose, Kystes urinaires. — Pl. 21, 22, 23, 24, 25.
6. — Kystes séreux, Kystes acéphalocystiques, Vers. — Pl. 26, 27, 28, 29, 30.
7. — Anémie, Hyperémie, Atrophie, Hypertrophie des reins et de la vessie. — Pl. 31, 32, 33, 34, 35.
8. — Hypertrophie, Vices de conformation des reins et des uretères. — Pl. 36, 37, 38, 39, 40.
9. — Tubercules, Mélanoses des reins. — Pl. 41, 42, 43, 44, 45.
10. — Cancer des reins, Maladies des veines rénales. — Pl. 46, 47, 48, 49, 50.
11. — Maladies des tissus élémentaires des reins et de leurs conduits excréteurs. — Pl. 51, 52, 53, 54, 55.
12. — Maladies des capsules surrénales. — Pl. 56, 57, 58, 59, 60.

RAYER. De la Morve et du Farcin chez l'homme, par P. Rayer, médecin de l'Hôpital de la Charité. Paris, 1837, in-4, figures coloriées.　　9 fr.

RAYER. Traité théorique et pratique des maladies de la peau; par P. Rayer, médecin de l'hôpital de la Charité; *deuxième édition entièrement refondue.* Paris 1835, 3 forts vol. in-8, accompagnés d'un bel atlas de 26 planches grand in-4, gravées et coloriées avec le plus grand soin, représentant, en 400 figures, les différentes maladies de la peau et leurs variétés. Prix du texte seul 3 vol. in-8.   23 fr.
— Prix de l'atlas seul, avec explication raisonnée, grand in-4 cartonné.   70 fr.
— Prix de l'ouvrage complet, 3 vol. in-8 et atlas in-4 cartonné.   88 fr.

Cette seconde édition du *Traité des maladies de la peau* a subi de telles améliorations et a reçu des additions si nombreuses et si importantes, que c'est en réalité un nouvel ouvrage. Le passage suivant extrait de l'ouvrage est propre à donner une idée de l'esprit dans lequel il a été composé. « L'observation de chaque jour rend de plus en plus frappante cette vérité, que l'étude des maladies de la peau ne peut être séparée de la pathologie générale et de celle des autres affections morbides avec lesquelles elles ont des rapports nombreux et variés. En effet la connaissance de ces maladies embrasse celle des infections générales, des vices héréditaires, des effets du régime, etc.; elle comprend celle des maladies qui les ont précédés, des lésions internes qui les accompagnent, l'appréciation des modifications organiques qui succèdent à certaines éruptions, la prévision des maladies qui peuvent survenir après leur disparition, etc.; mais pour que ces vues générales acquièrent une utilité pratique, pour qu'elles puissent être appliquées avec fruit au traitement des affections cutanées, l'étendue de ces rapports et de ces influences est frappante dans quelques cas, contractée ou tout à-fait nulle dans quelques autres, doit être étudiée et appréciée autant que possible dans les espèces et même dans les individualités morbides, avec toutes leurs considérations et sous leurs éléments. »

Enfin, pour que rien ne manquât à l'utilité et au succès de cet ouvrage, l'auteur a réuni, dans un *Atlas pratique* entièrement neuf, la généralité des maladies de la peau; il les a groupées dans un ordre systématique pour en faciliter le diagnostic, et leurs diverses formes y ont été représentées avec une fidélité, une exactitude et une perfection qu'on n'avait pas encore atteintes.

RÉGNAULT. Du degré de compétence des médecins dans les questions judiciaires relatives aux aliénations mentales, et des théories physiologiques sur la Monomanie; suivi de Nouvelles Réflexions sur le suicide, la liberté morale, etc.; par Elias Régnault, membre de la Société médicale d'émulation, avocat à la Cour royale, Paris, 1830, in-8.   6 fr.

RÉGNIER. De la pustule maligne, ou Nouvel exposé des phénomènes observés pendant son cours, suivi du traitement antiphlogistique le plus approprié à sa véritable nature, et de quelques observations sur les effets du suspensoir; par J.-B. Régnier, médecin de l'hospice de Coulommiers. Paris, 1829. in-8.   4 fr.

RIBES. Mémoires et observations d'anatomie de physiologie, de pathologie et de chirurgie, par Fr. Ribes, médecin en chef de l'hôtel royal des Invalides, membre de l'Académie royale de médecine. Paris, 1811, 2 vol. in-8 avec 9 planches. 15 fr.

RICHOND. De la non-existence du virus vénérien, prouvée par le raisonnement, l'observation et l'expérience, avec un Traité théorique et pratique des maux vénériens; par L.-J.-B. Richond, D. M. Paris, 1829. 3 vol. in-8.   18 fr.

RICHOND. De l'influence de l'estomac sur la production de l'apoplexie; in-8. 3 fr.

RICORD. Traité pratique des maladies vénériennes, ou recherches critiques et expérimentales sur l'inoculation appliquée à l'étude de ces maladies, suivies d'un résumé thérapeutique et d'un formulaire spécial, par Ph. Ricord, chirurgien de l'hôpital des vénériens de Paris. Paris, 1838. in-8.   9 fr.

RISUEÑO D'AMADOR. Mémoire sur le calcul des Probabilités appliqué à la médecine, lu à l'Académie royale de Médecine par Risueño d'Amador, professeur de pathologie et de thérapeutique générales à la Faculté de Montpellier. Paris, 1837. in-8   2 fr. 50 c.

ROBERT. Recherches et considérations critiques sur le magnétisme animal; par Robert, médecin en chef des hôpitaux de Langres, Paris, 1824 in-8.   6 fr.

ROBERT. Traité théorique et pratique du rhumatisme, de la goutte et des maladies des nerfs, par A. Robert, docteur en médecine. Paris, 1840, in-8   5 fr. 50 c.

ROBINEAU DESVOIDY. Recherches sur l'organisation vertébrale des Crustacés, des Arachnides et des Insectes; par J.-B. Robineau Desvoidy, D. M. Paris, 1828, in-8. fig.   6 fr. 50 c.

ROCHE et SANSON. Nouveaux éléments de pathologie médico-chirurgicale, ou Traité théorique et pratique de Médecine et de Chirurgie; par L. Ch. Roche, membre de l'Académie royale de Médecine, J.-L. Sanson, chirurgien de l'Hôtel-Dieu de Paris, professeur de clinique chirurgicale à la Faculté de Médecine de Paris. *Troisième édition*, considérablement augmentée. Paris, 1833, 5 vol. in-8, de 600 pages chacun.   36 fr.
— Il reste encore un petit nombre d'exemplaires des tomes 3 et 4 de la première édition. Prix de chaque. Paris, 1827-1828, in-8.   5 fr.

ROCHE. De la nouvelle doctrine médicale, considérée sous le rapport des théories et de la mortalité; par L. Ch. Roche. Paris, 1827, in-8.   4 fr.

ROCHE. Mémoire sur le choléra-morbus épidémique observé à Paris; par L. Ch. Roche. Paris, 1832. In-8.   1 fr. 50 c.

ROESCH. De l'abus des boissons spiritueuses, considéré sous le point de vue de la police générale et de la médecine légale, par le docteur Charles Roesch. Paris, 1839,   3 fr. 50 c.

ROSE. Traité pratique d'analyse chimique suivi de tables, servant dans les analyses, à calculer la quantité d'une substance d'après celle qui a été trouvée d'une autre substance; par Henri Rose, professeur de chimie à l'Université de Berlin, traduit de l'allemand sur la dernière édition, par A.-J.-L. Jourdan, D. M. P. Paris, 1832, à forts vol. in-8, fig. 16 fr.

Nous n'avions pas encore vu en France un traité des réactifs qui pût servir de *vade mecum* aux chimistes expérimentateurs, en présentant d'une manière méthodique toutes les réactions d'un corps donné. La traduction de l'excellent *Traité pratique d'analyse chimique* de H. Rose, vient de répondre à ce besoin. Le premier volume est consacré à l'analyse qualitative qui est le véritable traité des réactions des corps. La deuxième, à l'analyse quantitative que nous nommerions *analyse* proprement dite. Dans le premier on s'occupe de reconnaître la présence des corps, et dans le second de constater leurs proportions. L'ouvrage est terminé par des tableaux de nombres propres à faire déterminer la proportion d'une substance par celle d'une autre trouvée dans une combinaison. Le nom de H. Rose garantit suffisamment l'exactitude de l'exécution de cet ouvrage. C'est un livre de laboratoire.

ROUSSEAU et LEMONNIER. Promenades au Jardin des Plantes, comprenant la description: 1° de la ménagerie, avec des notices sur les mœurs des animaux qu'elle renferme; 2° du cabinet d'anatomie comparée; 3° des galeries de zoologie, de botanique, de minéralogie et de géologie; 4° de l'école de botanique; 5° des serres et du jardin de naturalisation et de semis; 6° catalogue de la bibliothèque, etc.; par MM. Louis Rousseau, aide-naturaliste au Muséum d'histoire naturelle, et César Lemonnier, professeur d'histoire naturelle au collège Rollin, *avec un plan et quatre vues du jardin.* Paris, 1837, un volume in-18 de 520 pages. 3 fr.

Avec cette épigraphe: « Le Muséum l'histoire naturelle de Paris est le plus vaste établissement qui ait jamais été consacré à la science de la nature. » (G. Cuvier.)

ROUX. Histoire médicale de l'Armée française en Morée, pendant la campagne de 1828; par G. Roux, médecin en chef de l'expédition, etc. Paris, 1829, in-8. 4 fr.

SABATIER. Recherches historiques sur la Faculté de médecine de Paris, depuis son origine jusqu'à nos jours, par J.-C. Sabatier, D. M. P., membre de plusieurs Sociétés savantes. Paris, 1837, in-8.

SAINTE-MARIE. Lectures relatives à la police médicale, faites au conseil de salubrité de Lyon; par Et. Sainte-Marie, D. M., membre du conseil de salubrité et de la commission de statistique, précédées du *Précis élémentaire ou Introduction à la police médicale.* Paris, 1829, in-8. 5 fr.

SAINTE-MARIE. De l'huître et de son usage comme aliment et comme remède. Lyon, 1837, in-8. 1 fr. 25 c.

SAINTE-MARIE. Nouveau formulaire médical et Pharmaceutique. Paris, 1820, in-8. 5 fr.

SAINTE-MARIE. Dissertation sur les Médecins poëtes. Paris, 1825, in-8. 2 fr.

SAINT-MARTIN. Monographie sur la rage; ouvrage couronné par le Cercle médical de Paris, par A.-F.-C. de Saint-Martin, docteur en Médecine de la Faculté de Paris, etc. Paris, 1826, in-8. 6 fr.

SANSON. Des hémorrhagies traumatiques; par L. J. Sanson, professeur de clinique chirurgicale à la Faculté de Médecine de Paris, chirurgien de l'Hôpital de la Pitié, etc. Paris, 1836, in-8, figures coloriées. 6 fr.

SANSON. De la réunion immédiate des plaies, de ses avantages et de ses inconvénients; par L.-J. Sanson. Paris, 1834, in-8. 3 fr.

SARLANDIÈRE. Traité du système nerveux, dans l'état actuel de la science, par le docteur J. B. Sarlandière, membre de plusieurs sociétés savantes. Paris 1840, 1 fort vol. in-8, avec 6 planches. 9 fr.

SARLANDIÈRE. Mémoire sur l'électro-puncture, considéré comme nouveau moyen de traiter efficacement la goutte, les rhumatismes et les affections nerveuses, et sur l'emploi du moxa japonais en France; suivi d'un Traité de l'acupuncture et du moxa, principaux moyens curatifs chez les peuples de la Chine, de la Corée et du Japon, ornés de figures japonaises; par Sarlandière. in-8. 3 fr. 50 c.

SAUCEROTTE. De l'influence de l'anatomie pathologique sur les progrès de la médecine depuis Morgagni jusqu'à nos jours, *Mémoire couronné par l'Académie royale de Médecine.* Paris, 1837, in-4. 3 fr. 50 c.

SCOUTETTEN. La méthode ovalaire, ou Nouvelle méthode pour amputer les articulations; par H. Scoutetten, D. M. P., chirurgien major à l'hôpital militaire de Metz, avec 11 planches lithographiées. Paris, 1827 grand in-4. 6 fr.

SCOUTETTEN. Mémoire sur la cure radicale des pieds bots, par H. Scoutetten, professeur de médecine opératoire. Paris, 1838, in-8, avec six planches. 3 fr.

SÉDILLOT. Mémoire sur les revaccinations; par M.-J. Sédillot, membre de l'Académie royale de médecine. Paris, 1840, in-4 avec 4 pl. 3 fr. 50 c.

SÉGALAS. Essai sur la gravelle et la pierre, considérées sous le rapport de leurs causes, de leurs effets et de leurs divers modes de traitement, par P.-S. Ségalas, membre de l'Académie royale de Médecine. Deuxième édition, augmentée. Paris, 1838, in-8, et atlas de huit planches gravées et coloriées. 15 fr.

SENAC. TRAITÉ DE LA STRUCTURE DU CŒUR, de son action et de ses maladies, par M. SENAC; seconde édition, augmentée par A. PORTAL. Paris, 1787, 2 vol. in-4, avec 23 planches.   20 fr.

SERRES. RECHERCHES D'ANATOMIE transcendante et pathologique; théorie des formations et des déformations organiques, appliquée à l'anatomie de la duplicité monstrueuse; par E. SERRES, membre de l'Institut de France, médecin de l'hôpital de la Pitié. Paris, 1832, in-4, accompagné d'un atlas de 20 planches in-fol. 21 fr.

SERRES. ANATOMIE comparée du cerveau dans les quatre classes des animaux vertébrés, appliquée à la physiologie et à la pathologie du système nerveux, *ouvrage couronné par l'Institut.* Paris, 1827, 2 forts volumes in-8 et atlas in-4.   24 fr.

SIMON, LEÇONS DE MÉDECINE HOMŒOPATHIQUE, par le docteur Léon SIMON. Paris, 1835. 1 fort vol. in-8.   8 fr.

Cet ouvrage est divisé en dix-sept leçons, elles comprennent : 1° Vue générale de la doctrine homœopathique; 2° De l'homœopathie dans ses rapports avec l'Histoire de la médecine; 3° De la méthode homœopathique; 4° Loi de spécificité; 5° Dynamisme vital; 6° Institution de l'expérimentation; 7° De la Pathologie homœopathique; 8° Diagnostic et Prognostic homœopathiques; 9° et 10° Théories des maladies chroniques; 11° et 12° Moyens de connaître les vertus curatives des médicaments; 13° Thérapeutique générale homœopathique; 14° Répétition des doses homœopathiques; 15° Modes de préparations et d'administration des médicaments homœopathiques; 16° Hygiène homœopathique; 17° Physiologie homœopathique.

SIMON. MÉMOIRE SUR LES MALADIES SCROFULEUSES. Paris, 1837, in-8.   2 fr. 50 c.

SPRENGEL. HISTOIRE DE LA MÉDECINE depuis son origine jusqu'au dix-neuvième siècle, avec l'histoire des principales opérations chirurgicales et une table générale des matières; traduit de l'allemand de KURT SPRENGEL, par A. J. L. JOURDAN, D. M. Paris, 1815-1820, 9 vol. in-8, br.   45 fr.
Les tomes 8 et 9 séparément, 2 vol. in-8.   12 fr.

SWAN. LA NÉVROLOGIE, ou Description anatomique des Nerfs du corps humain, par le Docteur J. SWAN; *ouvrage couronné par le collége royal des chirurgiens de Londres,* traduit de l'anglais, avec des additions, par E. CHASSAIGNAC, D. M., prosecteur à la Faculté de Médecine de Paris, accompagné de 25 belles planches, gravées à Londres avec le plus grand soin Paris, 1838, in-4, grand papier vélin, cartonné. 24 f.

Cet ouvrage a acquis un grand intérêt par les nombreuses et importantes additions qu'y a faites M. Chassaignac, lesquelles, jointes à des planches d'une exécution parfaite, en font un livre indispensable pour l'étude si intéressante du système nerveux.

TÉALLIER. DU CANCER DE LA MATRICE, de ses causes, de son diagnostic et de son traitement, *ouvrage qui a remporté le prix à la Société de Médecine de Lyon;* par M. TÉALLIER, D. M. P., membre de la Société de Médecine de Paris. Paris, 1836, in-8.   5 fr.

TESTE. MANUEL PRATIQUE DE MAGNÉTISME ANIMAL. Exposition méthodique des procédés employés pour produire les phénomènes magnétiques et leur application à l'étude et au traitement des maladies, par J.-A. TESTE, docteur en médecine de la Faculté de Médecine de Paris. Paris 1840, 1 vol. grand in-18.   4 fr.

THEVENOT. TRAITÉ DES MALADIES DES EUROPÉENS DANS LES PAYS CHAUDS, spécialement au Sénégal, ou Essai médico-hygiénique sur le sol, le climat et les maladies de cette partie de l'Afrique; par J.-P.-F. THEVENOT, chirurgien de 1re classe de la marine, chargé en chef du service des hôpitaux au Sénégal, *publié par ordre du ministre la marine.* Paris, 1840, in-8.   6 fr.

THIERRY. DES DIVERSES MÉTHODES OPÉRATOIRES POUR LA CURE RADICALE DES HERNIES; par Alex. THIERRY, docteur en médecine de la Faculté de Paris, ancien aide d'anatomie, etc. Paris, 1841, in-8, figures.   2 fr. 50 c.

THOMSON. TRAITÉ MÉDICO-CHIRURGICAL DE L'INFLAMMATION; par J. THOMSON, professeur de chirurgie à l'Université d'Edimbourg; traduit de l'anglais sur la dernière édition et augmenté d'un grand nombre de notes, par A.-J.-L. JOURDAN et F.-G. POUSSEAU. Paris, 1827, 1 fort vol. in-8.   9 fr.

TIÉDEMANN. TRAITÉ COMPLET DE PHYSIOLOGIE, par F. TIÉDEMANN, professeur d'anatomie et de physiologie à l'Université de Heidelberg; traduit de l'allemand par A.-J.-L. JOURDAN, D. M. P. Paris, 1831, 2 vol. in-8.   11 fr.

TIÉDEMANN ET GMELIN. RECHERCHES EXPÉRIMENTALES, physiologiques et chimiques sur la digestion considérée dans les quatre classes d'animaux vertébrés; par F. TIÉDEMANN et L. GMELIN, professeurs à l'Université de Heidelberg; traduites de l'allemand, par A.-J.-L. JOURDAN. Paris, 1827, 2 vol. in-8, avec grand nombre de tableaux.   15 fr.

TISSOT. DE LA SANTÉ DES GENS DE LETTRES; par TISSOT, avec une notice sur la vie de l'auteur, et des notes, par F.-C. BOISSEAU. Paris, 1826. in-18.   2 fr. 50 c.

TORTI (F.) THERAPEUTICE SPECIALIS AD FEBRES PERIODICAS PERNICIOSAS; nova editio, edentibus et curantibus C.-G.-F. TOMBEUR et O. BRIXHE. D. M. Leodii et Parisiis. 1821, 2 vol. in-8, fig.   16 fr.

TREBUCHET. JURISPRUDENCE de la Médecine, de la Chirurgie et de la Pharmacie en France, comprenant la médecine légale, la police médicale, la responsabilité des médecins, chirurgiens, pharmaciens, etc., l'exposé et la discussion des lois, ordonnances, règlements et instructions concernant l'art de guérir, appuyée des jugements des cours et tribunaux; par A. TREBUCHET, avocat, chef du bureau de la police médicale à la Préfecture de police. Paris, 1834, 1 fort vol. in-8. 9 fr.

TRELAT. RECHERCHES HISTORIQUES SUR LA FOLIE; par U. TRELAT, docteur en médecine, ancien interne de la maison de Charenton. Paris, 1839, in-8. 3 fr.

TROUSSEAU ET BELLOC. TRAITÉ PRATIQUE DE LA PHTHISIE LARYNGÉE, de la laryngite chronique et des maladies de la voix, par A. TROUSSEAU, professeur à la Faculté de Médecine de Paris, médecin de l'hôpital St-Antoine, et H. BELLOC, D. M. P.; *ouvrage couronné par l'Académie royale de Médecine.* Paris, 1837, un volume in-8, accompagné de 9 planches gravées. 7 fr.
—. Le même, figures coloriées 12 fr.

TURCK. LE MÉDECIN DES DOULEURS, goutte, rhumatisme, tic douleureux, sciatique; suivi de recherches sur la nature et le traitement des affections de poitrine; par le docteur A. TURCK. Paris, 1841, in-12. 2 fr. 50 c.

VALLEIX. CLINIQUE DES MALADIES DES ENFANTS NOUVEAU-NÉS, par F.-L. VALLEIX, médecin du bureau central des hôpitaux civils de Paris, ancien interne de l'hôpital des Enfants Trouvés. Paris, 1838, 1 vol. in-8 avec 2 planches gravées et coloriées représentant le cephalématome *sous-péricrânien* et son mode de formation. 8 fr. 50 c.

VALLEIX. TRAITÉ DES NÉVRALGIES, ou Affections douloureuses des nerfs; par L.-F. VALLEIX. Paris, 1841. In-8.

VELPEAU. NOUVEAUX ÉLÉMENTS DE MÉDECINE OPÉRATOIRE, accompagnés d'un Atlas de 22 planches in-4, gravées, représentant les principaux procédés opératoires et un grand nombre d'instruments de chirurgie, par A. A. VELPEAU, chirurgien de l'hôpital de la Charité, professeur de clinique chirurgicale à la Faculté de médecine de Paris. *Deuxième édition, entièrement refondue,* et augmentée d'un traité de petite chirurgie, avec 191 planches intercalées dans le texte. Paris, 1839, 4 forts vol. in-8 de chacun 800 pages et atlas in-4. 40 fr.
— Avec les planches de l'atlas coloriées. 60 fr.

Les nombreuses augmentations et les changements qu'a subis cette deuxième édition en font un livre nouveau; en effet, depuis la publication de la première édition, placé à la tête de la clinique chirurgicale de l'hôpital de la Charité, M. Velpeau a pu exécuter, discuter et rectifier un grand nombre de procédés opératoires, et c'est surtout sous le rapport pratique que son Livre a acquis une plus grande importance. Cet ouvrage doit donc être considéré tout-à-la fois comme le compendium du chirurgien praticien et à cause de l'immense érudition déployée par l'auteur comme une véritable encyclopédie chirurgicale.

VELPEAU. MANUEL PRATIQUE DES MALADIES DES YEUX, d'après les leçons de M. Velpeau, professeur de clinique chirurgicale à l'hôpital de la Charité; par M. JEANSELME. Paris, 1840, 1 fort vol. grand in-18 de 700 pages. 6 fr.

Cet ouvrage est divisé en quatre parties principales: 1° maladie des paupières, 2° maladies du globe de l'œil, 3° maladies des voies lacrymales, 4° ophthalmies considérées sous le point de vue de leur spécificité. Dans un appendice se trouvent 1° des remarques pratiques sur la manière d'appliquer les différents moyens propres à guérir les ophthalmies, 2° les formules thérapeutiques mises en usage par M. Velpeau dans le traitement des maladies des yeux. C'est seulement dans cet ouvrage, d'une importance toute pratique, que sont exposées avec tous leurs développements les idées de M. Velpeau sur l'ophthalmie.

VELPEAU. TRAITÉ COMPLET DE L'ART DES ACCOUCHEMENTS, ou Tokologie théorique et pratique, avec un abrégé des maladies qui compliquent la grossesse, le travail et les couches, et de celles qui affectent les enfants nouveau-nés; par A.-A. VELPEAU. *Deuxième édition, augmentée et accompagnée de 16 planches gravées avec le plus grand soin.* 1835, 2 forts vol. in-8. 16 fr.

VELPEAU. DE L'OPÉRATION DU TRÉPAN dans les plaies de la tête; par A.-A. VELPEAU. Paris, 1834, in-8. 4 fr. 50 c.

VELPEAU. EMBRYOLOGIE ou OVOLOGIE HUMAINE, contenant l'histoire descriptive et iconographique de l'œuf humain; par A.-A. VELPEAU, accompagné de 15 planches dessinées d'après nature et lithographiées avec le plus grand soin, par A. CHAZAL. Paris, 1833, 1 vol. in-fol. 25

VELPEAU. DES CONVULSIONS CHEZ LES FEMMES, pendant la grossesse, pendant le travail et après l'accouchement; par A.-A. VELPEAU. Paris, 1834, in-8. 3 fr. 50

VELPEAU. PETIT TRAITÉ DES MALADIES DU SEIN, par A.-A. VELPEAU. Paris, 1838, in-8. 3

VIDAL. TRAITÉ DE PATHOLOGIE EXTERNE ET DE MÉDECINE OPÉRATOIRE, par A. VIDAL (de Cassis), chirurgien de l'hôpital de Lourcine, professeur agrégé à la Faculté de Médecine de Paris, etc. Paris, 1839-1841, 5 vol. in-8.
Les tomes I, II, III et IV sont en vente; prix de chaque: 6 fr. 50 c.

VIDAL Essai sur un traitement méthodique de quelques maladies de la matrice, injections vaginales et intra-vaginales ; par A. Vidal (de Cassis). Paris, 1840. In-8.
    1 fr. 50 c.

VIDAL Des indications et des contre-indications en médecine opératoire. Paris, 1841. In-4.
    2 fr.

VIREY. Philosophie de l'histoire naturelle, ou Phénomènes de l'organisation des animaux et des végétaux ; par J.-J. Virey, D. M. P., membre de l'Académie royale de Médecine, etc. Paris, 1835, in 8.
    7 fr.

VOISIN. De l'homme animal, par F. Voisin, médecin de l'hospice de Bicêtre, et spécialement attaché au service médical des enfants épileptiques, aliénés et idiots. Paris, 1839, in-8, avec figures.
    7 fr. 50 c.

VOISIN Des causes morales et physiques des maladies mentales, et de quelques autres affections nerveuses, telles que l'hystérie, la nymphomanie et le satyriasis ; par F. Voisin. Paris, 1826, in 8.
    7 fr.

ZIMMERMANN La solitude considérée par rapport aux causes qui en font naître le goût, de ses inconvénients et de ses avantages pour les passions, l'imagination, l'esprit et le cœur; par J. G. Zimmermann, nouvelle traduction de l'allemand, par A.-J.-L. Jourdan, nouvelle édition augmentée d'une notice sur l'auteur. Paris, 1840, 1 fort vol. in-8
    7 fr.

Personne n'a mieux écrit sur les avantages et les inconvénients de la solitude que le célèbre Zimmermann : tout son livre est empreint des pensées les plus généreuses. Un livre aussi fortement pensé ne peut manquer d'être recherché avec avidité, et d'autant qu'il est écrit avec ce charme particulier qui caractérise les productions de tous les penseurs mélancoliques.

THE ANATOMY OF THE NERVES OF THE UTERUS, by Rob. Lee. D.-M. London, 1841. In-fol. avec 2 belles planches gravées.
    10 fr. 50 c.

ILLUSTRATIONS OF CUTANEOUS DISEASES, a series of delineation of the Skin in their more interesting and frequent forms; with a practical summary of their symptoms, diagnosis and treatment, including appropriate formulæ, by R. Willis, D. M. London, 1839-1841, publié en 24 livraisons, chacune de 4 planches in-fol. coloriées. 22 livraisons sont en vente. Prix de chaque :
    6 fr. 50 c.

ODONTOGRAPHY A TREATISE ON THE COMPARATIVE ANATOMY OF THE TEETH: their physiological relations, mode of development and microscopic structure in the vertebrate animals, by Richard Owen, membre de la Société royale de Londres, correspondant des Académies royales des sciences de Paris, Berlin, etc. Londres 1840. Ce bel ouvrage sera accompagné de 150 planches gravées et publié en trois parties, grand in-8. —Les 1re et 2e parties sont en vente. Prix de chaque 40 fr.

CHEMISTRY ORGANIC BODIES, by Th. Thomson, professor of chemistry in the university of Glascow, London, 1838, in-8 de 1076 pages.
    30 fr.

AN OUTLINE OF THE SCIENCES OF HEAT AND ELECTRICITY, by Th. Thomson, second edition enlarged London, 1840, in-8, fig.
    20 fr.

ELEMENTS OF CHEMISTRY, including the applications of the science in the arts, by Th. Graham, professor of chemistry in the London University. London, 1837-1840, parts I, II, III, IV, V in-8.
    19 fr.

OUTLINES OF COMPARATIVE ANATOMY, by R. E. Grant, professor of comparative anatomy in the university of London, accompagnés de 118 planches en bois. Londres. 1835-1840, 6 part. in-8.
    32 fr. 50 c.

THE BRITISH ANNUAL OR ALMANAC, and Epitome of the Progress of Science. Edited by Robert D. Thomson, M. D. London, 1839. — In-18. avec figures.
    4 fr. 50 c.
Le même pour 1837 et 1838, in-18. fig. Prix de chaque
    4 fr. 50 c.

THE EDINBURGH DISSECTOR, or System of practical anatomy for the use of students in the dissecting Room, London, 1837, in 12.
    VII fr. 50 c.

ON BLOOD-LETTING, an Account of the Curative effects of the Abstraction of Blood; with Rules for employing both Local and General Blood-letting in the Treatment of Diseases. By James Wardrop, M. D. Surgeon to the late King. London, 1836, in-12.
    5 fr.

PARIS. — IMPRIMERIE DE BOURGOGNE ET MARTINET,
Rue Jacob, 30.

www.ingramcontent.com/pod-product-compliance
Lightning Source LLC
Chambersburg PA
CBHW060904220326
41599CB00020B/2837